大都會文化
METROPOLITAN CULTURE

大都會文化
METROPOLITAN CULTURE

耳 手 足 反射區
對症按摩大全

136個 耳、手、足反射區 × 57種 常見疾病對症按摩 × 7種 健康養生按摩方法

北京中醫藥大學針灸學院副院長
李志剛 醫師◎著

想要健康不求人，從耳足手的按摩做起

我們知道要健康就要動，但是忙到沒時間動，身體又有不舒服，該怎麼辦呢？

吃藥保健是一招，但是吃錯了傷身更糟，有沒有不吃藥就能夠讓自己恢復健康的好方法呢？沒錯，就是這本《耳・手・足 反射區對症按摩大全》。

現代時代資訊發達，有網路就可以立即找到自己想要的資訊，肩膀痛只要一搜尋，超過上百種專家治療辦法任君挑選，到底哪個對你是有用的，反而更花時間去挑選，看似上網找答案節省時間，結果並沒有，反而徒增困擾，所以能有一本書可以在身邊隨時查閱，能夠馬上使用且有效，是非常重要的，一本好書在手上的重量和質感，也是一千次網路瀏覽都無法體驗的到。

從中醫的門診上看到許多因不同疾病所困擾的患者，雖然治療上有很好的效果，但是如何能讓這個效果持續也是我一直在思考的問題，在門診上可以衛教病人該如何保健，但是，最常的碰到的問題是教過就忘，因為大家回去不一定有時間可以天天落實自我實踐，等有空想要做的時候，當然就忘記了，後來我自己做了不同的衛教單張，讓病人帶回去在家裡面自行學習，這種情況馬上改善許多，而且疾病的復發率也下降很多，所以如果家裡有一本能夠按摩緩解病痛的書，不只可以馬上救急，也能讓人自我保健。

《耳・手・足 反射區對症按摩大全》一書，能幫助想要有健康，卻又沒有時間看醫師的人。人身體的奧妙，在於小小的一個地方，就能知道身體所有地方的問題，曾經有被腳底按摩過嗎？曾經有被腳底按摩結果被師傅説某些器官要注意，是真的嗎？是的，原因是人體的經絡會相通，舉例來説，腎的經絡會走過耳這個地方的反射區，如果有天腎臟在耳朵的反射區發生疼痛，我們不只知道問題在何處，還能用按摩療法治療，真是一舉雙收。

相信你此時此刻身體一定有不舒服的地方，先看目錄馬上翻到對應的頁面，立刻使用，相信透過本書深入淺出的解説，讓你立刻見效。作者提供了耳40區、手48區、足48區，及其他常見問題的必按摩之處，且圖片標誌清楚，可以秒懂反射區的位置，相信讀者能夠親身體驗按摩耳、手、足反射區的效果，實用有效又方便是我最推薦給有志於此的讀者。

臺北市立聯合醫院仁愛院區中醫科　主治醫師　謝旭東

前言

現今人們越來越重視身體健康，哪怕有再多的事情需要處理，也會時時惦記著自己和家人的身體。安全方便的自然療法是熱愛健康現代人的明智選擇，中醫按摩療法具有適用範圍廣、花錢少、療效顯著等特點，一般人極易掌握理解。本書對所有需要讀者操作的手法都有對應的文字和圖片示範，哪怕你沒有任何醫學常識，也能看得懂、學得會、做得好。

耳、手、足反射區按摩療法對於多種常見病，和多發病具有治療或輔助治療作用，適合於家庭治療保健應用。現代醫學指出，耳手足是人體非常理想的按摩部位，按摩相應內臟器官和人體功能的反射區可以起到預防治療和保健作用。中醫學認為，耳手足是人體經絡和穴位的彙集之處，按摩它們可以使氣血通暢、陰陽調和，預防和治療各種疾病。同時，耳手足更是人體最易於取穴、易於施用的按摩部位，凡是掌握了反射區療法的人，都可自我治病，還可為親人及朋友治病。既經濟實惠，節省了時間與醫療費用，又無副作用，對每個人來說都是不可多得的天然藥箱。

本書為你介紹了適合耳、手、足反射區按摩治療的57種病症和7種中醫養生法。對於每種病症和養生法，都由專家為你制定了詳細的耳手足反射區按摩療法，讓你能夠輕鬆辨別疾病、簡便對症操作。各個反射區的定位都有相應的文字與圖片描述，你完全不必擔心找不准按摩部位。衷心希望本書能給你和你的家人的健康帶來行之有效的幫助。

如何閱讀本書？

常見症狀

頭暈的反射區
按摩治療原理

表現及常見病因

頭暈 疏風滋陰止暈眩

頭暈是一種常見的腦部功能性障礙，常伴隨頭昏、頭脹、頭重腳輕、腦內搖晃、眼花等症狀。頭暈可由多種原因引起，常見於發熱性疾病、高血壓、貧血、心律失常、心力衰竭、低血壓等。按摩能刺激手耳足的反射區和穴位，可增強血運，疏通經絡，有效緩解頭暈。

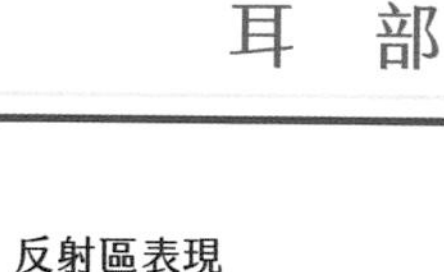

耳　部

通過反射區的
表現提前發現和
預防病症

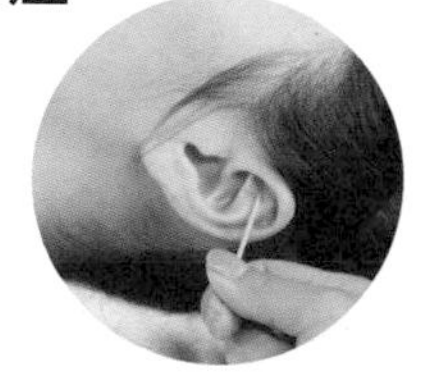

反射區表現

用耳穴探棒或火柴棒探查下列反射區及頸椎反射區時，壓痛顯著。

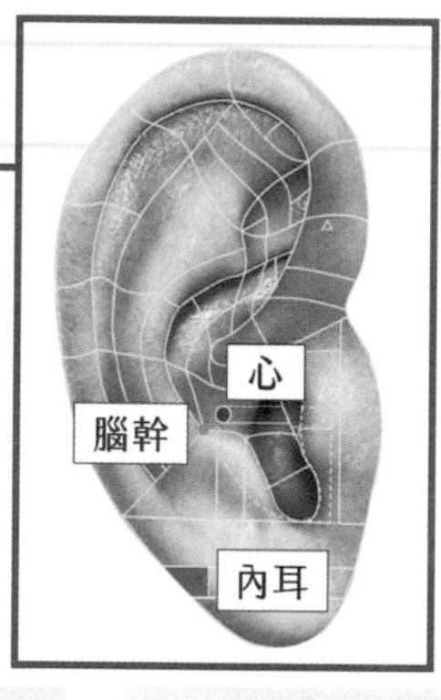

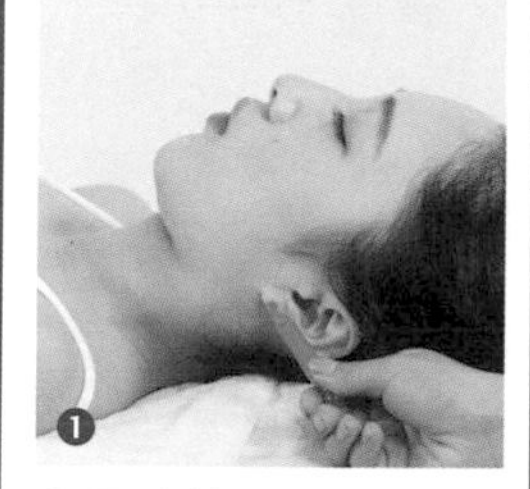

❶ 內耳反射區

位於耳垂正面後中部，即耳垂5區。

方法：用切按法切壓內耳反射區1～2分鐘，以按摩部位發紅或有酸脹感為宜。

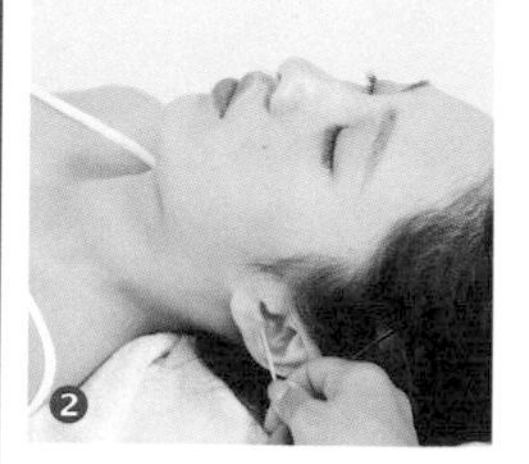

❷ 腦幹反射區

位於輪屏切跡處，即對耳屏3、4區之間。

方法：用搓摩法搓摩腦幹反射區1～2分鐘，以按摩部位有酸脹感為宜。

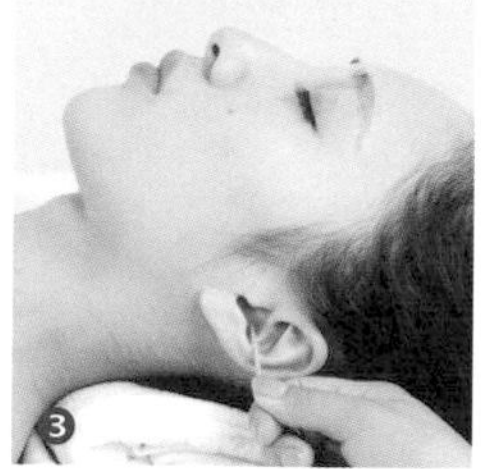

❸ 心反射區

位於耳甲腔正中凹陷處，即耳甲15區。

方法：用切按法切壓心反射區1～2分鐘，以按摩部位發紅或有酸脹感為宜。

不同位置的反射區有
不同的按摩手法圖

精選反射區最具代表性的主治項目

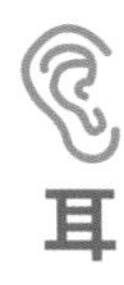

耳

常用的40個耳部反射區

肛門反射區

位於三角窩前的耳輪處，即耳輪5區。

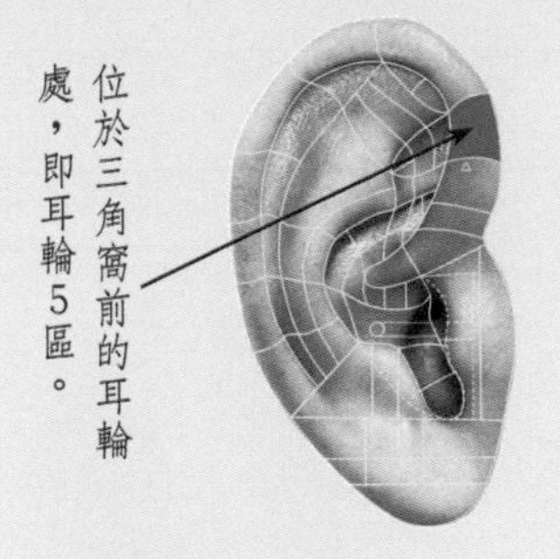

功效 解痙止痛，調暢通淋。

主治 便秘、脫肛、痔瘡。

手法 用切按法按摩1～2分鐘，以發紅或有酸脹感為宜。

耳尖反射區

位於耳郭向前對折的上部尖端處，即耳輪6、7區交界處。

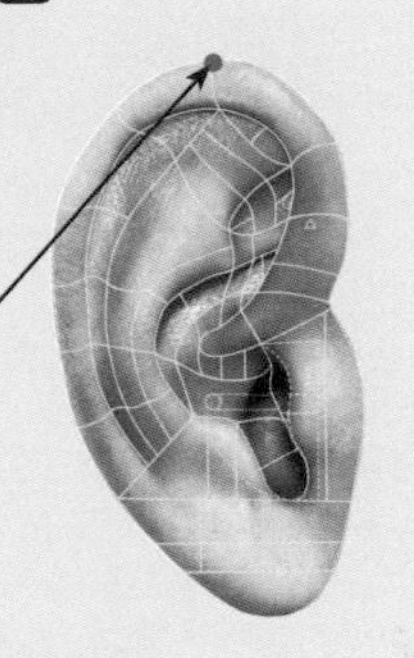

功效 明目安神，通經活絡。

主治 高血壓、發燒、結膜炎。

手法 用搓摩法按摩1～2分鐘，以發紅或有酸脹感為宜。

牙反射區

位於耳垂正面前上部，即耳垂1區。

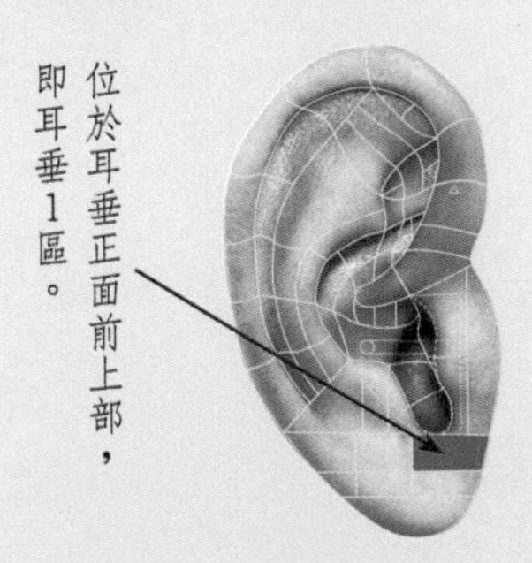

功效 祛風止痛，舒筋活絡。

主治 牙痛，低血壓。

手法 用搓摩法按摩1～2分鐘，以發紅或有酸脹感為宜。

內耳反射區

位於耳垂正面後中部，即耳垂6區。

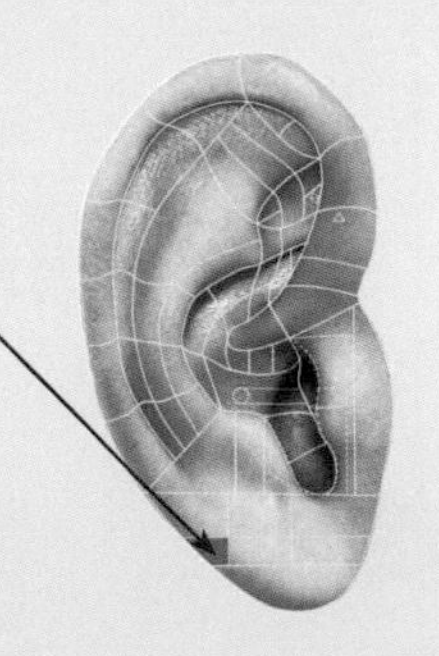

功效 醒腦聰耳。

主治 耳鳴、聽力減退。

手法 用切按法按摩1～2分鐘，以發紅或有酸脹感為宜。

目錄

Part1

耳 人體的外部縮影，健康的寶箱

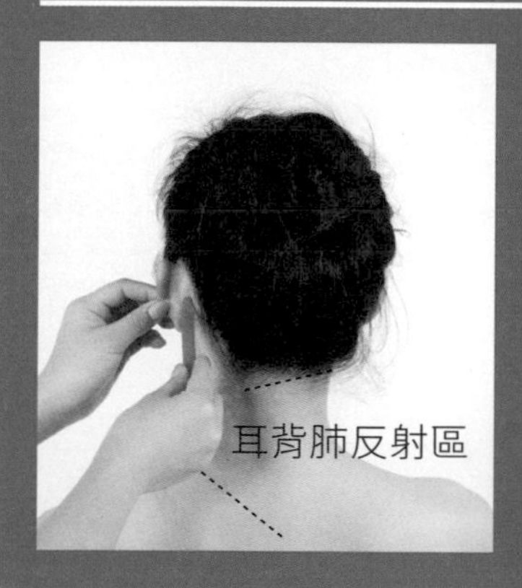

Part2

手 人體的外在大腦，健康的鑰匙

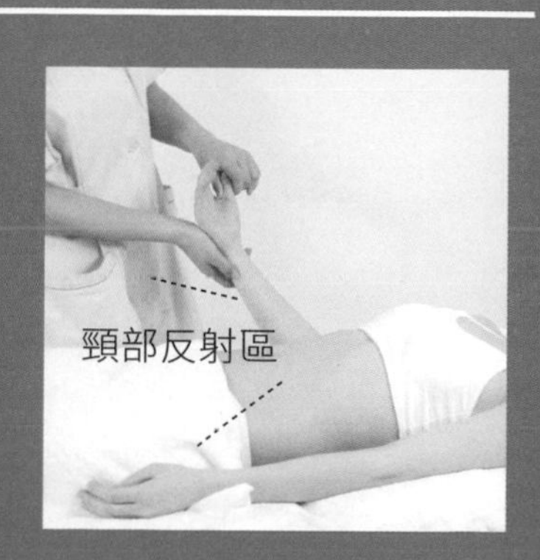

Part3

足 人體的第二心臟，健康的通道

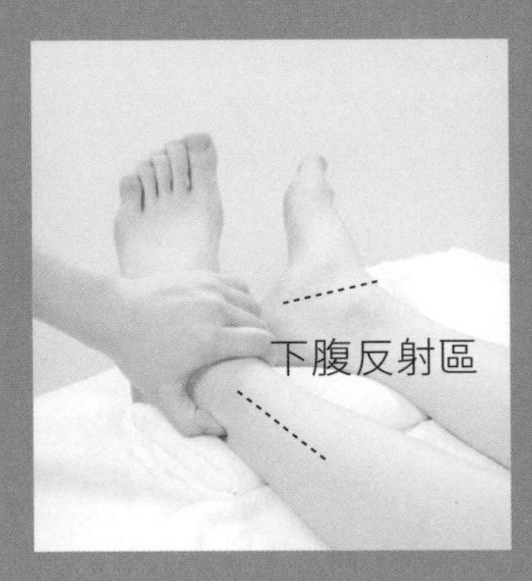

Part4

按摩 刺激反射區，健康「隨手可得」

慢性疲勞綜合症

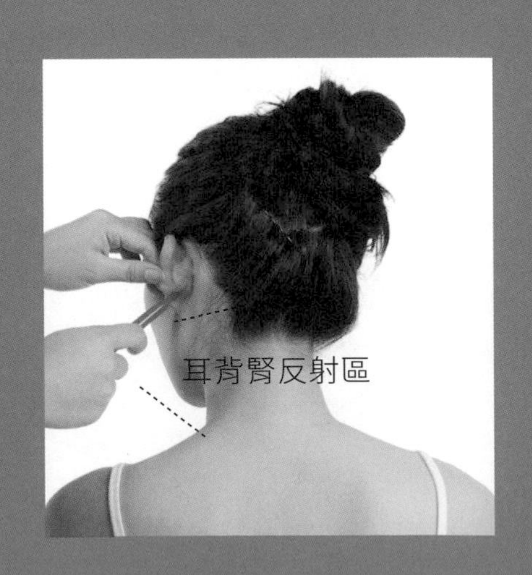

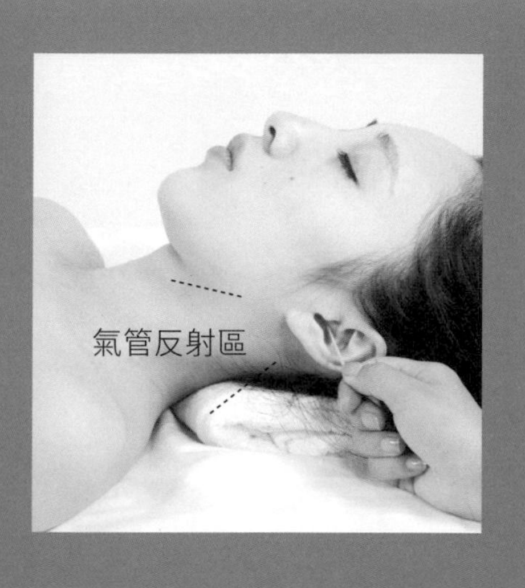

心血管病症

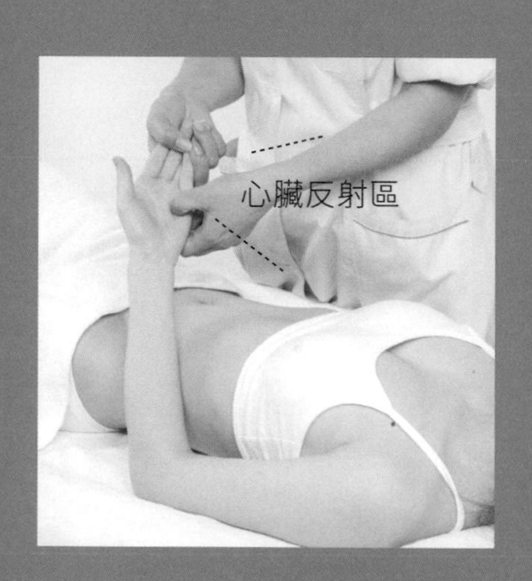

呼吸系統病症

消化系統病症

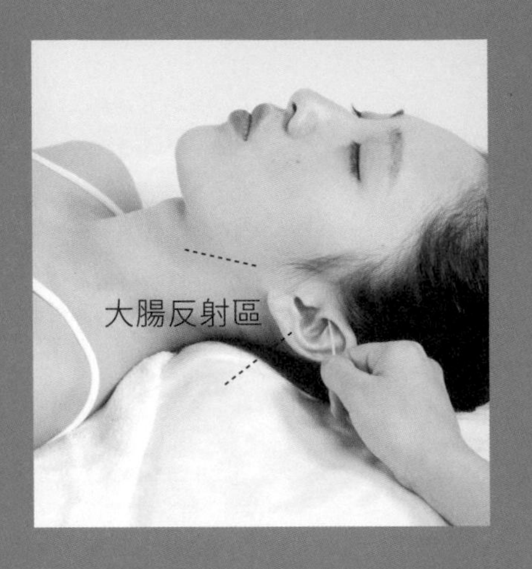

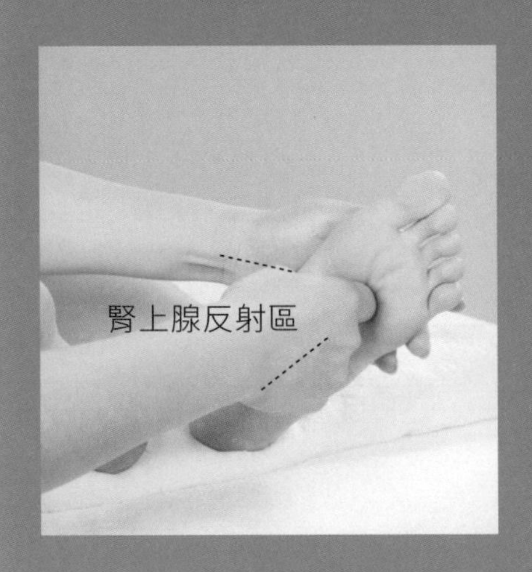

代謝及內分泌系統病症

女性病症

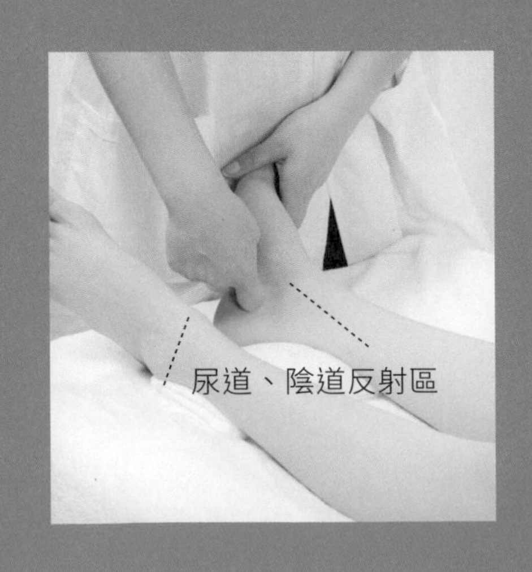

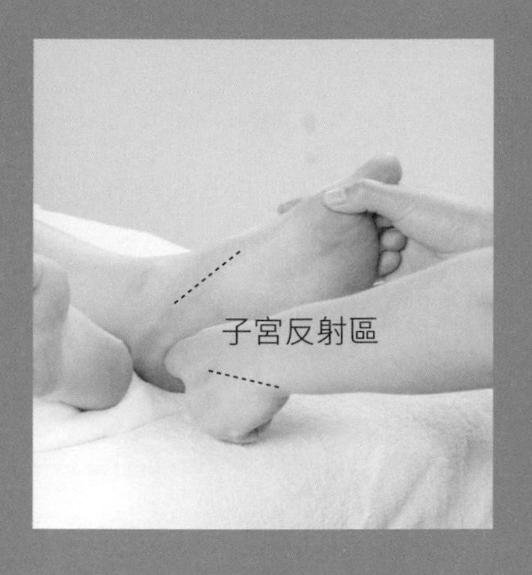

男科病症

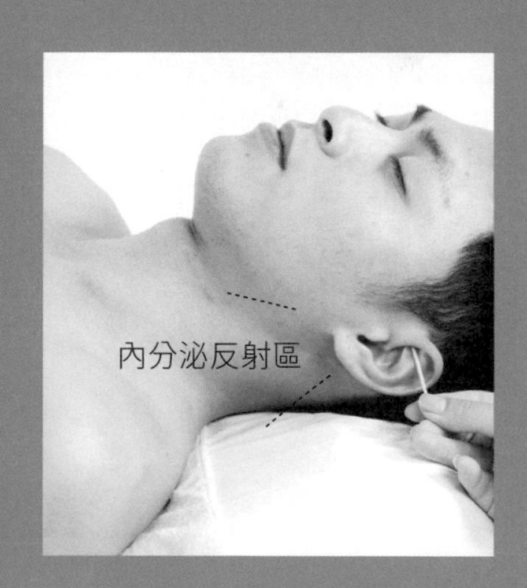

骨傷科病症

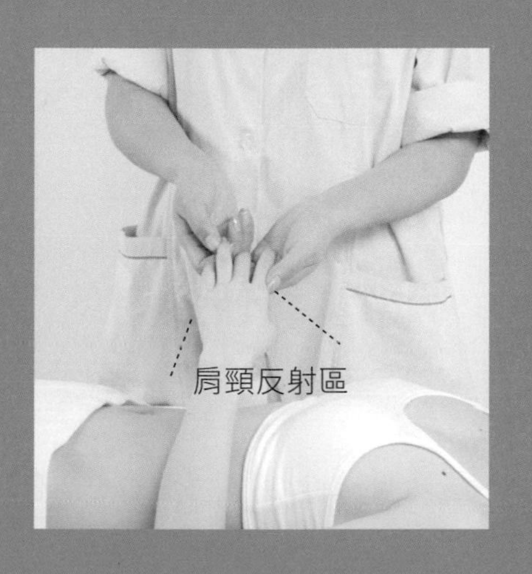

五官科病症

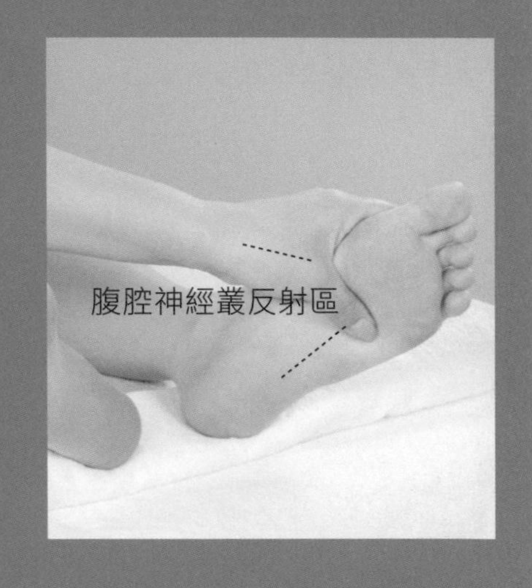

健康養生

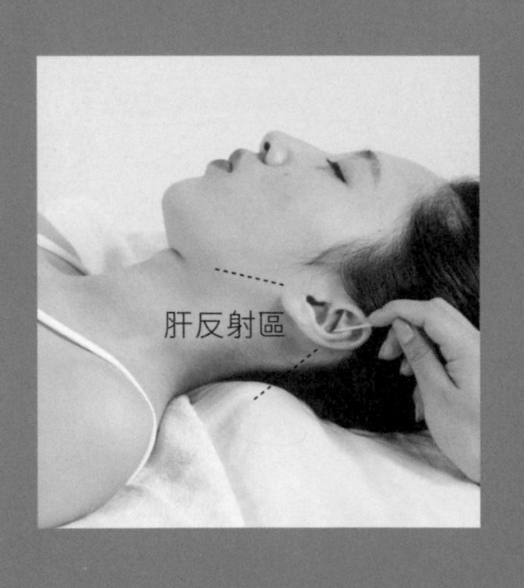

Part 1

人體的外部縮影，健康的寶箱

耳

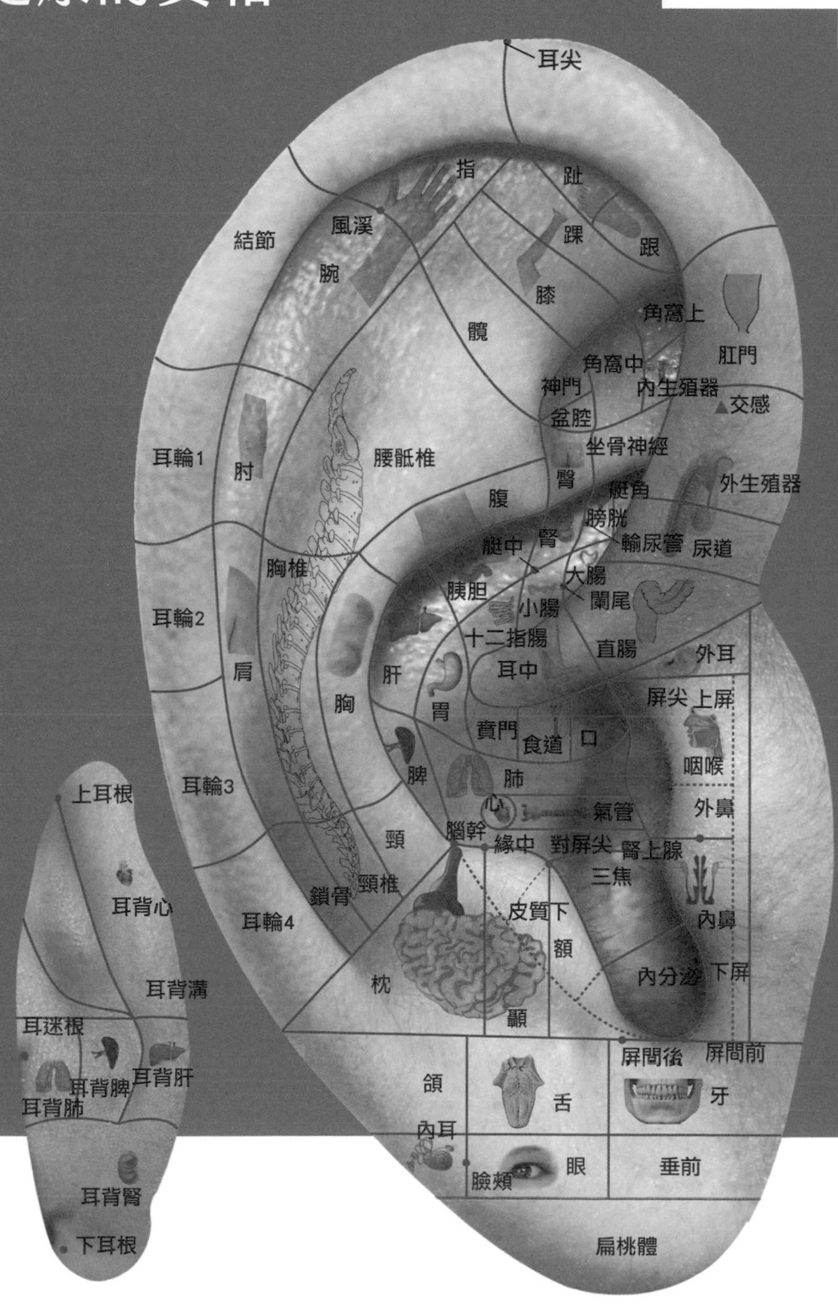

觀耳辨病

醫學家認為耳郭是人體體表的「螢光屏幕」，這是因為耳郭能反映人體臟器和健康狀況的資訊。研究發現，耳就像是人體各臟腑組織器官的縮影，人體各臟器、部位與耳部皆有集中反映點，臟腑組織有病常反映於耳，因此，透過觀察耳可以窺知內臟之疾病。

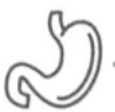

消化系統病症

耳郭紅而痛

為肝膽濕熱或火毒上蒸，或炎症所致。

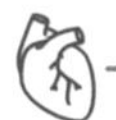

心腦血管系統病症

耳郭色黃

表示患有貧血或黃疸。

耳郭或全耳色白

表示患有貧血、低血壓等。

耳郭色暗紅

主血瘀，表示有血液循環障礙。

耳郭色青黑

表示氣滯血瘀，易有寒症、痛症或驚風（抽搐昏迷）等症狀。

耳垂肉厚而寬，色紅

若顯現於肥胖者身上，表示容易罹患腦出血。

耳折症，即耳垂上之斜行折紋

若雙側均見折紋者為冠心病之症。

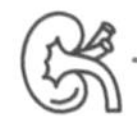

腎與生殖系統病症

耳郭色淡白

表示氣血不足或腎氣虛弱。

耳郭色黑

見於腎虛，多有重病。

受寒時耳垂紫紅腫脹，或伴潰瘍、結痂

這是體內糖過剩的表現，易罹患糖尿病。

耳郭上緣低於眼水平線以下

表示先天性腎發育不良，影響骨骼發育，易罹患骨病、腎病及生殖系統疾病。

耳垂肉薄呈咖啡色

見於腎臟病、糖尿病。

耳郭薄而瘦小

表示先天虧損，腎氣不足。

耳輪乾枯，顏色焦黃

表示腎精虧虛，精不上榮，即腎精不足，不能向上運輸至其他臟腑。

紅色丘疹

多見於急性炎症，如急性膀胱炎、急性結腸炎等疾病。

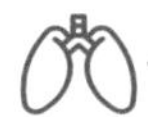

肺與呼吸系統病症

耳輪紅腫

為風熱、肝陽火盛的表現，易引起咳嗽、鼻塞、頭痛等症狀。

白色丘疹

多見於慢性器質性疾病，如消化不良、腎結石、肺結核等疾病。

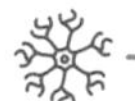

神經系統病症

耳郭背部呈陷窩狀，或皺襞狀伴指甲壓痕樣的微小畸形

表示先天性神經發育不良，易罹患精神分裂症。

水泡丘疹及灰色丘疹

多見於過敏性疾病或慢性功能性疾病，例如內耳眩暈症、耳鳴、慢性咽炎、神經官能症、月經失調、多夢等。

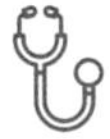

其他類病症

耳郭色鮮紅

主熱症，常見於發燒患者。

耳郭薄軟，無耳垂

表示臟腑功能弱，抵抗力低下，易患病。

耳郭萎縮

表示身體虛弱，常見於慢性疾病，或大病之後。

耳輪出現粗糙不平的棘突狀結構

常見於腰椎、頸椎骨質增生。

耳郭軟骨增生在兩處以上

可能為癌症的前兆。

耳郭上產生白色的糠皮樣皮膚脫屑，擦之不易除去

常見於各種皮膚病。

耳郭各部位名稱

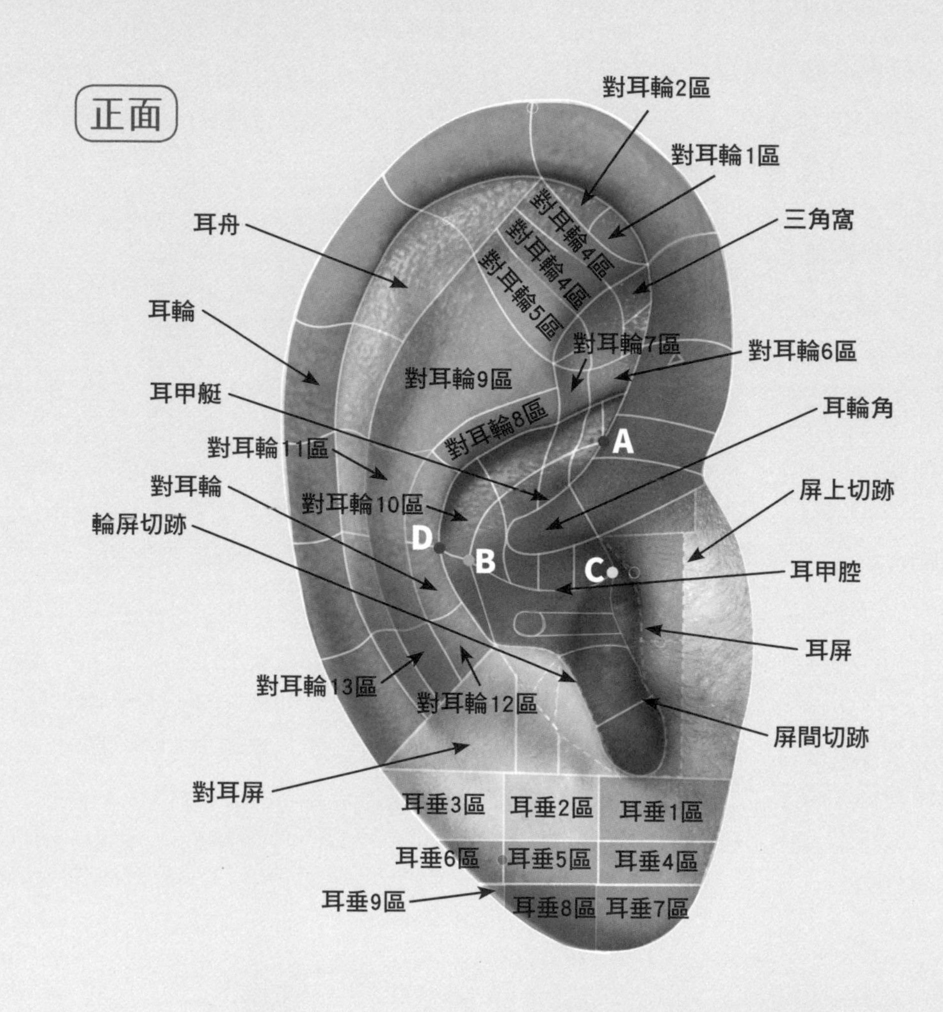
正面
對耳輪2區
對耳輪1區
三角窩
耳舟
對耳輪4區
對耳輪4區
對耳輪5區
耳輪
對耳輪7區
對耳輪6區
對耳輪9區
耳甲艇
耳輪角
對耳輪8區
A
對耳輪11區
屏上切跡
對耳輪
對耳輪10區
輪屏切跡
D
B
C
耳甲腔
耳屏
對耳輪13區
對耳輪12區
屏間切跡
對耳屏
耳垂3區
耳垂2區
耳垂1區
耳垂6區
耳垂5區
耳垂4區
耳垂9區
耳垂8區
耳垂7區

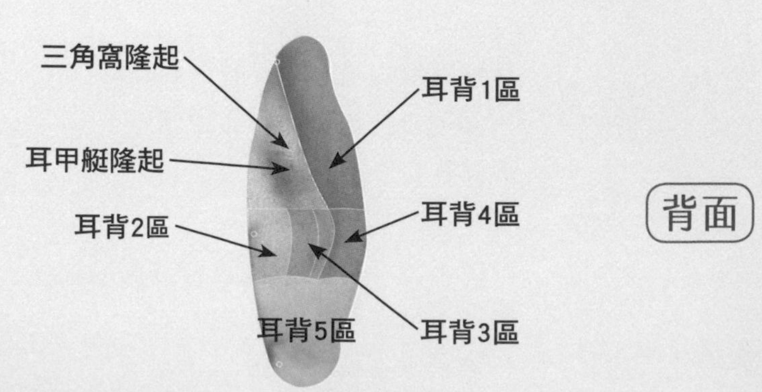
三角窩隆起
耳背1區
耳甲艇隆起
耳背4區
背面
耳背2區
耳背5區
耳背3區

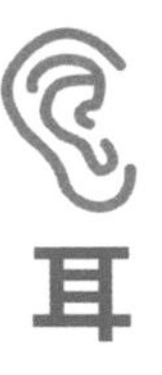

圖解5種耳部按摩法

在耳部按摩手法中，切按法和搓摩法是最常用的手法。而相比之下，捏揉法和指摩法力道更加柔和，如果被按壓的區域很敏感，可以用捏揉法代替切按法，用指摩法代替搓摩法，反之亦然。

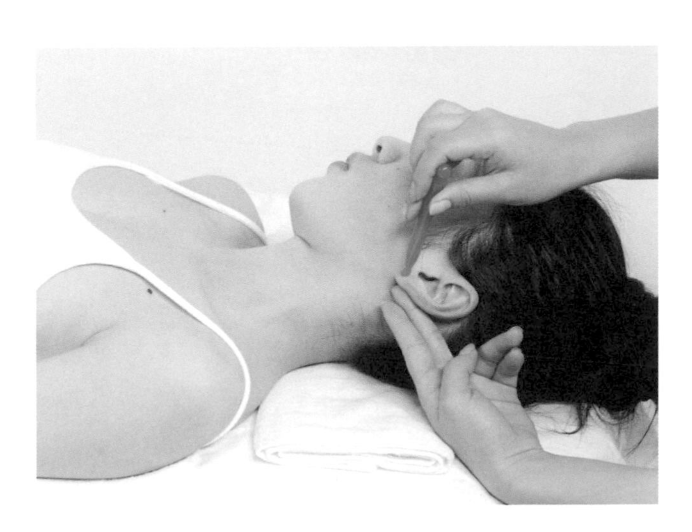

切按法

用指甲或器具（牙籤或按摩棒）切壓耳部反射區，一按一放有節律地反覆施術1～2分鐘。掌握好切按的力度，避免刮破耳部皮膚。切按的動作要保持平穩的節律，不要忽快忽慢。

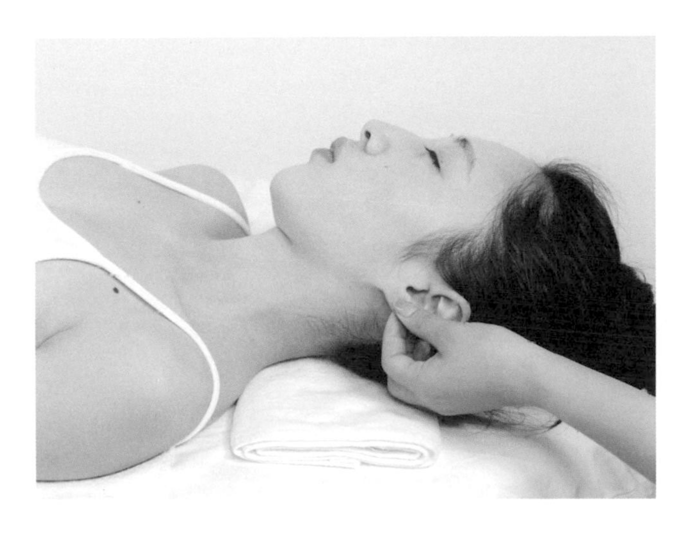

捏揉法

用拇指和食指或中指指腹相對捏揉，同時以每分鐘20～30次的頻率旋轉揉動耳穴。可於施術部位貼上一小塊醫療用膠帶，然後再進行捏揉，這樣能防止損傷施術部位皮膚。每次1～2分鐘。

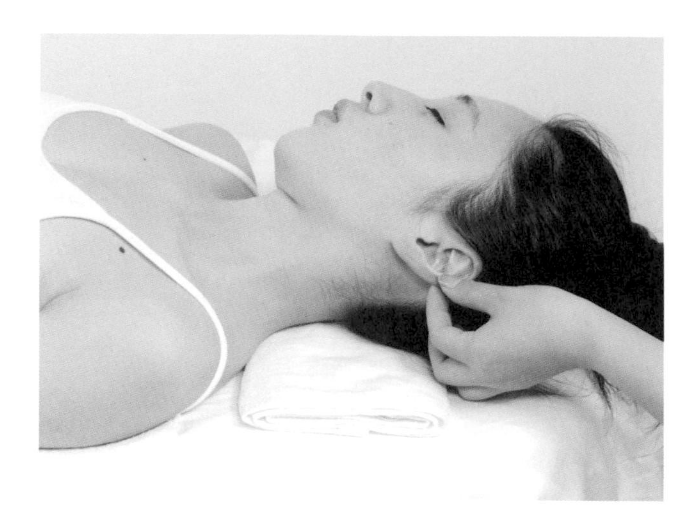

搓摩法

將食指（中指）屈曲或將器具（牙籤之類），置於耳部相應的施術部位，配合拇指以指腹施力，做上下或左右來回搓摩，持續1～2分鐘，以局部皮膚出現熱感為度，或兼有酸脹的感覺為度。力度不宜過重，時間不宜過長。

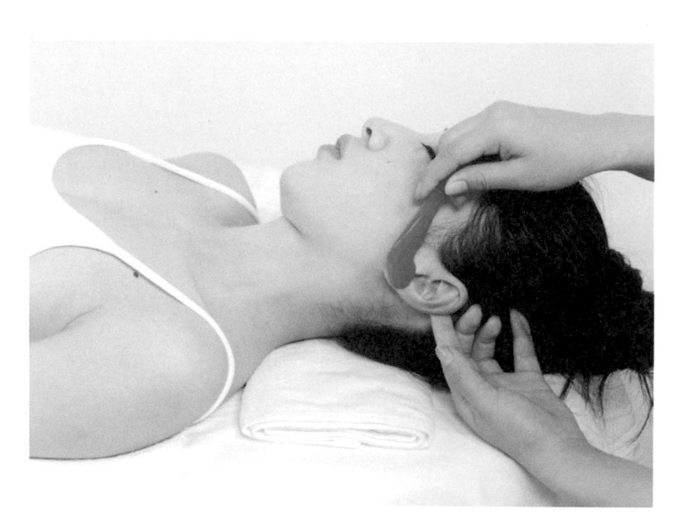

刮拭法

手持刮痧板刮拭施術部位，順著一個方向有節律地反覆施術1～2分鐘，每日施治2～3次。施術前將雙手清洗乾淨，並對刮痧板進行消毒。掌握好刮拭的力度，順著一個方向刮拭。

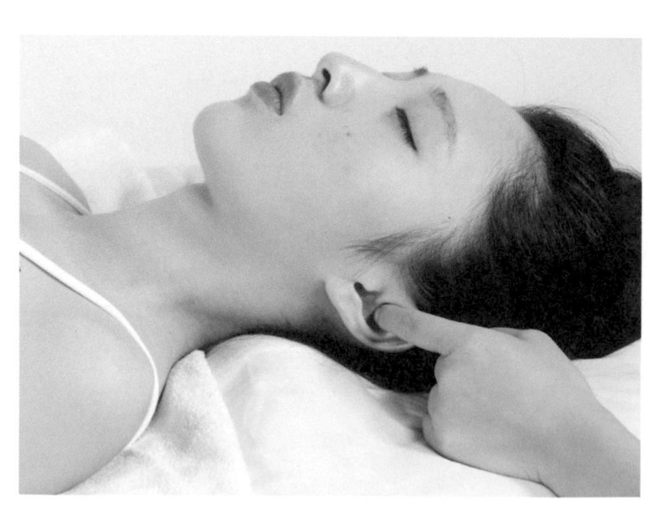

指摩法

用手指指腹貼於施術部位，以一定的力度進行有節奏、有規律的直線或環形摩擦。施術前應將指甲修剪平整。按摩時力度不宜過大，以受術者能承受為宜。當出現局部酸痛感或酸脹感時可停止按摩，時間約1～2分鐘。

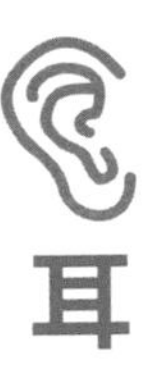

耳部按摩的適應症和禁忌症

○適應證

疼痛	如扭傷、切割傷、骨折、燙傷等外傷性疼痛，瘢痕痛、麻痹後的疼痛，頭痛、三叉神經痛、肋間神經痛、坐骨神經痛等神經性疼痛。
各種炎症性疾病	如中耳炎、牙周炎、咽喉炎、扁桃體炎、急性結膜炎、腮腺炎、胸膜炎、氣管炎、胃炎、腸炎、闌尾炎、膽囊炎、盆腔炎、睾丸炎、風濕性關節炎、末梢神經炎等。
過敏反應性疾病	如過敏性鼻炎、過敏性哮喘、過敏性紫斑、過敏性結腸炎、結節性紅斑、紅斑狼瘡、風濕熱、蕁麻疹、藥物性皮膚炎等。
內分泌代謝及泌尿生殖系統疾病	如糖尿病、肥胖症、甲狀腺功能亢進、急性甲狀腺炎、尿崩症、垂體瘤等。
功能性疾病	如內耳眩暈症、心律不齊、高血壓、多汗症、性功能障礙、眼肌痙攣、顏面神經失調、神經衰弱、自主神經功能紊亂、小兒過動症、月經失調、功能性子宮出血、內分泌失調等。
預防感冒與日常保健	可用於預防感冒，如預防暈車、暈船；此外，還具有美容、減肥、催產、催乳、戒煙、解酒、解毒等功效。

✕禁忌證

耳部疾病	聾啞者不宜進行耳部按摩；耳鳴、眩暈嚴重者暫停進行耳部按摩，否則會加重病情；耳周皮膚發炎、中耳炎、外耳道發炎者不能按摩。
嚴重病症及特殊人群	罹患嚴重心臟病者不宜按摩，更不宜用強刺激手法；女性懷孕期間，特別是有習慣性流產史的孕婦忌耳部按摩；年老體弱者、有嚴重器質性疾病者、高血壓患者，治療前應適當休息，治療時手法要輕柔，刺激量不宜過大，以防意外。

★專家小妙招

拎耳屏	將雙手合指放在耳屏內側後，用食指、拇指提拉耳屏，自內向外提拉。手法由輕到重，牽拉的力量以不痛為限。每次3～5分鐘。此法可治療頭痛、頭昏、神經衰弱、耳鳴等疾病。
掃外耳	以雙手把耳朵由後向前掃，這時會聽到「擦擦」聲。每次20下，每日數次。長期操作，可強腎健身。
拔雙耳	將兩食指伸直，分別伸入兩耳孔，旋轉180度，反覆3次後，立即拔出，耳中「啪啪」鳴響，一般拔3～6次。此法可使聽覺靈敏，並有健腦之功效。
鳴天鼓	將兩掌分別緊貼於耳部，掌心將耳孔蓋嚴，用拇指和小指固定，其餘三指一起或分指交錯叩擊頭後枕骨部，即腦戶穴、風府穴、啞門穴，耳中「咚咚」鳴響如擊鼓。該方法有提神醒腦、寧眩聰耳之功效，不僅可作為日常養生保健之法，而且對中老年人常見的耳鳴、眩暈、失眠、頭痛、神經衰弱等病有良好的療效。
摩耳輪	以食指貼耳郭內層，拇指貼耳郭外層，不分凹凸高低處，相對捏揉。如果發覺痛點或結節，表示對應的器官或肢體有病變的可能，適度多多捏揉可治病。日久，痛點消失說明局部病變有好轉。此法不拘遍數，做2～5分鐘，以耳部感到發燒為止。
推耳後	用兩手中指指面，分別置於兩耳後，沿翳風穴、瘈脈穴、耳殼後、顱息穴上下來回各推擦20～30次，至局部皮膚發燒。具有滋腎養肝，降血壓的作用。
搓摩全耳	雙手掌心摩擦發燒後，向後按摩耳正面，再向前反折按摩背面，反覆按摩5～6次。此法可疏通經絡，對腎臟及全身臟器均有保健作用。

常用的40個耳部反射區

肛門反射區

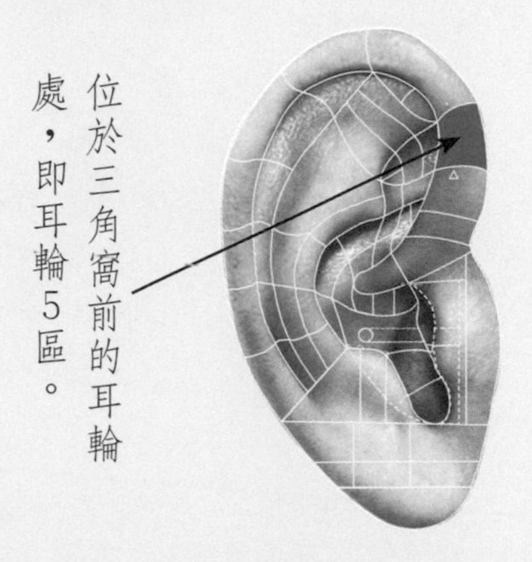

功效 解痙止痛，調暢通淋。

主治 便秘、脫肛、痔瘡。

手法 用切按法按摩1～2分鐘，以發紅或有酸脹感為宜。

耳尖反射區

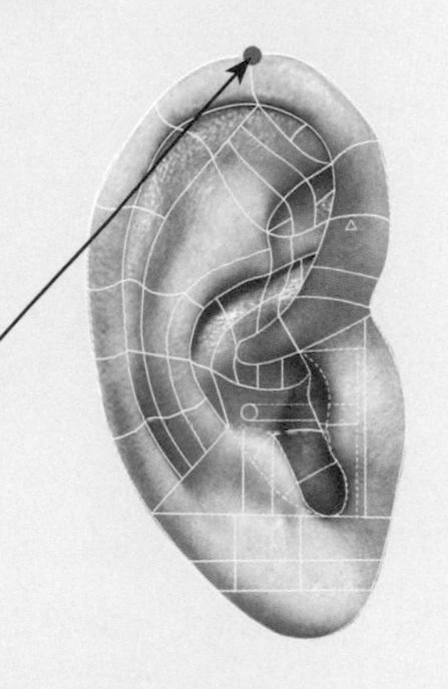

功效 明目安神，通經活絡。

主治 高血壓、發燒、結膜炎。

手法 用搓摩法按摩1～2分鐘，以發紅或有酸脹感為宜。

牙反射區

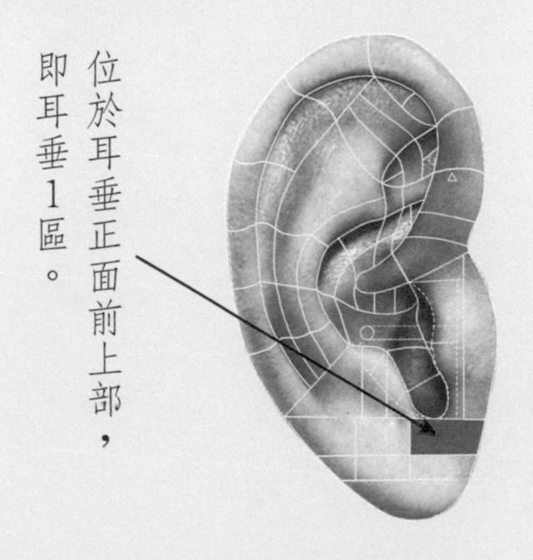

功效 祛風止痛，舒筋活絡。

主治 牙痛，低血壓。

手法 用搓摩法按摩1～2分鐘，以發紅或有酸脹感為宜。

內耳反射區

位於耳垂正面後中部，即耳垂6區。

功效 醒腦聰耳。

主治 耳鳴、聽力減退。

手法 用切按法按摩1～2分鐘，以發紅或有酸脹感為宜。

臉頰反射區

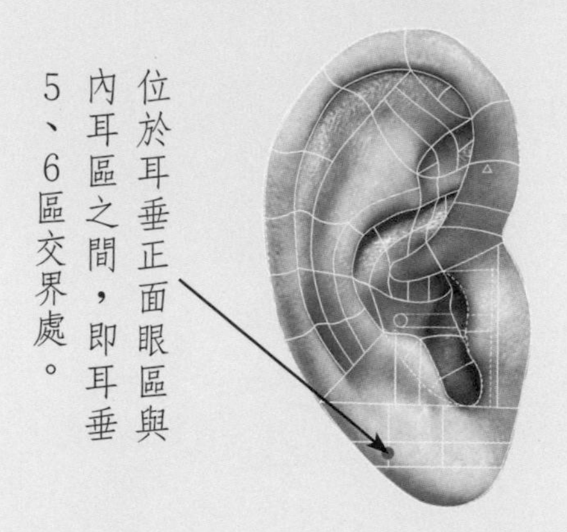

功效 舒筋活絡，祛風止痛。

主治 口眼歪斜、三叉神經痛、腮腺炎。

手法 用搓摩法搓摩臉頰反射區1～2分鐘，以發紅或有酸脹感為宜。

眼反射區

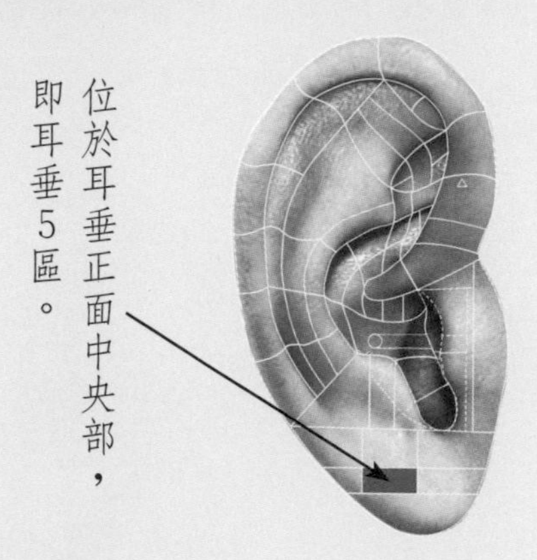

功效 清頭明目。

主治 近視、結膜炎、瞼腺炎（麥粒腫）等症狀。

手法 用切按法切壓眼反射區1～2分鐘，以發紅或有酸脹感為宜。

膝反射區

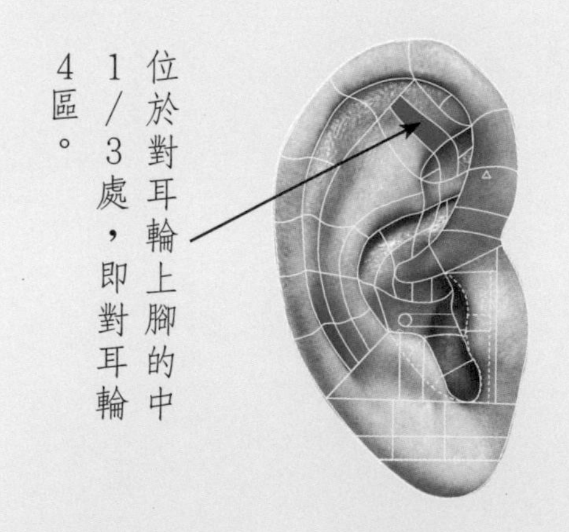

功效 祛濕鎮痛。

主治 風濕性關節炎、膝部腫痛。

手法 用搓摩法搓摩膝反射區1～2分鐘，以發紅或有酸脹感為宜。

坐骨神經反射區

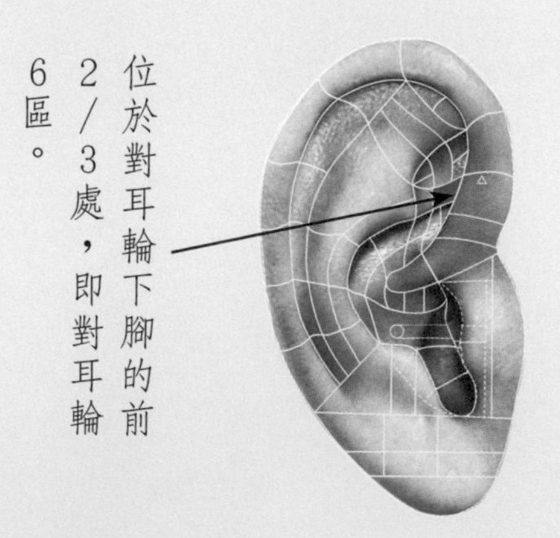

功效 舒筋活血止痛。

主治 坐骨神經痛。

手法 用指摩法摩擦坐骨神經反射區1～2分鐘，以發紅或有酸脹感為宜。

交感神經反射區

位於對耳輪下腳前端與耳輪內緣交界處，即對耳輪6區前端。

功效 和胃祛痛。

主治 胃腸痙攣，胃痛。

手法 用搓摩法搓摩交感神經反射區1～2分鐘，以發紅或有酸脹感為宜。

臀反射區

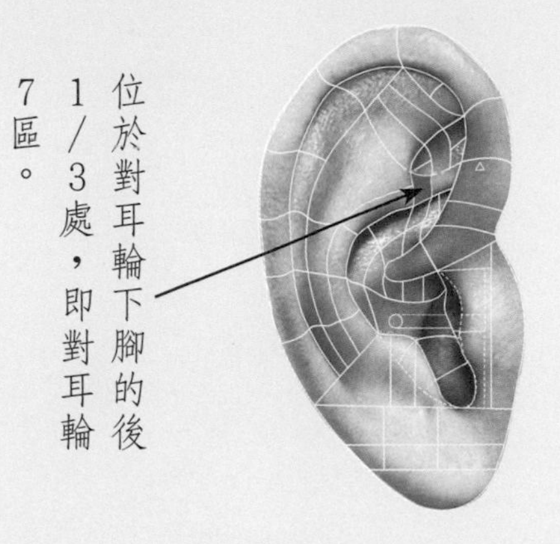

位於對耳輪下腳的後1／3處，即對耳輪7區。

功效 活血止痛。

主治 坐骨神經痛、臀骶痛。

手法 用捏揉法揉動臀反射區1～2分鐘，以發紅或有酸脹感為宜。

腹反射區

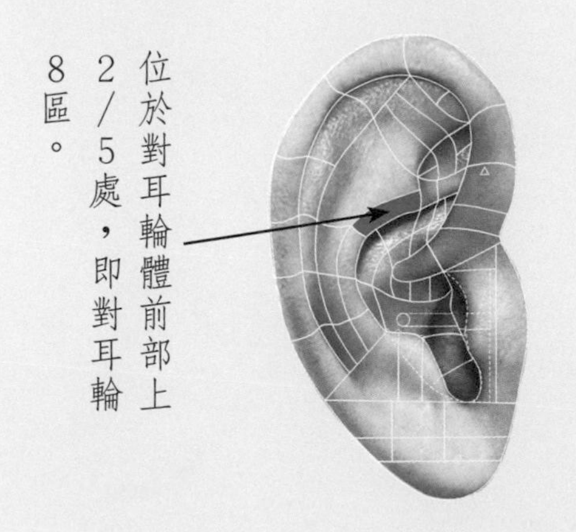

位於對耳輪體前部上2／5處，即對耳輪8區。

功效 調腸胃，消積滯。

主治 腹痛、腹瀉、腹脹。

手法 用切按法切壓腹反射區1～2分鐘，以發紅或有酸脹感為宜。

腰骶椎反射區

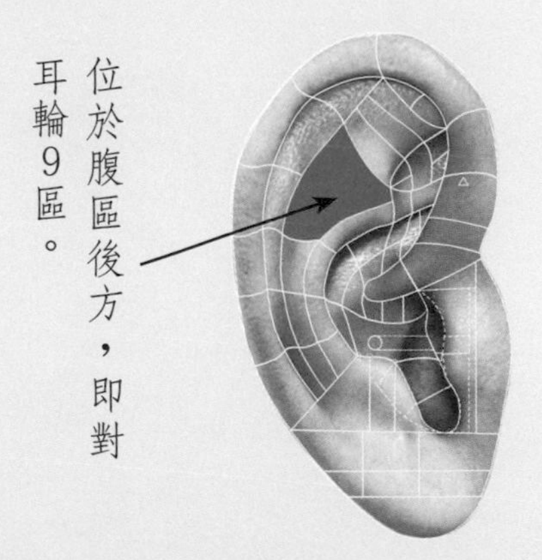

位於腹區後方，即對耳輪9區。

功效 補腎強腰，埋氣止痛。

主治 坐骨神經痛、腰骶痛、腹痛。

手法 用切按法切壓腰骶椎反射區1～2分鐘，以發紅或有酸脹感為宜。

胸椎反射區

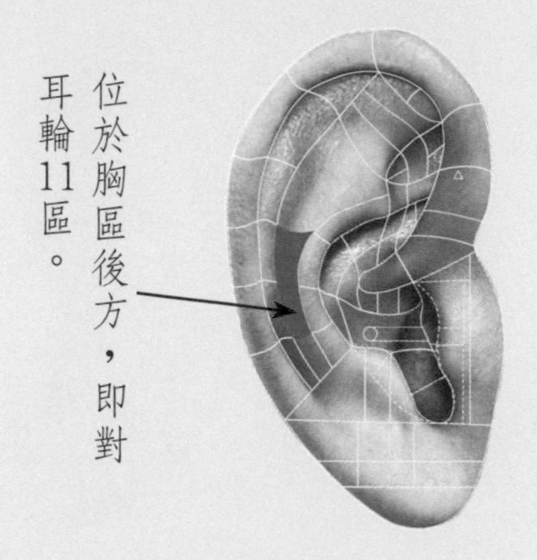

功效 舒筋活絡止痛。

主治 胸背痛，胸椎間盤突出。

手法 用指摩法搓摩胸反射區1～2分鐘，以發紅或有酸脹感為宜。

頸椎反射區

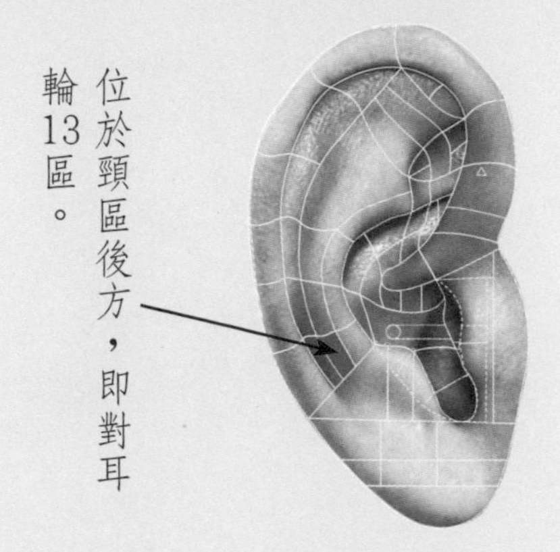

功效 醒神開竅，疏利關節。

主治 落枕、頸椎病、頭暈、耳鳴。

手法 用切按法切壓頸椎反射區1～2分鐘，以發紅或有酸脹感為宜。

內生殖器反射區

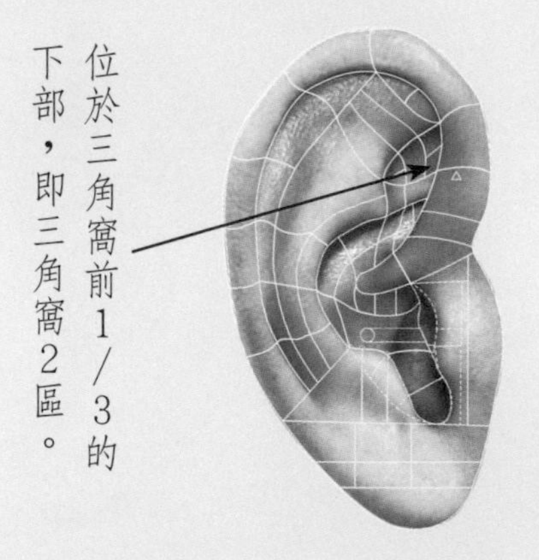

功效 益腎固精。

主治 月經失調、經痛、遺精、陽痿。

手法 用指摩法摩擦內生殖器反射區1～2分鐘，以發紅或有酸脹感為宜。

神門穴反射區

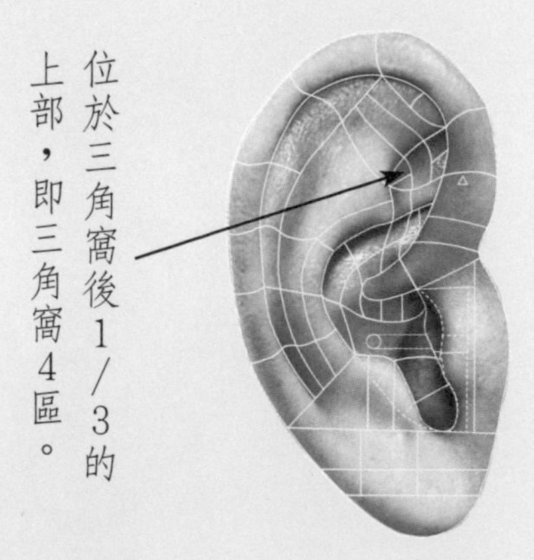

功效 舒筋通絡。

主治 急性腰扭傷、瞼腺炎（麥粒腫）。

手法 用切按法切壓神門穴反射區1～2分鐘，以發紅或有酸脹感為宜。

盆腔反射區

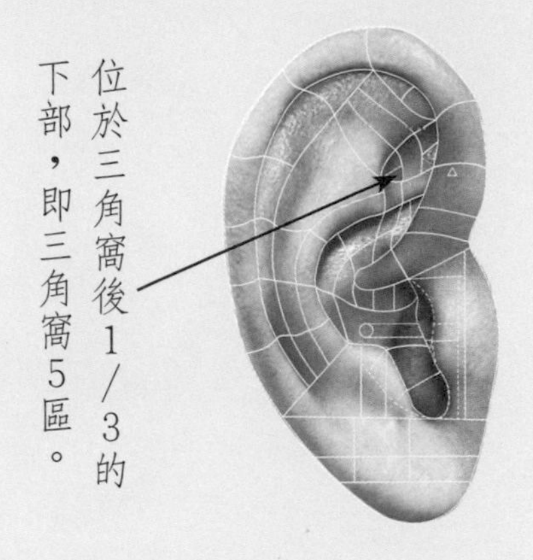

功效 舒筋活絡，退熱散風。

主治 急慢性盆腔炎。

手法 用指摩法摩擦盆腔反射區1～2分鐘，以發紅或有酸脹感為宜。

腎上腺反射區

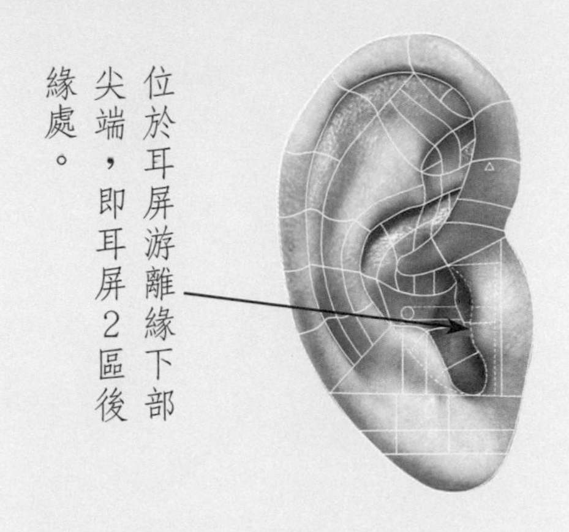

功效 清熱消炎。

主治 風濕性關節炎、低血壓。

手法 用刮拭法刮拭腎上腺反射區1～2分鐘，以發紅或有酸脹感為宜。

枕穴反射區

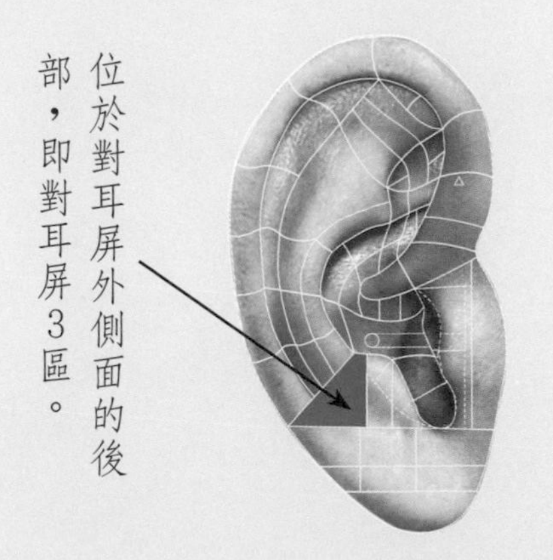

功效 清心安神。

主治 頭痛、噁心、暈動症（暈車、暈機、暈船等）。

手法 用刮拭法刮拭枕穴反射區1～2分鐘，以發紅或有酸脹感為宜。

緣中穴反射區

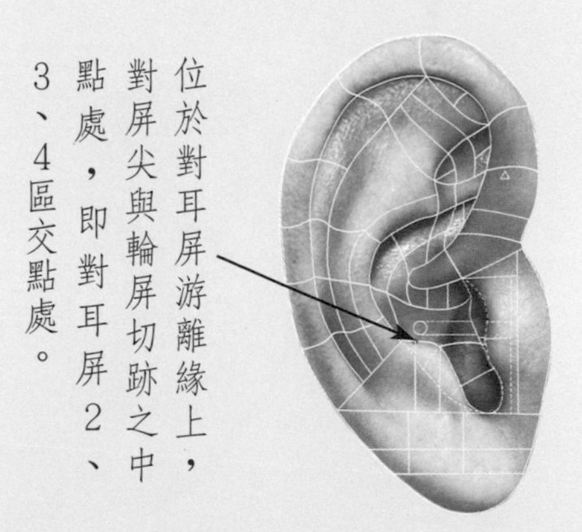

功效 開竅鎮痛。

主治 三叉神經痛、偏頭痛、遺尿。

手法 用搓摩法搓摩緣中穴反射區1～2分鐘，以發紅或有酸脹感為宜。

腦幹反射區

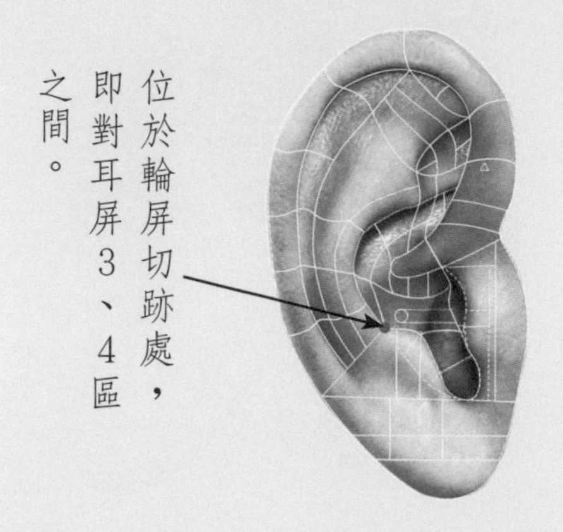

位於輪屏切跡處，即對耳屏3、4區之間。

功效 安神定志。

主治 感冒、眩暈、頭痛、失眠。

手法 用切按法切壓腦幹反射區1～2分鐘，以發紅或有酸脹感為宜。

皮質下反射區

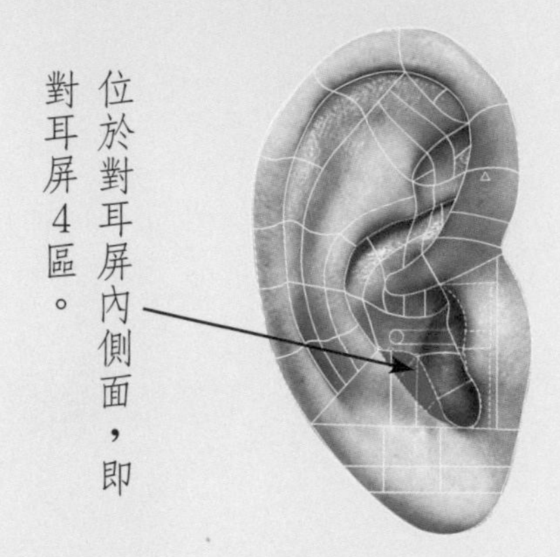

位於對耳屏內側面，即對耳屏4區。

功效 清頭明目，通經活絡。

主治 神經衰弱，月經失調。

手法 用刮拭法刮拭皮質下反射區1～2分鐘，以發紅或有酸脹感為宜。

胃反射區

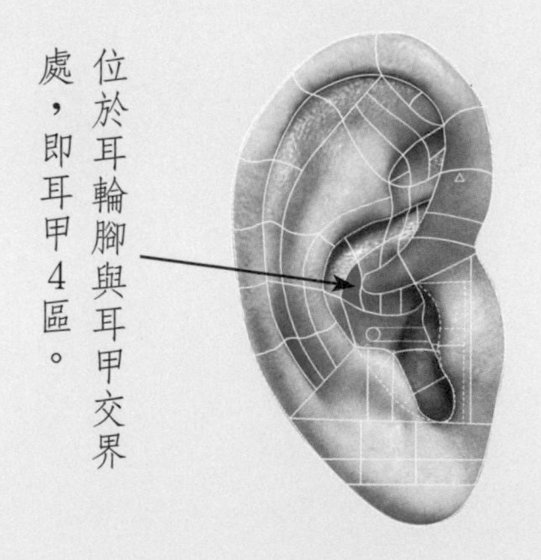

位於耳輪腳與耳甲交界處，即耳甲4區。

功效 和胃降逆。

主治 胃痛、消化不良。

手法 用切按法切壓胃反射區1～2分鐘，以發紅或有酸脹感為宜。

大腸反射區

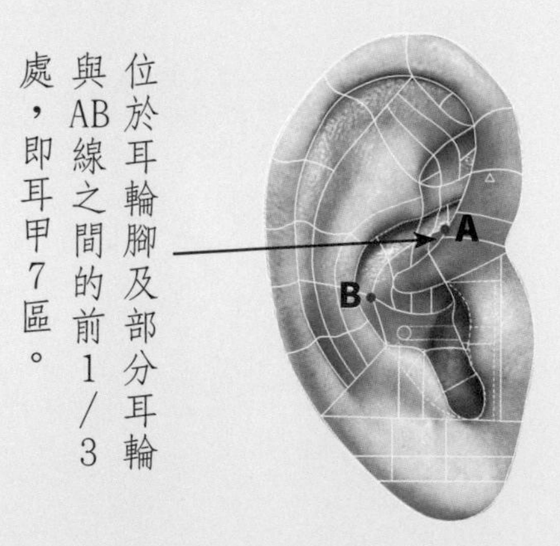

位於耳輪腳及部分耳輪與AB線之間的前1/3處，即耳甲7區。

功效 消食通便，調理氣血。

主治 便秘、腹瀉、痤瘡。

手法 用搓摩法搓摩大腸反射區1～2分鐘，以發紅或有酸脹感為宜。

小腸反射區

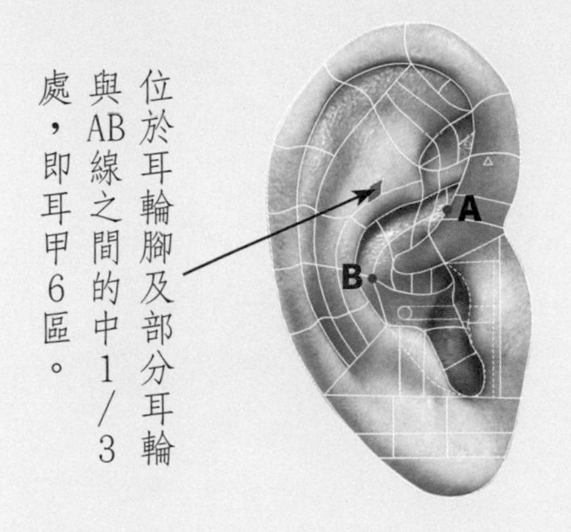

功效 調理腸胃。

主治 腹痛，腹瀉。

手法 用切按法切壓小腸反射區1～2分鐘，以發紅或有酸脹感為宜。

肝反射區

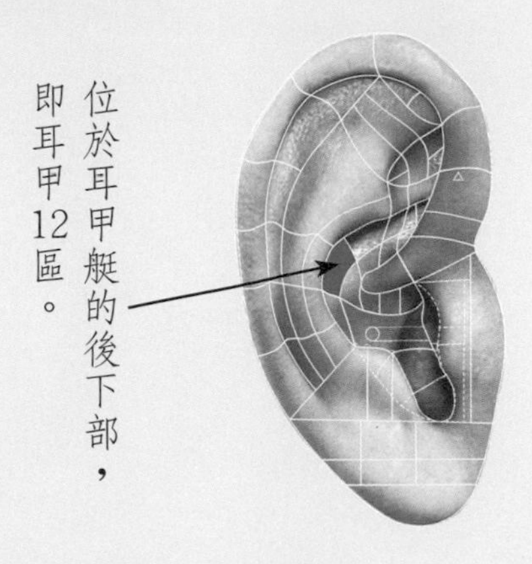

功效 保肝利膽，理氣調經。

主治 肝鬱脅痛、高血壓、月經失調。

手法 用刮拭法刮拭肝反射區1～2分鐘，以發紅或有酸脹感為宜。

脾反射區

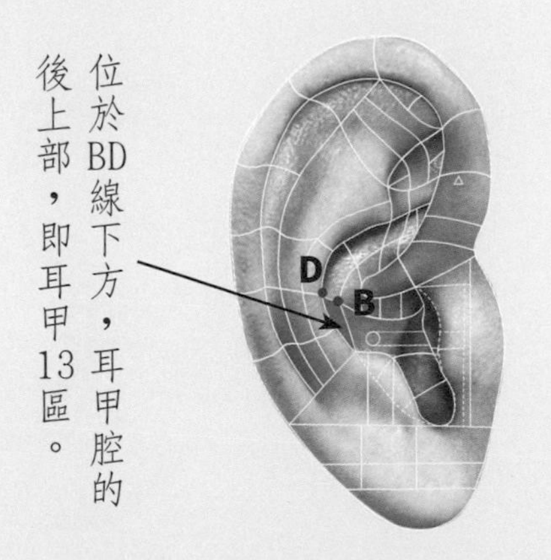

功效 健脾化濕，理氣解痙。

主治 腹瀉、腹脹、崩漏（女性非經期間血崩）、血液病。

手法 用搓摩法搓摩脾反射區1～2分鐘，以發紅或有酸脹感為宜。

肺反射區

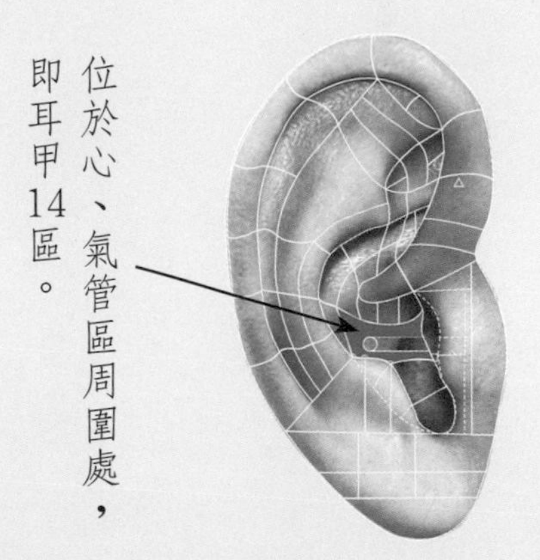

功效 養肺護咽。

主治 支氣管炎、感冒。

手法 用切按法切壓肺反射區1～2分鐘，以發紅或有酸脹感為宜。

心反射區

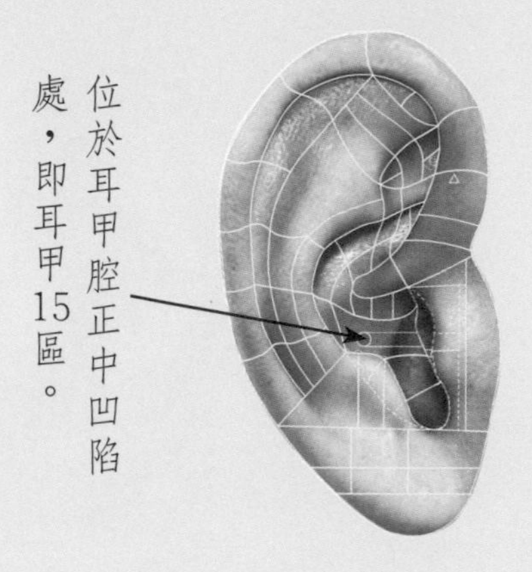

功效 調經統血。

主治 心血管系統疾病，無脈症。

手法 用切按法切壓心反射區1～2分鐘，以發紅或有酸脹感為宜。

氣管反射區

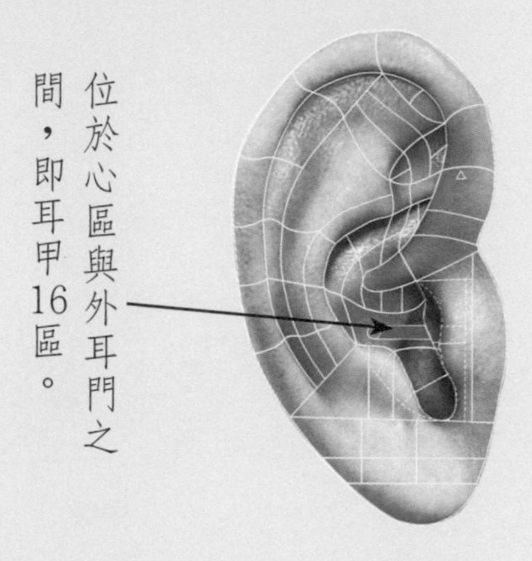

功效 止咳平喘。

主治 咳嗽，哮喘。

手法 用切按法切壓氣管反射區1～2分鐘，以發紅或有酸脹感為宜。

三焦經反射區

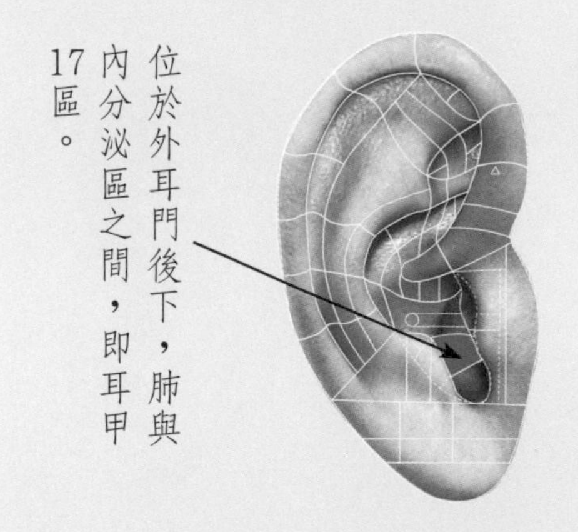

功效 調利三焦經。

主治 便秘，單純性肥胖。

手法 用切按法切壓三焦經反射區1～2分鐘，以發紅或有酸脹感為宜。

內分泌反射區

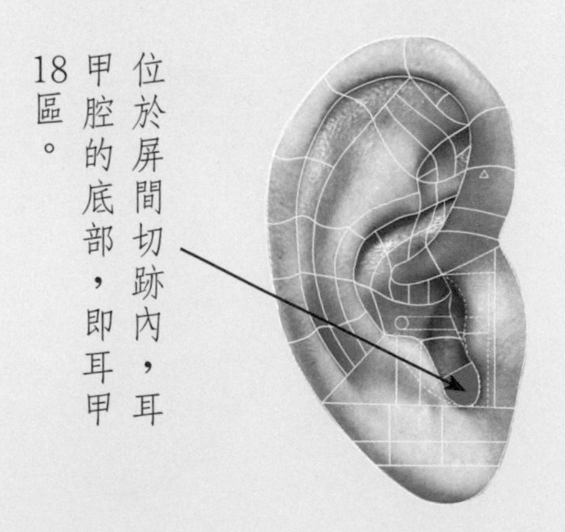

功效 調經止帶（調月經止白帶）。

主治 月經失調，更年期綜合症。

手法 用指摩法摩擦內分泌反射區1～2分鐘，以發紅或有酸脹感為宜。

肘反射區

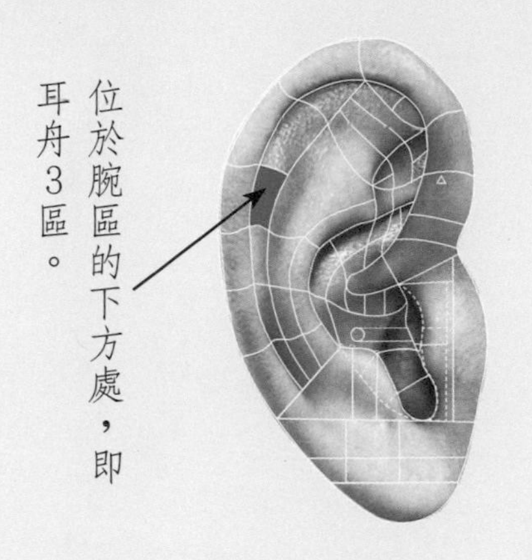

功效 行氣活血。

主治 網球肘，肱骨外上髁炎。

手法 用搓摩法搓摩肘反射區1～2分鐘，以發紅或有酸脹感為宜。

肩反射區

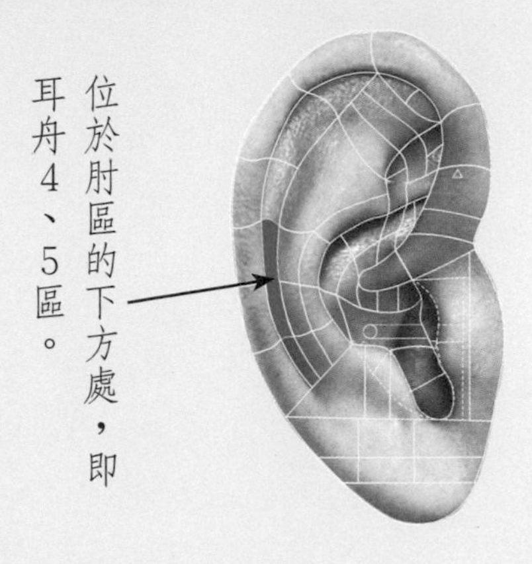

功效 舒筋活絡。

主治 落枕，肩關節疼痛。

手法 用切按法切壓肩反射區1～2分鐘，以發紅或有酸脹感為宜。

耳背脾反射區

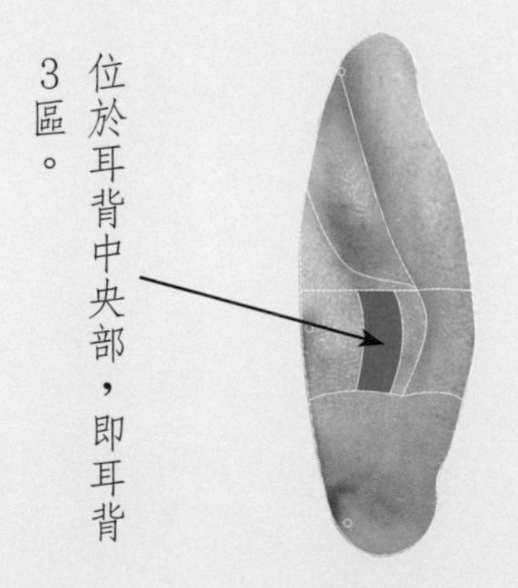

功效 健脾滲濕。

主治 腹脹、腹瀉、胃痛、消化不良。

手法 用切按法切壓耳背脾反射區1～2分鐘，以發紅或有酸脹感為宜。

耳背肝反射區

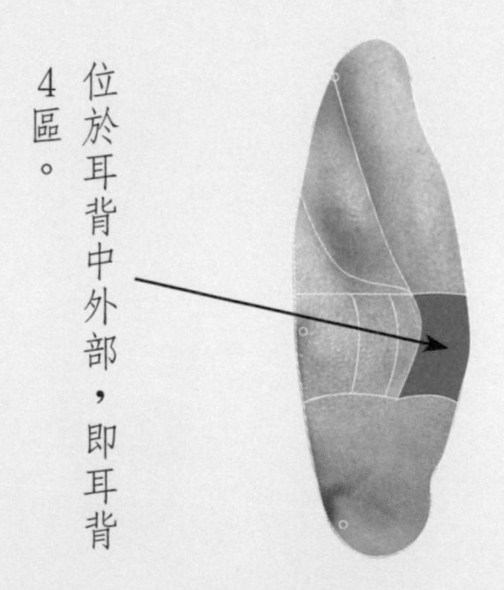

功效 疏肝利膽。

主治 肝炎、肝硬化、膽囊炎。

手法 用切按法切壓耳背肝反射區1～2分鐘，以發紅或有酸脹感為宜。

耳背肺反射區

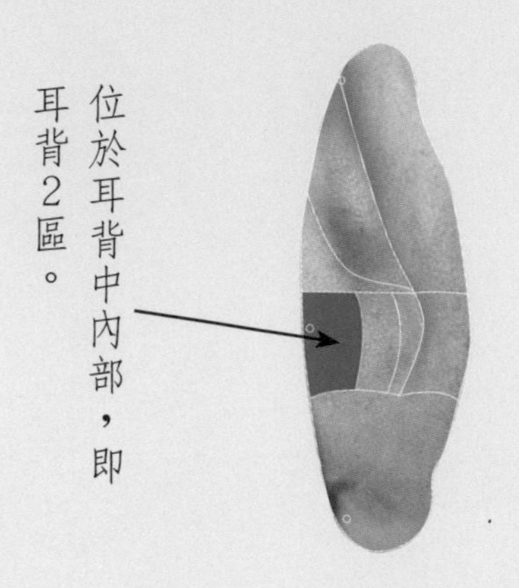

功效 平喘止痛。

主治 哮喘、胃痛。

手法 用切按法切壓耳背肺反射區1～2分鐘，以發紅或有酸脹感為宜。

耳背心反射區

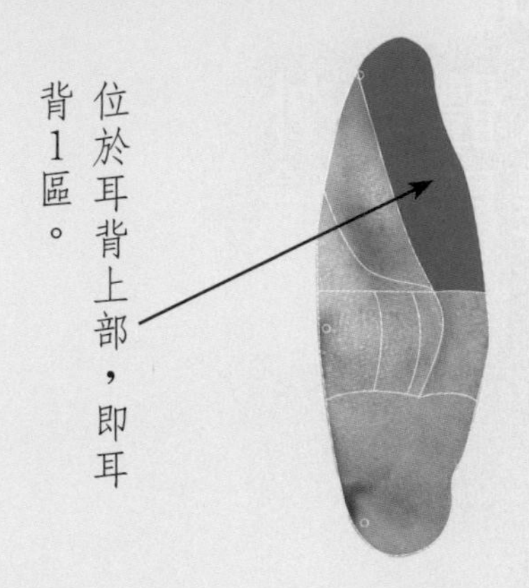

功效 清心安神。

主治 心悸、多夢、失眠。

手法 用切按法切壓耳背心反射區1～2分鐘，以發紅或有酸脹感為宜。

耳背腎反射區

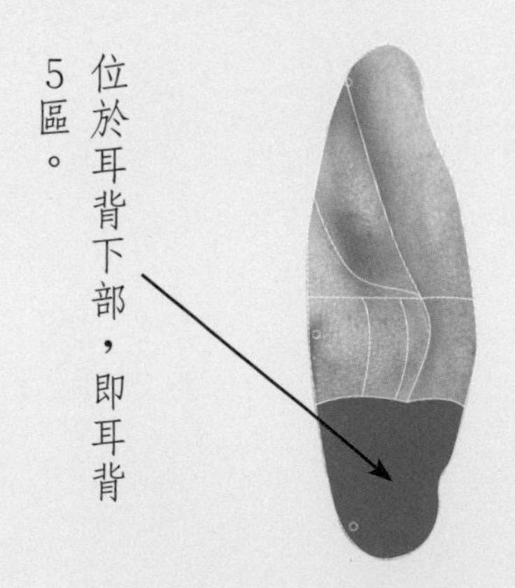

功效 固本培元。

主治 月經失調、神經衰弱。

手法 用切按法切壓耳背腎反射區1～2分鐘，以發紅或有酸脹感為宜。

耳背溝反射區

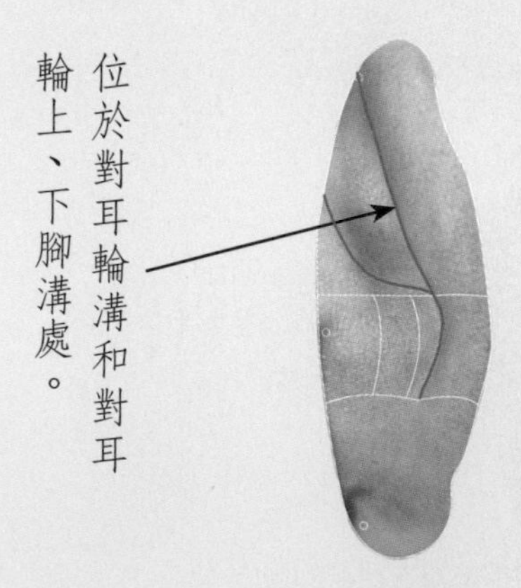

功效 舒暢血管。

主治 高血壓。

手法 用切按法切壓耳背溝反射區1～2分鐘，以發紅或有酸脹感為宜。

Past 2

人體的外在大腦，健康的鑰匙

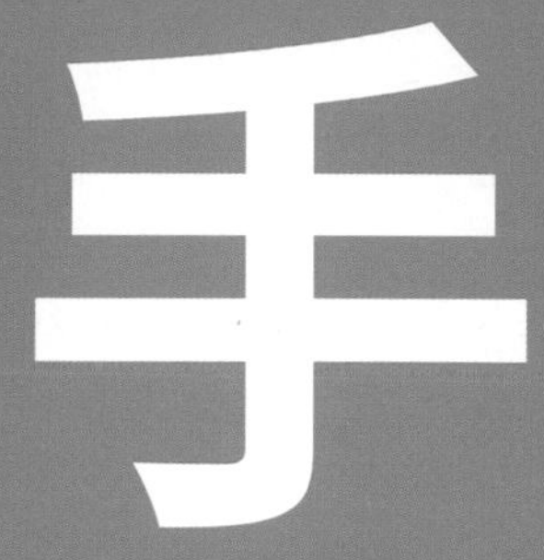

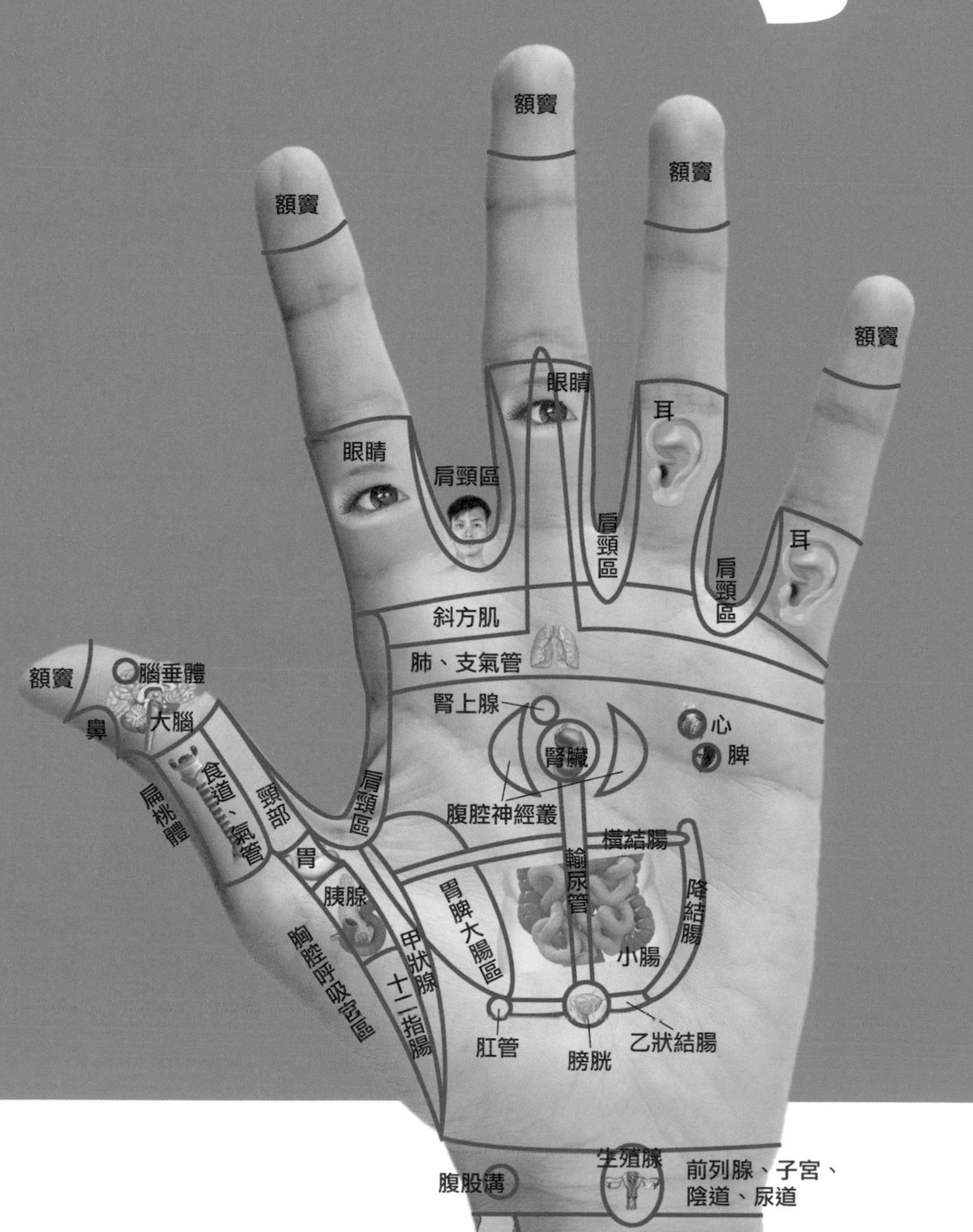

觀手辨病

手診是指透過觀察掌紋、掌色、掌形的變化來輔助診斷疾病的一種方法。我們可以在某些疾病早期，透過手的改變，提前察覺，從而更好地進行預防和治療。

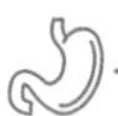

消化系統病症

雙手的大拇指或食指的指甲呈現淺黑色或黃色

表示消化系統功能障礙。

雙手指甲暗淡無光澤

表示脾胃虛弱，腸胃功能不健全。

按摩手部胃脾大腸反射區時，出現明顯的壓痛感

表示脾胃，大腸的功能異常。

大魚際肉處顏色偏紅者

多屬胃中有熱，很可能常伴口臭、便秘的症狀。

大魚際肉處青筋鼓起

多屬脾胃虛寒，這類人易腹瀉。當青筋鼓起較為明顯時，很可能是急性腹瀉。

手指、手掌上能見到數條青筋

表示長期排便不順暢。

食指外側有青筋，青筋越長、顏色越深

表示自幼體質弱，消化功能差，營養不良、容易生病。

拇指粗大

多因脾胃病傷及肝臟，造成肝陽上亢（肝陽上逆），肝臟疏泄功能失調，易出現腹痛、呃逆、嘔吐等症狀。

拇指指腹乾癟凹陷

表示脾氣不足，功能虛弱、失調，易出現消化不良、便秘、腹瀉、腹脹等症狀。

拇指指腹凸出

表示脾臟功能亢進，致使脾生血不足，易出現流鼻血、便秘、月經失調等症狀。

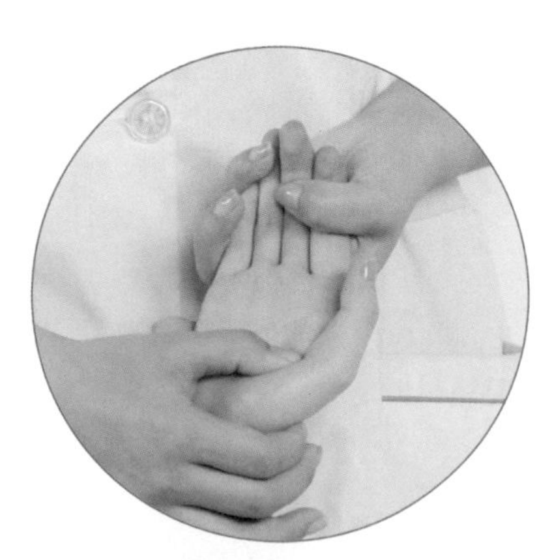

胃脾大腸反射區壓痛明顯，說明胃腸功能不佳。

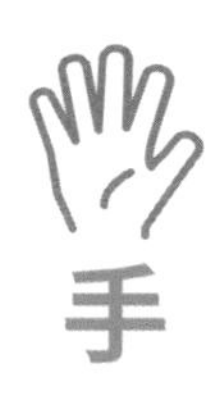

拇指近節指骨段掌面紋理淩亂，皮膚粗糙

表示消化功能失調，若同時出現頭痛、失眠多夢，則稱之為食滯胃脘失眠。

雙手拇指指尖紋理皆散亂

現於拇指左側表示胃體、胃底患病；現於拇指右側表示幽門、十二指腸患病。

指甲常常嵌入肉裡

表示肝臟功能出現問題。

手掌呈現黃色

表示肝膽出現疾病。

小魚際處顏色偏紅

表示多數具有肝膽方面的疾病。

手部膽囊反射區有輕度壓痛感

可能是慢性膽囊炎的表現。

食指指腹凹陷

表示肝臟藏血不足，肝氣不足。

食指指腹凸起

表示肝陽上亢（肝陽上逆），易患有高血壓，易怒、易激動、多疑。

食指向橈側彎曲

表示肝氣不足，肝疏泄功能失調，可見脅痛（側胸部疼痛）、口苦等症狀。

食指根部尺側彎曲

可能是膽汁返逆流性胃炎，應避免生氣，不能受涼。

食指指根掌側紋理散亂

稱之為「膽鬱痰擾」之失眠，易頭痛、失眠、多夢。

心腦血管系統病症

指甲短小，略帶暗紅色

應該注意其顏色的變化，特別是年紀較大的人，很可能是血壓在升高。

指甲呈青紫色

可能患有冠心病或心絞痛。

手部溫度偏低

表示其末梢循環系統可能有障礙，容易罹患心腦血管疾病，如心功能不全、高血壓、動脈硬化等。

按壓手部心臟反射區時，伴隨異常痛感

表示心臟功能正處於異常狀態，需要注意生活作息及適當運動。

大拇指側有青筋

表示頭部供血不足，經常有頭痛、頭暈的症狀。

大拇指根部有青筋

表示心臟動脈硬化。青筋越粗，說明病程越長、越重。青筋較細、淺，說明患病時間短。這時病人的心臟不會有明顯不適，只是在勞累和心情不好時會有些胸悶，休息過後就會好轉。

大魚際肉外側有青筋

表示心律不齊，心臟跳得快慢不一，或伴隨早搏、心悸、心慌的症狀。

大拇指底部有青筋

表示體內寒濕重，已對心臟造成影響，或伴隨如腰酸背痛、關節疼等症狀。

中指中部有青筋

表示常常頭痛、頭暈，如果大拇指的外側也有青筋，說明該病人自幼就患有頭痛、頭暈，是由於腦部供血少所造成的。

中指根部有青筋

表示腦動脈硬化，如果只是出在外側（靠大拇指一側的為外），是左側腦動脈硬化及經絡不通比較嚴重，左側的頭部常常會出現不適，對側亦然；如果兩側都有而且青筋的顏色重，說明腦部的動脈硬化已非常明顯。

中指指腹凹陷

表示心氣不足，心肌缺血，可能造成腦缺氧，供血不足，易昏倒。

中指向橈側彎曲

表示心跳過緩，為心陽虛所致，易頭頂痛。

食指彎向中指

表示肝藏血不足，可能引起心臟供血不良，出現心悸、心慌。

中指中節掌側紋理散亂

表示小腸濕熱，上移心臟致心煩躁，口舌生瘡。

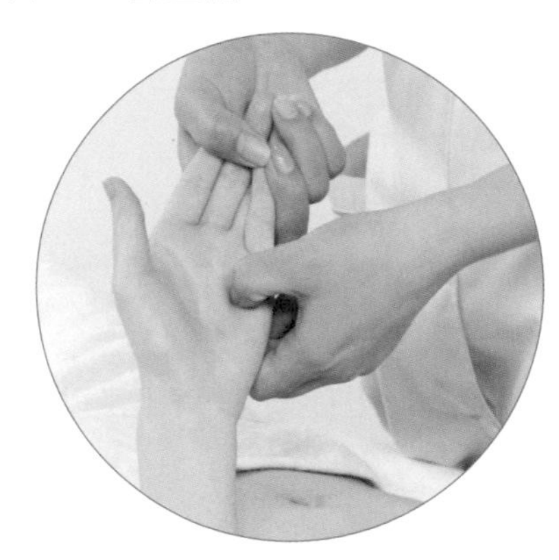

心臟反射區壓痛明顯，說明心臟功能不佳。

腎與生殖系統病症

女性雙手在生殖器反射區處出現青色

表示氣滯血瘀，或伴隨閉經、經痛的症狀。

無名指屈紋散亂

是體質較差的表現，若是孕婦，則急需補充鈣質。

手掌的腎反射區有壓痛感

表示生殖系統處於異常狀態，需要調整生活作息。

小指出現白環

表示生殖器、腰腎部患有疾病，如慢性腎炎、早洩等。

指甲出現灰暗或黑色

可能是腎功能不全。

指甲出現白色斑點

可能患有性功能低下等疾病。

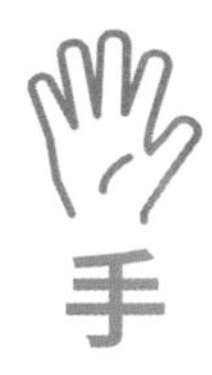

小指外側出現青筋

表示先天的腎氣不足。幼時容易遺尿，長大以後同樣會出現腎臟方面的病症，或伴隨腰腿無力、酸軟等症狀。青筋越長、越深，病情就越重。

小指遠節指骨段橈側彎曲

表示腎陰虛，可見手心、腳心熱。

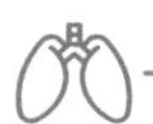

肺與呼吸系統病症

手部大魚際肉上的顏色發紅

可能患有上呼吸道炎症，如慢性支氣管炎、慢性咽炎或扁桃體炎。

按壓手部的支氣管反射區或肺反射區時，伴隨明顯的壓痛感

表示肺功能處於異常狀態，易出現感冒、肺炎等疾病。

手指甲薄，且有橫溝，伴隨小指彎曲，關節處青筋暴出

一般來說，為肺結核病患者。

肺及支氣管反射區出現較明顯的白色

表示肺氣不足或陽氣衰弱，可見身疲力乏、精神不振等症狀。

無名指指腹凹陷

表示肺的水液代謝差，功能下降，易盜汗，尤其背部。

無名指遠節指骨段向橈側彎曲

可能是肺炎，支氣管炎。

中指尺側彎曲，無名指橈側彎曲

可能是肺炎，肺心病。

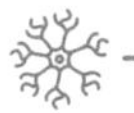

神經系統病症

大拇指過於粗壯

表示性格有點偏激，容易動肝火。

大拇指過於扁平薄弱

表示體質較差；若同時出現彎曲現象，可能患有神經衰弱症。

手容易出汗

多半是自主神經功能失調所致。

無名指指節漏縫

多是神經衰弱的患者，可見偏頭痛、失眠、多夢，記憶力減退，易疲勞等症狀。

食指蒼白瘦弱

表示精神常常萎靡不振，容易犯睏。

食指出現白環

表示常會出現身體不適、頭痛、眩暈、疲勞等症狀，且白環的大小與病情的輕重密切相關。若食指的第三節過短，容易罹患精神類疾病。

無名指根部變形

除有消化功能減退，易罹患膽囊疾病外，多有神經衰弱和內分泌紊亂的現象，可見偏頭痛，失眠，多夢，記憶力減退，易疲勞，口苦等症狀。

圖解9種手部按摩法

不同的按摩方法有其獨特的功效和適用部位，選擇合適的手法按摩，才能達到最佳的效果。按摩時，手法操作要持久、有力、均勻、柔和，從而達到深透和滲透的目的。

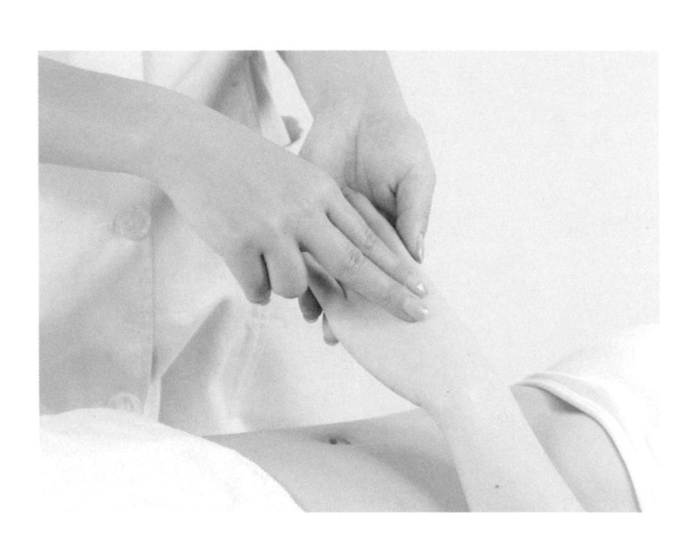

指摩法

醫者將一手手指的指關節腹面附著在施術部位，進行有節奏、有規律的直線或環形摩擦。按摩時，手指應當併攏、自然伸直，手腕微微彎曲，指關節腹面要貼於施術部位。

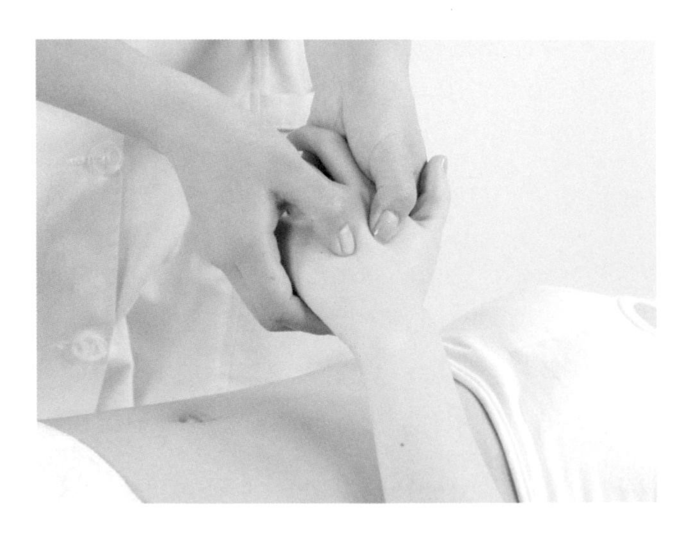

指按法

醫者用一手的拇指指腹按壓施術部位，或雙手拇指交疊同時施力，按壓施術部位。按摩的方向要垂直向下，力度由輕至重，保持穩定而持續的狀態。每次按摩快要結束時，應由重至輕逐漸減小按壓力量。

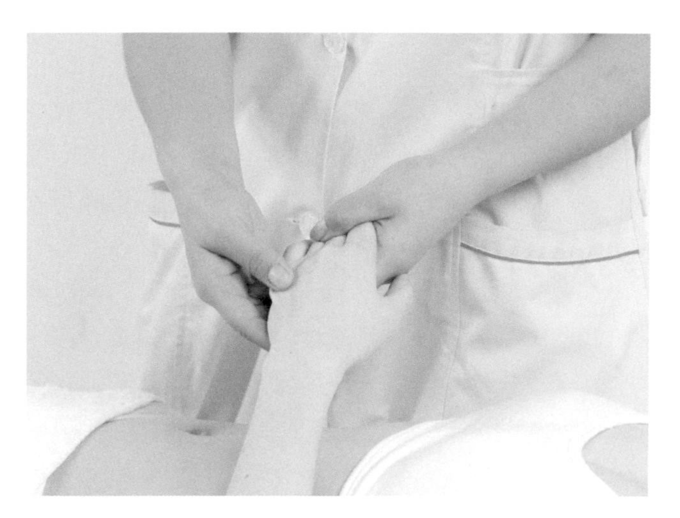

指揉法

醫者用拇指指腹著力於施術部位，以一定的力度旋轉揉動，達到帶動皮下組織的效果。按摩時力度要均勻連貫，作用面積小而集中，之後逐漸擴大範圍。

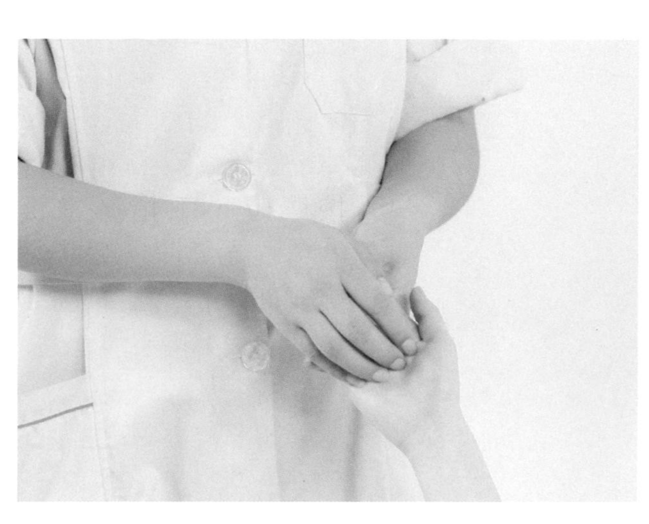

理筋法

醫者以食指、中指遠端著力於施術部位，以穩定的力量進行梳理，按摩時力量要平穩、均勻、適中，每一部位操作3～5次。

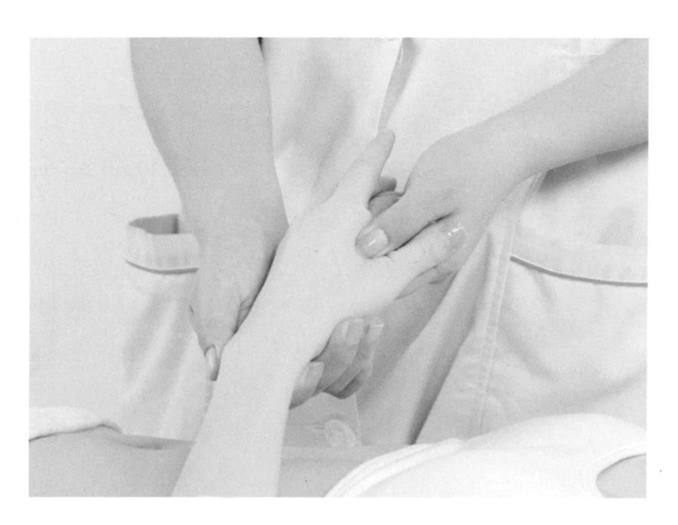

揪法

醫者用拇指和食指揪住施術部位向外牽拉，反覆操作數次；或者以食指、中指呈鉗形夾住施術部位，向外拔出。按摩時兩指應同時用力完成揪法按摩，注意揪的力量不宜過重，以受術者能承受為宜。

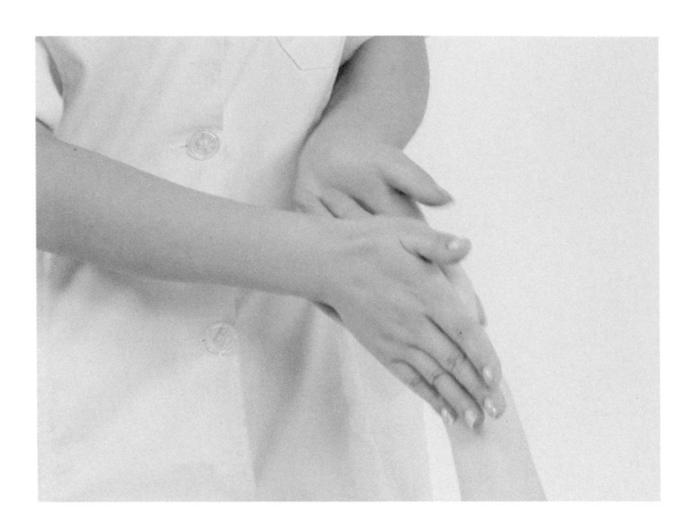

搓法

醫者用兩手掌面夾住肢體的一定部位，對稱用力作方向相反的來回搓揉動作。搓動時動作幅度要均等，施力要對稱、用力要適中，不能過重或過輕。應根據實際情況調整搓法的頻率，在固定部位搓動，頻率可快些。

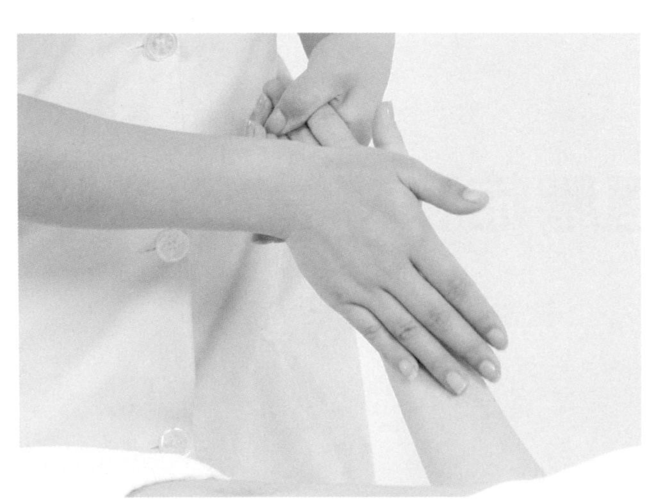

擦法

醫者用掌面著力於施術部位，觸於皮表，循於肌膚推擦或摩擦，以產生一定的熱量為度。手腕應伸直使前臂與手掌面接近於同一平面，手指不能上翹，然後將手掌面或魚際附著在施術部位皮膚上推擦或摩擦。

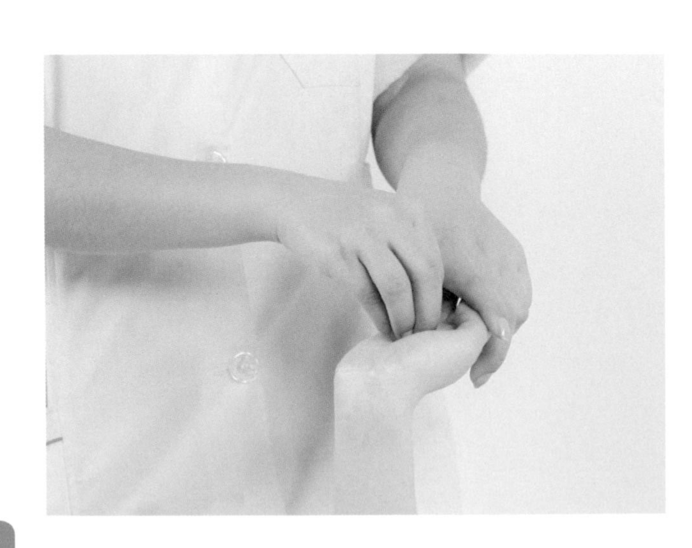

叩法

醫者單手半握拳呈虛掌，以手腕屈伸帶動手部，用小魚際著力，叩擊施術部位；或者五指指端併攏，以手腕屈伸帶動手部，用指端叩擊施術部位。操作時，運用手腕的力量，這樣能更好地掌握叩擊力度。

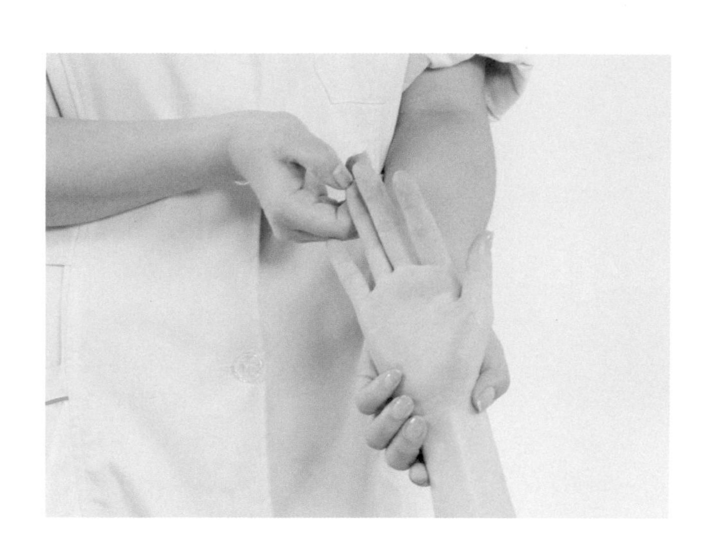

掐法

醫者用拇指指甲著力，用力地掐壓施術部位；或者用雙手拇指同時著力，掐壓施術部位。操作時拇指端緊貼施術部位，力量由輕至重，再由重至輕，力度以滲透皮膚組織為宜。

手部按摩的適應症和禁忌症

○適應證

各種炎症	如盆腔炎、氣管炎、乳腺炎等。
過敏性疾病	如過敏性鼻炎、過敏性哮喘等。
慢性胃腸道疾病	如慢性胃炎。
神經官能症	如神經衰弱、失眠、焦慮症等。

╳禁忌證

手部疾病	手部皮膚有創傷、感染或者患有皮膚病的人不可進行按摩，如濕疹、燙傷或開放性傷口。
嚴重病症及特殊人群	患有某種傳染性疾病（如肝炎、結核等疾病）的患者，不宜按摩；嚴重心臟病、精神病、高血壓及腦、肺、肝、腎等疾病患者均不宜按摩；各種急症如急性闌尾炎、胃穿孔、急性中毒等患者，不宜按摩。

身體不適者	應避免在過饑、過飽或過度疲勞時按摩，飯前、飯後1小時內不宜按摩；沐浴後、劇烈運動後、飲酒後、高熱時、女性月經期，均不宜按摩。

★專家小妙招

冠心病	冠心病突發，無急救藥時，速推按左手心區數次，即可緩解病情。
胃部不適	胃部突然不適時，可立即用右手食與中指刮擦左手的胃腸區數十次，緩解不適效果很明顯。
高血壓	高血壓患者，如每天堅持推按內耳（迷路）區兩遍，每遍50～60次，能起到一定的降壓效果。

常用的48個手部反射區

斜方肌反射區

位於雙手掌側面，眼反射區與耳反射區下方，呈橫帶狀區域。

功效 舒經活絡。

主治 肩頸背部疼痛、頸椎病。

手法 用拇指指腹從尺側向橈側推按，動作連續均勻，力度適中，以局部有酸痛感為宜。

肺、支氣管反射區

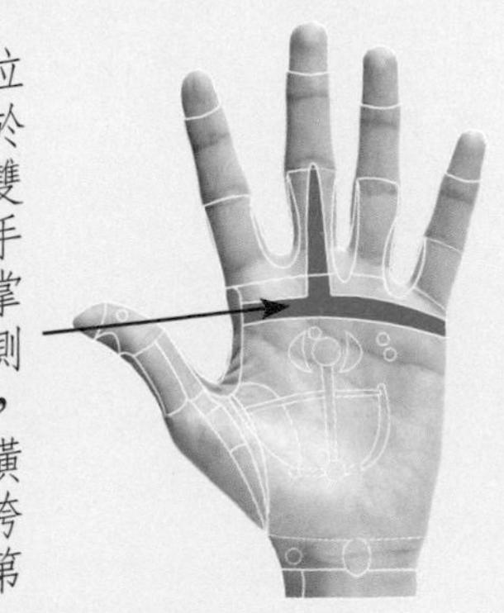

位於雙手掌側，橫跨第二、第三、第四、第五掌骨，近掌指關節區域及中指第三節指骨。

功效 散風活絡，止咳化痰。

主治 肺炎、支氣管炎、肺氣腫。

手法 用拇指指腹摩擦肺、支氣管反射區，以局部有酸痛感為宜。

心反射區

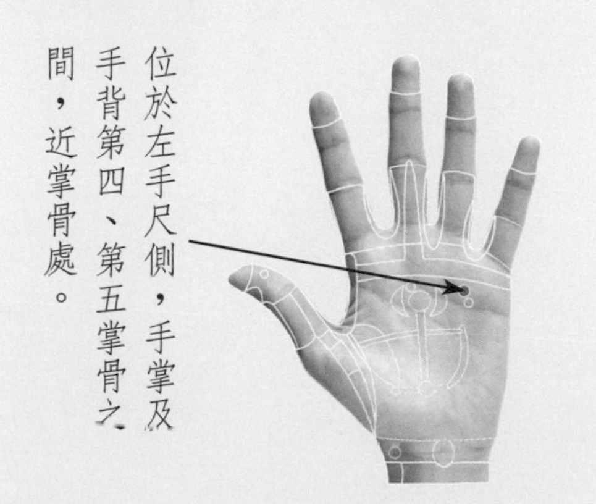

位於左手尺側，手掌及手背第四、第五掌骨之間，近掌骨處。

功效 理氣止痛，強心通脈。

主治 心絞痛、心悸、高血壓、低血壓。

手法 用拇指指腹按壓心臟反射區，以出現酸脹感為宜。

膀胱反射區

位於雙手手掌下方，大小魚際交接處的凹陷中，其下為頭狀骨骨面。

功效 活血通絡，消腫止痛。

主治 膀胱炎、尿道炎、高血壓。

手法 用揪法揪膀胱反射區1～2分鐘，以局部有酸痛感為宜。

肝反射區

位於右手的掌面，第四、第五掌骨體中點之間近掌骨處。

功效 養肝明目。

主治 肝炎、肝硬化、腹痛、眼病。

手法 用指按法按壓肝反射區1～2分鐘，以出現酸脹感為宜。

膽囊反射區

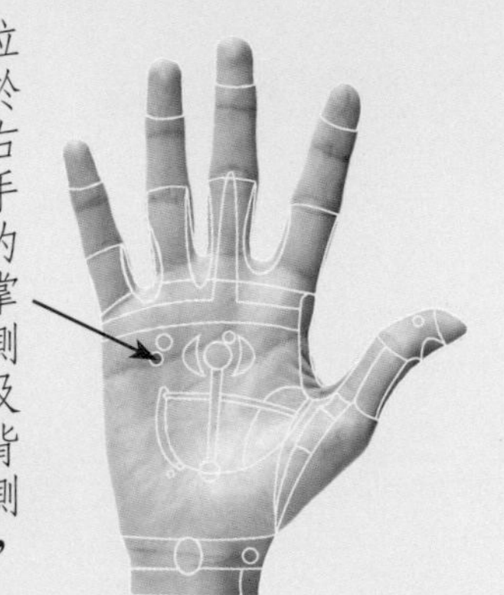

位於右手的掌側及背側，第四、第五掌骨之間，緊靠肝反射區的腕側的第四掌骨處。

功效 利膽疏肝，降逆和胃。

主治 膽囊炎、胃腸功能紊亂、痤瘡。

手法 用揪法揪膽囊反射區1～2分鐘，以出現酸脹感為宜。

甲狀腺反射區

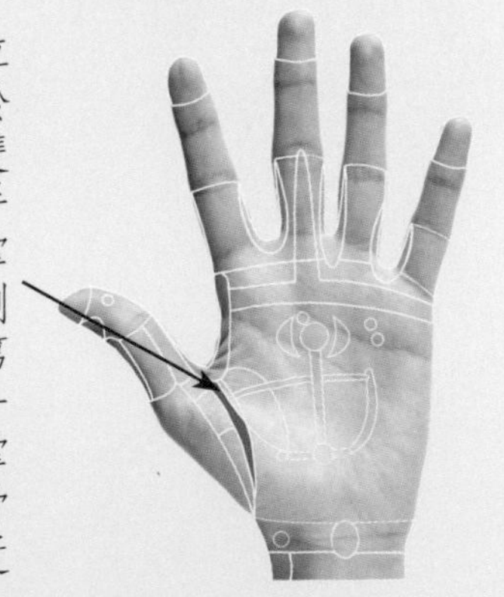

位於雙手掌側第一掌骨近心端起至第一、第二掌骨之間，轉向拇指方向至虎口邊緣連成帶狀區域。

功效 清心安神，通經活絡。

主治 甲狀腺功能亢進或低下、心悸。

手法 用搓法搓揉甲狀腺反射區1～2分鐘，以局部有酸痛感為宜。

脾反射區

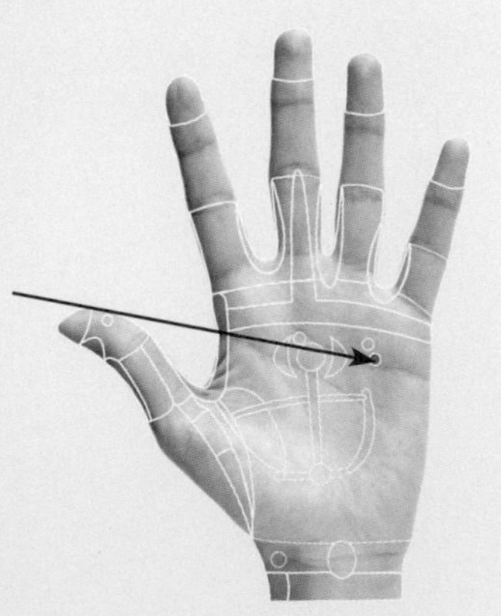

位於左手掌側第四、第五掌骨間，橫膈膜反射區與橫結腸反射區之間。

功效 助陽健脾，通調腸氣。

主治 消化不良、發熱、炎症、貧血。

手法 用掐法掐按脾反射區1～2分鐘，以出現酸脹感為宜。

腎反射區

位於雙手的中央區域，第三掌骨中點，相當於勞宮穴的位置。

功效 補腎強腰，通利二便。

主治 腎炎、腰痛、高血壓、浮腫。

手法 用叩法叩擊腎反射區1～2分鐘，以局部有酸痛感為宜。

腎上腺反射區

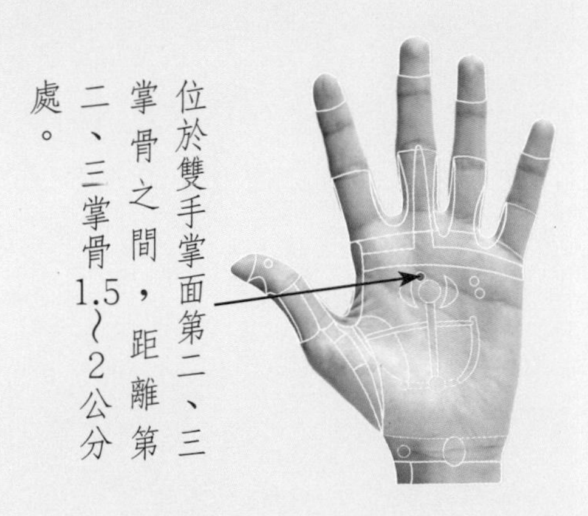

位於雙手掌面第二、三掌骨之間，距離第二、三掌骨1.5～2公分處。

功效 清熱通絡。

主治 頭暈、高血壓、手掌多汗。

手法 用指揉法按揉腎上腺反射區1～2分鐘，以局部有酸痛感為宜。

輸尿管反射區

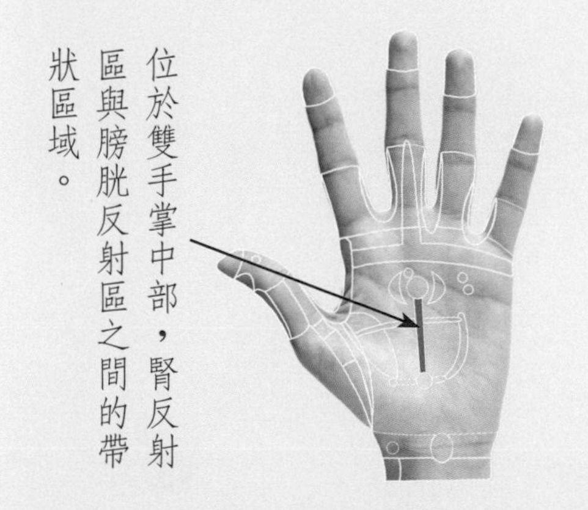

位於雙手掌中部，腎反射區與膀胱反射區之間的帶狀區域。

功效 清利三焦經，通便利腑。

主治 高血壓、泌尿系統感染。

手法 用理筋法梳理輸尿管反射區1～2分鐘，以局部有酸痛感為宜。

腹腔神經叢反射區

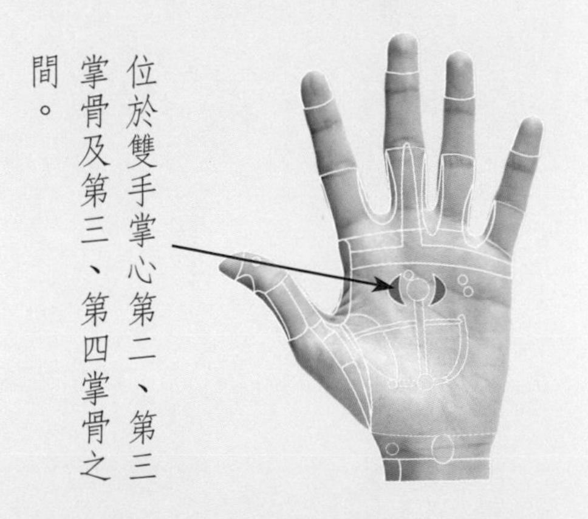

位於雙手掌心第二、第三掌骨及第三、第四掌骨之間。

功效 調經統血，健脾回陽。

主治 胃腸功能紊亂、更年期綜合症。

手法 用指按法按壓腹腔神經叢反射區1～2分鐘，以局部酸痛為宜。

生殖腺反射區

位於雙掌手腕橫紋中點處，相當於手厥陰心包經大陵穴的位置。

功效 清熱利濕，益腎固帶。

主治 性功能低下、不孕不育症。

手法 用指揉法按揉生殖腺反射區1～2分鐘，以局部有酸痛感為宜。

子宮、陰道、尿道反射區

位於雙掌側手腕橫紋中點兩側的帶狀區域。

功效 益氣固腎，消炎利尿。

主治 子宮內膜炎、陰道炎、尿道感染。

手法 用指摩法摩擦子宮、陰道、尿道反射區，以局部有酸痛感為宜。

降結腸反射區

位於左手掌側，平虎口水平線上，第四、第五掌骨之間至腕骨的帶狀區域。

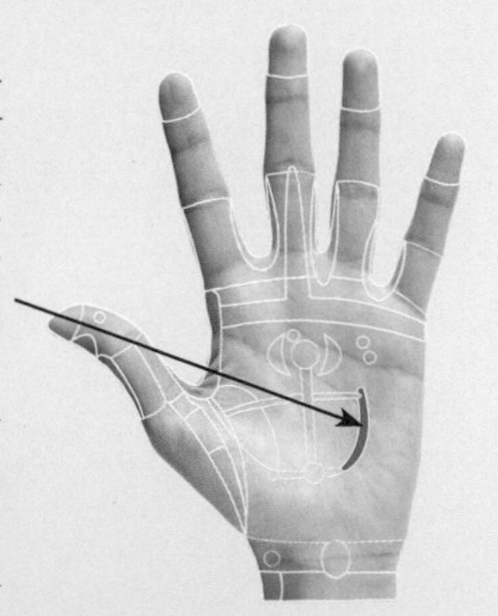

功效 調腸胃，固腎氣。

主治 腹脹、腹瀉、便秘、腸炎。

手法 用拇指指腹從尺側向橈側推按，動作連續均勻，力度適中。

肛門反射區

位於左手掌側，第二腕掌關節處。

功效 解痙止痛，利尿通淋。

主治 便秘、血便、脫肛、痔瘡。

手法 用掐法掐按肛門反射區1～2分鐘，以出現酸脹感為宜。

胃脾大腸區反射區

位於右手手掌面，第一、第二掌骨之間的橢圓形區域。

功效 健脾利濕，散寒止痛。

主治 腹痛、腹脹、腹瀉、腸炎、便秘。

手法 用擦法推擦胃脾大腸反射區1～2分鐘，以局部有酸痛感為宜。

肘關節反射區

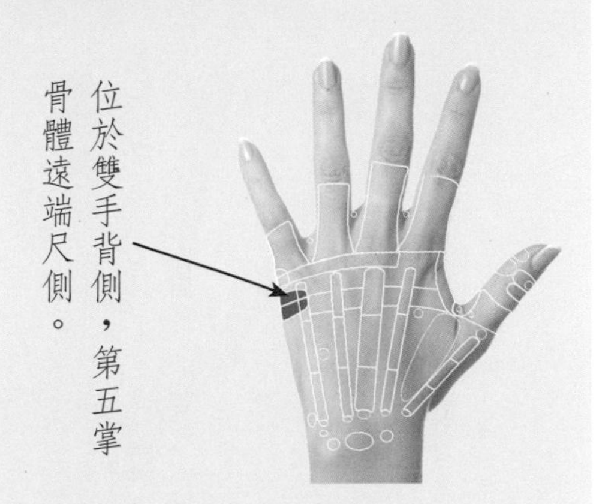

位於雙手背側，第五掌骨體遠端尺側。

功效 息風解痙，活絡通竅。

主治 網球肘、手臂麻木。

手法 用理筋法梳理肘關節反射區1～2分鐘，以局部有酸痛感為宜。

橫結腸反射區

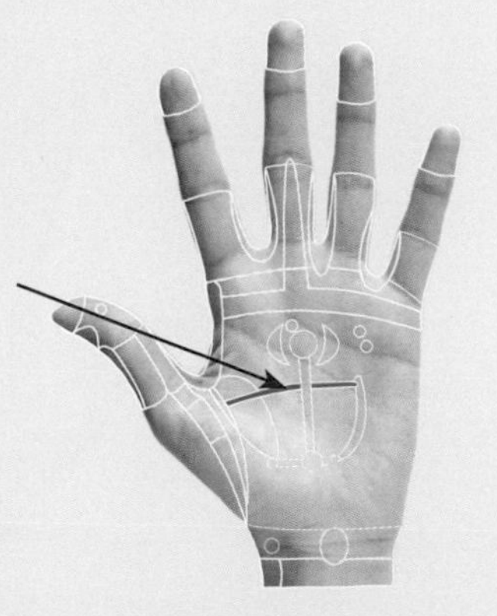

位於雙手掌面，升結腸反射區上端與虎口之間的帶狀區域，其尺側接降結腸反射區。

功效 調理腸胃，利水消腫。

主治 腹脹、腹瀉、便秘、結腸炎。

手法 用叩法叩擊橫結腸反射區1～2分鐘，以局部有酸痛感為宜。

腹股溝反射區

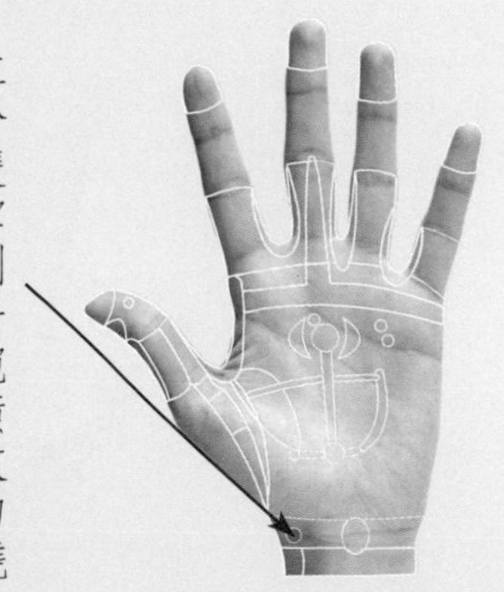

位於雙掌側手腕橫紋的橈側端，橈骨頭凹陷處，相當於太淵穴的位置。

功效 固腎滋陰。

主治 性功能低下、疝氣、小腹脹痛。

手法 用掐法掐按腹股溝反射區1～2分鐘，以局部有酸痛感為宜。

胃反射區

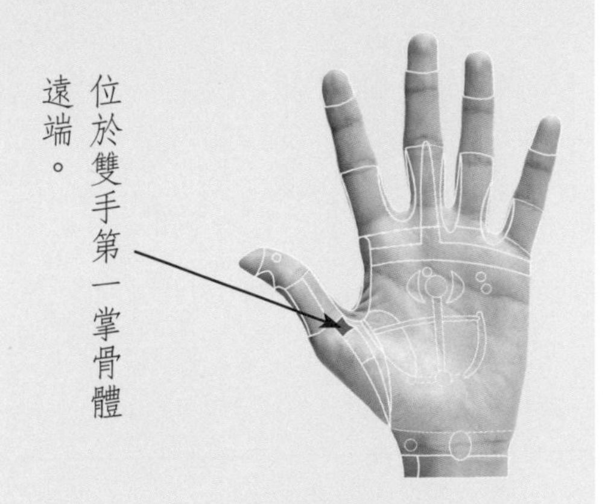

功效 理氣和胃，通經活絡。

主治 胃痛、胃脹、嘔吐、急慢性胃炎。

手法 用指按法按壓胃反射區1～2分鐘，以局部有酸痛感為宜。

胰腺反射區

位於雙手胃反射區與十二指腸反射區之間，第一掌骨體中部的區域。

功效 生發胃氣，燥化脾濕。

主治 消化不良、胰腺炎、糖尿病。

手法 用指按法按壓胰腺反射區1～2分鐘，以局部有酸痛感為宜。

十二指腸反射區

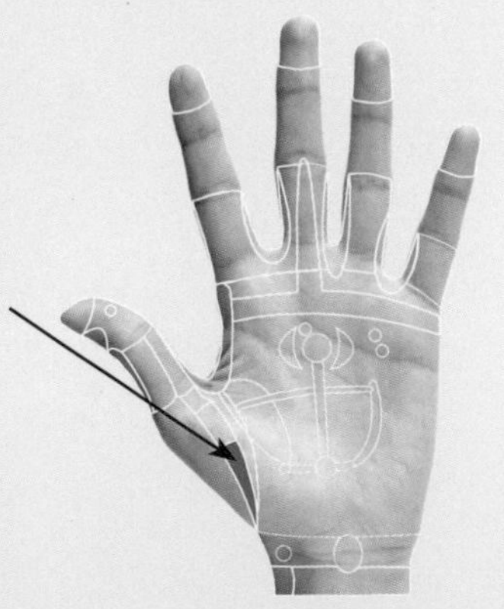

位於雙手掌面，第一掌骨體近端，胰腺反射區下方的區域。

功效 和胃行水，理氣止痛。

主治 十二指腸潰瘍、消化不良、腹脹。

手法 用指按法按壓十二指腸反射區1～2分鐘，以局部有酸痛感為宜。

小腸反射區

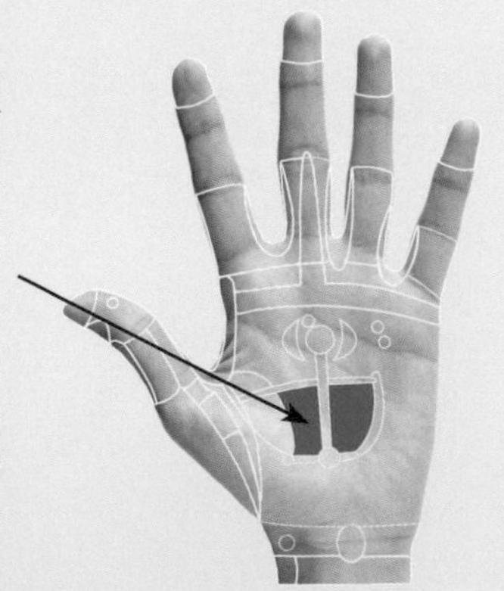

位於雙手掌心中部凹陷處，各結腸反射區所包圍的區域。

功效 清胃瀉火，理氣止痛。

主治 急慢性腸炎、食慾不振、腹脹。

手法 用指揉法按揉小腸反射區1～2分鐘，以局部有酸痛感為宜。

大腦反射區

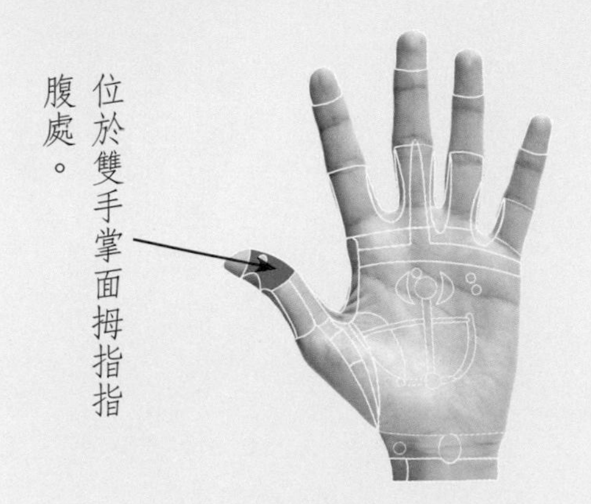

功效 清熱解表，蘇厥開竅（使人從暈厥狀態中甦醒過來）。

主治 頭暈、神經衰弱、視覺受損。

手法 用指揉法按揉大腦反射區1～2分鐘，以局部有酸痛感為宜。

額竇反射區

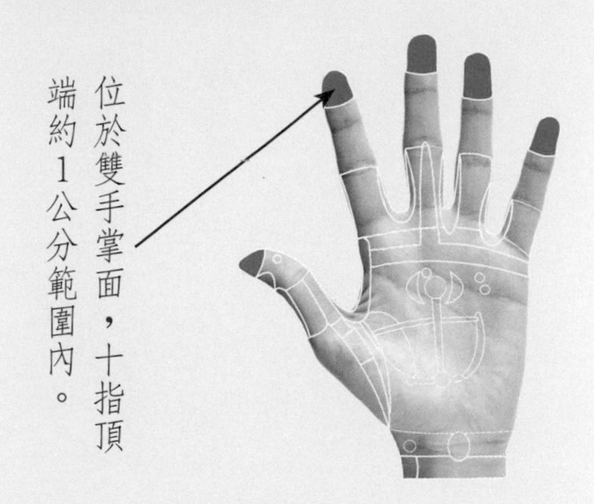

功效 鎮靜止痛，通經活絡。

主治 腦震盪、鼻竇炎、頭痛、感冒。

手法 用指揉法按揉額竇反射區1～2分鐘，以局部有酸痛感為宜。

小腦、腦幹反射區

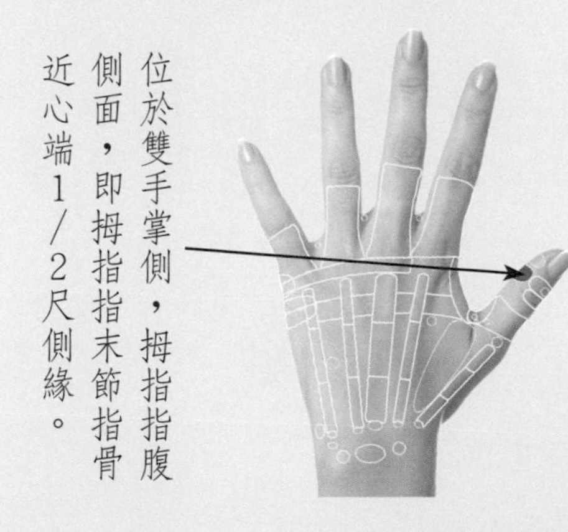

功效 清熱散風，止痛利關節。

主治 高血壓、頭暈、失眠、肌肉緊張。

手法 用指揉法揉按小腦、腦幹反射區1～2分鐘，以局部有酸痛感為宜。

垂體反射區

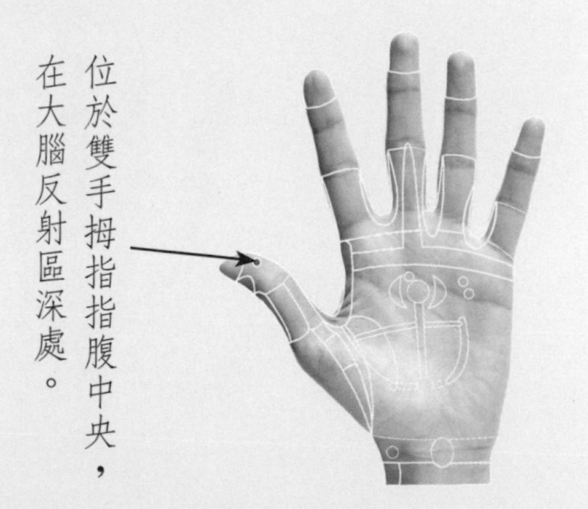

功效 調經統血。

主治 內分泌失調、更年期綜合症。

手法 用揪法揪垂體反射區1～2分鐘，以局部有酸痛感為宜。

三叉神經反射區

位於雙手掌面，拇指指腹尺側緣遠端，即拇指末節指腹遠端1/2尺側緣。

功效 祛風止痛，舒筋活絡。

主治 面神經痲痹、偏頭痛、神經痛。

手法 用指揉法按揉三叉神經反射區1～2分鐘，以局部有酸痛感為宜。

眼反射區

位於雙手手掌和手背第二、第三指指根部。

功效 清頭明目，舒筋活絡。

主治 結膜炎、近視、遠視、白內障。

手法 用指揉法按揉眼反射區1～2分鐘，以局部有酸痛感為宜。

耳反射區

位於雙手手掌和手背第四、第五指指根部。

功效 醒腦聰耳。

主治 耳鳴、耳炎、重聽。

手法 用指揉法按揉耳反射區1～2分鐘，以局部有酸痛感為宜。

鼻反射區

位於雙手掌側拇指末節指腹橈側面的中部。

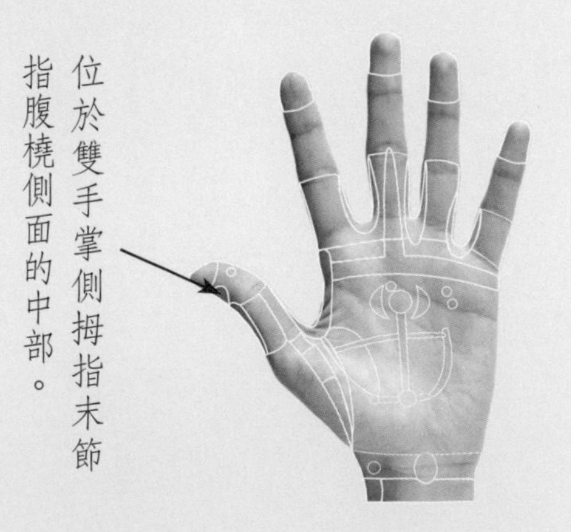

功效 利鼻通竅。

主治 鼻塞、過敏性鼻炎、急慢性鼻炎。

手法 用揪法揪鼻反射區1～2分鐘，以局部有酸痛感為宜。

上、下頜反射區

位於雙手拇指背側，拇指指間關節橫紋與上下最近皺紋之間的帶狀區域。

功效 利咽消腫。

主治 顳頜關節紊亂綜合症、口腔潰瘍。

手法 用指按法按壓上、下頜反射區1～2分鐘，以局部有酸痛感為宜。

肩頸區反射區

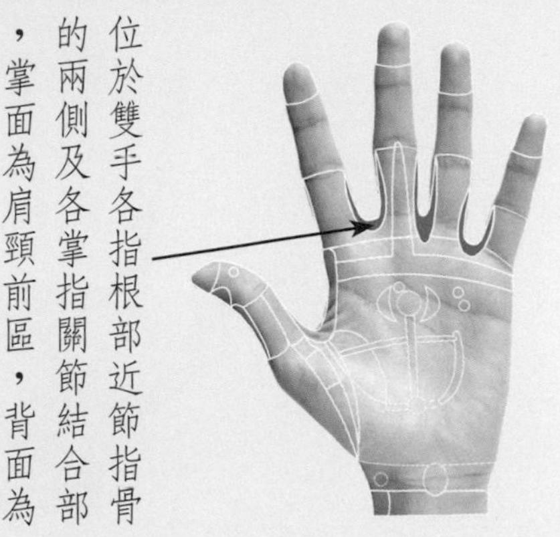

位於雙手各指根部近節指骨的兩側及各掌指關節結合部，掌面為肩頸前區，背面為肩頸後區。

功效 舒筋活絡。

主治 肩周炎、頸椎病、落枕。

手法 用揪法揪肩頸區反射區1～2分鐘，以局部有酸痛感為宜。

副甲狀腺反射區

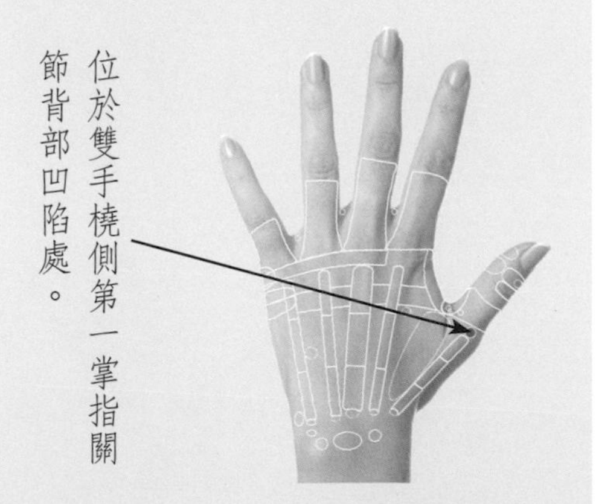

位於雙手橈側第一掌指關節背部凹陷處。

功效 清熱熄風，醒神開竅。

主治 過敏、失眠、嘔吐、癲癇發作。

手法 用指揉法按揉副甲狀腺反射區1～2分鐘，以局部有酸痛感為宜。

舌、口腔反射區

位於雙手拇指背側，指關節橫紋的中央處。

功效 活血通絡，消腫止痛。

主治 口腔潰瘍、味覺異常。

手法 用指按法按壓舌、口腔反射區1～2分鐘，以局部有酸痛感為宜。

食道、氣管反射區

位於雙手拇指近節指骨橈側，赤白肉際處。

功效 寬胸降逆。

主治 食道炎、食道腫瘤、氣管炎。

手法 用揪法揪食道、氣管反射區1～2分鐘，以局部有酸痛感為宜。

內耳（迷路）反射區

位於雙手背側，第三、第四、第五掌指關節之間及其指根部接合部。

功效 清熱袪火。

主治 頭暈、耳鳴、高血壓、低血壓。

手法 用指按法按壓內耳（迷路）反射區1～2分鐘，以局部酸痛為宜。

頸椎反射區

位於雙手背部，各掌骨背側遠端的1／5處。

功效 理氣活血。

主治 頸部僵硬、頸部酸痛、頭暈。

手法 用指揉法按揉頸椎反射區1～2分鐘，以局部有酸痛感為宜。

腰椎反射區

位於雙手背側，各掌骨近端，約占整個掌骨體的2／5。

功效 強筋健骨，益腎助陽。

主治 腰背酸痛、腰椎間盤突出。

手法 用理筋法梳理腰椎反射區1～2分鐘，以局部有酸痛感為宜。

肩關節反射區

位於雙手背側，第五掌指關節尺側凹陷處。

功效 舒筋活絡，祛風止痛。

主治 肩周炎、手臂酸痛、肩部損傷。

手法 用指摩法摩擦肩關節反射區1～2分鐘，以局部有酸痛感為宜。

尾骨反射區

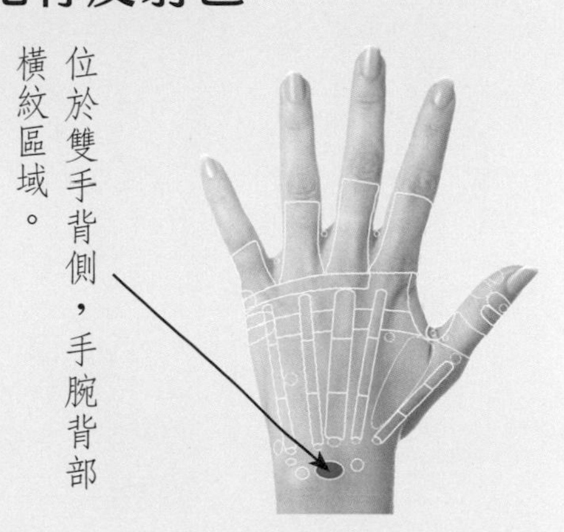

位於雙手背側，手腕背部橫紋區域。

功效 祛風舒筋。

主治 坐骨神經痛、尾骨受傷後遺症。

手法 用指摩法摩擦尾骨反射區1～2分鐘，以局部有酸痛感為宜。

髖關節反射區

位於雙手背側，尺骨和橈骨莖突骨面的周圍。

功效 通經止痛。

主治 坐骨神經痛、腰背痛。

手法 用指揉法按揉髖關節反射區1～2分鐘，以局部有酸痛感為宜。

膝關節反射區

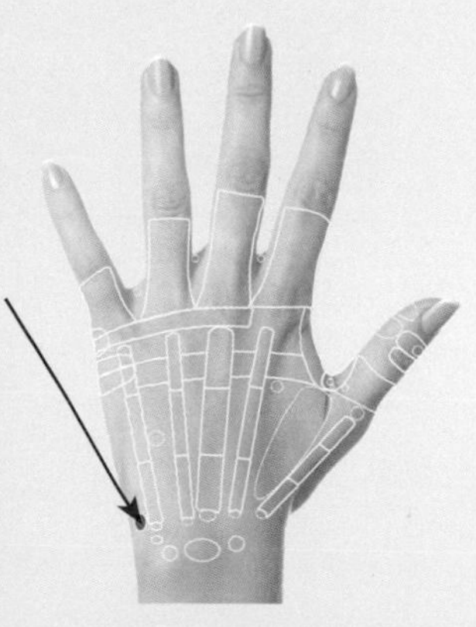

位於雙手第五掌骨近端尺側緣與腕骨所形成的凹陷處。手背部為膝前部，赤白肉際處為膝兩側部。

功效 清利濕熱，通調下焦。

主治 膝關節炎、下肢屈伸不利。

手法 用指按法按壓膝關節反射區1～2分鐘，以局部有酸痛感為宜。

血壓區反射區

位於雙手手背，由第一掌骨、陽溪穴、第二掌骨所包圍的區域。

功效 醒神安神，熄風止痙。

主治 高血壓、低血壓、頭痛、眩暈。

手法 用叩法叩擊血壓區反射區1～2分鐘，以局部有酸痛感為宜。

上身淋巴結反射區

位於雙手手背部尺側緣，手背腕骨與尺骨之間的凹陷處。

功效 清熱消腫。

主治 發熱、炎症、囊腫、子宮肌瘤。

手法 用指揉法按揉上身淋巴結反射區1～2分鐘，以局部酸痛為宜。

下身淋巴結反射區

位於雙手手背部橈側緣，手背腕骨與橈骨之間的凹陷處。

功效 清熱消腫。

主治 發熱、炎症、囊腫、子宮肌瘤。

手法 用指揉法按揉上身淋巴結反射區1～2分鐘，以局部酸痛為宜。

胸（乳房）反射區

位於雙手手背第二、第三、第四掌骨的遠端。

功效 清心泄熱，理氣活絡。

主治 胸部疾病、乳房疾病、心臟病。

手法 用理筋法梳理胸（乳房）反射區1～2分鐘，以局部酸痛為宜。

Part 3

人體的第二心臟，健康的通道

足

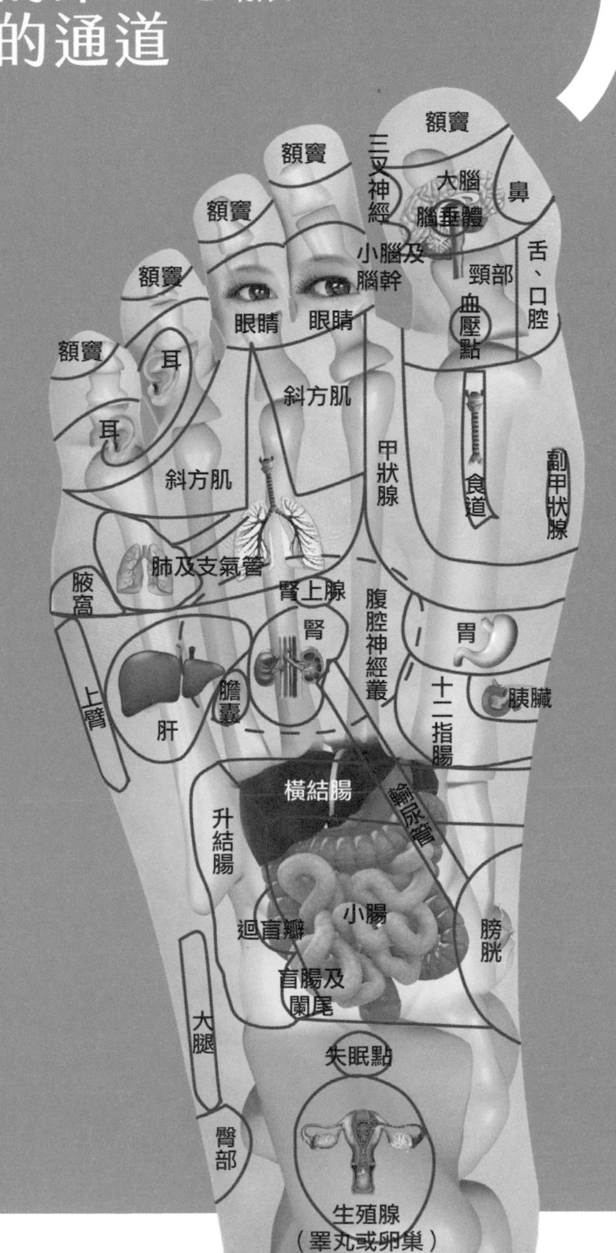

觀足辨病

足有「人體的第二心臟」之稱，是全身上下內外器官組織的縮影。當器官組織發生病變時，足部的形態、顏色、指甲會出現異常。透過觀察足部的狀況，可以得知人體的健康狀況。

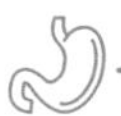

消化系統病症

足部顏色為黃色

多是腸胃失調，或因肝膽腸胃疾病所引起。

腳小趾下方有硬塊且用指壓時很痛

可能是十二指腸潰瘍。

足部第二、三趾關節突出，並呈葫蘆狀

表示腸胃功能狀況不佳，體質柔弱無力。

右腳第二趾往下彎

表示胃氣不和，沒有食慾。

腳指甲變得不平、薄軟、有縱溝，甚至剝落

可能出現營養不良。

從側面看，第二趾、第三趾的關節曲起

表示有胃腸病。

腳拇趾趾腹長有黑斑

表示膽固醇偏高。

拇趾趾腹為暗紅色

多為血脂偏高。

雙腳第四趾趾根部的下方出現硬結

表示肝臟功能失調，容易罹患眼部疾病。

腳大拇趾趾尖纖細

表示指肝脾功能失調。

腳大拇趾過大而顯得比例嚴重失調

表示性格大多都比較急躁、任性，且易罹患肝病、糖尿病、腦中風、神經痛等疾病。

腳掌皮膚發黃

表示患有肝炎、脾病等。

腳掌色青

多為肝鬱、氣滯、淤血、靜脈怒張的表現。

腳指甲動搖脫落

表示可能患有肝病。

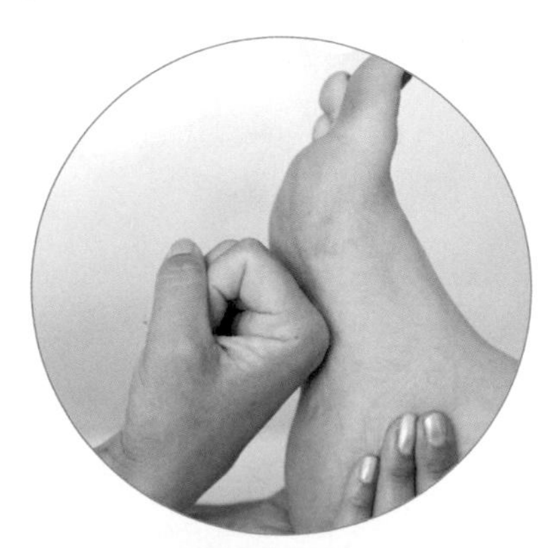

足部按摩示意圖。

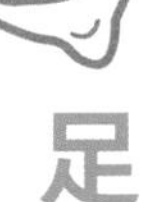

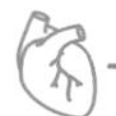

心腦血管系統病症

腳拇趾趾腹發紫

表示大腦缺氧。

足部顏色呈青綠色

表示體內血黏度高、酸度高，血管彈性差，這是血液循環不良的表現。

腳小拇趾上方有硬塊，用指壓時很痛

表示要注意心臟及肝臟部位的保養。

腳拇趾皮膚及皮下組織乾癟

表示極易罹患腦萎縮、腦動脈硬化等疾病。

俯臥時，雙腳腳尖向左傾斜

表示左心（左心房和左心室）或左腿有疾病。

指甲常呈青色

表示可能患有心血管疾病。

指甲呈紫色

往往是心肺患病的徵兆。

腳指甲麻木

表示可能為心血管疾病所致。

腎與生殖系統病症

足部顏色蒼白

大多表示貧血、腎虛，其畏寒怕冷的症狀明顯。

腳後跟中間有硬塊

表示可能是卵巢、子宮、前列腺等內臟異常。

腳小拇指彎曲且僵硬

表示容易罹患前列腺炎、腎病、子宮異常之疾病。

腳指甲半白半紅

表示可能患有腎臟疾病。

腳指甲橫貫白色條紋

表示要警惕慢性腎炎。

腳掌灰白

多為腎虧。

腳指甲呈黃色

表示腎臟患有炎症。

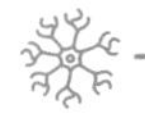

神經系統病症

雙腳拇趾乾癟無力

表示患有長期神經衰弱或失眠症。

腳指甲扣嵌入肉或呈鉤狀

表示可能會有多發性神經炎、神經衰弱或脈管炎等病症。

腳指甲青紫透裂，直至甲頂

常常是中風的徵兆。

腳掌皮膚發青

表示可能為靜脈曲張或中風徵兆。

圖解7種足部按摩法

足部具有穴位多、位置低、血液少的特點，素有「第二心臟」之稱。按摩足部法可以增強、協調臟腑功能，平衡人體陰陽、疏通經絡，提高抗邪能力，舒筋止痛。

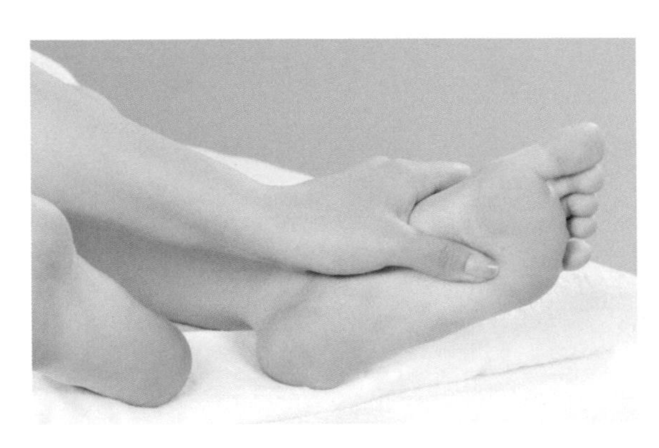

拇指指腹按壓法

醫者用一手的拇指指腹貼於施術部位施力，按壓施術部位；或兩拇指交疊，按壓施術部位。按摩時拇指指腹垂直施力，力度以受術者能承受為宜，注意避免指甲劃傷受術者皮膚。

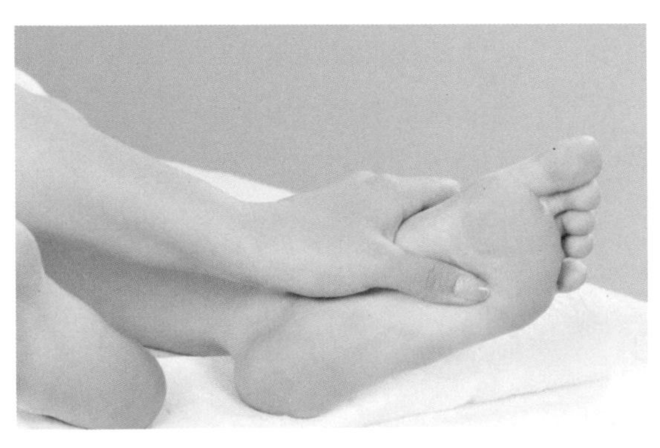

拇指指腹推壓法

醫者以一手拇指指腹貼於施術部位，施力推壓；或雙手握住足部，用雙手拇指指腹同時施力推壓按摩。操作時雙手拇指要同時施力，力量保持均衡。

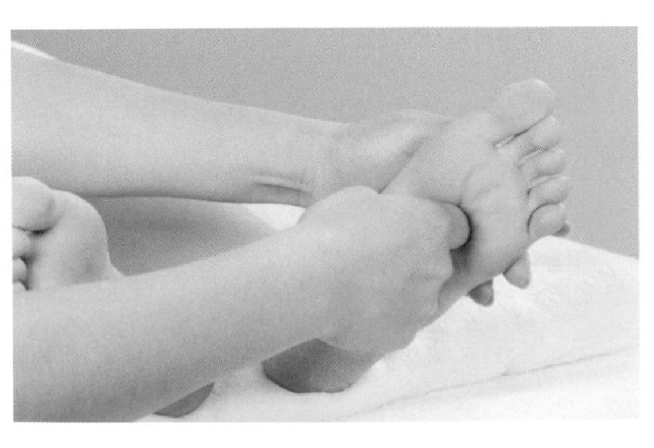

單食指叩拳法

醫者一手固定按摩部位，另一手除食指外，其餘四指握拳，食指彎曲，拇指固定，以食指的近節指間關節為施力點，頂壓施術部位；或者以按摩棒代替食指貼於施術部位頂壓。按摩時叩擊要有節奏感。

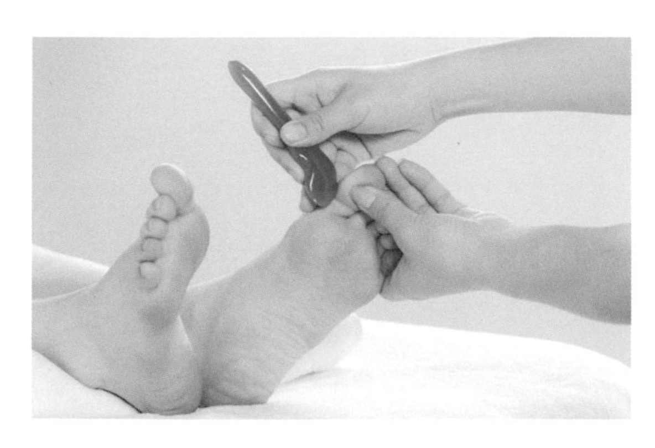

刮壓法

醫者一手拇指固定，食指彎曲呈鐮刀狀，用食指尺側緣施力刮壓施術部位；或者用刮痧板代替食指貼於施術部位刮壓施術。按摩時食指尺側或刮痧板始終貼於按摩部位皮膚，刮壓的方向保持水平。

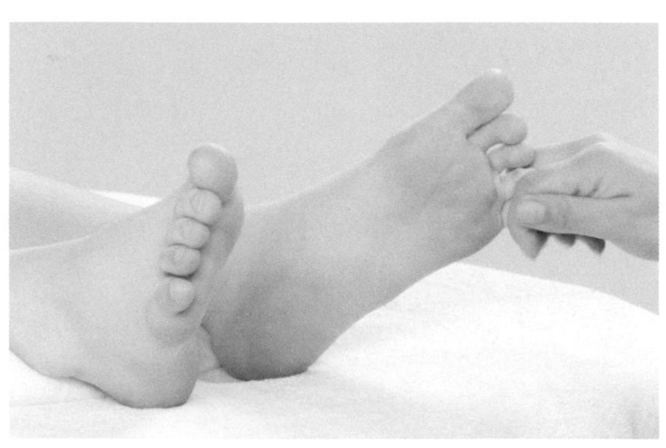

雙指夾壓法

醫者用一手固定足部，另一手食指、中指彎曲呈鉗狀，夾住施術部位，對施術部位施力夾壓並向外牽拉。操作時注意夾壓力量保持適中，用力均勻。

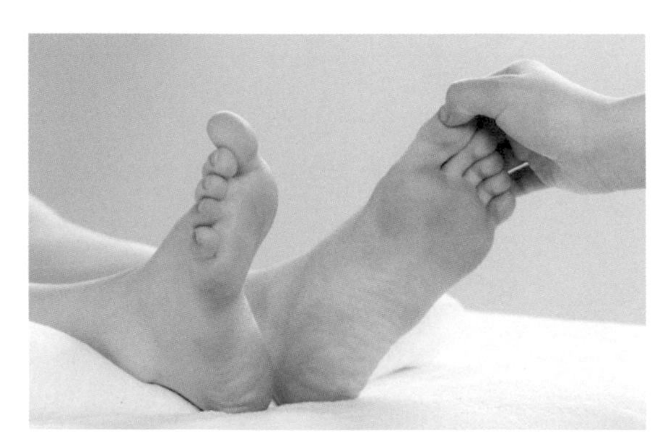

掐法

醫者用單手拇指指甲著力，用力地掐壓施術部位；或者用雙手拇指同時著力，掐壓施術部位。操作時拇指端置於施術部位後不要再移動，力量由輕至重，再由重至輕，力度以滲透皮膚組織為宜。

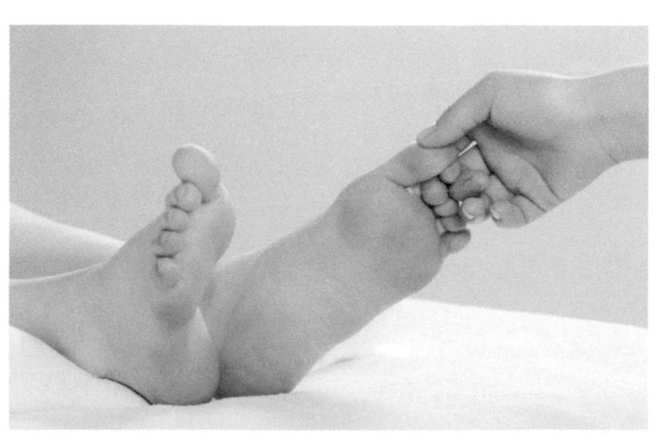

指揉法

醫者用拇指指腹著力於施術部位，以一定的力度旋轉揉動，達到帶動皮下組織的效果按摩時力度要均勻連貫，作用面積小而集中，之後逐漸擴大範圍。

足部按摩的適應症和禁忌症

○適應證

神經系統疾病	神經痛、神經麻痹、癱瘓、癲癇、頭痛、失眠等。
內分泌系統及免疫系統疾病	甲狀腺功能亢進或減退、垂體機能失常造成的發育障礙或肥胖症等。
循環系統疾病	心律不齊、高血壓、低血壓、貧血等。
消化系統疾病	食慾不振、呃逆（打嗝）、嘔吐、腹脹、腹瀉、便秘、腸胃功能紊亂等。
呼吸系統疾病	感冒、哮喘、咳嗽、支氣管炎、肺氣腫等。
泌尿系統疾病	頻尿、尿失禁、遺尿、尿閉、腎臟功能不全等。
生殖系統疾病	不孕症、月經失調、陽痿、前列腺肥大、更年期綜合症等。
五官疾病	近視、耳鳴、暈車等。

✕禁忌證

足部疾病	足部皮膚有創傷及病變的患者，如足部有外傷、水泡、疥瘡、發炎、化膿、水腫及較重的靜脈曲張患者，不宜隨便按摩足部。
罹患嚴重病症及特殊人群	罹患嚴重出血病患者，如咯血、吐血、血便、腦出血、胃出血、子宮出血及其他內臟出血，不宜進行足部按摩；急性傳染病、外科急症如骨折、燒傷、組織臟器穿孔等，不宜隨便按摩足部；妊娠及經期間的女性足部按摩要慎重；重度高血壓患者應避免做足部按摩，以免因疼痛而使血壓急劇升高；老年人若有局部疼痛，應先確定是否患有骨質疏鬆，以免按摩時造成骨折；年老體弱及身體虛弱者，不宜按摩足部；酒醉後、饑餓、極度疲勞、精神緊張或情緒不穩定的人，不宜進行足部按摩。

常用的48個足部反射區

腹腔神經叢反射區

位於雙腳腳底第二至第四蹠骨體處，分佈在腎反射區周圍的橢圓區域。

功效 調經統血，健脾回陽。

主治 風濕病、腹脹、腰酸背痛。

手法 用拇指指腹按壓法按壓腹腔神經叢反射區，以酸痛為宜。

腎上腺反射區

位於雙腳腳底第二、第三蹠骨體之間，距離蹠骨頭近心端一拇指寬處，腎反射區前端。

功效 消腫止痛，調理臟腑。

主治 炎症、風濕病、哮喘、心律不齊。

手法 用拇指指腹按壓法按壓腎上腺反射區，以局部有酸痛感為宜。

腎反射區

位於雙腳腳底第二、第三蹠骨體之間，近蹠骨底處，蜷足時中央凹陷處。

功效 補腎強腰，通利二便。

主治 腎炎、腎結石、高血壓、腰痛。

手法 用拇指指腹按壓法按壓腎反射區，以局部有酸痛感為宜。

輸尿管反射區

位於雙腳腳底，自腎臟反射區斜向內後方至足舟狀骨內下方，長約3.3公分，呈弧形帶狀區域。

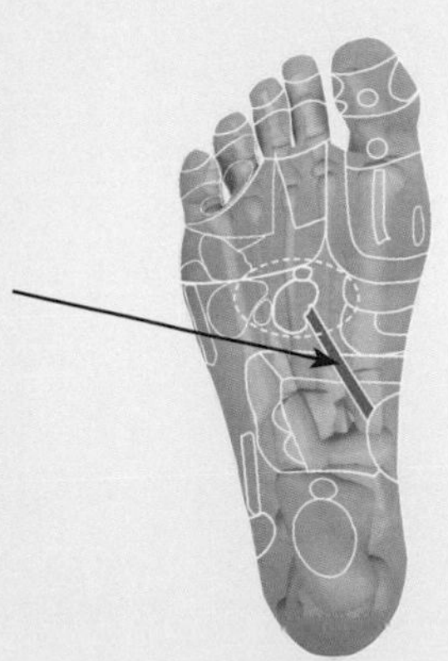

功效 清利三焦經，通便利腑。

主治 輸尿管炎、泌尿系統感染、高血壓。

手法 用單食指叩拳法頂壓輸尿管反射區，以局部有酸痛感為宜。

膀胱反射區

位於雙腳腳掌底面與腳掌內側交界處，腳跟前方。

功效 活血通絡，消炎止痛。

主治 泌尿系統疾病及膀胱疾病。

手法 用單食指叩拳法頂壓膀胱反射區2～5分鐘，以局部酸痛為宜。

上臂反射區

位於雙腳腳底外緣，腋窩反射區的下方，第五蹠骨外側的帶狀形區域。

功效 理氣通絡。

主治 手臂酸痛、手麻、網球肘。

手法 用拇指指腹按壓法按壓上臂反射區2～5分鐘，以局部酸痛為宜。

大腦反射區

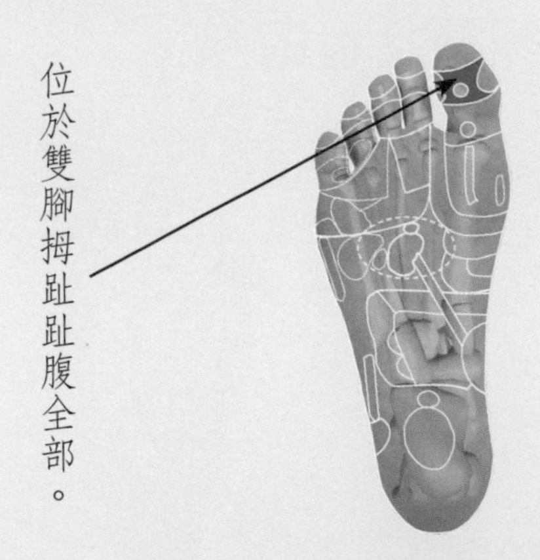

位於雙腳拇趾趾腹全部。

功效 清熱解表，醒神開竅。

主治 腦血栓、頭痛、頭暈、神經衰弱。

手法 用掐法掐按大腦反射區2～5分鐘，以局部有酸痛感為宜。

額竇反射區

位於十個腳趾的趾端約1公分範圍內。

功效 開竅聰耳，泄熱活絡。

主治 腦卒中、眼耳口鼻疾病。

手法 用掐法掐按額竇反射區2～5分鐘，以局部有酸痛感為宜。

小腦及腦幹反射區

位於雙腳腳底拇趾跟部外側靠近第二節趾骨處。

功效 清熱散風，止痛利關節。

主治 高血壓、腦震盪、肌腱關節疾病。

手法 用拇指指腹按壓法按壓小腦及腦幹反射區，以局部酸痛為宜。

鼻反射區

位於雙腳拇趾趾腹內側延伸到拇趾指甲的根部，第一趾間關節前。

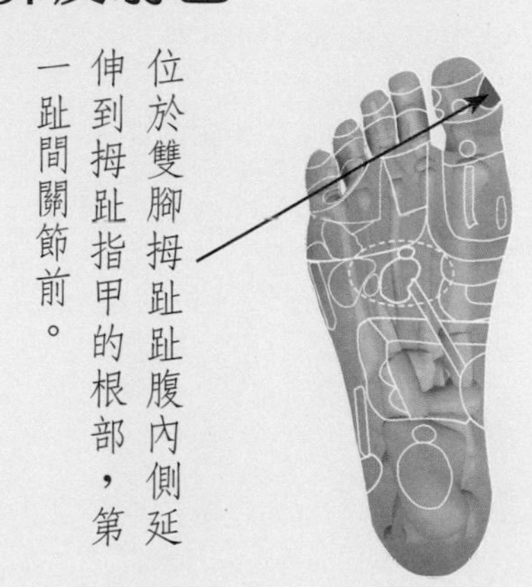

功效 通利鼻竅。

主治 鼻塞流涕、鼻炎、上呼吸道感染。

手法 用刮壓法刮壓鼻反射區2～5分鐘，以局部有酸痛感為宜。

三叉神經反射區

位於雙腳拇趾近第二趾的外側約45度角，在小腦反射區的前方。

功效 祛風止痛，舒筋活絡。

主治 顏面神經麻痹、失眠、神經痛、感冒。

手法 用單食指叩拳法頂壓三叉神經反射區2～5分鐘，以局部有酸痛感為宜。

頸部反射區

位於雙腳拇趾根部橫紋處。

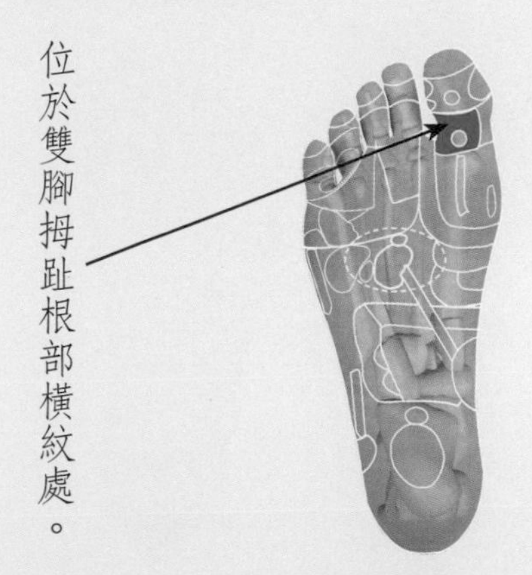

功效 醒腦止痛，舒筋活絡。

主治 頸部酸痛、頭暈、落枕、高血壓。

手法 用單食指叩拳法頂壓頸部反射區2～5分鐘，以局部酸痛為宜。

眼反射區

位於雙腳第二趾和第三趾中部與根部，包括腳底和腳背兩處。

功效 清頭明目，舒筋活絡。

主治 結膜炎、近視、遠視、白內障。

手法 用掐法掐按眼反射區2～5分鐘，以局部有酸痛感為宜。

耳反射區

位於雙腳第四趾與第五趾中部和根部，包括腳底和腳背兩處。

功效 醒腦聰耳。

主治 耳鳴、中耳炎、耳聾。

手法 用刮壓法刮壓耳反射區2～5分鐘，以局部有酸痛感為宜。

副甲狀腺反射區

位於雙腳第一蹠趾關節內側前方的凹陷處。

功效 清熱熄風，醒神開竅。

主治 過敏、失眠、嘔吐、癲癇發作。

手法 用單食指叩拳法頂壓副甲狀腺反射區2～5分鐘，以局部有酸痛感為宜。

甲狀腺反射區

位於雙腳腳底，第一蹠骨與第二蹠骨之間前半部，並轉而橫跨第一蹠骨中部，呈「L」形的帶狀區域。

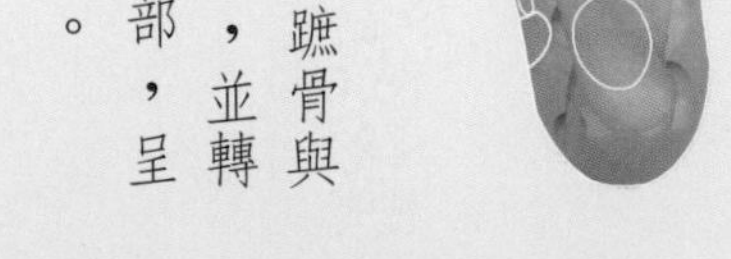

功效 清心安神，通經活絡。

主治 甲狀腺功能亢進或低下、失眠。

手法 用拇指指腹按壓法按壓甲狀腺反射區2～5分鐘，以局部有酸痛感為宜。

斜方肌反射區

位於雙腳底眼反射區、耳反射區的近腳趾端，呈一條橫指寬的帶狀區。

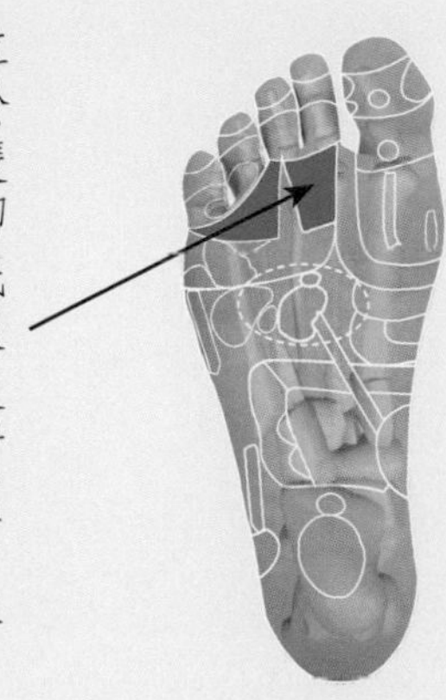

功效 疏經活絡。

主治 肩周炎、落枕、手麻、肩頸部疼痛。

手法 用拇指指腹按壓法按壓斜方肌反射區2～5分鐘，以局部酸痛為宜。

肺及支氣管反射區

位於雙腳斜方肌反射區的近心端，自甲狀腺反射區向外到肩反射區處約一條橫指寬的帶狀區，支氣管敏感帶自肺反射區中部向第三趾延伸。

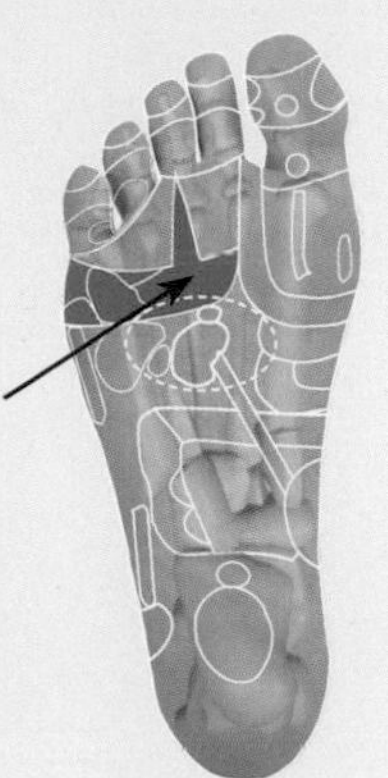

功效 散風活絡，止咳化痰。

主治 肺炎、支氣管炎、胸悶、肺氣腫。

手法 用拇指指腹按壓法按壓肺及支氣管反射區，以局部酸痛為宜。

肝反射區

位於右腳腳底第四、第五蹠骨前段之間，在肺反射區的後方及腳背上與其相對應的位置。

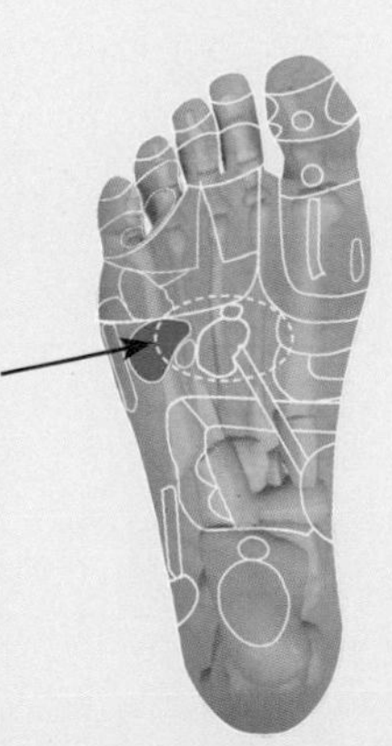

功效 養肝明目。

主治 肝炎、食慾不振、眼部病症。

手法 用單食指叩拳法頂壓肝反射區2～5分鐘，以局部有酸痛感為宜。

膽囊反射區

位於右腳腳底第三、第四蹠骨中段之間，肝反射區的下方。

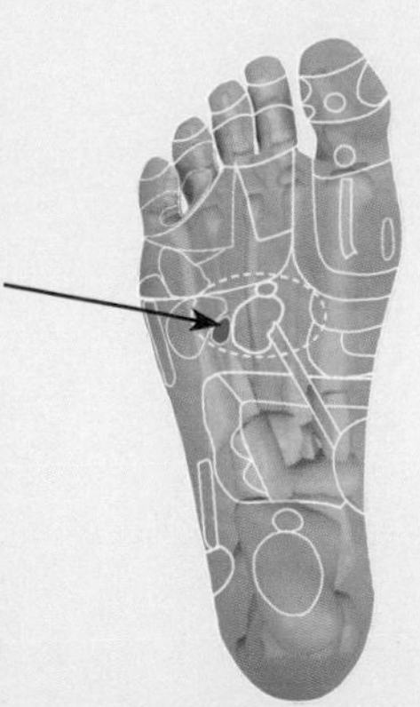

功效 疏肝利膽，和胃降逆。

主治 膽囊炎、膽結石、便秘、食慾不振。

手法 用刮壓法刮壓膽囊反射區2～5分鐘，以局部有酸痛感為宜。

胃反射區

位於雙腳腳底第一蹠骨中部，甲狀腺反射區下約一條橫指寬處。

功效 理氣和胃，通經活絡。

主治 胃痛、胃脹、噁心、慢性胃炎。

手法 用單食指叩拳法頂壓胃反射區2～5分鐘，以局部有酸痛感為宜。

胰腺反射區

位於雙腳腳底第一蹠骨體中下段，胃反射區與十二指腸反射區之間靠內側。

功效 生發胃氣，燥化脾濕。

主治 消化不良、胰腺炎、糖尿病。

手法 用刮壓法刮壓胰腺反射區2～5分鐘，以局部有酸痛感為宜。

十二指腸反射區

位於雙腳腳底第一蹠骨底處，胰腺反射區的後外方。

功效 和胃行水，理氣止痛。

主治 十二指腸潰瘍、腹脹、消化不良。

手法 用刮壓法刮壓十二指腸反射區2～5分鐘，以局部有酸痛感為宜。

小腸反射區

位於雙腳腳底中部凹入區域，被升結腸、橫結腸、降結腸、乙狀結腸及直腸等反射區所包圍。

功效 清胃瀉火，理氣止痛。

主治 急慢性腸炎、消化不良、食慾不振。

手法 用單食指叩拳法頂壓小腸反射區2～5分鐘，以局部有酸痛感為宜。

心反射區

位於左腳腳底，第四蹠骨與第五蹠骨前段之間，在肺反射區後方。

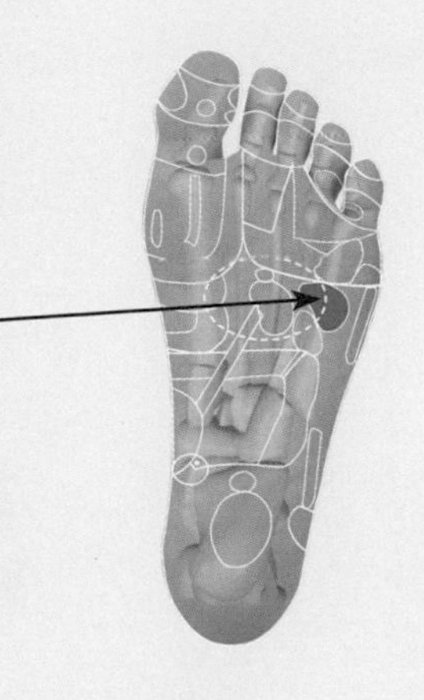

功效 理氣止痛，強心通脈。

主治 心絞痛、胸悶、高血壓、低血壓。

手法 用拇指指腹按壓法按壓心反射區2～5分鐘，以局部有酸痛感為宜。

脾反射區

位於左腳腳底第四、第五蹠骨之間，距心反射區下方約一條橫指處。

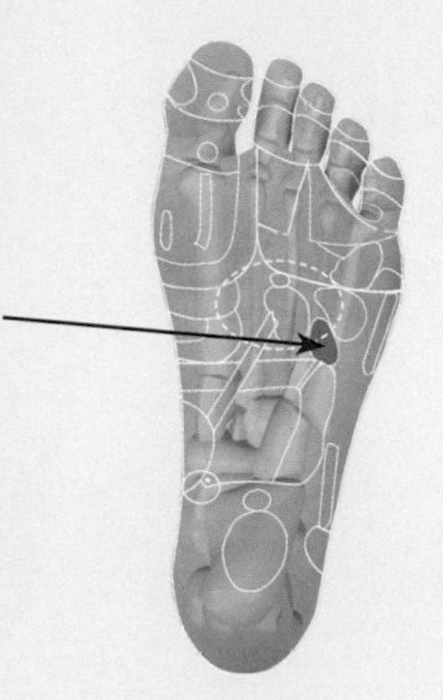

功效 助陽健脾，通調腸氣。

主治 消化不良、食慾不振、貧血。

手法 用拇指指腹推壓法推壓脾反射區2～5分鐘，以局部酸痛為宜。

乙狀結腸及直腸反射區

位於左腳腳底跟骨前緣，呈一條橫帶狀區域，在小腸反射區後方。

功效 理氣和胃，通經活絡。

主治 腹脹、腹瀉、便秘、腸炎。

手法 用拇指指腹推壓法推壓乙狀結腸及直腸反射區，以局部酸痛為宜。

肛門反射區

位於左腳腳底跟骨前緣，乙狀結腸及直腸反射區的末端。

功效 解痙止痛，調暢通淋。

主治 便秘、血便、脫肛、痔瘡。

手法 用單食指叩拳法頂壓肛門反射區2～5分鐘，以局部酸痛為宜。

生殖腺反射區

位於雙腳腳底跟骨中央處。

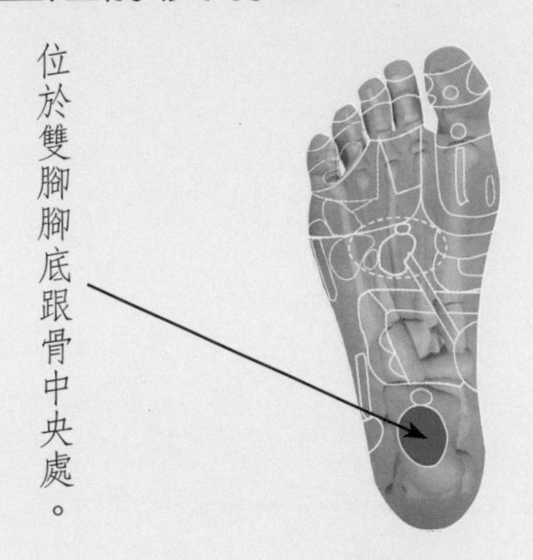

功效 清熱利濕，益腎固帶。

主治 性功能低下、不孕不育症、月經失調。

手法 用拇指指腹推壓法推壓生殖腺反射區2～5分鐘，以局部酸痛為宜。

失眠點反射區

位於雙腳腳底跟骨中央的前方，生殖腺反射區上方。

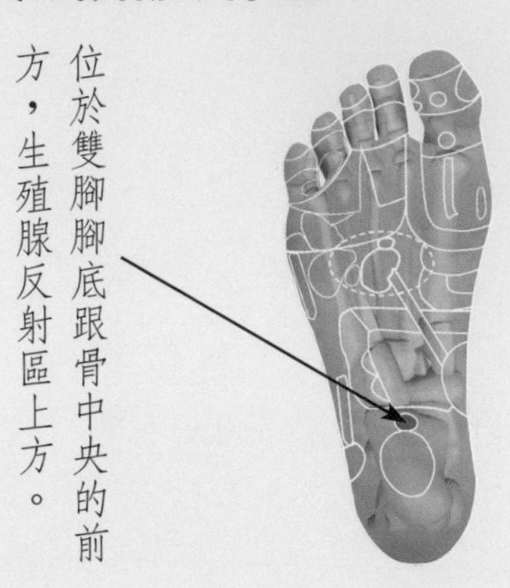

功效 安神止痛。

主治 失眠、多夢、頭暈、頭痛。

手法 用單食指叩拳法頂壓失眠點反射區2～5分鐘，以局部酸痛為宜。

腰椎反射區

位於雙腳足弓內側緣，第一楔骨至舟骨，前接胸椎反射區，後連骶骨反射區。

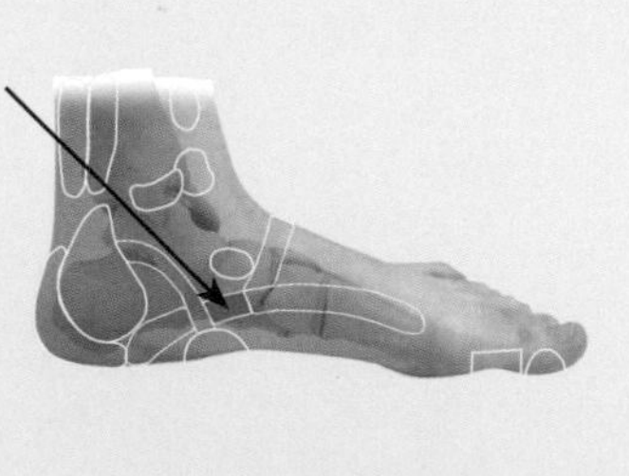

功效 強筋健骨，益腎助陽。

主治 腰背酸痛、腰脊強痛、腰椎間盤突出之症狀。

手法 用刮壓法刮壓腰椎反射區2～5分鐘，以局部有酸痛感為宜。

頸椎反射區

位於雙腳足弓內側，拇趾第二趾骨遠端內側1／2處。

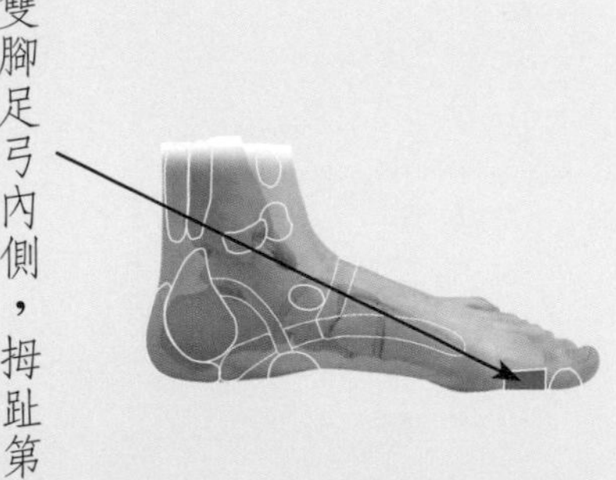

功效 理氣活血。

主治 頸部僵硬、頭暈、頭痛、落枕。

手法 用單食指叩拳法頂壓頸椎反射區2～5分鐘，以局部有酸痛感為宜。

尿道（陰莖、陰道）反射區

位於雙腳腳跟內側，自膀胱反射區向上斜穿子宮反射區的一條帶狀反射區。

功效 益氣固腎，消炎利尿。

主治 陰道炎、白帶異常、尿路感染。

手法 用單食指叩拳法頂壓尿道、陰道反射區，以局部有酸痛感為宜。

坐骨神經反射區

位於雙腳踝關節內側脛骨後緣及外側腓骨緣，呈帶狀區域。

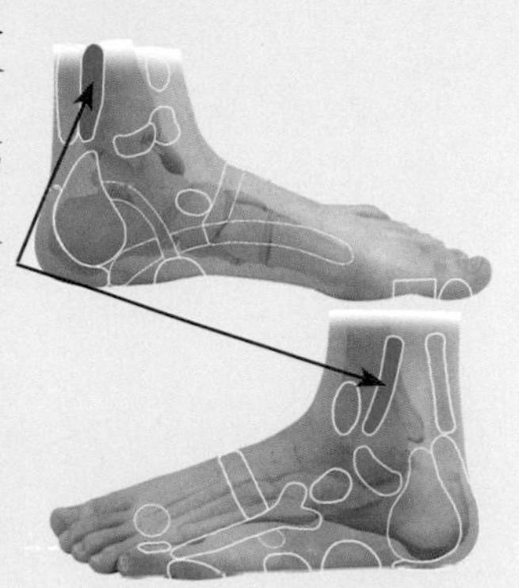

功效 理氣止痛，舒筋活絡。

主治 坐骨神經痛、腿抽筋、腿腳麻木。

手法 用拇指指腹推壓法推壓坐骨神經反射區，以局部有酸痛感為宜。

內尾骨反射區

位於雙腳腳跟內側，沿跟骨結節向後內側呈「L」形的區域。

功效 祛風舒筋。

主治 坐骨神經痛、尾骨受傷後遺症。

手法 用拇指指腹推壓法推壓內尾骨反射區2～5分鐘，以局部有酸痛感為宜。

髖關節反射區

位於雙腳內踝下緣及外踝下緣，呈弧形區域。

功效 通經止痛。

主治 坐骨神經痛、腰背痛。

手法 用拇指指腹按壓法按壓髖關節反射區2～5分鐘，以局部有酸痛感為宜。

下腹部反射區

位於雙小腿腓骨外側後方，自腳踝骨後方向上延伸四橫指的帶狀區域。

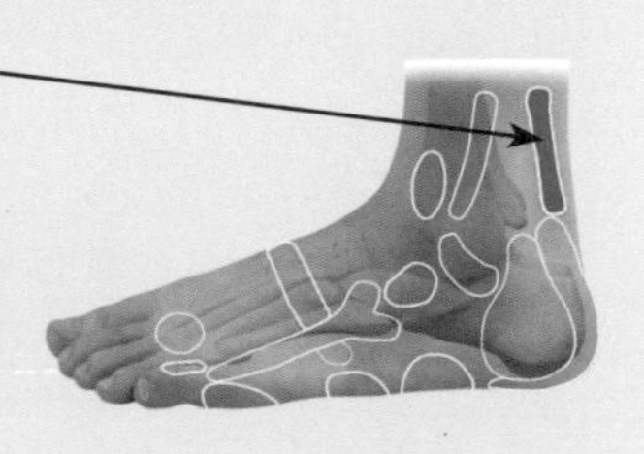

功效 調經止痛。

主治 月經失調、經痛、腹脹。

手法 用刮壓法刮壓下腹部反射區2～5分鐘，以局部有酸痛感為宜。

外尾骨反射區

位於雙腳外側，沿跟骨結節向後方外側的帶狀區域。

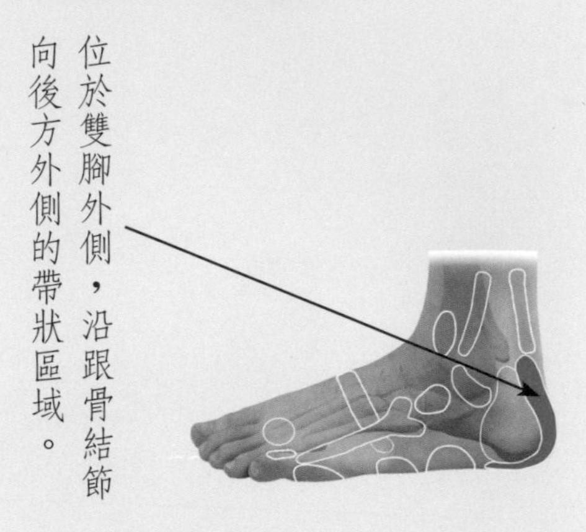

功效 祛風舒筋。

主治 坐骨神經痛、尾骨受傷後遺症。

手法 用掐法掐按外尾骨反射區2～5分鐘，以局部有酸痛感為宜。

膝關節反射區

位於雙腳外側骰骨與跟骨前緣所形成的凹陷處。

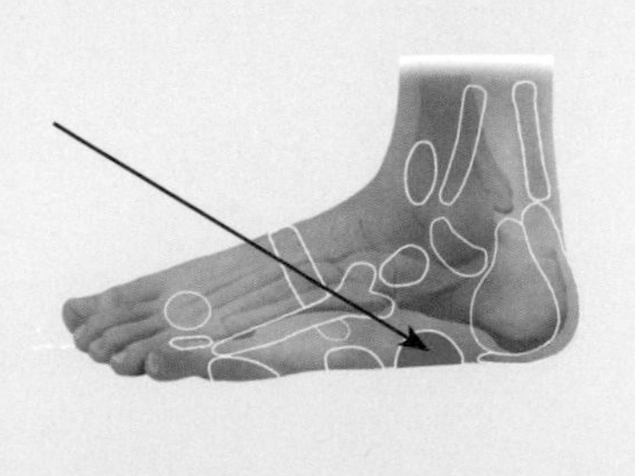

功效 清利濕熱，通調下焦。

主治 膝關節炎、下肢屈伸不利。

手法 用單食指叩拳法頂壓膝關節反射區2～5分鐘，以局部酸痛為宜。

肩關節反射區

位於雙腳腳底外側，小趾骨與蹠骨關節處。

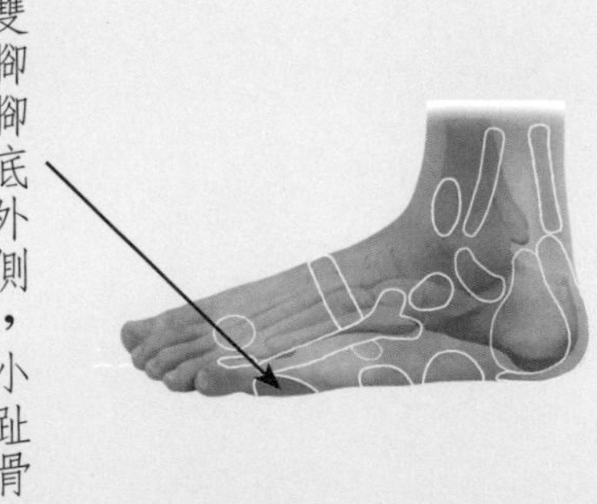

功效 舒筋活絡，祛風止痛。

主治 肩周炎、肩部損傷、手臂酸痛。

手法 用單食指叩拳法頂壓肩關節反射區2～5分鐘，以局部酸痛為宜。

子宮反射區

位於雙腳腳跟骨內、側內踝後下方的類似三角形區域。

功效 益氣固腎，調經止帶（調月經止白帶）。

主治 子宮肌瘤、子宮內膜炎。

手法 用單食指叩拳法頂壓子宮反射區2～5分鐘，以局部有酸痛感為宜。

胸（乳房）反射區

位於雙腳腳背第二、第三、第四蹠骨所形成的帶狀區域。

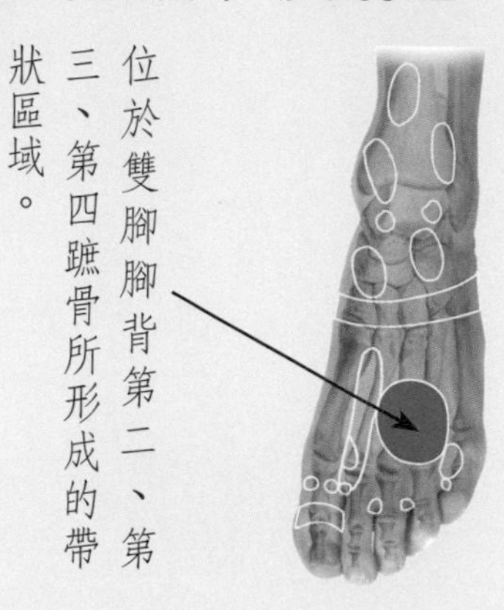

功效 清心瀉熱，理氣活絡。

主治 胸痛、胸悶、乳腺炎、食道疾病。

手法 用拇指指腹推壓法推壓胸（乳房）反射區，以局部酸痛為宜。

內耳（迷路）反射區

位於雙腳腳背第四蹠骨和第五蹠骨骨縫的前端，和第四、五蹠趾關節間。

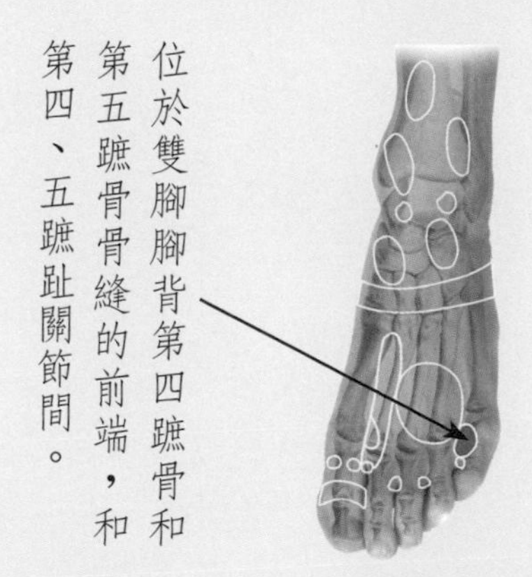

功效 清熱祛火。

主治 頭暈、耳鳴、暈動症、高血壓。

手法 用單食指叩拳法頂壓內耳（迷路）反射區2～5分鐘，以局部有酸痛感為宜。

胸部淋巴結反射區

位於雙腳腳背第一蹠骨及第二蹠骨間縫處。

功效 消腫止痛。

主治 發熱、炎症、囊腫。

手法 用單食指叩拳法頂壓胸部淋巴結反射區，以局部有酸痛感為宜。

扁桃體反射區

位於雙腳腳背拇趾第二節上，肌腱左右兩邊。

功效 熄風寧神，利咽聰耳。

主治 扁桃體炎、上呼吸道感染。

手法 用單食指叩拳法頂壓扁桃體反射區2～5分鐘，以局部有酸痛感為宜。

上頜反射區

位於雙腳腳背拇趾，趾間關節橫紋上方的一條橫帶狀區域。

功效 利咽消腫。

主治 顳頜關節紊亂綜合症、牙周炎、口腔潰瘍。

手法 用刮壓法刮壓上頜反射區2～5分鐘，以局部有酸痛感為宜。

下頜反射區

位於雙腳腳背拇趾，趾間關節橫紋後方一條橫帶狀區域。

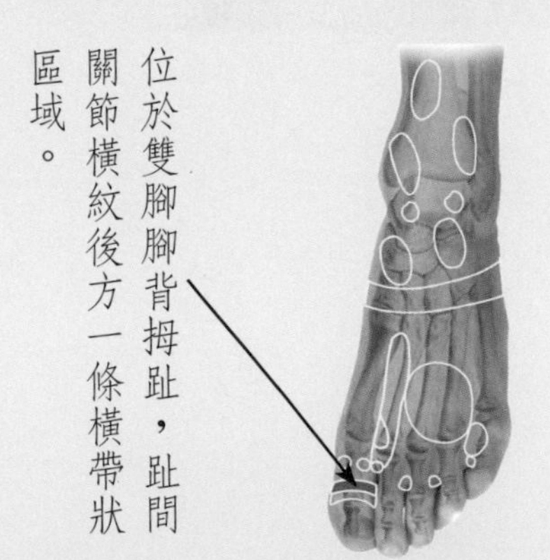

功效 利咽消腫。

主治 顳頜關節紊亂綜合症、口腔潰瘍、牙周炎。

手法 用單食指叩拳法頂壓下頜反射區2～5分鐘，以局部有酸痛感為宜。

下身淋巴結反射區

位於雙腳腳背內側踝骨前，由距骨、舟骨構成的凹陷處。

功效 消炎止痛。

主治 發熱、各種炎症、囊腫。

手法 用刮壓法刮壓下身淋巴結反射區2～5分鐘，以局部有酸痛感為宜。

Part 4

按摩

刺激反射區，
健康「隨手可得」

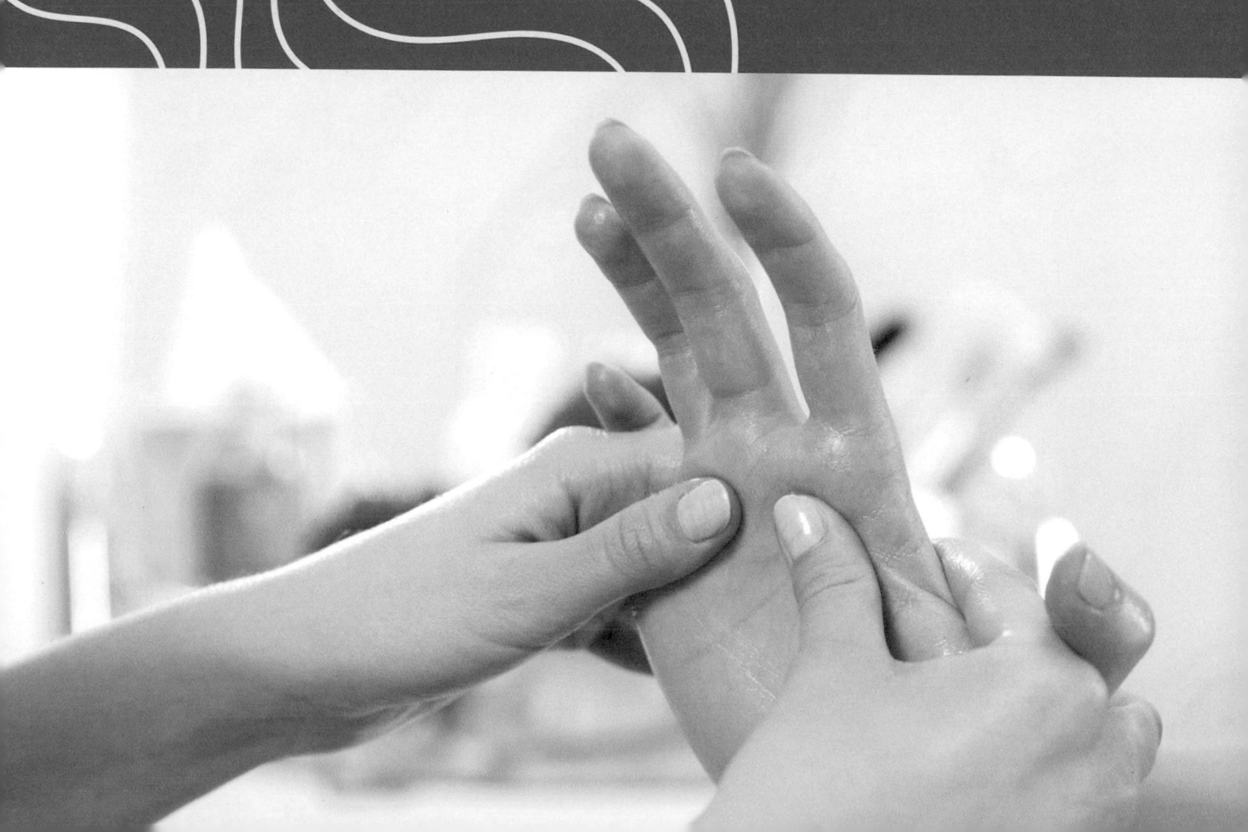

頭痛　疏風理氣經絡通

頭痛是臨床常見的病症。痛感有輕有重，疼痛時間有長有短，形式也多種多樣。常見的頭痛類型有脹痛、悶痛、撕裂痛、針刺痛等，部分伴隨血管搏動感及頭部緊箍感，以及發熱、噁心、嘔吐、頭暈、納呆（食慾不振）、肢體困重等症狀。頭痛的發病原因繁多，如神經痛、顱內病變、腦血管疾病、五官疾病等均可導致頭痛。

耳　部

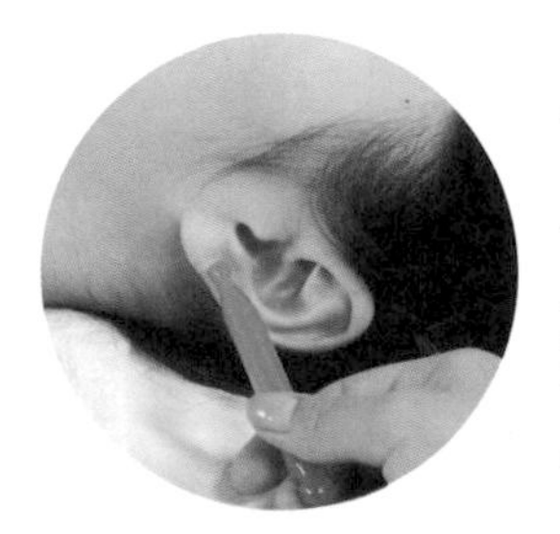

反射區表現

用耳穴探棒或火柴棒探查下列反射區時，壓痛顯著。

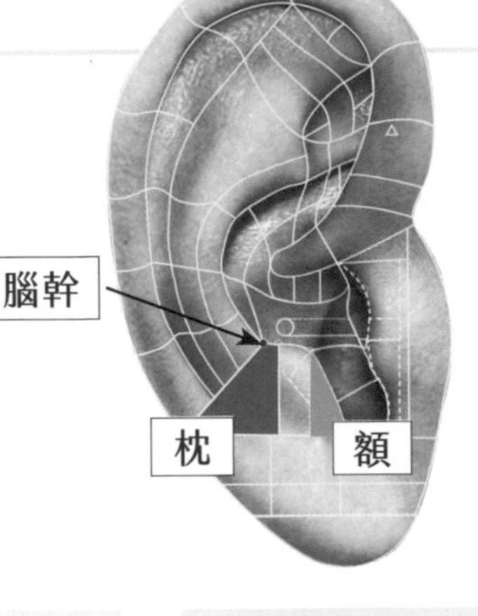

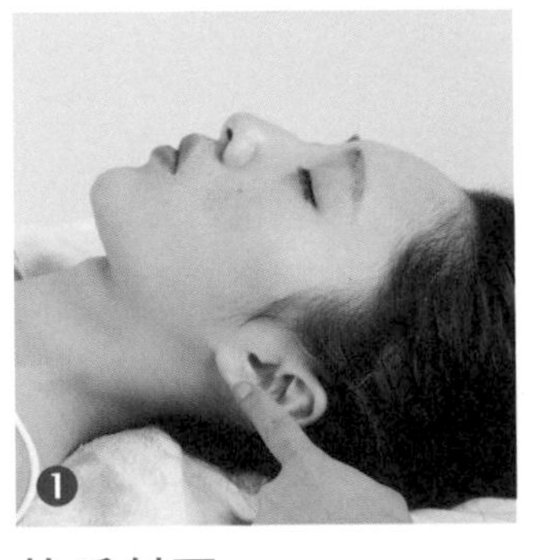

枕反射區

位於對耳屏外側面的後部，即對耳屏3區。

方法：用搓摩法搓摩枕反射區1～2分鐘，以按摩部位有酸脹感為宜。

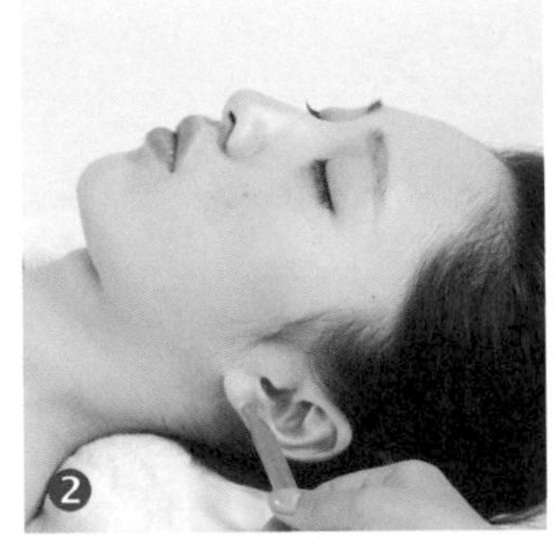

額反射區

位於對耳屏外側面的前部，即對耳屏1區。

方法：用搓摩法按揉額反射區1～2分鐘，以局部有酸痛感為宜。

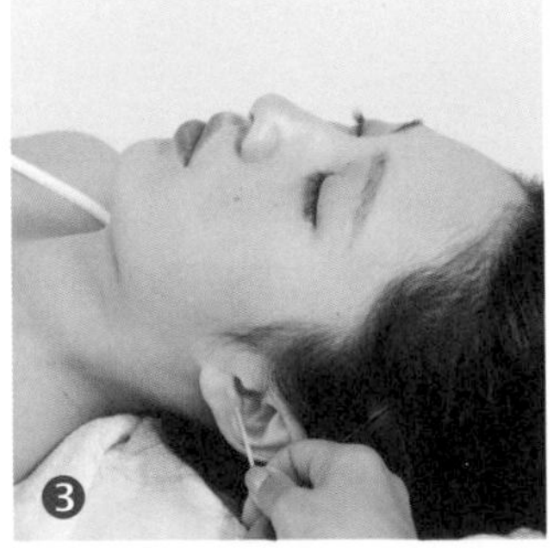

腦幹反射區

位於輪屏切跡處，即對耳屏3、4區之間。

方法：用搓摩法搓摩腦幹反射區1～2分鐘。

手部

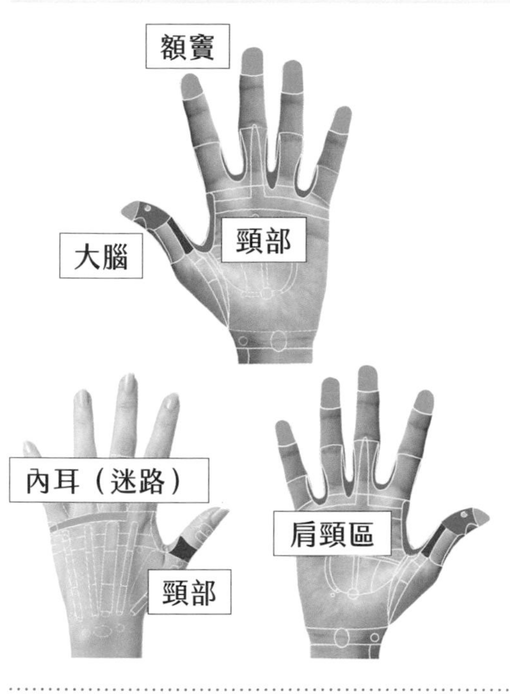

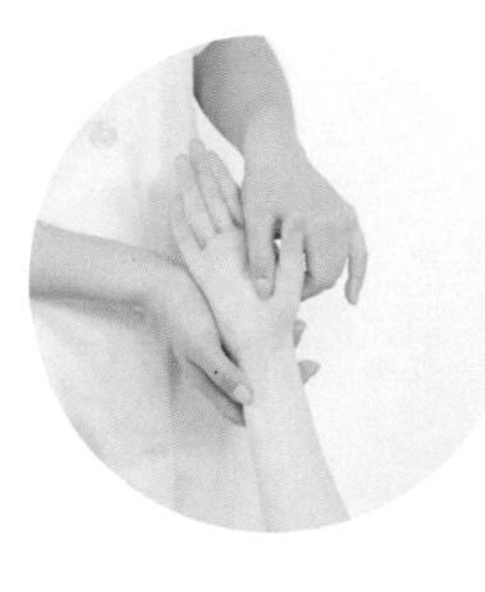

反射區表現

大魚際肉絡脈瘀青或中指根橫紋周圍白色。

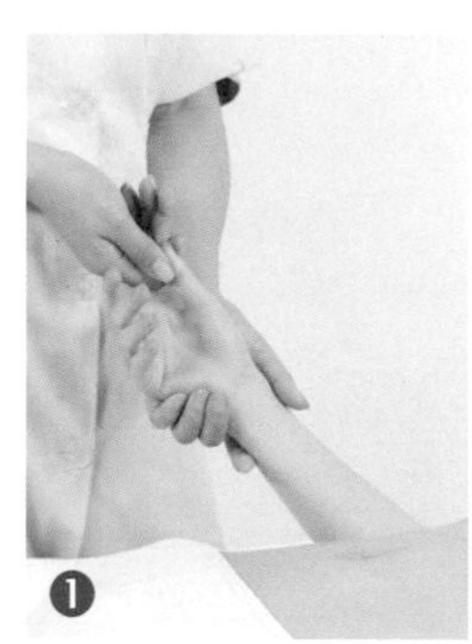

大腦反射區

位於雙手掌面拇指指腹全部。

方法：用指揉法按揉大腦反射區1～2分鐘，以局部有酸痛感為宜。

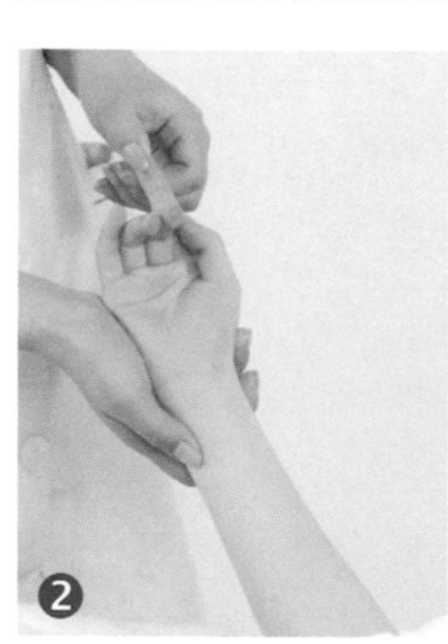

額竇反射區

位於雙手掌面，十指頂端約1公分範圍內。

方法：用指揉法按揉額竇反射區1～2分鐘，以局部有酸痛感為宜。

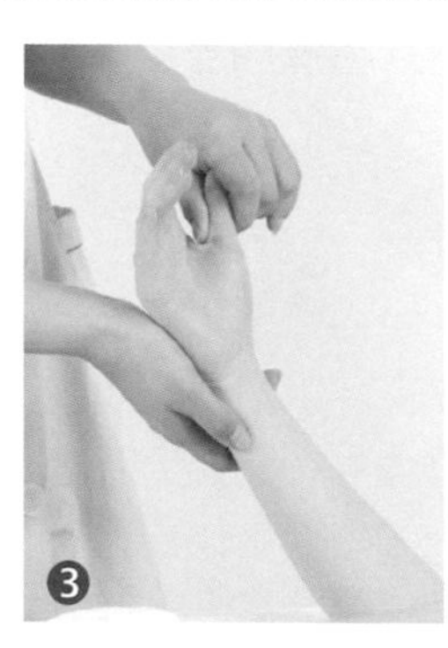

頸部反射區

位於雙手拇指近節掌面和背側。

方法：用指揉法按揉頸部反射區1～2分鐘，以局部有酸痛感為宜。

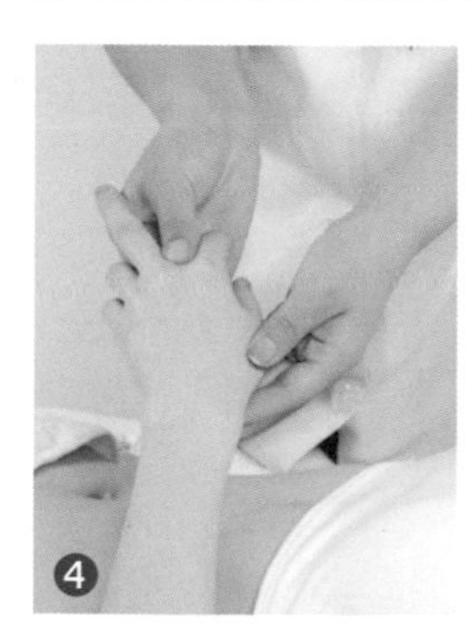

肩頸區反射區

位於雙手各指根部近節指骨的兩側及掌指關節結合部。

方法：用指揉法按揉肩頸區反射區1～2分鐘，以局部有酸痛感為宜。

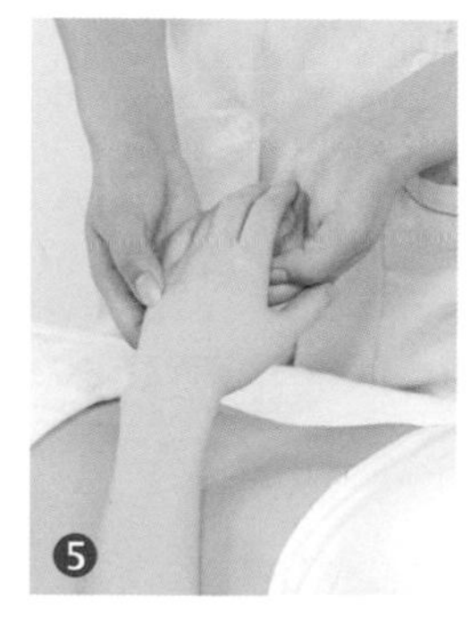

內耳（迷路）反射區

位於雙手背側，第三、第四、第五掌指關節之間及指根部接合處。

方法：用指按法按壓反射區1～2分鐘，以局部有酸痛感為宜。

足部

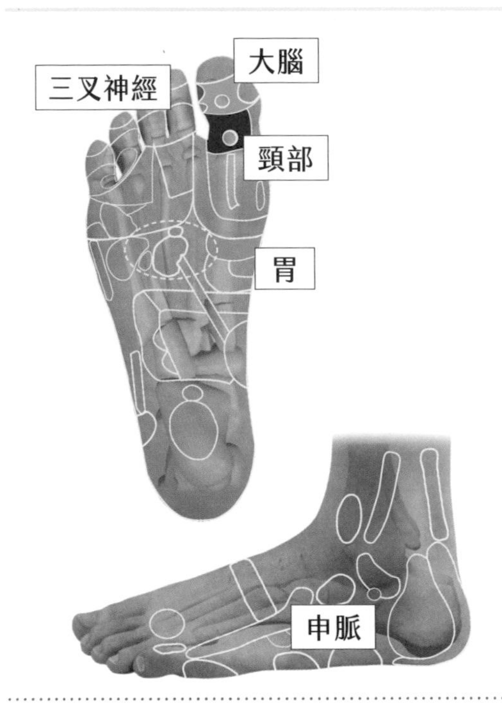

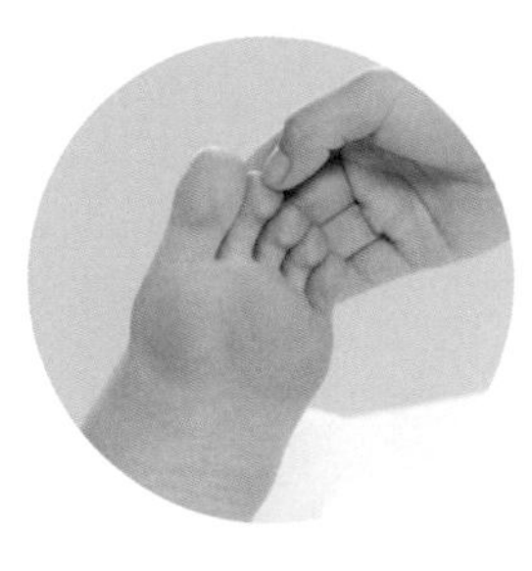

反射區表現

額竇反射區外觀不光滑，或被壓平，或成尖狀。

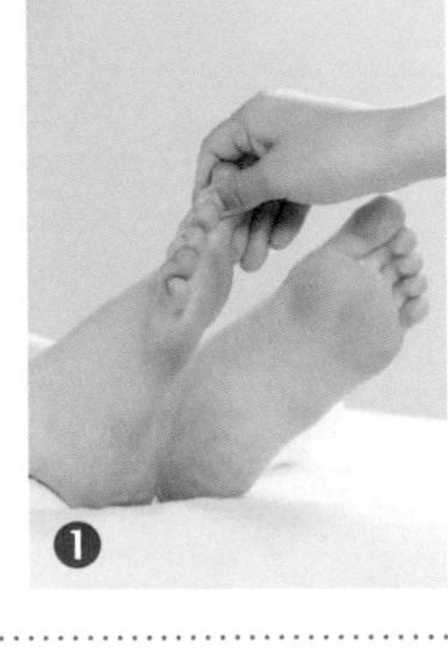

❶

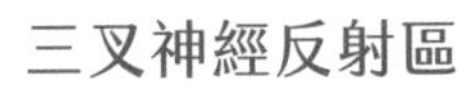

三叉神經反射區

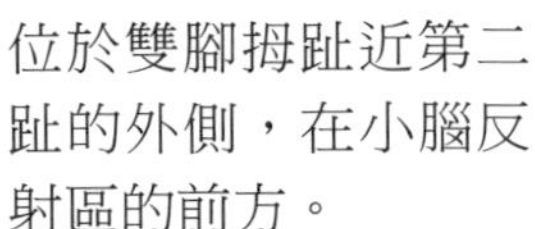

位於雙腳拇趾近第二趾的外側，在小腦反射區的前方。

方法：用指揉法揉按三叉神經反射區2～5分鐘，以局部有酸痛感為宜。

❷

胃反射區

位於雙腳底第一蹠骨中部，甲狀腺反射區下約一條橫指寬。

方法：用拇指指腹按壓法按壓胃反射區2～5分鐘，以局部有酸痛感為宜。

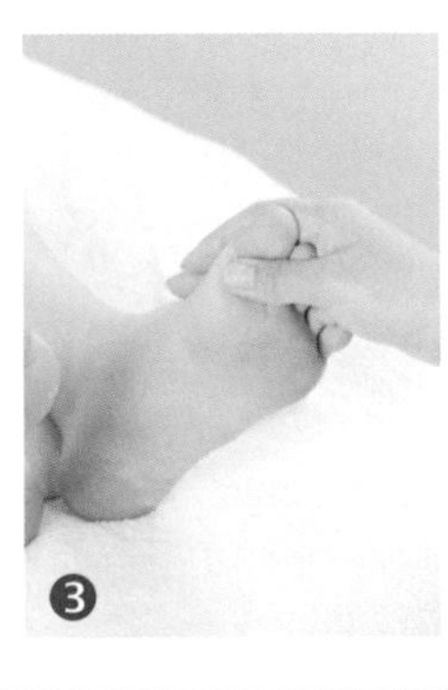

❸

頸部反射區

位於雙腳拇趾根部橫紋處。

方法：用拇指指腹按壓法按壓頸部反射區2～5分鐘，以局部有酸痛感為宜。

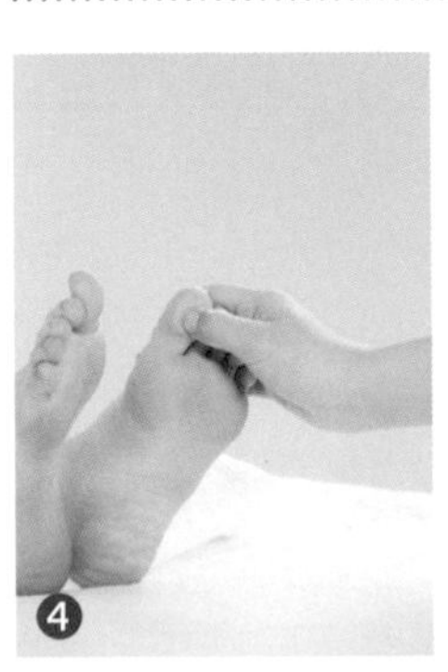

❹

大腦反射區

位於雙腳拇趾趾腹。

方法：用掐法掐按反射區2～5分鐘，以局部有酸痛感為宜。

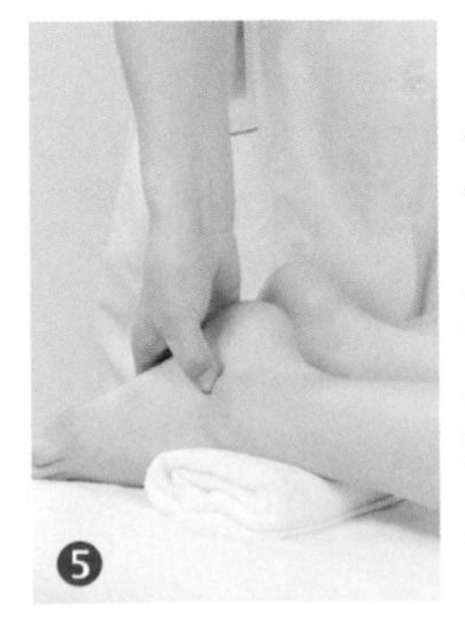

❺

申脈穴

位於腳外側，外踝直下方凹陷中。

方法：用掐法掐按申脈穴2～5分鐘，用力稍重，以局部有酸痛感為宜。

偏頭痛　醒腦通絡解疼痛

偏頭痛是臨床最常見的原發性頭痛類型，是一種常見的慢性神經血管性疾病，臨床以發作性中重度搏動樣頭痛為主要表現。頭痛多為偏側，可能伴隨噁心、嘔吐等症狀，多起病於兒童和青春期，中青年期達發病高峰，常有遺傳背景。另外一些環境和精神因素如緊張、過勞、情緒激動、睡眠過度均可導致偏頭痛。

耳　部

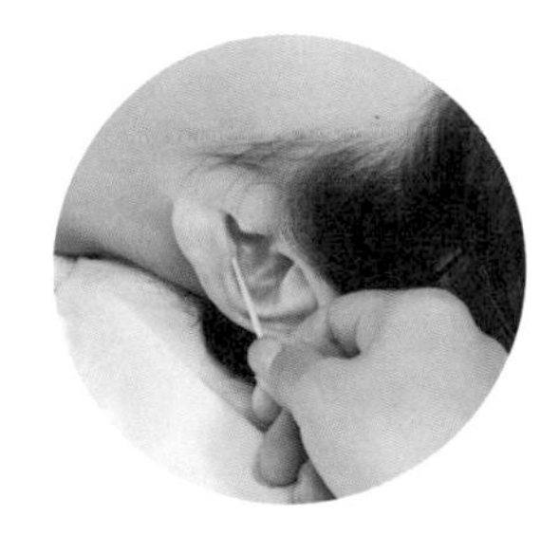

反射區表現

緣中穴反射區有顆粒或結節，探查反射區時，痛感顯著。

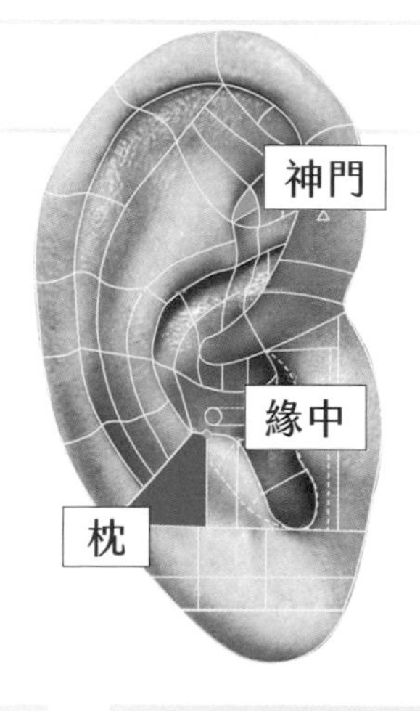

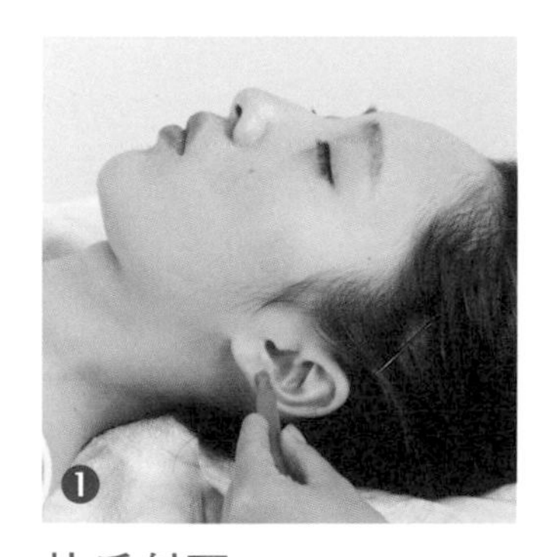

枕反射區

位於對耳屏外側面的後部，即對耳屏3區。

方法：用切按法切壓枕反射區1～2分鐘，以按摩部位有酸脹感為宜。

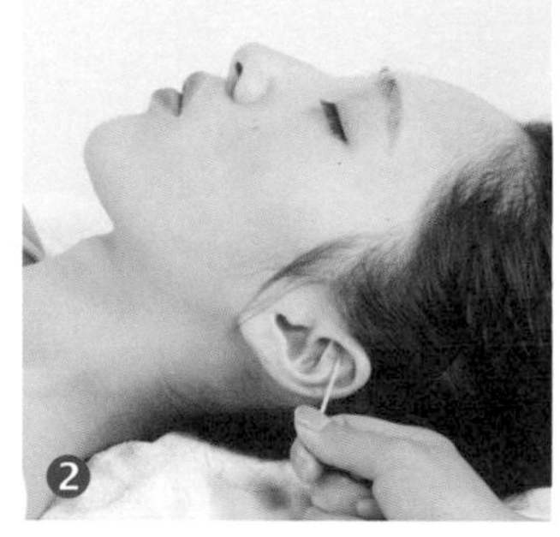

神門反射區

位於三角窩後1／3的上部，即三角窩4區。

方法：用切按法切壓神門反射區1～2分鐘，以按摩部位有酸脹感為宜。

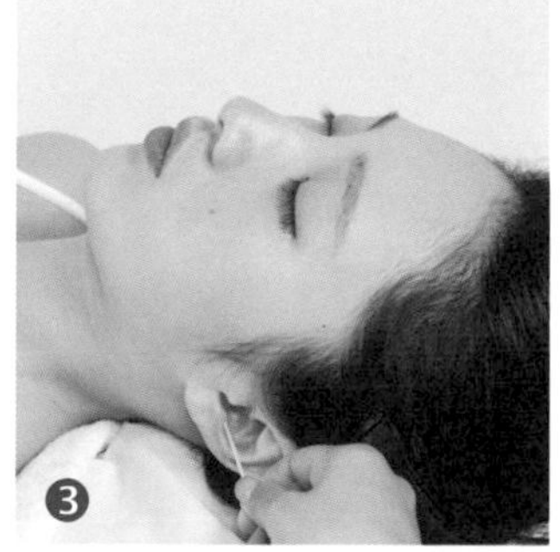

緣中反射區

位於對耳屏游離緣上，即對屏尖與輪屏切跡之中點處。

方法：用切按法切壓緣中反射區1～2分鐘，以按摩部位有酸脹感為宜。

手部

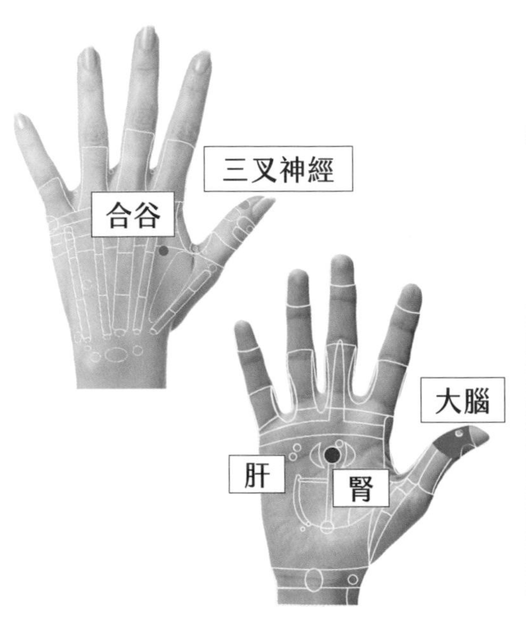

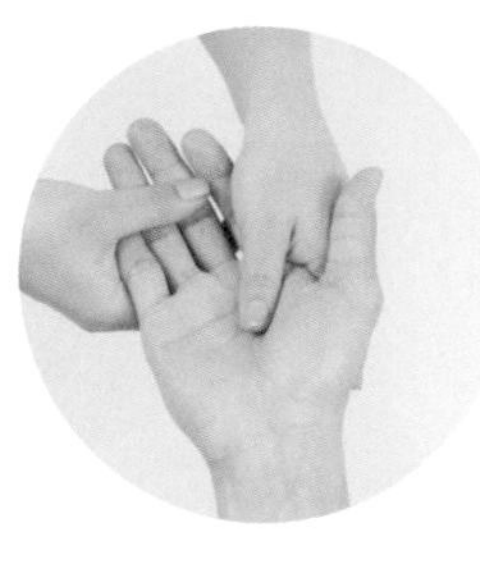

反射區表現

中指根橫紋周圍顯現白色，白色靠拇指側為左側偏頭痛，靠小指側為右側偏頭痛。

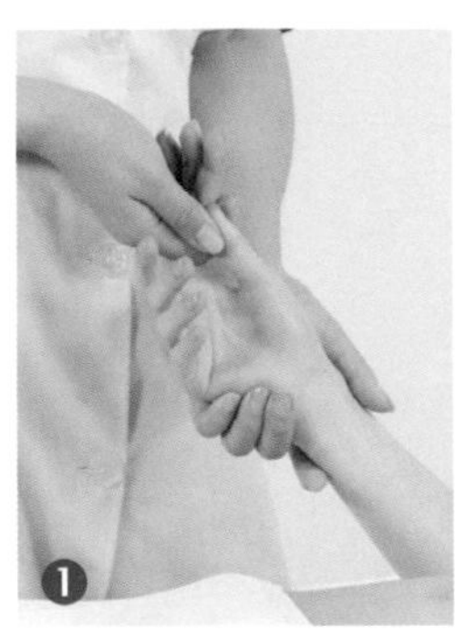

❶

大腦反射區

位於雙手掌面拇指指腹全部。

方法：用指揉法按揉大腦反射區1～2分鐘，以局部有酸痛感為宜。

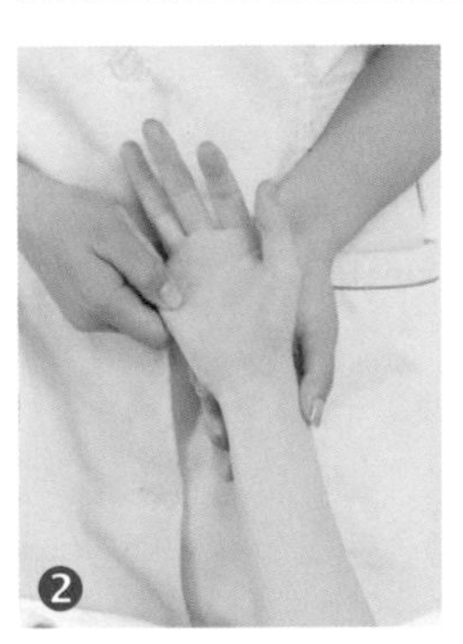

❷

肝反射區

位於右手的掌面，第四、第五掌骨體之間近掌骨處。

方法：用指揉法按揉肝反射區1～2分鐘，以局部有酸痛感為宜。

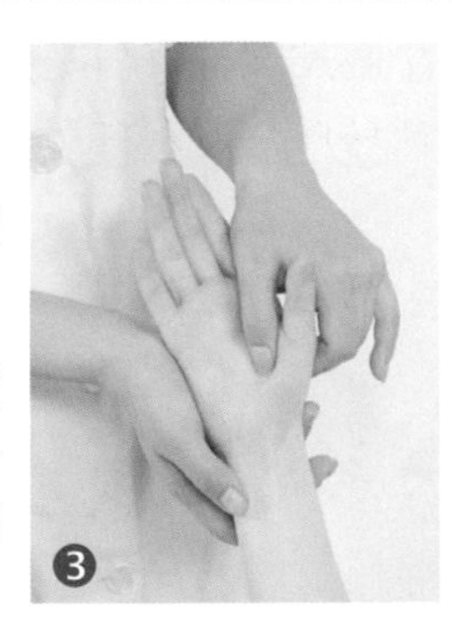

❸

腎反射區

位於雙手中央處，第三掌骨中點。

方法：用指揉法按揉腎反射區1～2分鐘，以局部有酸痛感為宜。

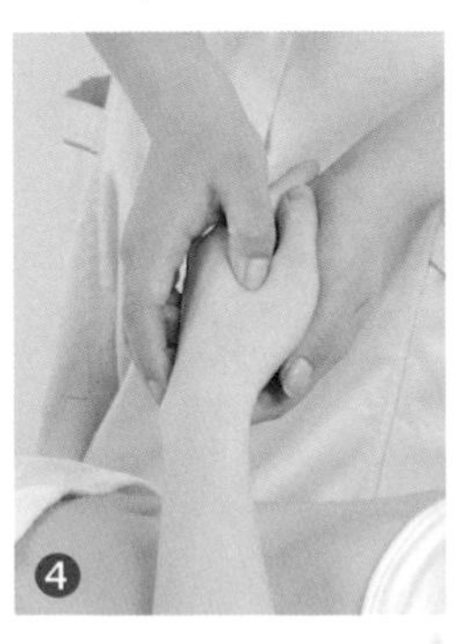

❹

合谷穴

位於手背，第一、二掌骨間，當第二掌骨橈側的中點處。

方法：用指揉法按揉合谷穴1～2分鐘，以局部有酸痛感為宜。

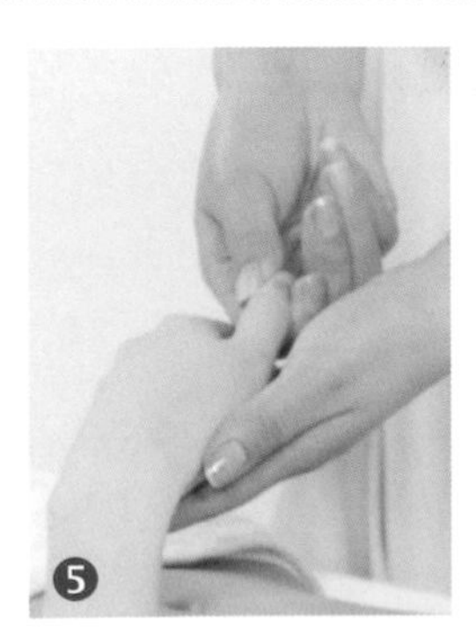

❺

三叉神經反射區

位於雙手掌面，拇指末節指腹遠端1／2尺側緣。

方法：用指揉法按揉三叉神經反射區1～2分鐘，以局部有酸痛感為宜。

足部

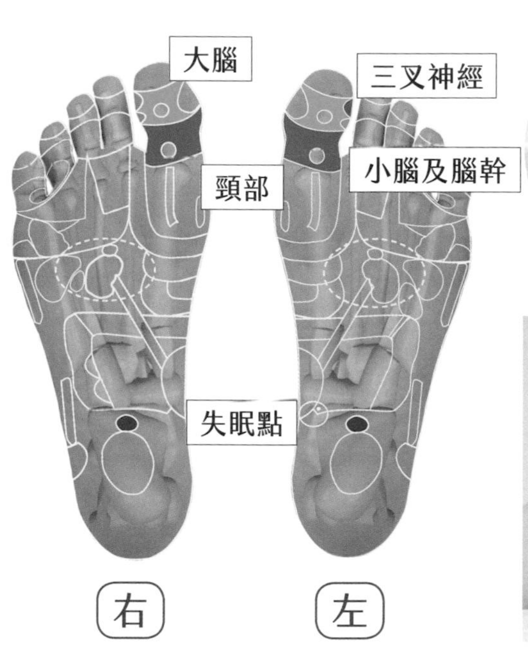

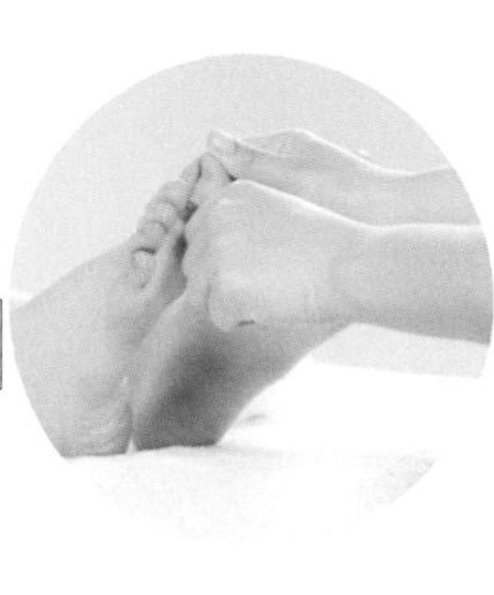

反射區表現

三叉神經反射區被壓平，拇趾端呈三角形，或按壓時出現氣感或顆粒感。

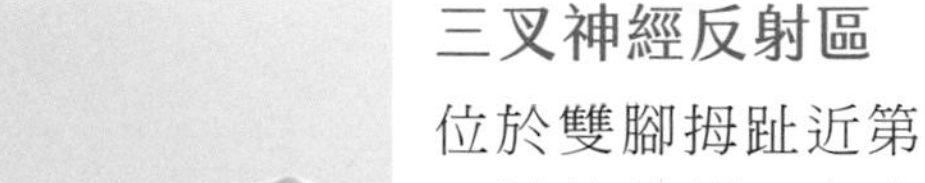

三叉神經反射區

位於雙腳拇趾近第二趾的外側，在小腦反射區的前方。

方法：用單食指叩拳法頂壓三叉神經反射區2～5分鐘，以局部酸痛為宜。

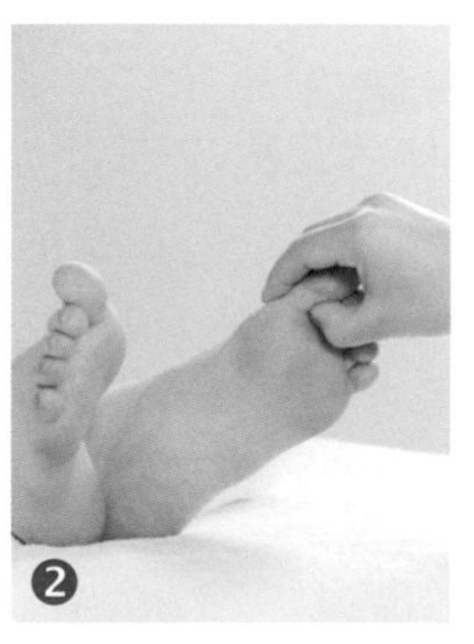

小腦及腦幹反射區

位於雙拇趾根部外側靠近第二節的趾骨處。

方法：用掐法掐按小腦及腦幹反射區2～5分鐘，以局部有酸痛感為宜。

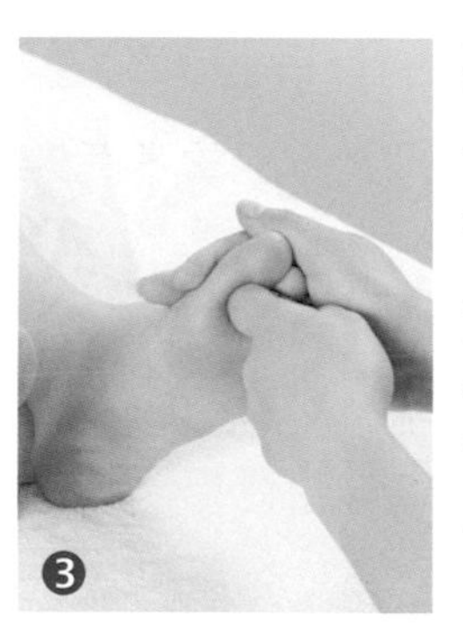

頸部反射區

位於雙腳拇趾根部橫紋處。

方法：用單食指叩拳法頂壓頸部反射區2～5分鐘，以局部有酸痛感為宜。

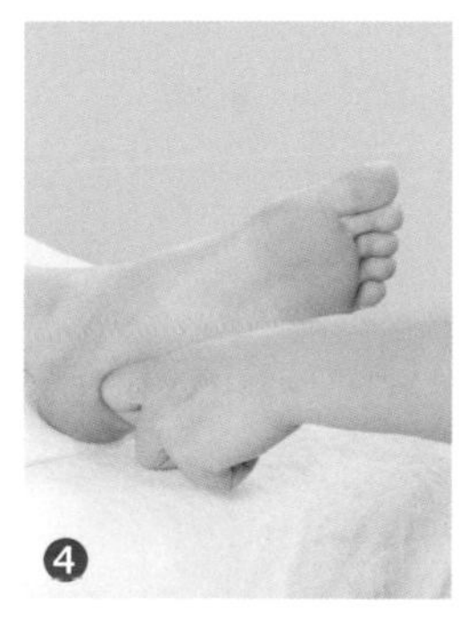

失眠點反射區

位於雙腳底跟骨中央的前方，生殖腺反射區上方。

方法：用單食指叩拳法頂壓失眠點反射區2～5分鐘，以局部酸痛為宜。

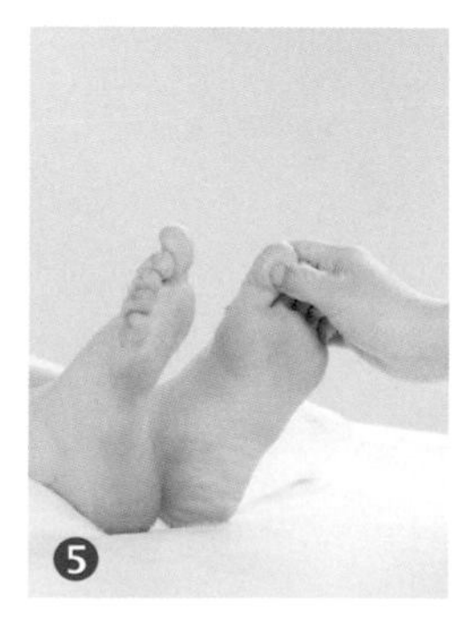

大腦反射區

位於雙腳拇趾趾腹全部。

方法：用掐法掐按大腦反射區2～5分鐘，以局部有酸痛感為宜。

頭暈　疏風滋陰止暈眩

頭暈是一種常見的腦部功能性障礙，常伴隨頭昏、頭脹、頭重腳輕、腦內搖晃、眼花等症狀。頭暈可由多種原因引起，常見於發熱性疾病、高血壓、貧血、心律失常、心力衰竭、低血壓等。按摩能刺激手耳足的反射區和穴位，可增強血運，疏通經絡，有效緩解頭暈。

耳　部

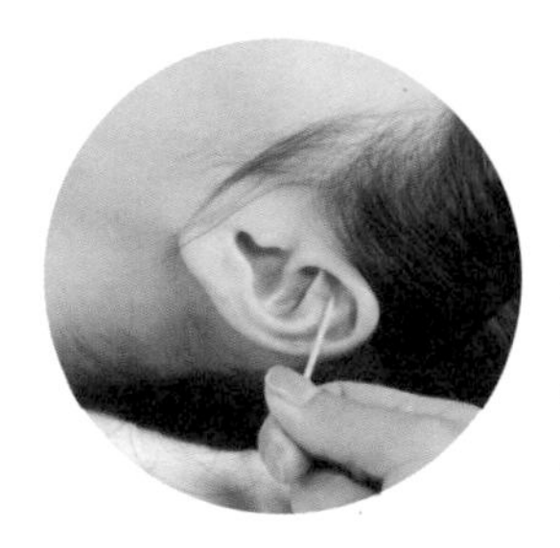

反射區表現

用耳穴探棒或火柴棒探查下列反射區及頸椎反射區時，壓痛顯著。

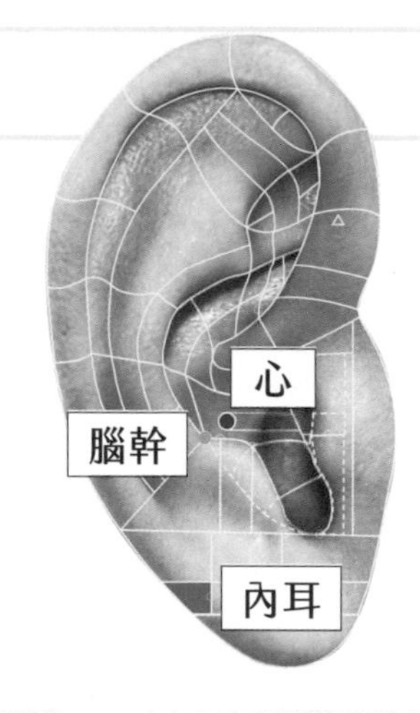

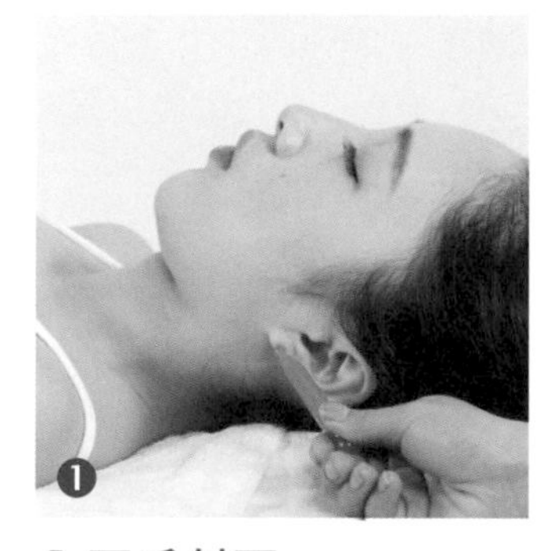

內耳反射區

位於耳垂正面後中部，即耳垂5區。

方法：用切按法切壓反射區1～2分鐘，以按摩部位發紅或有酸脹感為宜。

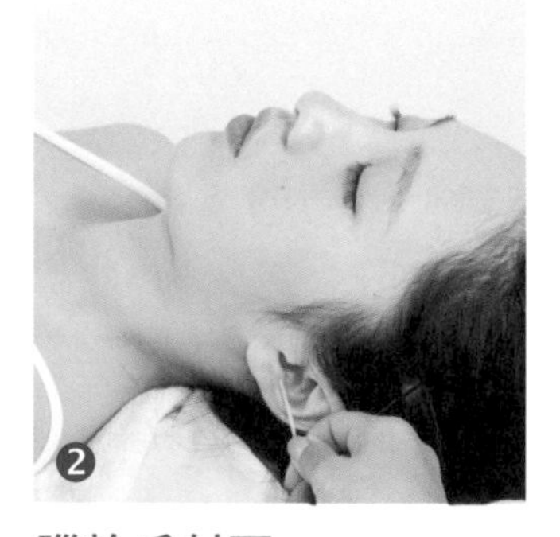

腦幹反射區

位於輪屏切跡處，即對耳屏3、4區之間。

方法：用搓摩法搓摩腦幹反射區1～2分鐘，以按摩部位有酸脹感為宜。

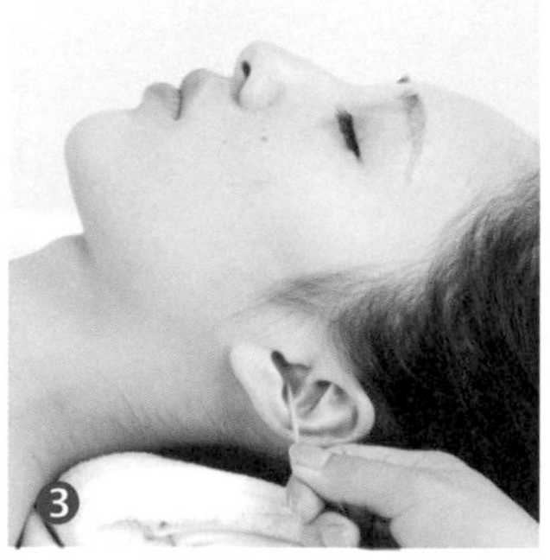

心反射區

位於耳甲腔正中凹陷處，即耳甲15區。

方法：用切按法切壓心反射區1～2分鐘，以按摩部位發紅或有酸脹感為宜。

手 部

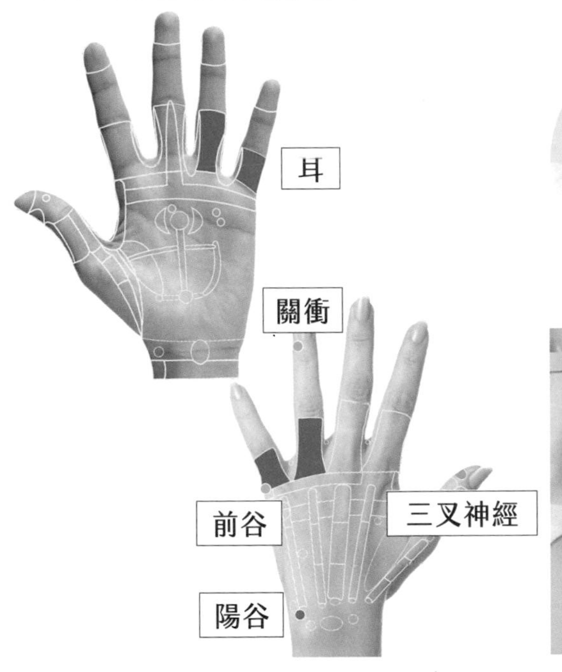

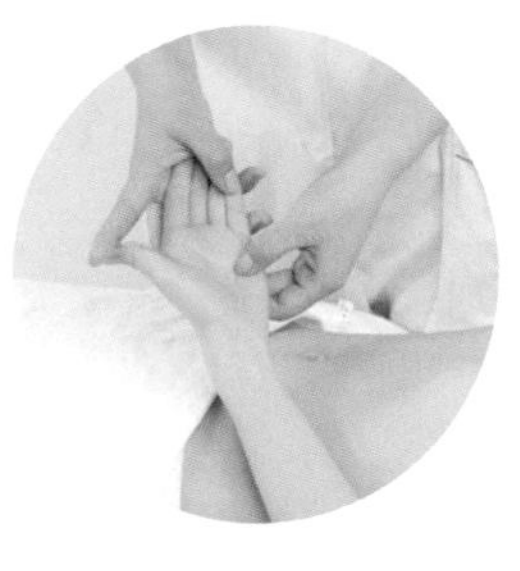

反射區表現

中指第二指節橫紋發青或發白。

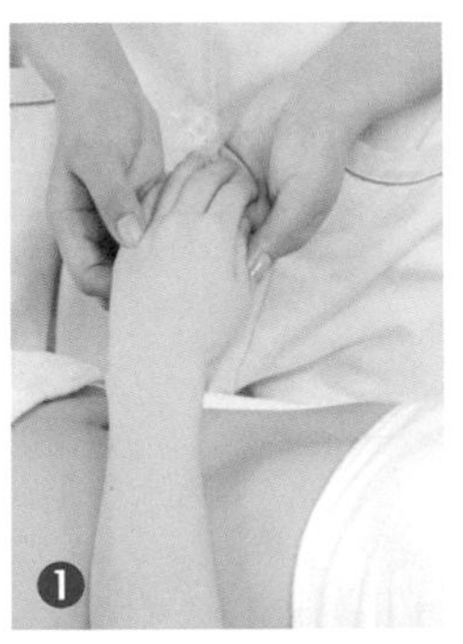

耳反射區

位於雙手手掌和手背第四、第五指根部。

方法：用指按法按壓耳反射區1～2分鐘，以局部有酸痛感為宜。

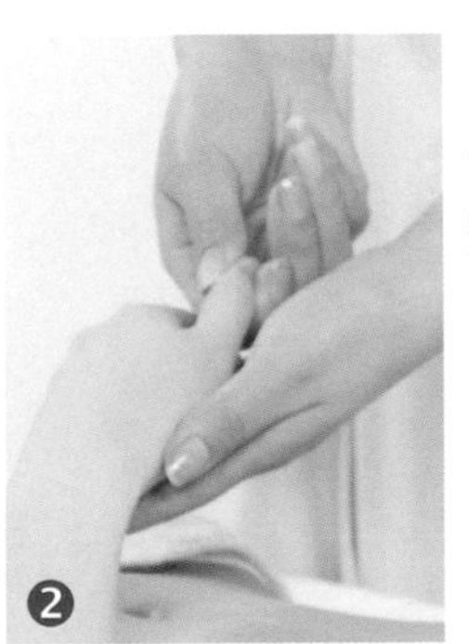

三叉神經反射區

位於雙手掌面，拇指末節指腹遠端1／2尺側緣。

方法：用指揉法按揉三叉神經反射區1～2分鐘，以局部有酸痛感為宜。

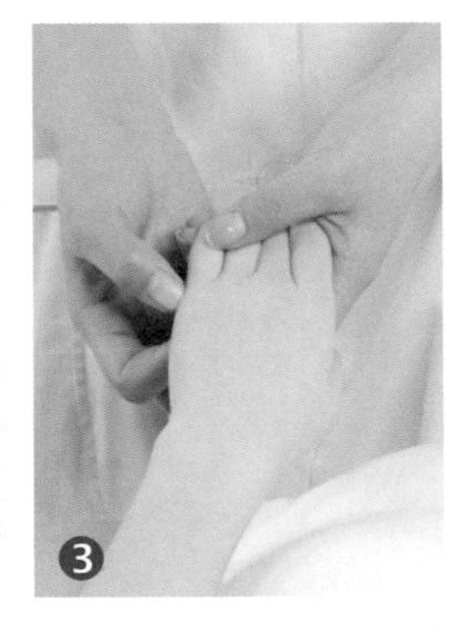

前谷穴

位於手尺側，微握拳，當小指本節前掌指橫紋頭赤白肉際。

方法：用掐法掐按前谷穴1～2分鐘，力度稍重，以局部有酸痛感為宜。

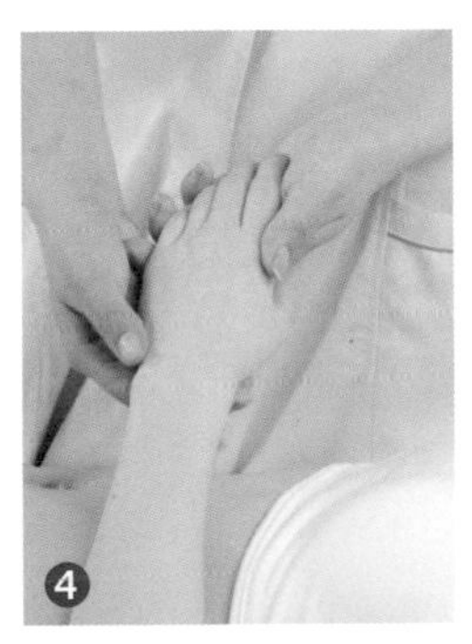

陽谷穴

位於手腕尺側，當尺骨莖突與三角骨之間的凹陷處。

方法：用指按法按壓陽谷穴1～2分鐘，力度稍重，以局部有酸痛感為宜。

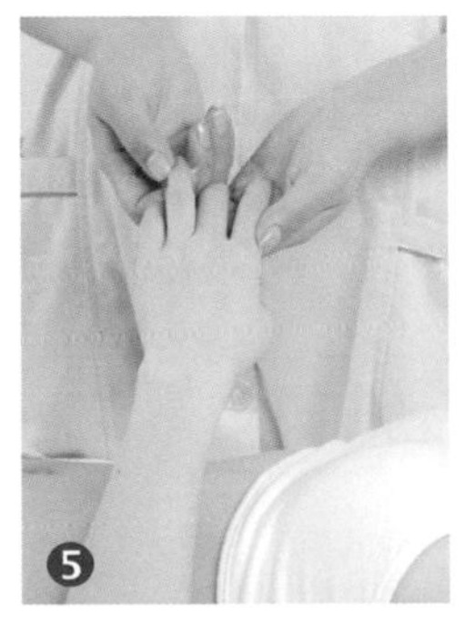

關衝穴

位於手環指末節尺側，距指甲角0.1寸（指寸）。

方法：用指按法按壓關衝穴1～2分鐘，力度稍重，以局部有酸痛感為宜。

足部

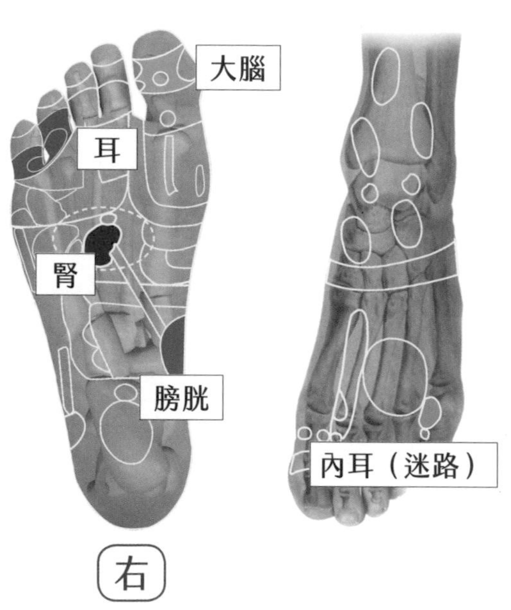

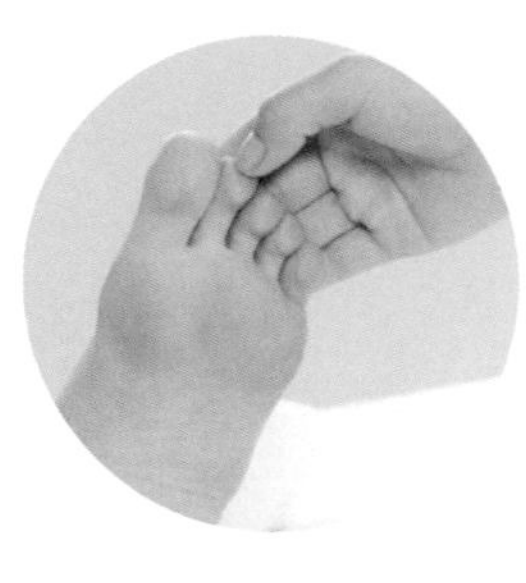

反射區表現

按揉額竇反射區時，手感似捻發樣，大腦反射區或有相同現象。

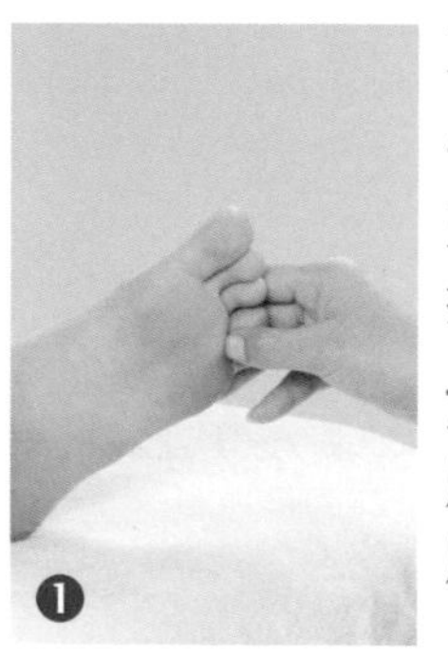

耳反射區

位於雙腳第四趾與第五趾中部和根部，包括腳底和腳背兩處。

方法：用掐法掐按耳反射區2～5分鐘，以局部有酸痛感為宜。

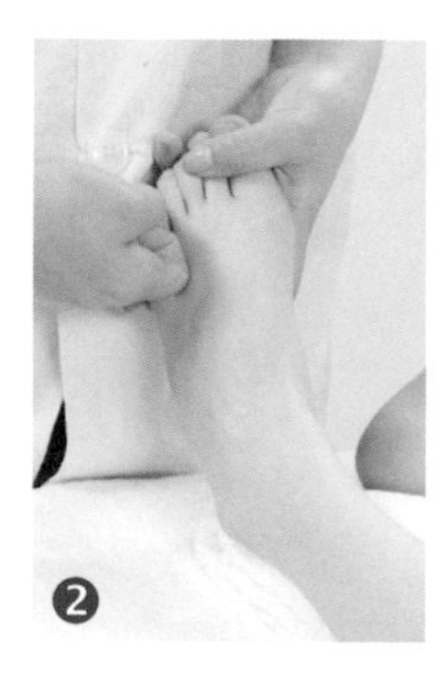

內耳（迷路）反射區

位於雙腳背，第四蹠骨和第五蹠骨骨縫的前端，和第四、五蹠趾關節間。

方法：用單食指叩拳法頂壓反射區2～5分鐘，以酸痛為宜。

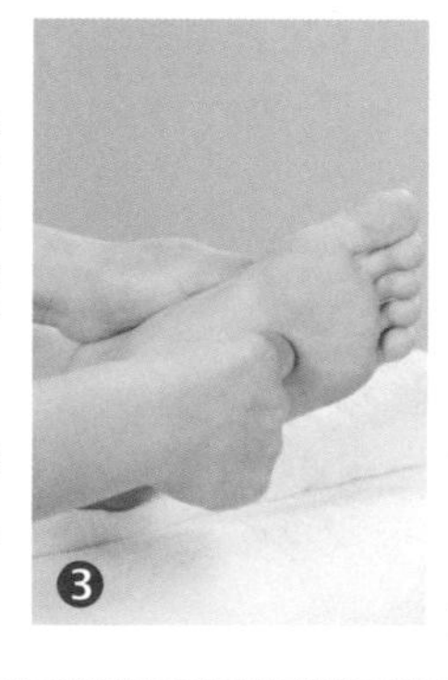

腎反射區

位於雙腳底，第二蹠骨與第三蹠骨體之間，近蹠骨底處，蜷足時中央凹陷處。

方法：用單食指叩拳法頂壓反射區2～5分鐘，以酸痛為宜。

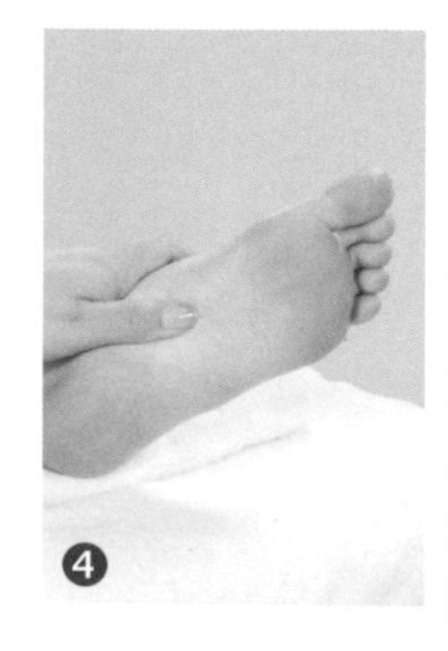

膀胱反射區

位於雙腳掌底面與腳掌內側交界處，腳跟前方。

方法：用拇指指腹推壓法推壓膀胱反射區2～5分鐘，以局部有酸痛感為宜。

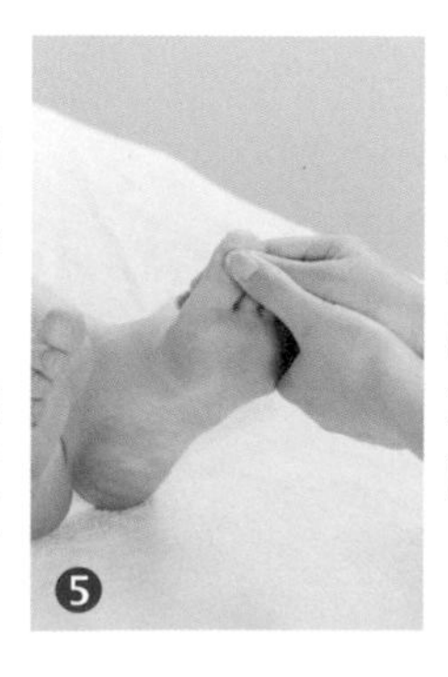

大腦反射區

位於雙腳拇趾趾腹。

方法：用拇指指腹推壓法推壓大腦反射區2～5分鐘，以局部有酸痛感為宜。

失眠 養心安神睡眠好

失眠是指無法入睡或無法保持睡眠狀態，即睡眠失常。失眠雖不屬於嚴重而危急的疾病，但影響人們的日常生活。睡眠不足會導致健康不佳，生理節奏被打亂，繼之引起人的疲勞感及全身不適、無精打采、反應遲緩、頭痛、記憶力減退等症狀。失眠所造成的直接影響是精神方面的，嚴重者會導致精神分裂。

耳　部

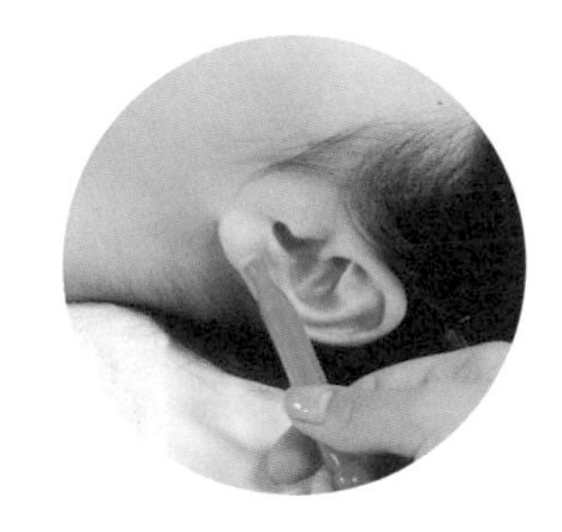

反射區表現

用耳穴探棒或火柴棒探查下列反射區和額反射區時，壓痛顯著。

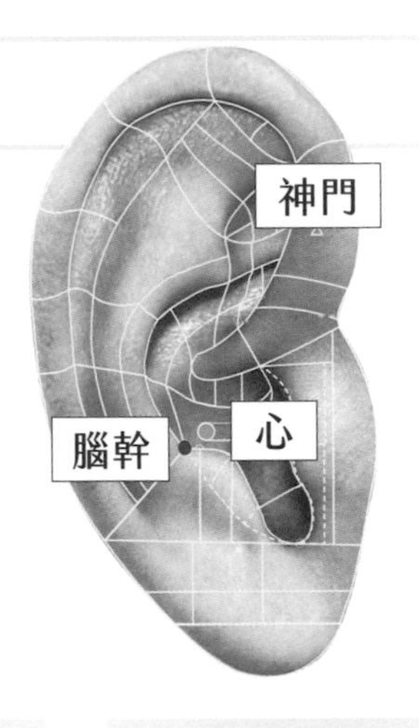

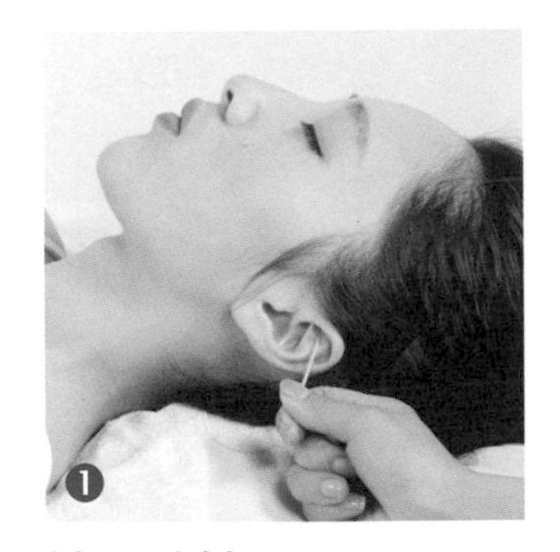

神門反射區

位於三角窩後1／3的上部，即三角窩4區。

方法：用切按法切壓神門反射區1～2分鐘，以按摩部位有酸脹感為宜。

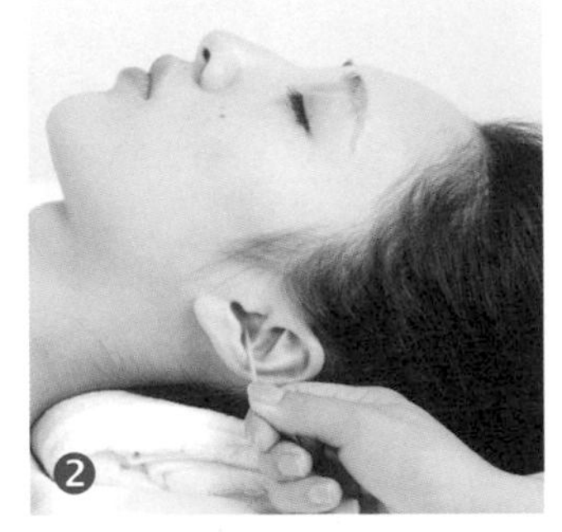

心反射區

位於耳甲腔正中凹陷處，即耳中15區。

方法：用切按法切壓心反射區1～2分鐘，以按摩部位發紅或有酸脹感為宜。

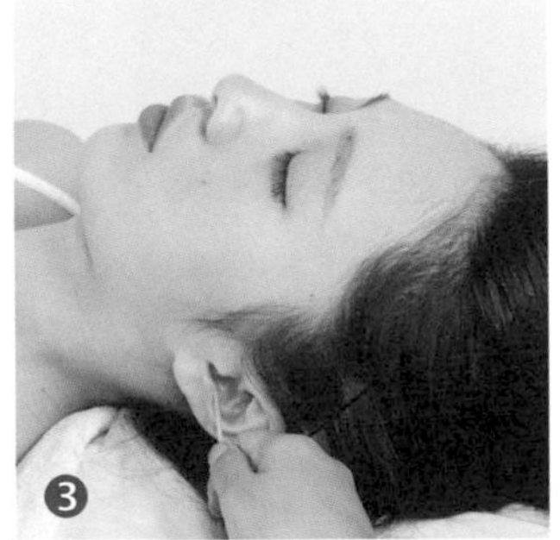

腦幹反射區

位於輪屏切跡處，即對耳屏3、4區之間。

方法：用切按法切壓腦幹反射區1～2分鐘，以按摩部位有酸脹感為宜。

手　部

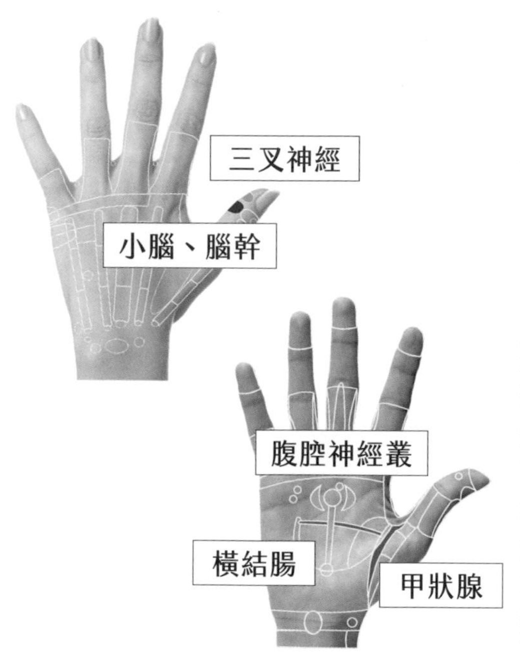

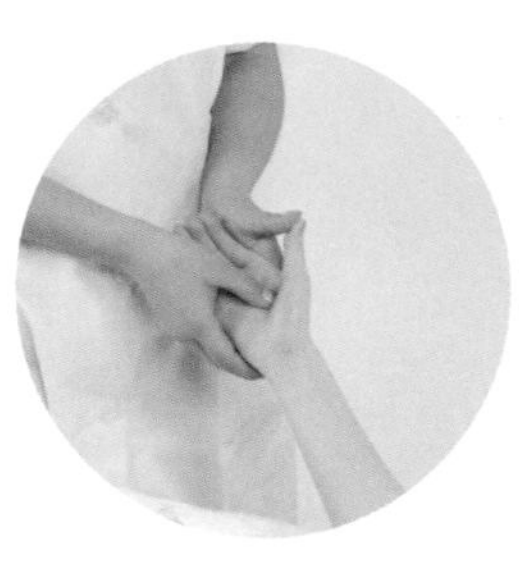

反射區表現

拇指近節指骨段掌面紋理淩亂，皮膚粗糙，或無名指指節漏縫。

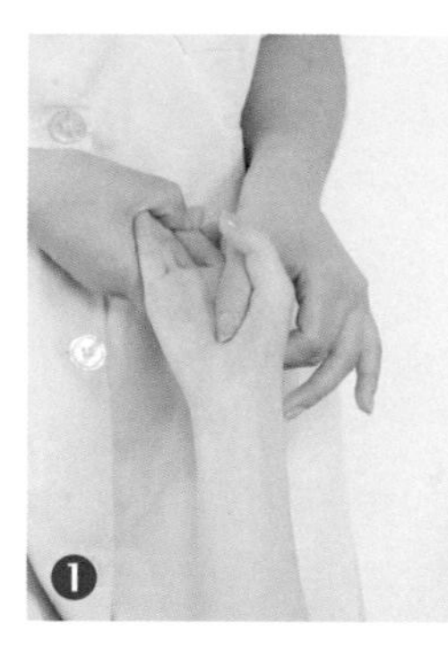

甲狀腺反射區

位於起至第一、第二掌骨之間，轉向拇指方向至虎口邊緣連成帶狀區域。

方法：用指揉法按揉甲狀腺反射區1～2分鐘。

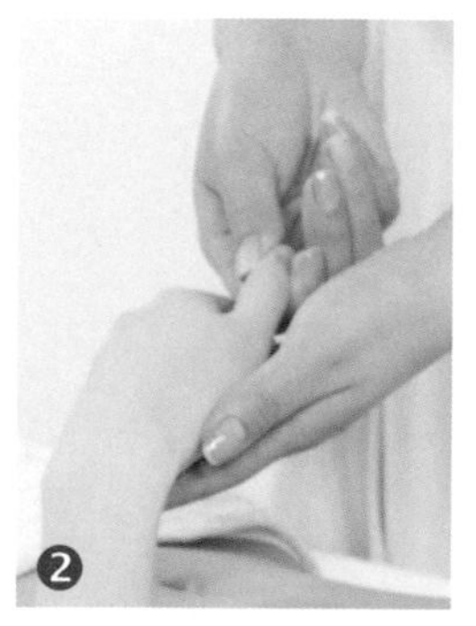

三叉神經反射區

位於雙手掌面，拇指指腹尺側緣遠端，即拇指末節指腹遠端1／2尺側緣。

方法：用指揉法按揉三叉神經反射區1～2分鐘。

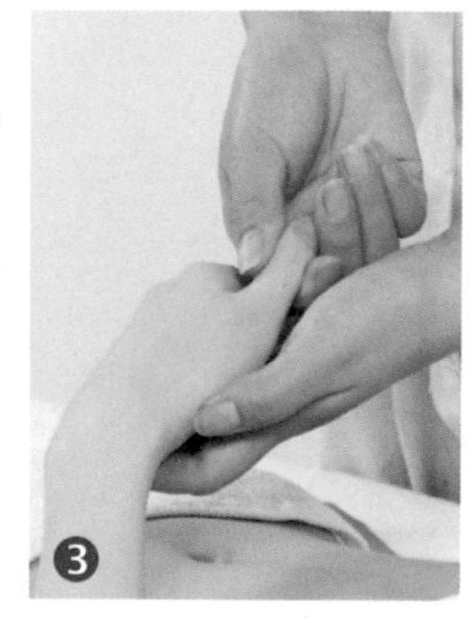

小腦、腦幹反射區

位於雙手掌面，拇指指腹尺側面，即拇指末節指骨近心端1／2尺側緣。

方法：用指揉法揉按小腦、腦幹反射區1～2分鐘。

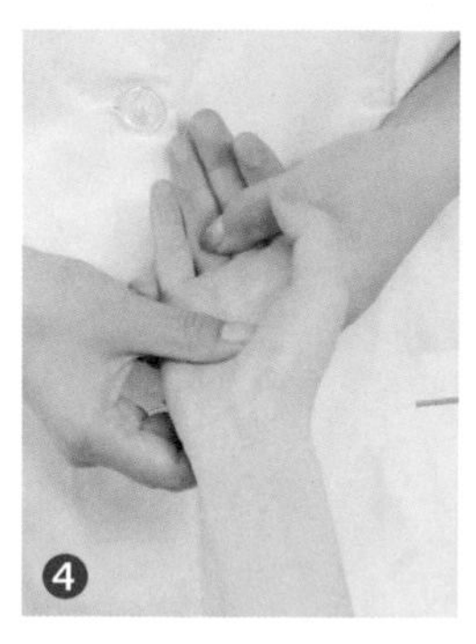

橫結腸反射區

位於右手掌面升結腸反射區上端，與虎口之間的帶狀區域。

方法：用指按法按壓橫結腸反射區1～2分鐘，以局部有酸痛感為宜。

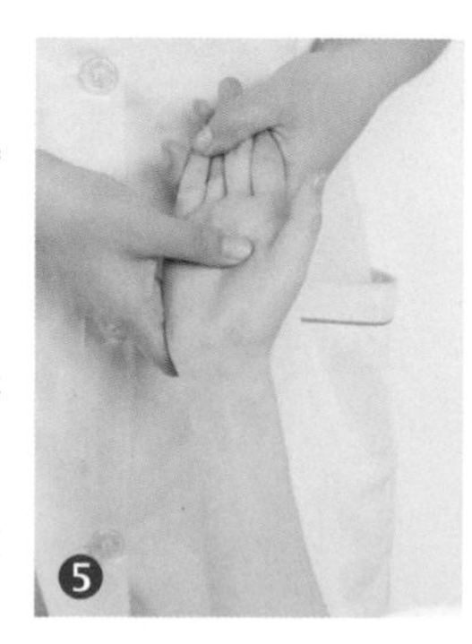

腹腔神經叢反射區

位於雙手掌心第二、第三掌骨及第三、第四掌骨之間，腎反射區的兩側。

方法：用指揉法按揉腹腔神經叢反射區1～2分鐘。

足部

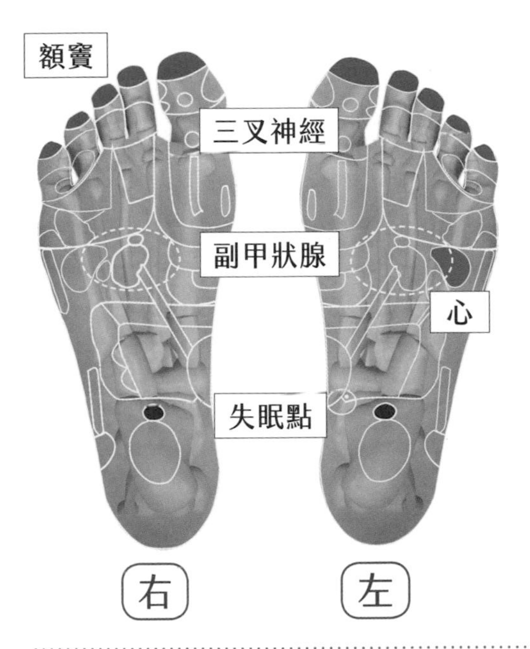

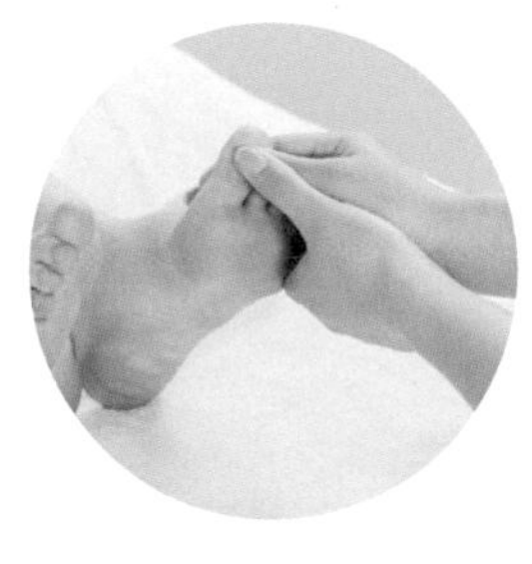

反射區表現

按揉大腦反射區時，手感如捻發樣。

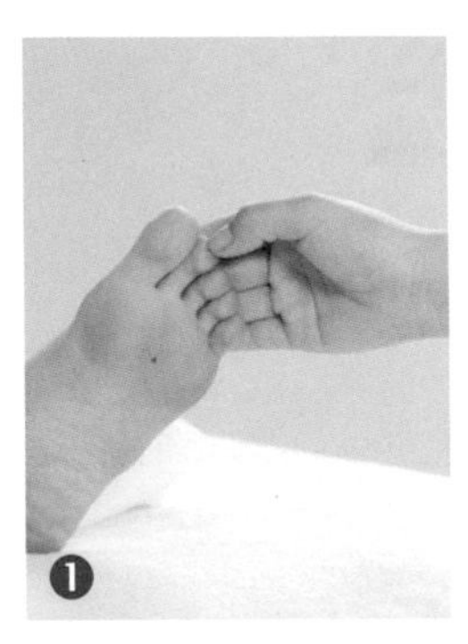

額竇反射區

位於十個腳趾的趾端約1公分範圍內。

方法：用掐法掐按額竇反射區2～5分鐘，以局部有酸痛感為宜。

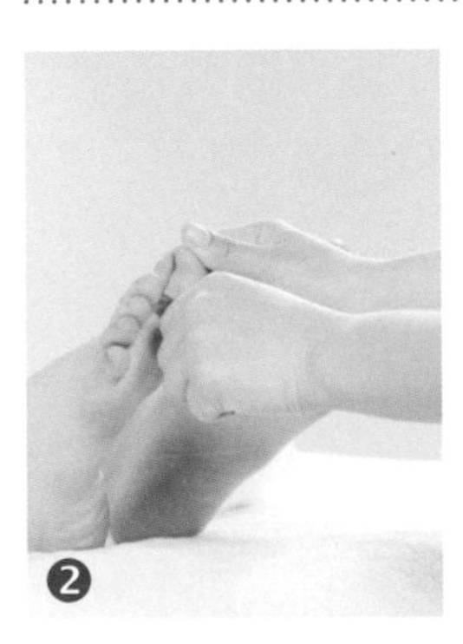

三叉神經反射區

位於雙腳拇趾近第二趾的外側，在小腦反射區的前方。

方法：用掐法掐按三叉神經反射區2～5分鐘。

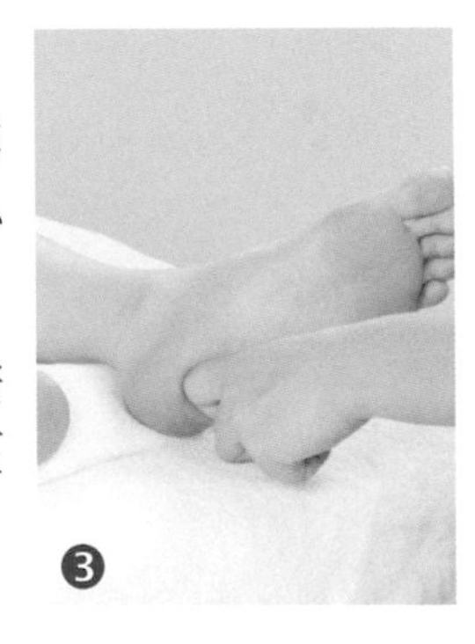

失眠點反射區

位於雙腳底跟骨中央的前方，生殖腺反射區上方。

方法：用單食指叩拳法頂壓反射區2～5分鐘，以局部有酸痛感為宜。

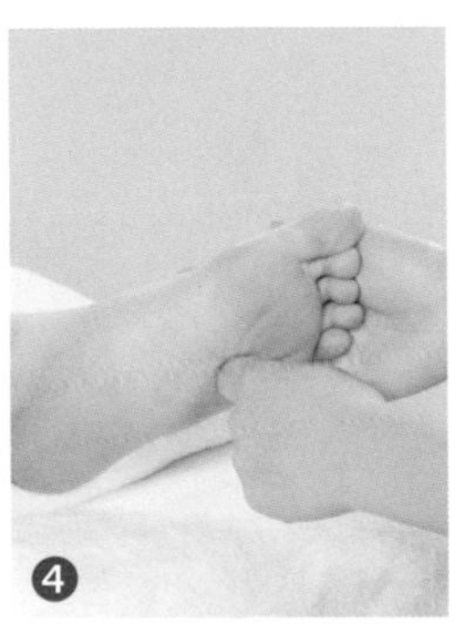

心反射區

位於左腳底第四蹠骨與第五蹠骨前段之間，在肺反射區後方。

方法：用單食指叩拳法頂壓心反射區2～5分鐘。

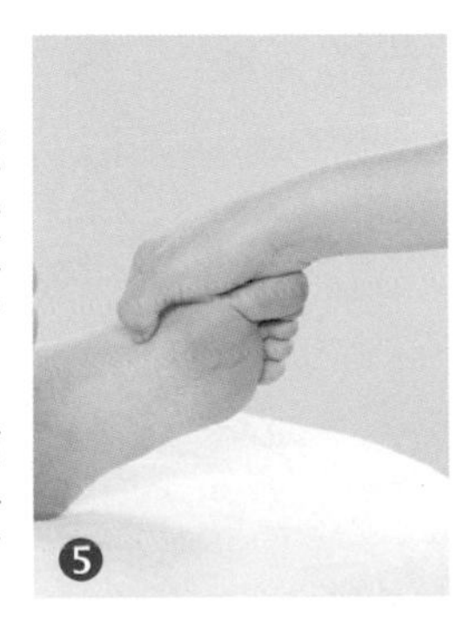

副甲狀腺反射區

位於雙腳第一蹠趾關節內側前方的凹陷處。

方法：用掐法掐按副甲狀腺反射區2～5分鐘，以局部有酸痛感為宜。

胸悶　寬胸理氣止疼痛

胸悶，可輕可重，是一種自覺胸部悶脹及呼吸不順暢的主觀感覺，輕者可能是神經官能性的，即心、肺的功能失去調節引起的，經西醫診斷無明顯的器質性病變。嚴重者為心肺二髒的疾病引起，可由冠心病、心肌供血不足或慢性支氣管炎、肺氣腫、肺心病等導致，經西醫診斷有明顯的器質性病變。此處的胸悶是指功能失調所致的慢性疲勞綜合症狀態。

耳　部

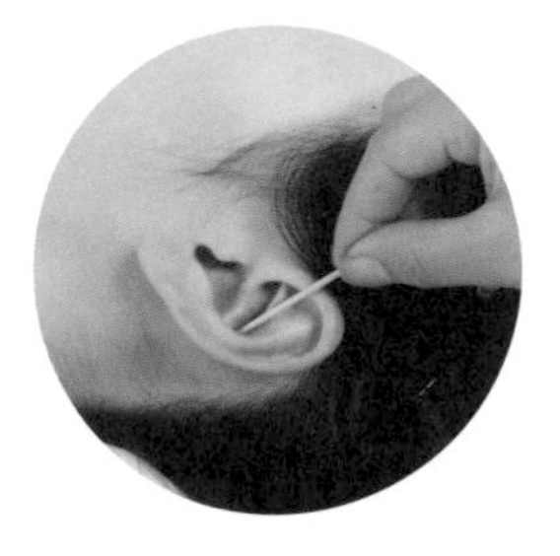

反射區表現

用耳穴探棒或火柴棒探查耳甲腔和下述反射區時，壓痛顯著。

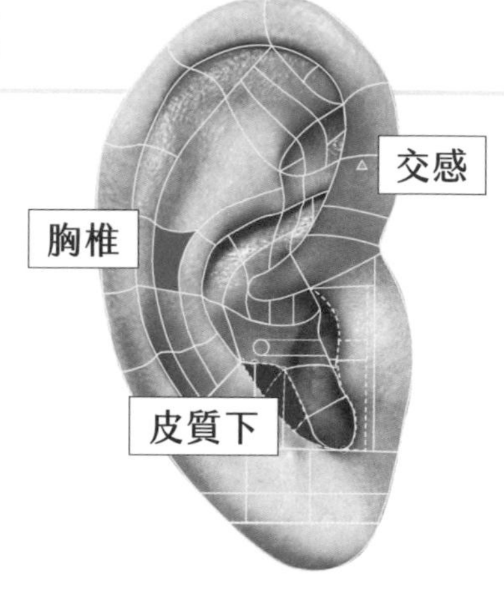

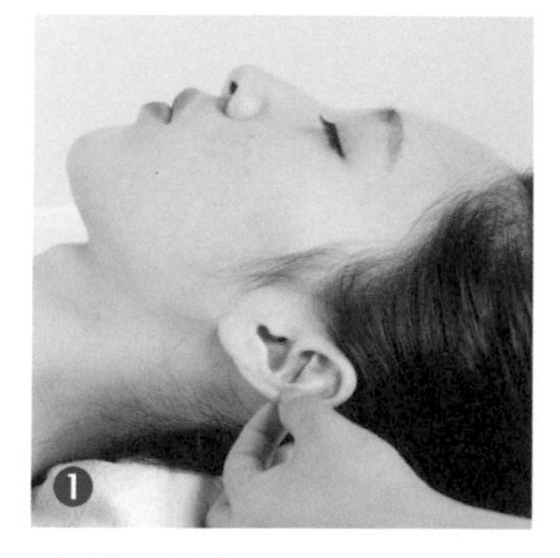

胸椎反射區

位於胸區後方，即對耳輪11區。

方法：用搓摩法搓摩胸椎反射區1～2分鐘，以按摩部位發紅或有酸脹感為宜。

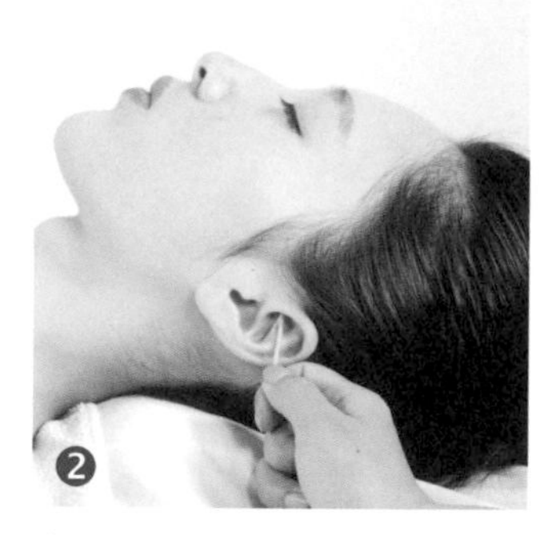

交感反射區

位於對耳輪下腳前端與耳輪內緣交界處，即對耳輪6區前端。

方法：用切按法切壓交感神經反射區1～2分鐘，以按摩部位有酸脹感為宜。

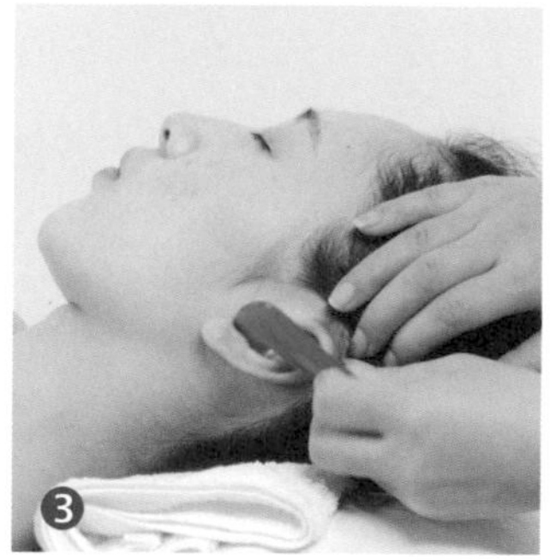

皮質下反射區

位於對耳屏內側面，即對耳屏4區。

方法：用刮拭法刮拭反射區1～2分鐘，以按摩部位發紅或有酸脹感為宜。

手部

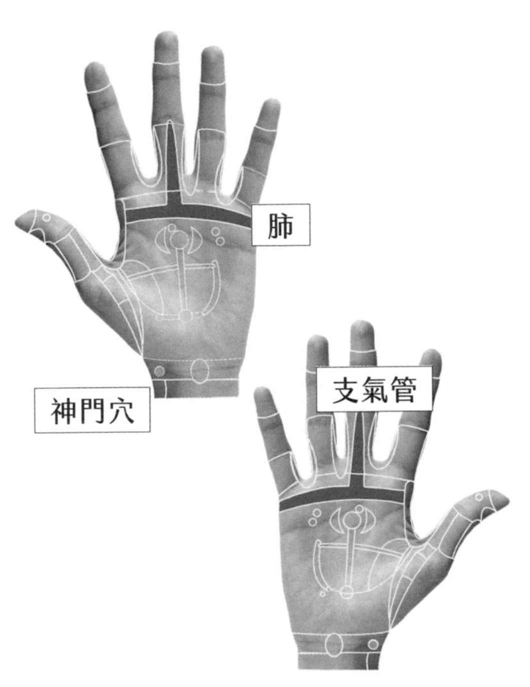

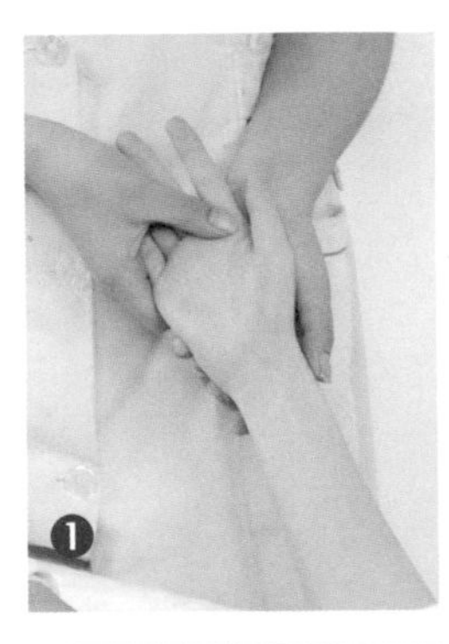

肺、支氣管反射區

肺反射區位於第二、三、四、五掌骨靠近掌指關節區域。支氣管反射區位於中指第三節指骨。

方法：用指按法按壓反射區1～2分鐘。

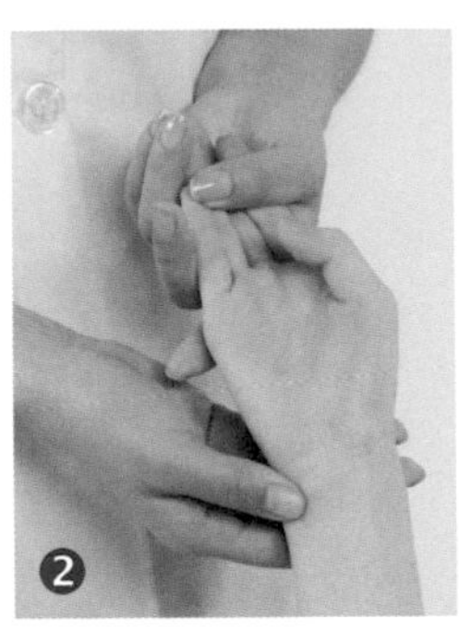

神門穴

位於手腕，腕掌側橫紋尺側端，尺側腕屈肌腱的橈側凹陷處。

方法：採用指揉法按揉神門穴1～2分鐘。

足部

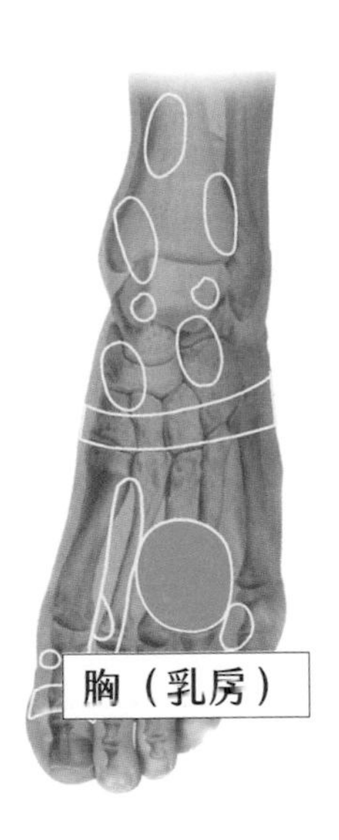

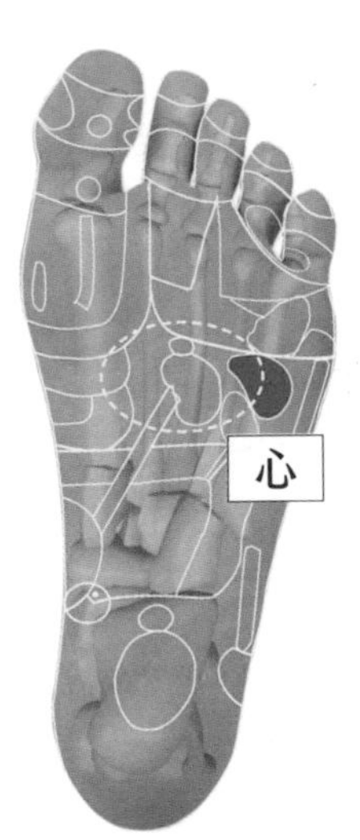

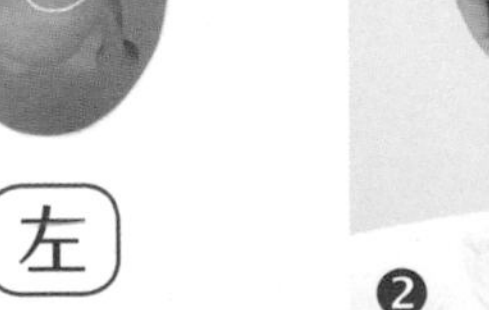

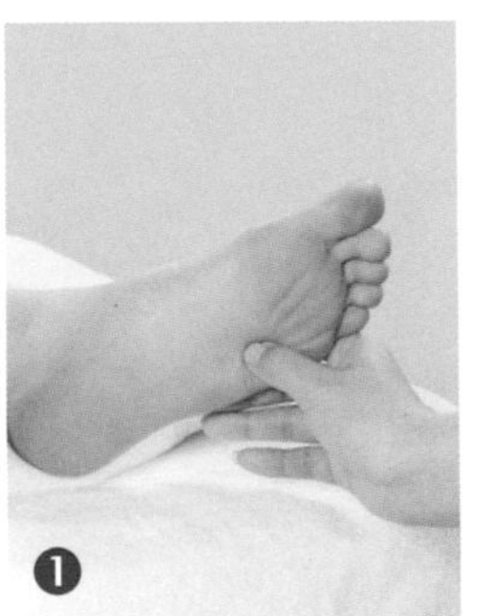

心反射區

位於左腳底，第四蹠骨與第五蹠骨前段之間的區域。

方法：用掐法掐按心反射區2～5分鐘。

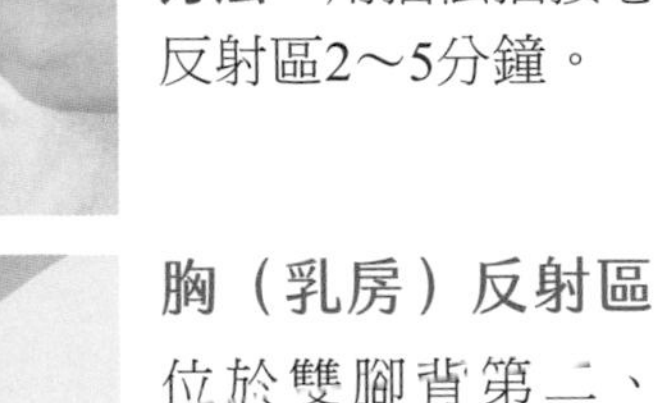

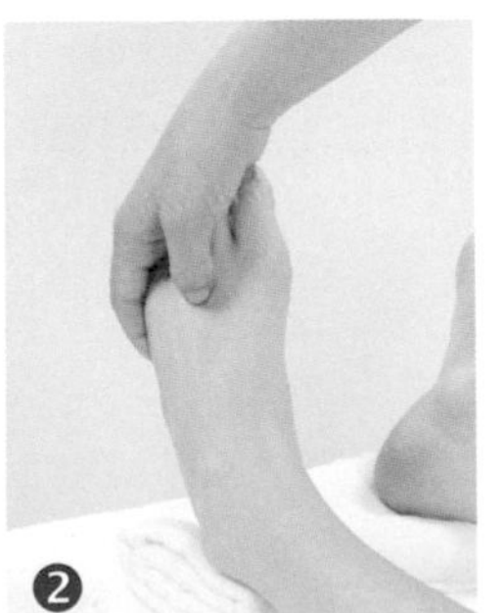

胸（乳房）反射區

位於雙腳背第二、三、四蹠骨所形成的帶狀區域。

方法：用掐法掐按胸（乳房）反射區2～5分鐘。

畏寒症　行氣溫陽暖血脈

畏寒症又叫做寒冷過敏或自主神經失調症，典型症狀為手腳涼、腰酸痛、腿怕風、胃容易受寒。另外，還會引起諸如頭痛、氣喘、血壓低、排尿不順暢、汗多等問題。畏寒症多因由手、腳等末梢血管血流不順暢，末梢神經的排泄物不能充分排出而引起。充分攝取維生素E，同時經常進行手耳足按摩，有助於最大限度地減輕症狀。

耳　部

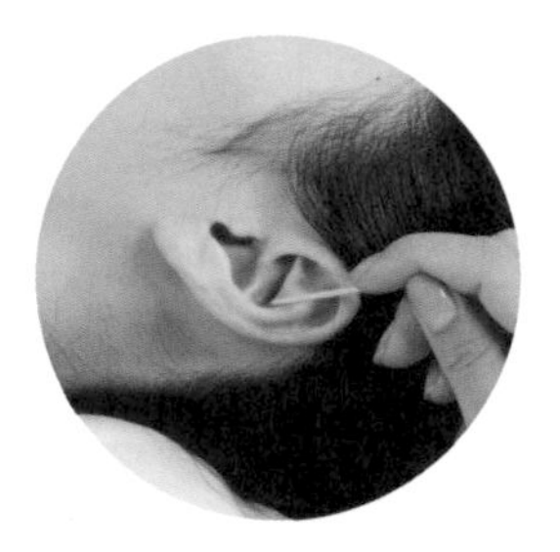

反射區表現

耳甲艇部分發白，用耳穴探棒或火柴棒探查下述反射區時，壓痛點顯著。

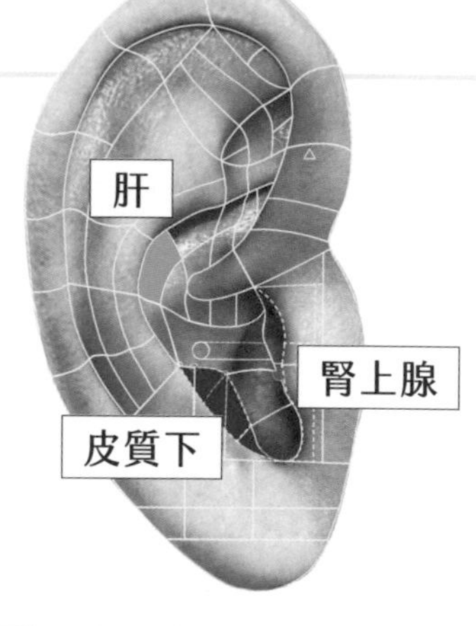

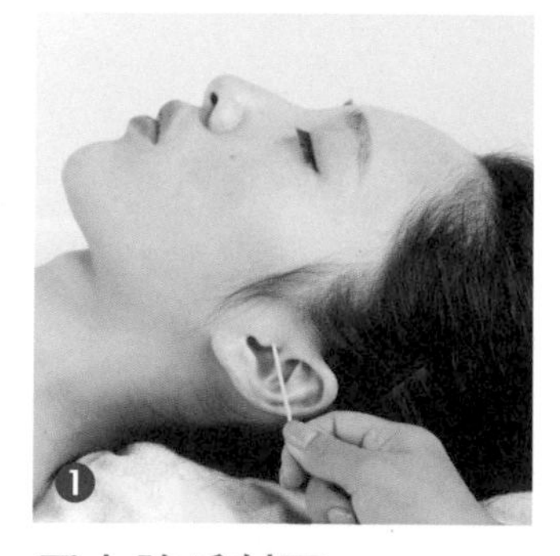

腎上腺反射區

位於耳屏游離緣下部尖端，即耳屏2區後緣處。

方法：用切按法切壓腎上腺反射區1～2分鐘，以按摩部位有酸脹感為宜。

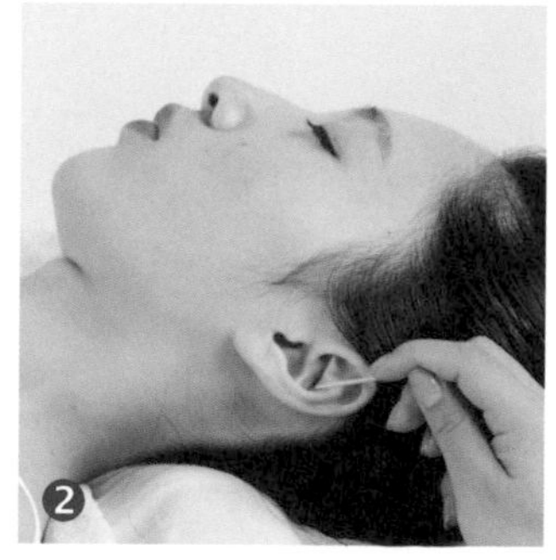

肝反射區

位於耳甲艇的後下部，即耳甲12區。

方法：用切按法切壓肝反射區1～2分鐘，以按摩部位發紅或有酸脹感為宜。

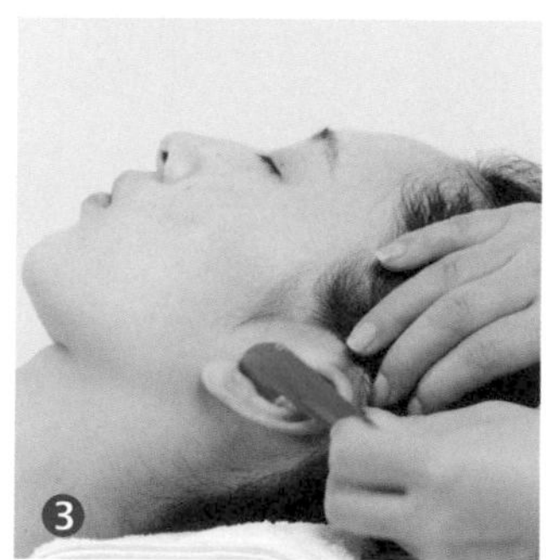

皮質下反射區

位於對耳屏內側面，即對耳屏4區。

方法：用刮拭法刮拭壓反射區1～2分鐘，以按摩部位發紅或有酸脹感為宜。

手 部

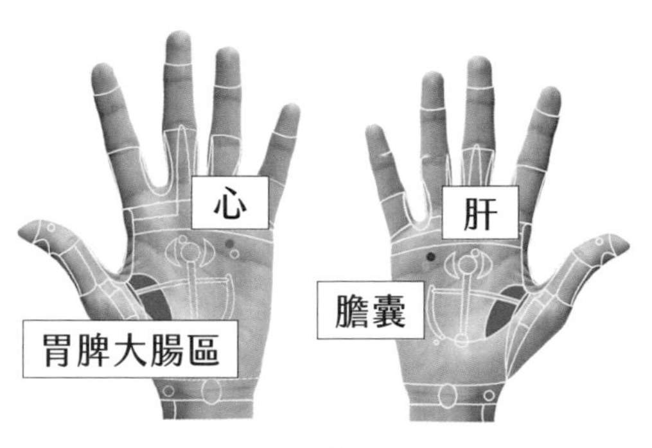

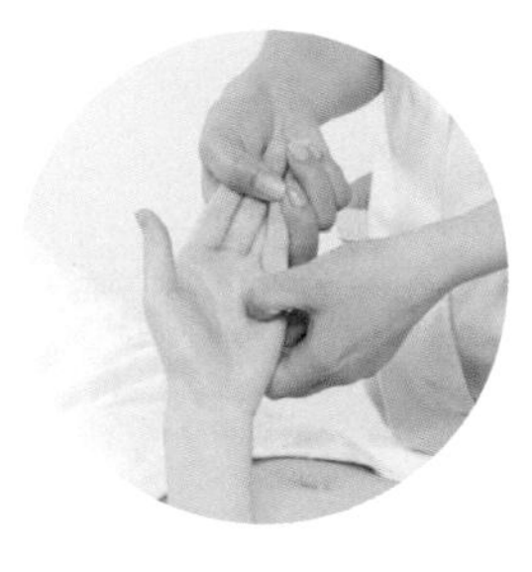

反射區表現

中指第二指節橫紋發青或發白。

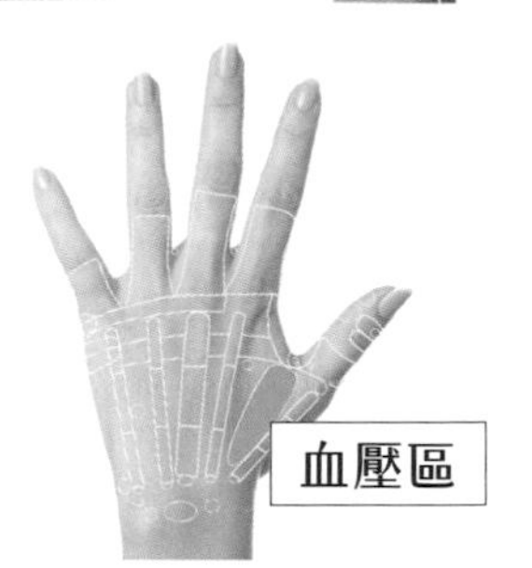

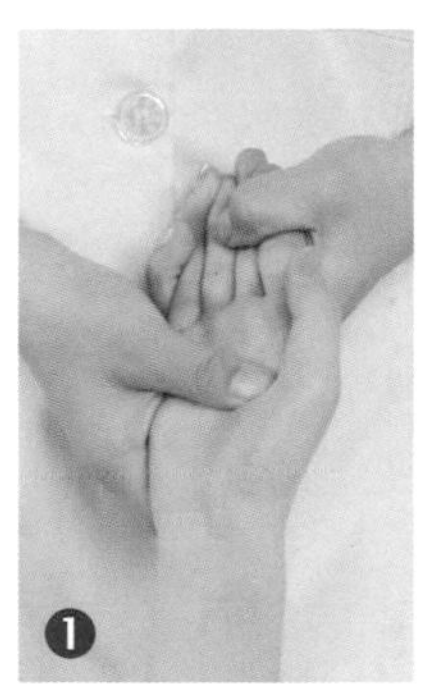

胃脾大腸區反射區

位於手掌面，第一、第二掌骨之間的橢圓形區域。

方法：用指揉法按揉胃脾大腸區反射區1～2分鐘，以局部有酸痛感為宜。

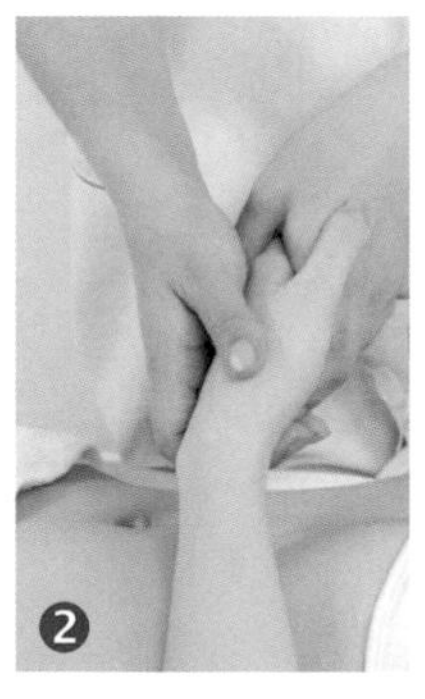

血壓區反射區

位於雙手手背，由第一掌骨、陽溪穴、第二掌骨所包圍的區域。

方法：用指揉法按揉血壓區反射區1～2分鐘，以局部有酸痛感為宜。

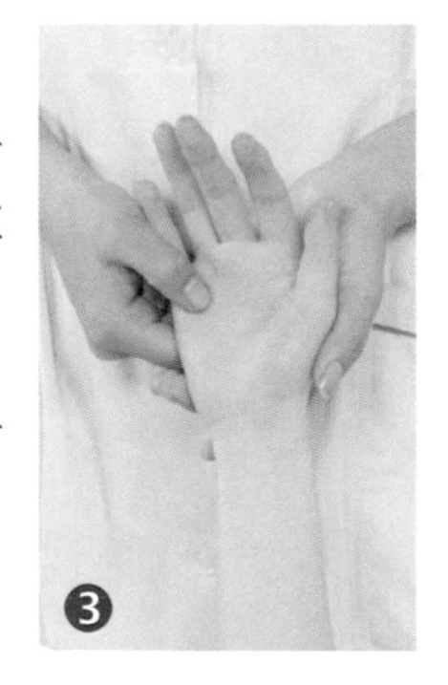

肝反射區

位於右手的掌面，第四、第五掌骨體之間近掌骨處。

方法：用指按法按壓反射區1～2分鐘，以局部有酸痛感為宜。

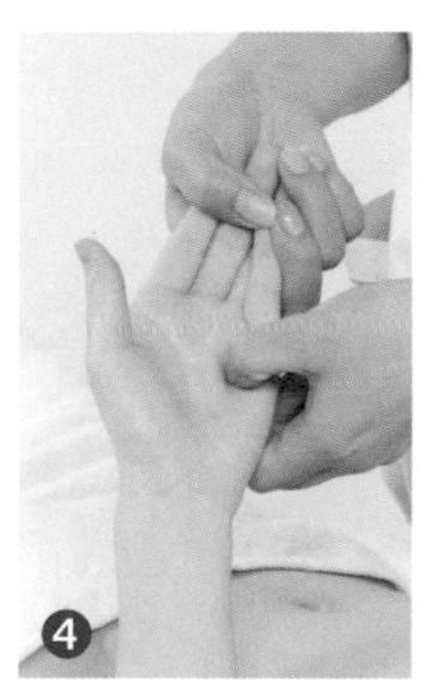

心反射區

位於左手尺側，手掌及手背第四、第五掌骨之間，近掌骨處。

方法：用掐法掐按反射區1～2分鐘。

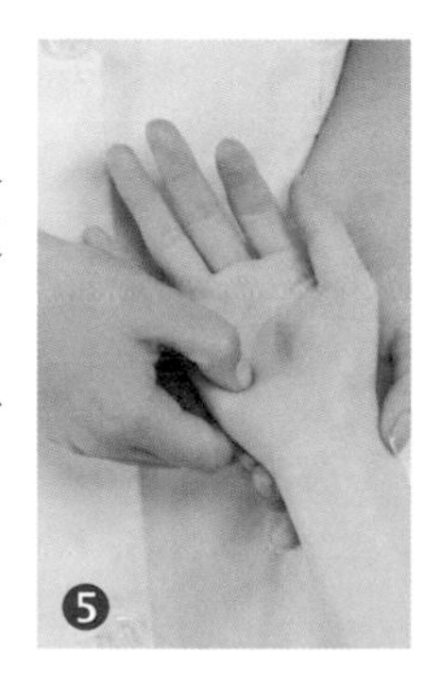

膽囊反射區

位於右手的手掌面及背側，第四、第五掌骨之間。

方法：用掐法掐按反射區1～2分鐘，以局部有酸痛感為宜。

足部

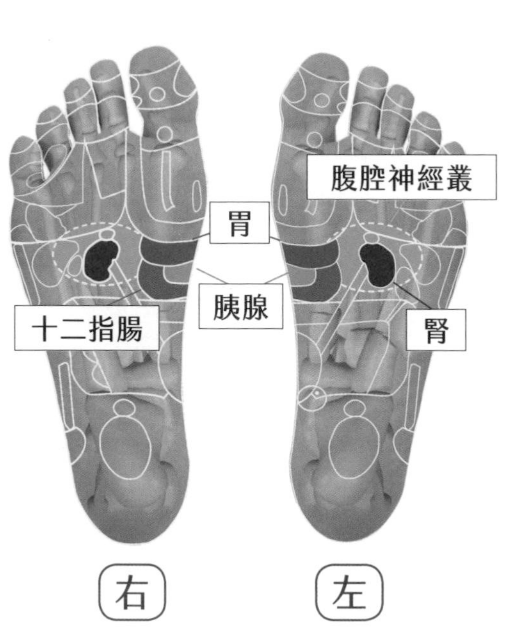

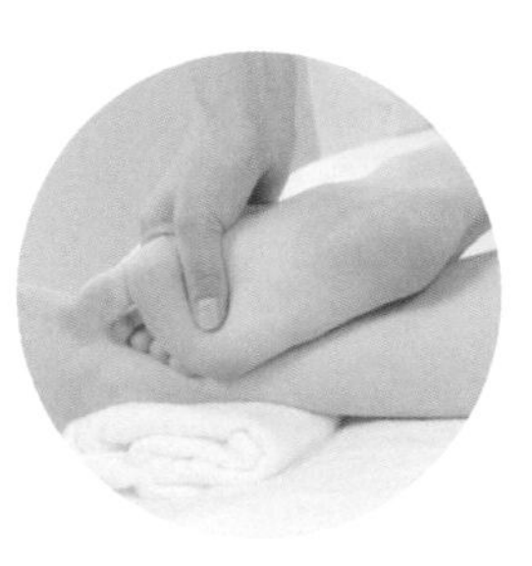

反射區表現

第二、第三、第四、第五趾的根部或在腳心這面顏色發青。

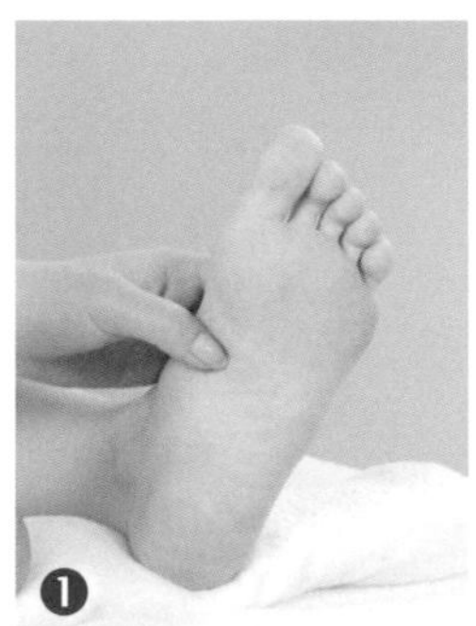

胃反射區

位於雙腳底第一蹠骨中部，甲狀腺反射區下約一條橫指寬。

方法：用拇指指腹按壓法按壓胃反射區2～5分鐘，以局部有酸痛感為宜。

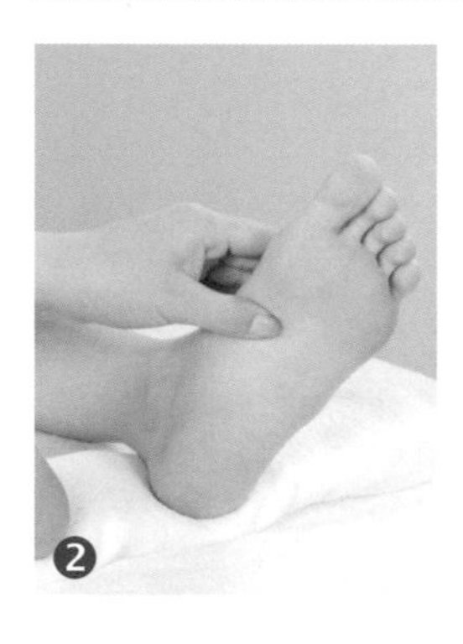

胰腺反射區

位於雙腳底第一蹠骨體中下段，胃反射區與十二指腸反射區之間靠內側。

方法：用拇指指腹按壓法按壓胰腺反射區2～5分鐘。

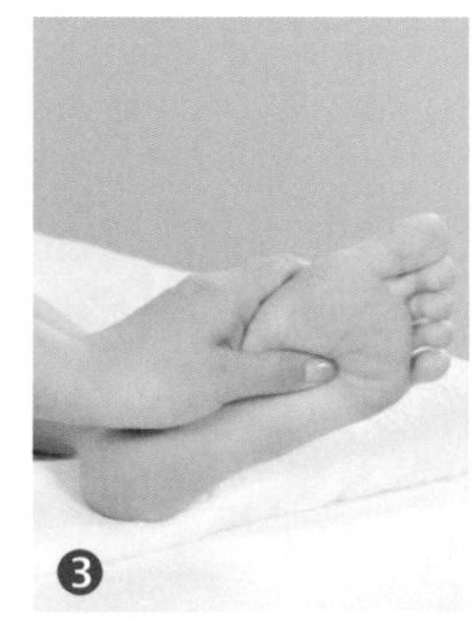

腎反射區

位於雙腳底，第二蹠骨與第三蹠骨體之間，近蹠骨底處，蜷足時中央凹陷處。

方法：用拇指指腹按壓法按壓腎反射區2～5分鐘。

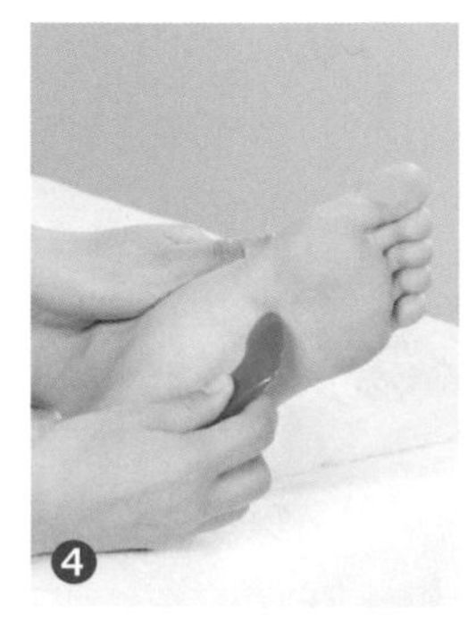

十二指腸反射區

位於雙腳底第一蹠骨底處，胰腺反射區的後外方。

方法：用刮壓法刮壓十二指腸反射區2～5分鐘，以局部有酸痛感為宜。

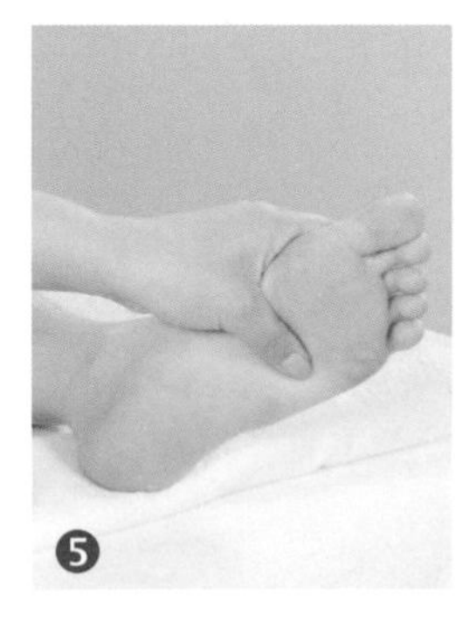

腹腔神經叢反射區

位於雙腳底，第二至第四蹠骨體處，分佈在腎反射區周圍的橢圓區域。

方法：用拇指指腹按壓法按壓反射區2～5分鐘。

心臟病　養心護心保平安

心臟病是心臟疾病的總稱，包括風濕性心臟病、先天性心臟病、高血壓性心臟病、冠心病、心肌炎等各種心臟病變。大多數心臟病是可以預防和治療的，關鍵在於平時要養成良好的生活習慣，注意多運動，堅持吃低脂肪食品，戒煙限酒，保持平和的心態。耳、手、足反射區按摩可作為心血管疾病的輔助療法。

耳　部

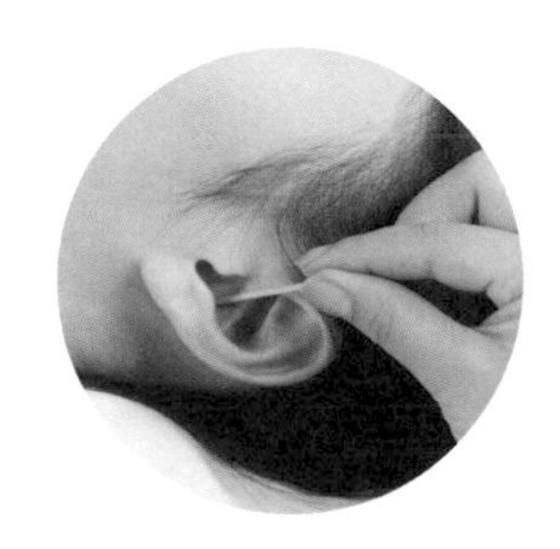

反射區表現

心反射區或小腸反射區見點狀凹陷，或點狀白色、邊緣紅暈。

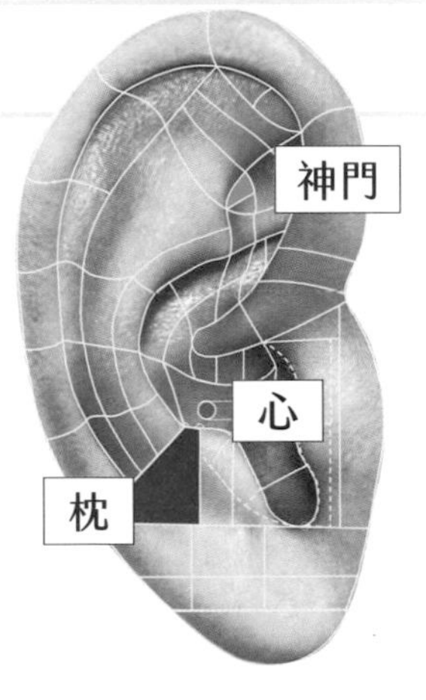

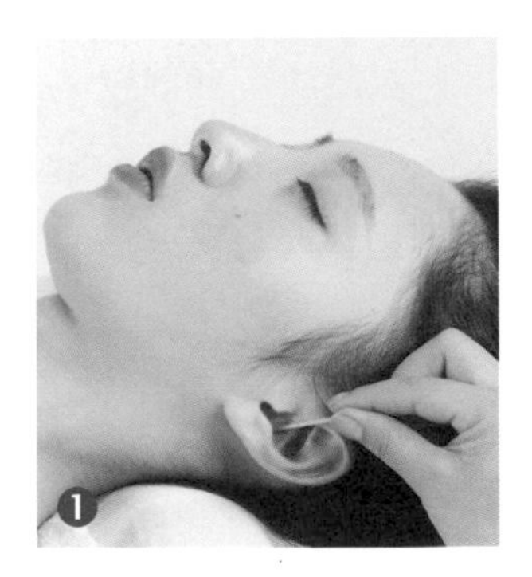

心反射區

位於耳甲腔正中凹陷處，即耳甲15區。

方法：用切按法切壓心反射區1～2分鐘，以按摩部位發紅或有酸脹感為宜。

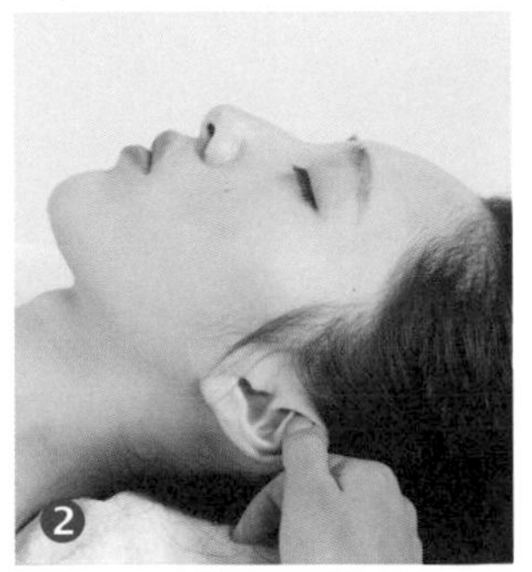

神門反射區

位於三角窩後1／3的上部，即三角窩4區。

方法：用捏揉法揉動神門穴反射區1～2分鐘，以按摩部位有酸脹感為宜。

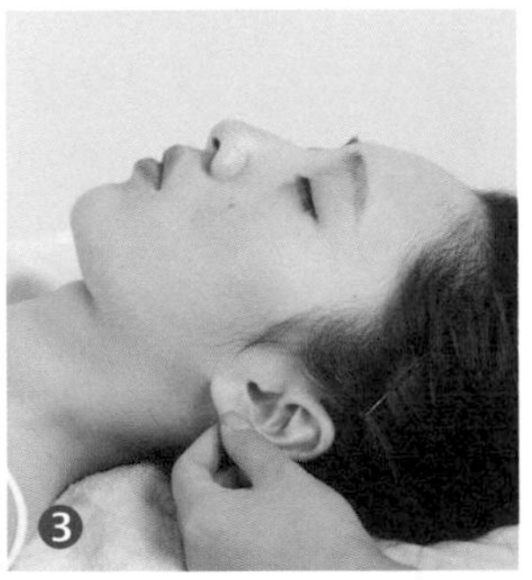

枕反射區

位於對耳屏外側面的後部，即對耳屏3區。

方法：用捏揉法揉動枕反射區1～2分鐘，以按摩部位有酸脹感為宜。

手 部

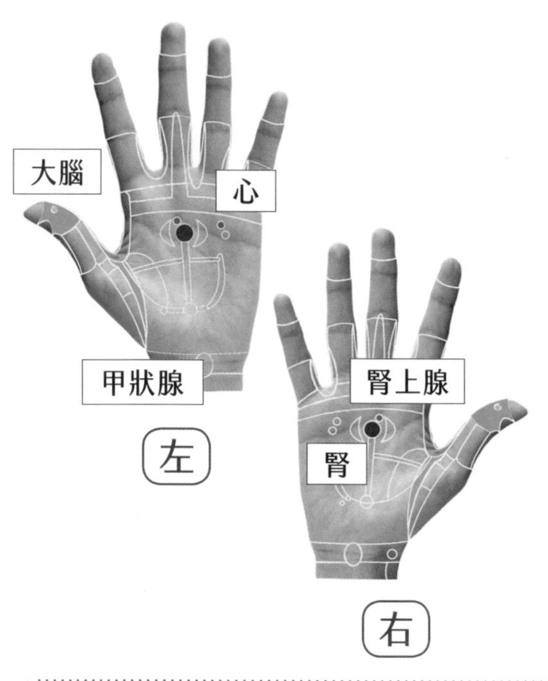

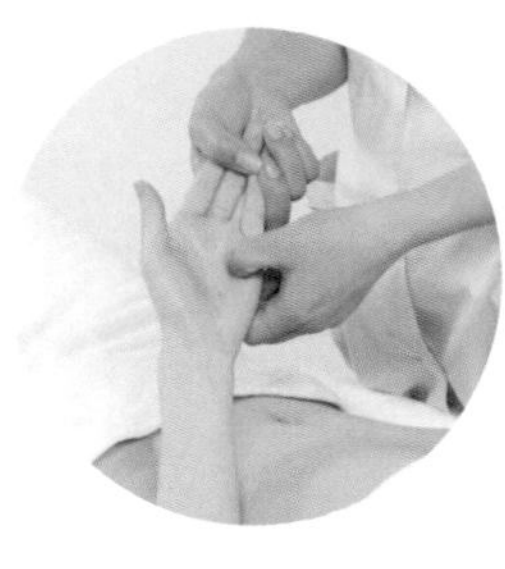

反射區表現

心反射區見青暗異常點，或中指、食指指甲見凹陷橫紋。

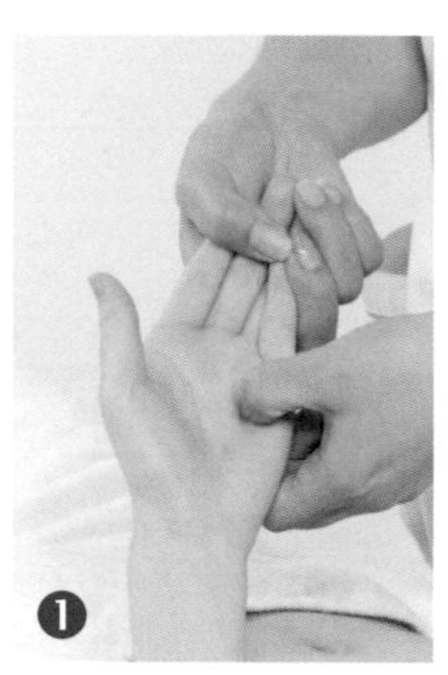

心反射區

位於左手掌尺側，手掌及手背第四、五掌骨之間，近掌骨處。

方法：用掐法掐按心反射區1～2分鐘，以局部有酸痛感為宜。

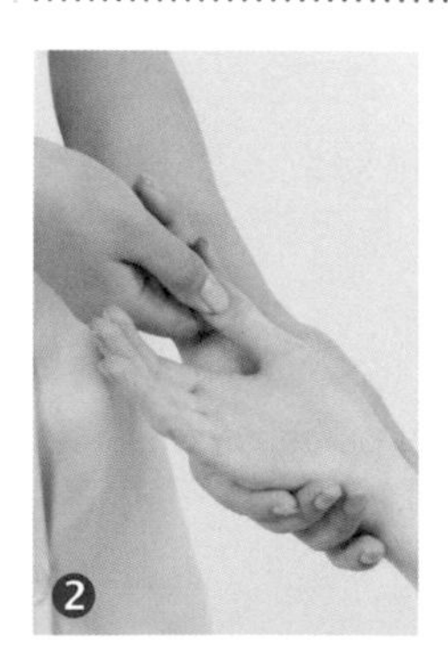

大腦反射區

位於雙手掌面拇指指腹全部。

方法：用揪法揪按反射區1～2分鐘，以局部有酸痛感為宜。

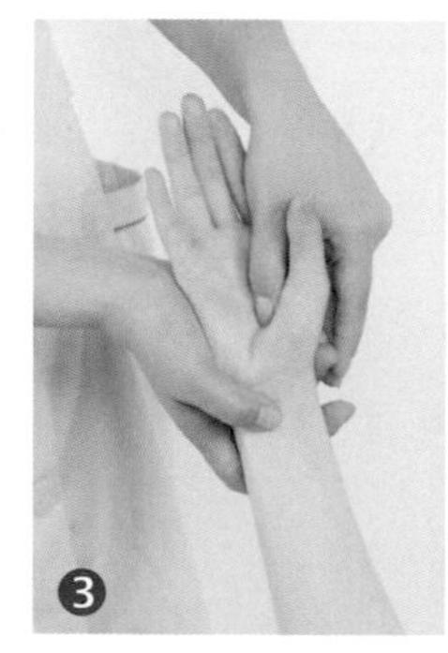

腎反射區

位於雙手的中央區域，第三掌骨中點，約於勞宮穴的位置。

方法：用指按法按壓腎反射區1～2分鐘。

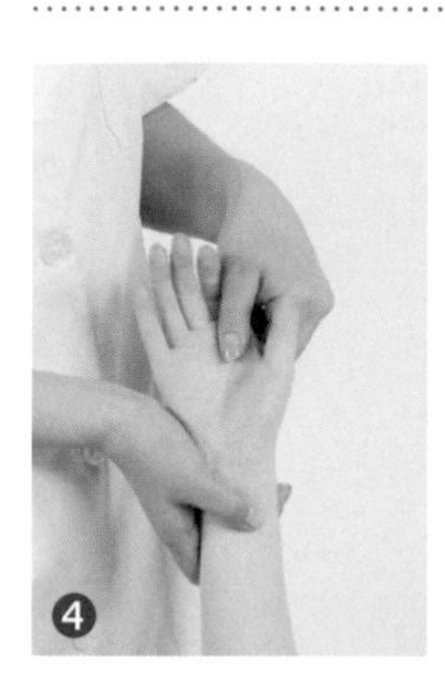

腎上腺反射區

位於雙手掌面第二、第三掌骨之間，距離第二、第三掌骨1.5～2公分處。

方法：用指揉法按揉腎上腺反射區1～2分鐘。

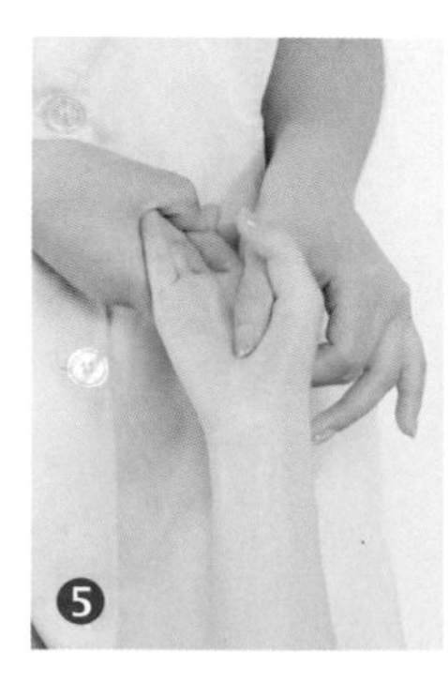

甲狀腺反射區

位於雙手掌側，第一掌骨近心端起至第一、二掌骨之間，轉向拇指方向至虎口邊緣連成的帶狀區域。

方法：用指揉法按揉反射區1～2分鐘。

足部

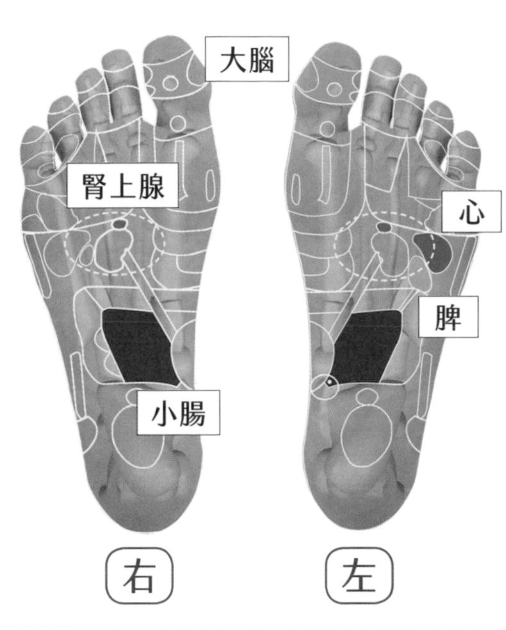

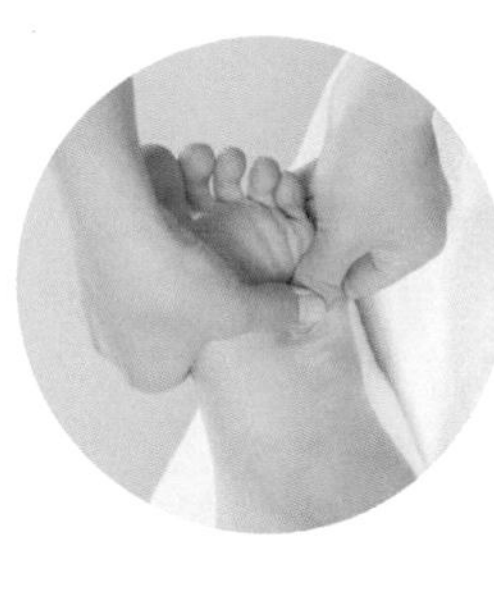

反射區表現

按揉心反射區或甲狀腺反射區時，手感如有氣體、顆粒或條索物（筋結）。

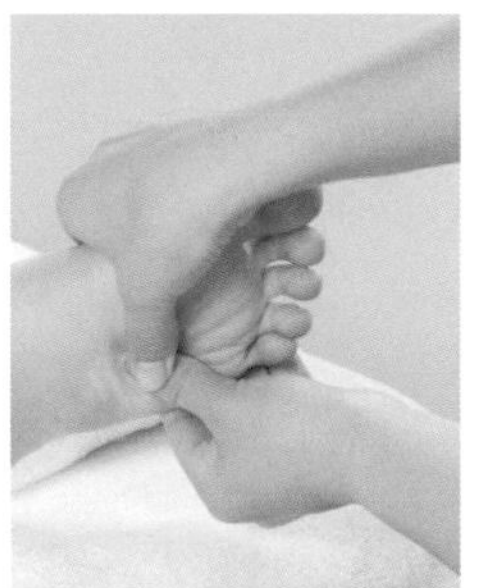

心反射區

位於左腳底第四與第五蹠骨前段之間，在肺反射區後方。

方法：用拇指指腹按壓法按壓心反射區2～5分鐘。

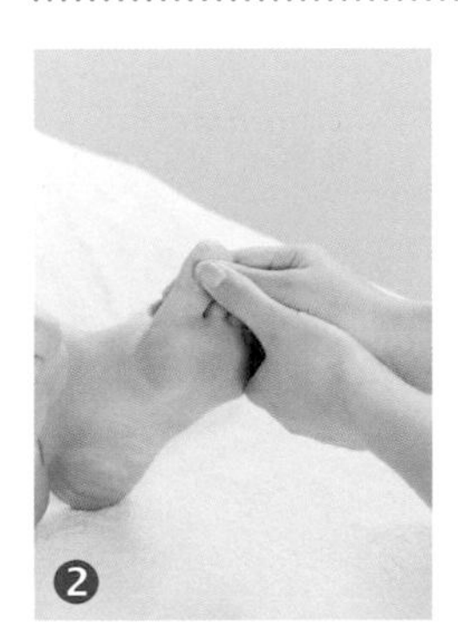

大腦反射區

位於雙腳拇趾趾腹全部。

方法：用拇指指腹按壓法按壓反射區2～5分鐘，以局部有酸痛感為宜。

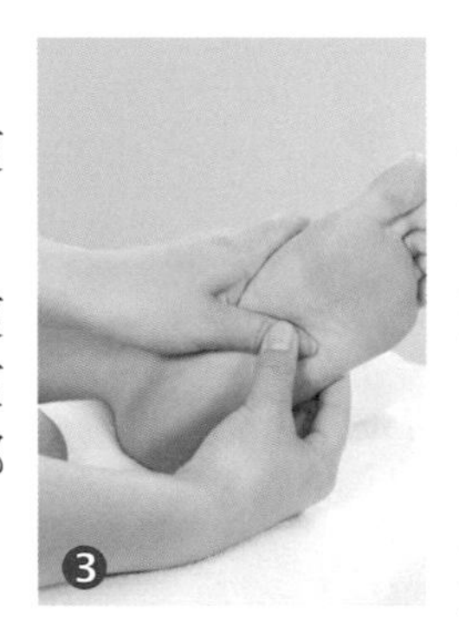

小腸反射區

位於雙腳底中部凹入區域，被升結腸、降結腸、乙狀結腸反射區所包圍。

方法：用拇指指腹按壓法按壓小腸反射區2～5分鐘。

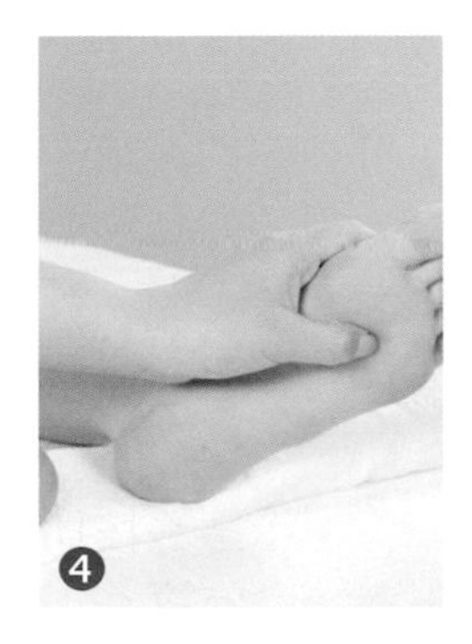

腎上腺反射區

位於雙腳底，第二、第三蹠骨體之間，距離蹠骨頭近心端一拇指寬處。

方法：用拇指指腹按壓法按壓反射區2～5分鐘。

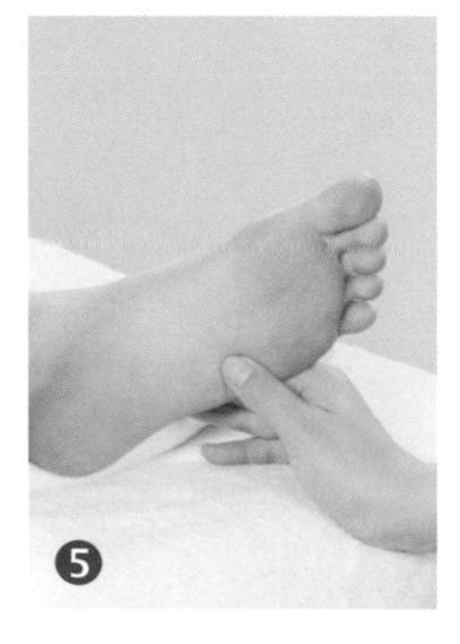

脾反射區

位於左腳底第四、第五蹠骨之間，距離心反射區下方約一條橫指處。

方法：用拇指指腹按壓法按壓脾反射區2～5分鐘。

心絞痛　活血化瘀通冠脈

若出現心絞痛可能與冠心病有關。冠心病全名為冠狀動脈粥樣硬化性心臟病，是中老年人心血管疾病中最常見的一種。在臨床上冠心病主要特徵為心絞痛、心律不齊、心肌梗死及心力衰竭等，主要症狀有：胸骨後疼痛，呈壓榨樣、燒灼樣疼痛。中醫認為心絞痛主要是因「氣滯血瘀」所致，與心、肝、脾、腎諸臟功能失調有關。

耳　部

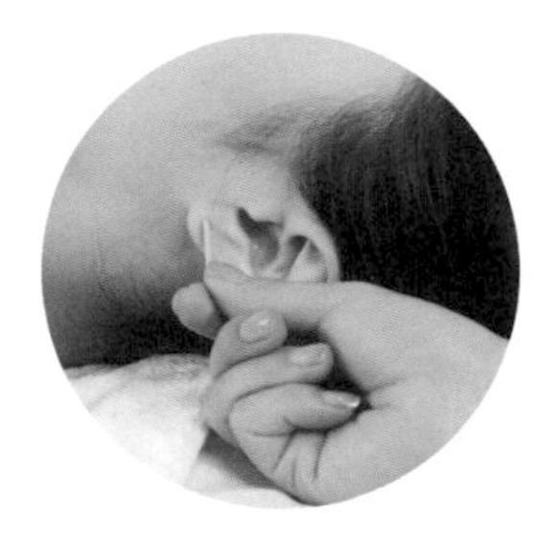

反射區表現

耳垂部出現斜行皺紋，被稱為「耳垂皺」或「耳折症」。

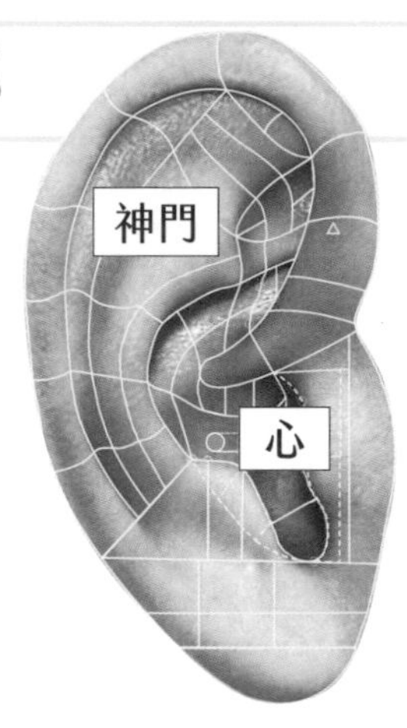

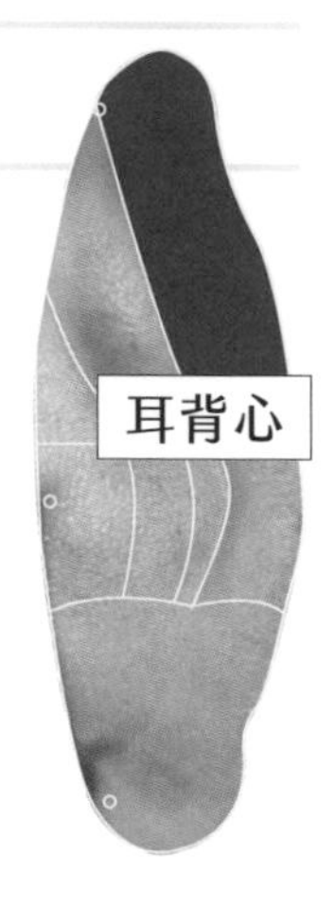

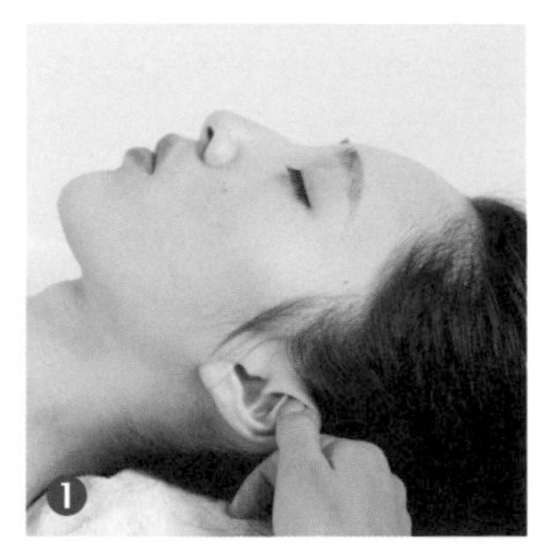

神門反射區

位於三角窩後1／3的上部，即三角窩4區。

方法：用捏揉法揉動神門反射區1～2分鐘，以按摩部位有酸脹感為宜。

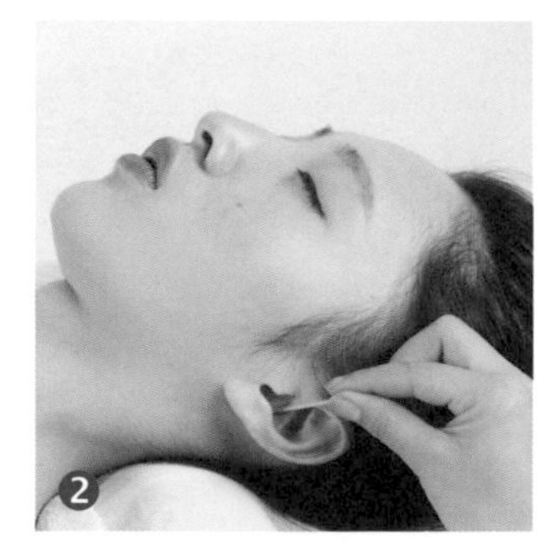

心反射區

位於耳甲腔正中凹陷處，即耳甲15區。

方法：用切按法切壓心反射區1～2分鐘，以按摩部位發紅或有酸脹感為宜。

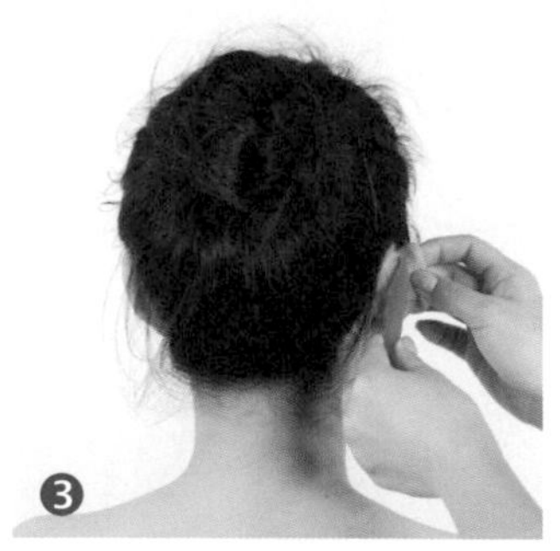

耳背心反射區

位於耳背上部，即耳背1區處。

方法：用切按法切壓反射區1～2分鐘，以按摩部位發紅或有酸脹感為宜。

手 部

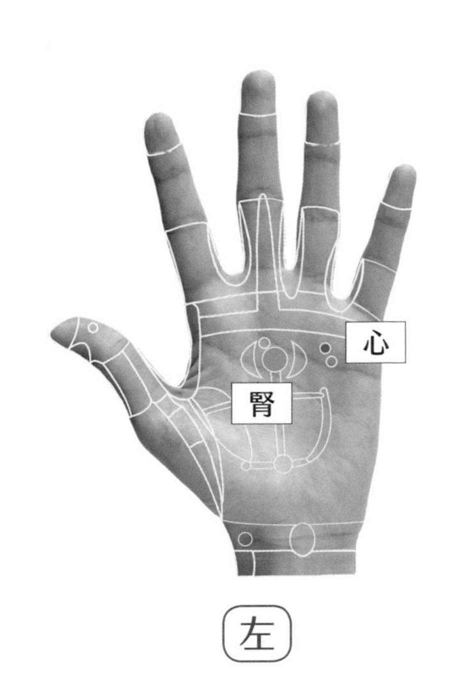

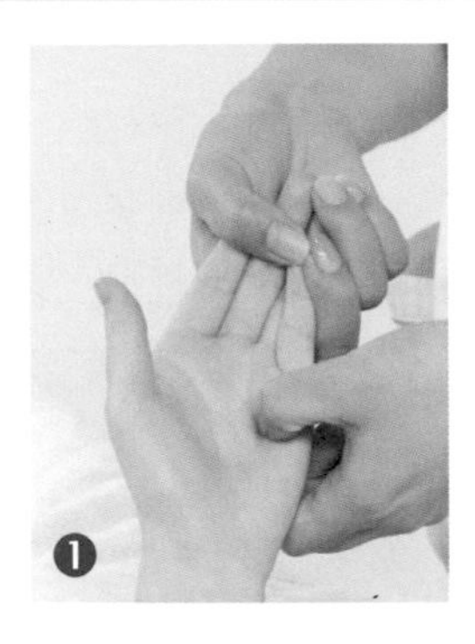

心反射區

位於左手掌尺側，手掌及手背第四、五掌骨間，近掌骨處。

方法：用掐法掐按心反射區1～2分鐘。

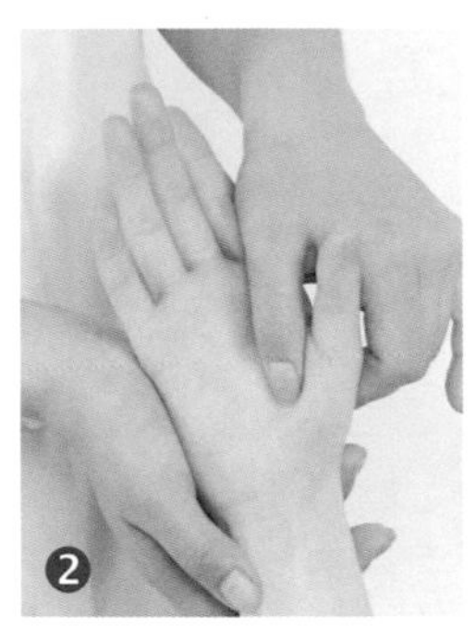

腎反射區

位於雙手的中央區域，第三掌骨中點。

方法：用指揉法按揉反射區1～2分鐘，以局部有酸痛感為宜。

足 部

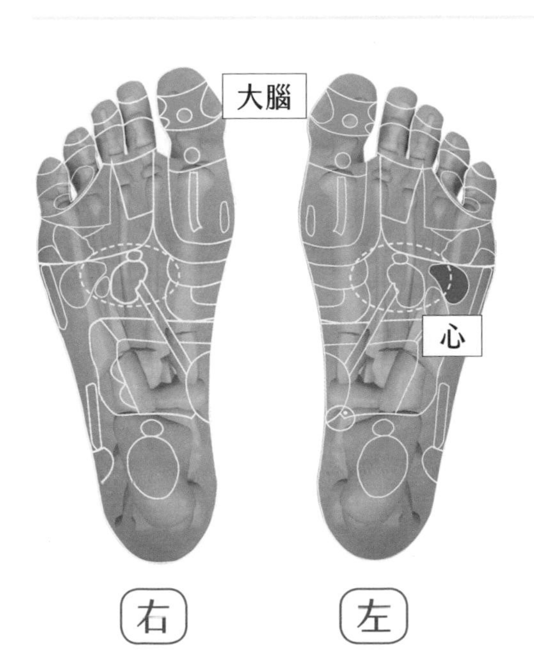

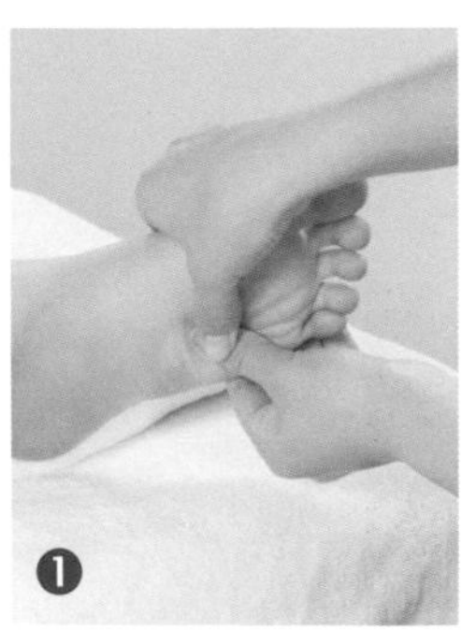

心反射區

位於左腳底第四蹠骨與第五蹠骨前段間。

方法：用拇指指腹按壓法按壓心反射區2～5分鐘。

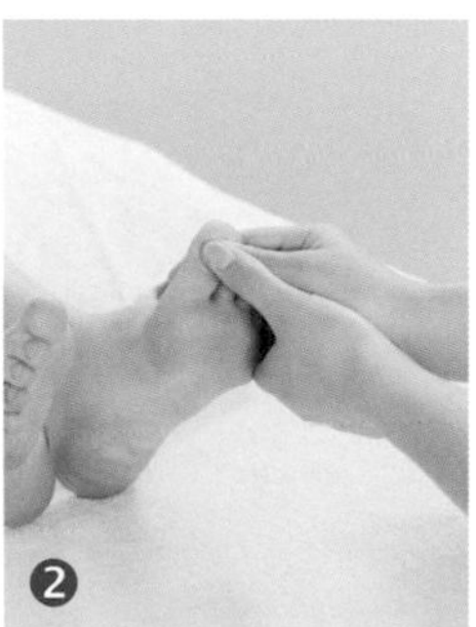

大腦反射區

位於雙腳拇趾趾腹。

方法：用拇指指腹按壓法按壓大腦反射區2～5分鐘，以局部有酸痛感為宜。

低血壓 醒腦提神調血壓

低血壓指血壓降低引起的一系列症狀，部分人群無明顯症狀，病情輕微者可有頭暈、頭痛、食慾不振、疲勞、臉色蒼白等，嚴重者會出現直立性眩暈、四肢冰涼、心律失常等症狀。這些症狀主要因血壓下降，血液循環緩慢，影響組織細胞氧氣和營養的供應引起。西醫診斷低血壓的標準為血壓值小於90／60毫米汞柱。

耳 部

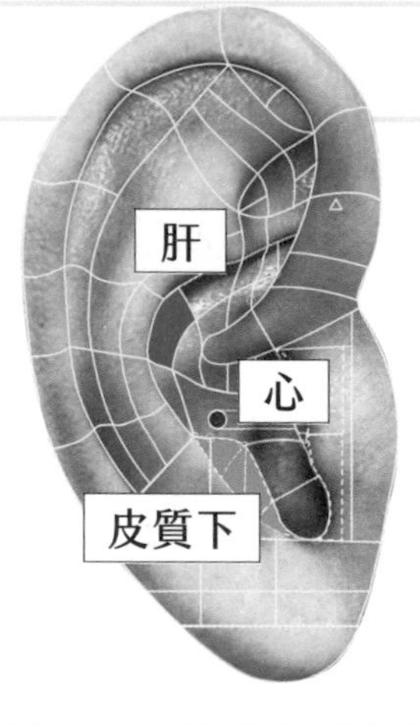

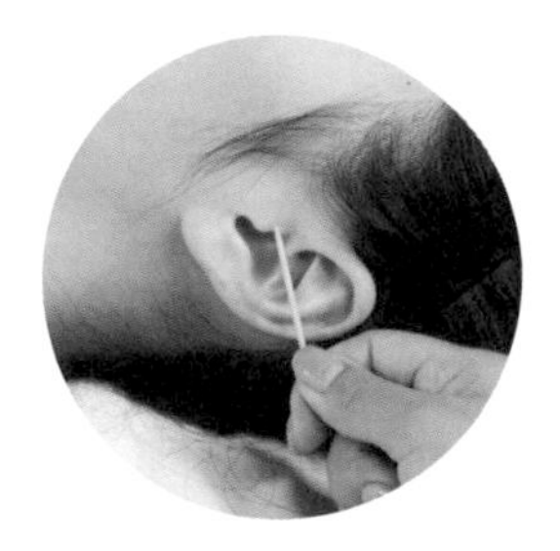

反射區表現

用耳穴探棒或火柴棒探查下列反射區和下耳根反射區時，痛感顯著。

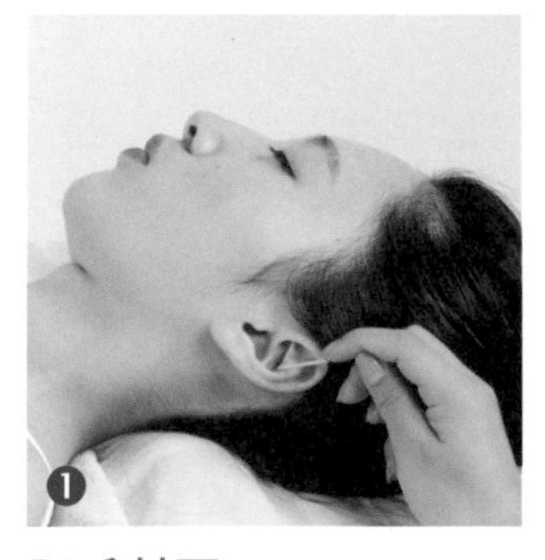

肝反射區

位於耳甲艇的後下部，即耳甲12區。

方法：用切按法切壓肝反射區1～2分鐘，以按摩部位發紅或有酸脹感為宜。

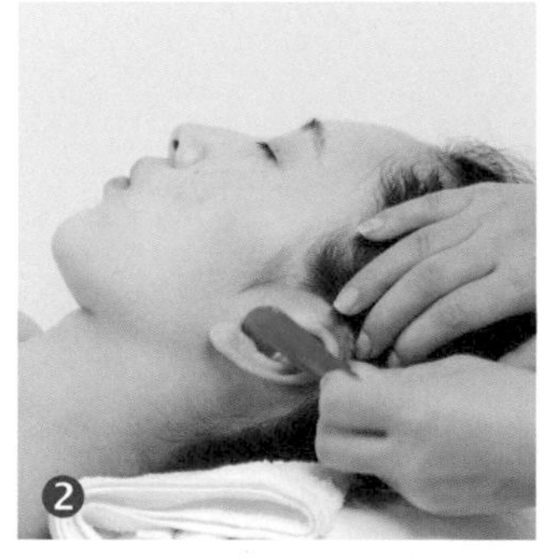

皮質下反射區

位於對耳屏內側面，即對耳屏4區。

方法：用刮拭法刮拭反射區1～2分鐘，以按摩部位發紅，或有酸脹感為宜。

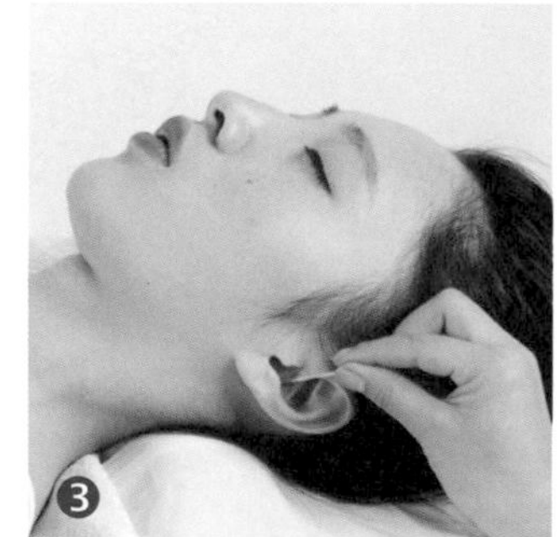

心反射區

位於耳甲腔正中凹陷處，即耳甲15區。

方法：用切按法切壓心反射區1～2分鐘，以按摩部位發紅或有酸脹感為宜。

手部

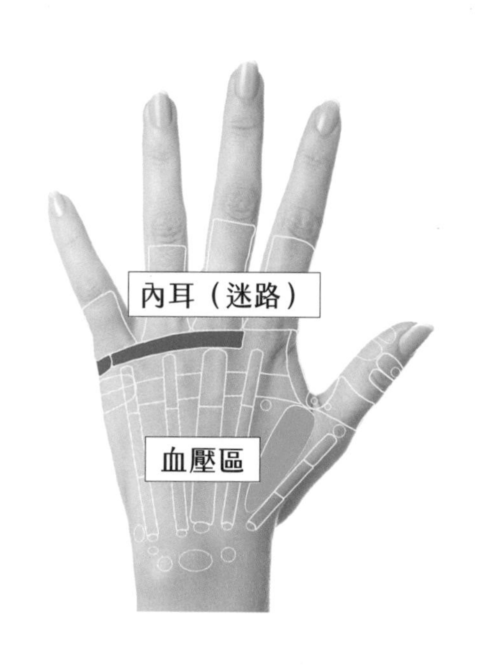

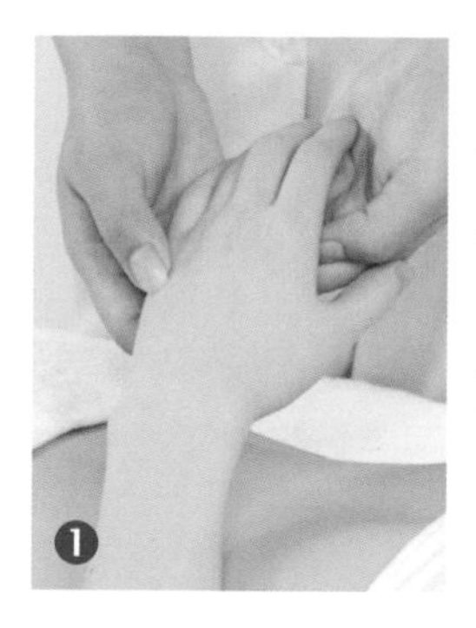

內耳（迷路）反射區

位於雙手背側，第三、第四、第五掌指關節之間及指根部。

方法：用指按法按壓內耳（迷路）反射區1～2分鐘。

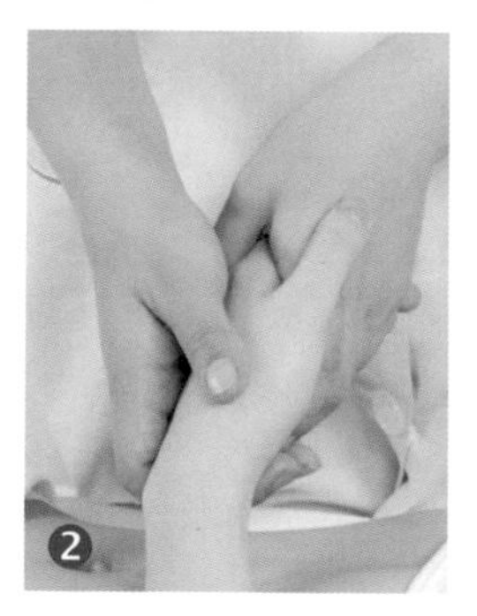

血壓區反射區

位於雙手手背，由第一掌骨、陽溪穴第二掌骨所包圍的區域。

方法：用指揉法按揉反射區1～2分鐘。

足部

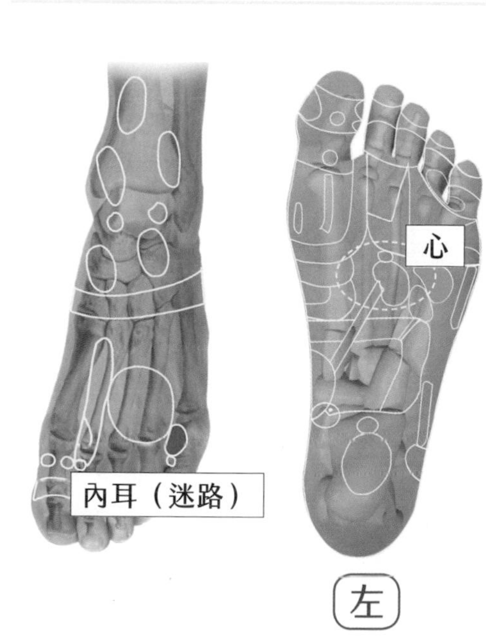

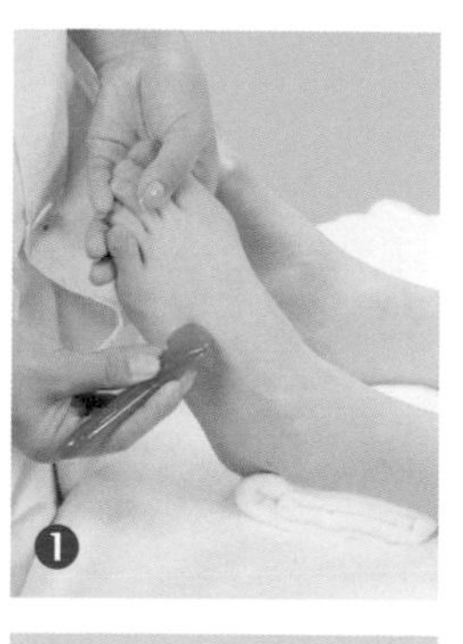

內耳（迷路）反射區

位於雙腳背，第四蹠骨和第五蹠骨骨縫的前端。

方法：用刮壓法刮壓內耳（迷路）反射區2～5分鐘。

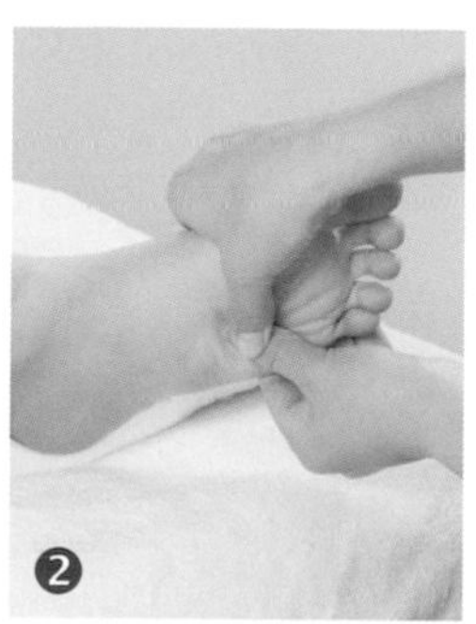

心反射區

位於左腳底，第四與第五蹠骨前段之間。

方法：用拇指指腹按壓法按壓心反射區2～5分鐘。

高血壓　調理氣血穩血壓

高血壓是以動脈血壓升高為主要臨床表現的慢性全身性血管疾病，一般指原發性高血壓。收縮壓≥140毫米汞柱和（或）舒張壓≥90毫米汞柱，即可診斷為高血壓。本病早期無明顯症狀，部分患者會出現頭暈、頭痛、心悸、失眠、耳鳴、乏力、顏面潮紅或肢體麻木等不適表現。中醫認為本病多因精神過度緊張，飲酒過度，嗜食肥甘厚味等所致。

耳　部

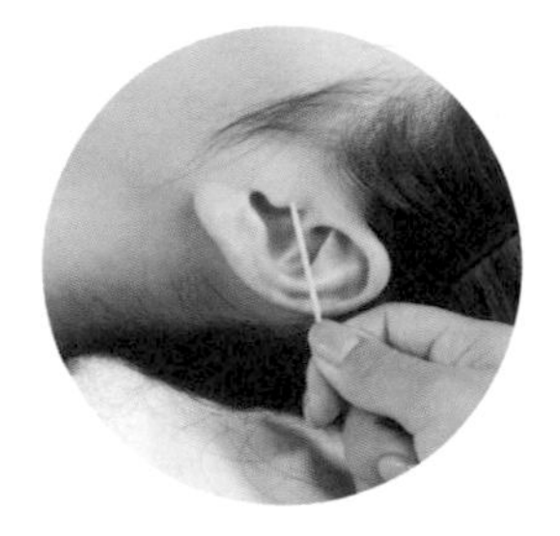

反射區表現

在腎上腺、腦、腦幹、皮質下等反射區觀察到點狀或片狀紅暈。

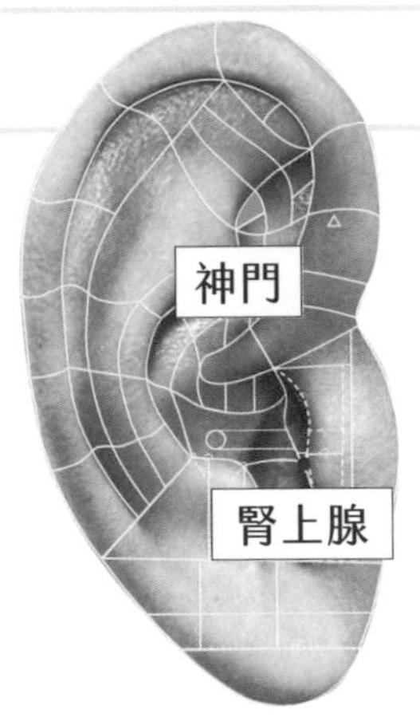

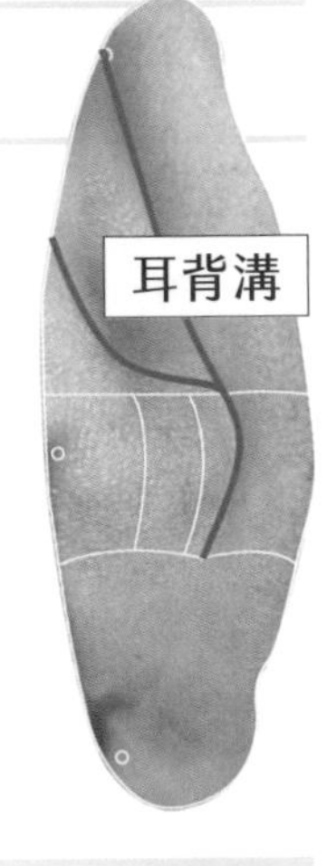

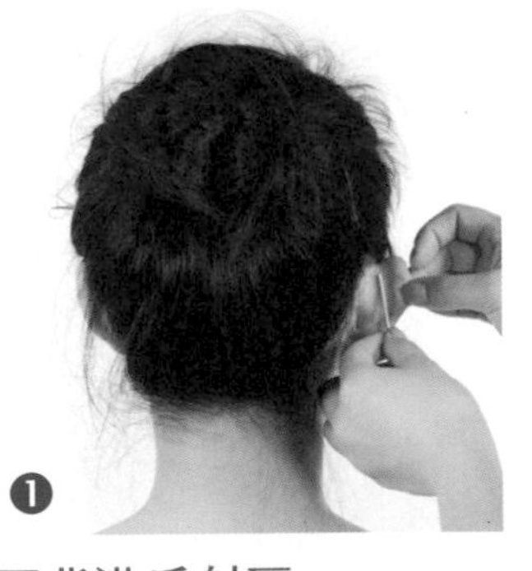

耳背溝反射區

位於對耳輪溝和對耳輪上、下腳溝處。

方法：用切按法切壓反射區1～2分鐘，以按摩部位發紅或有酸脹感為宜。

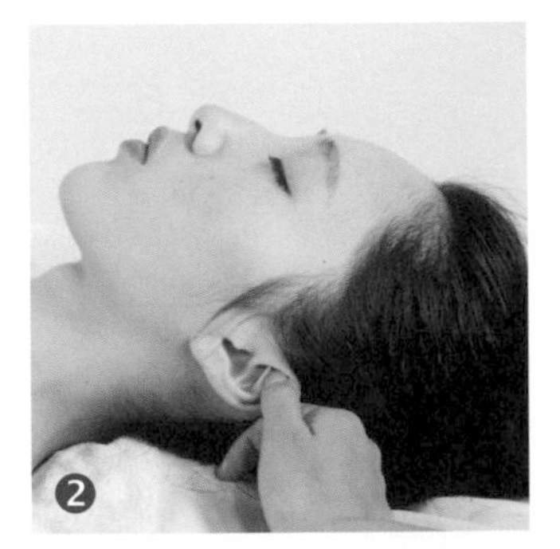

神門反射區

位於三角窩後1／3的上部，即三角窩4區。

方法：用捏揉法揉動反射區1～2分鐘，以按摩部位發紅或有酸脹感為宜。

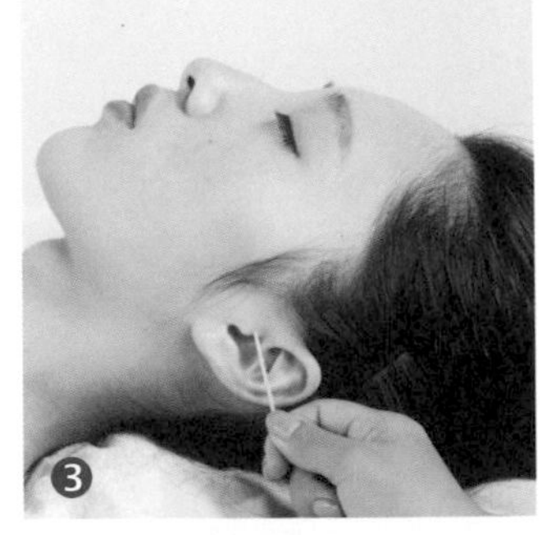

腎上腺反射區

位於耳屏游離緣下部尖端，即耳屏2區後緣處。

方法：用切按法切壓腎上腺反射區1～2分鐘，以按摩部位有酸脹感為宜。

手　部

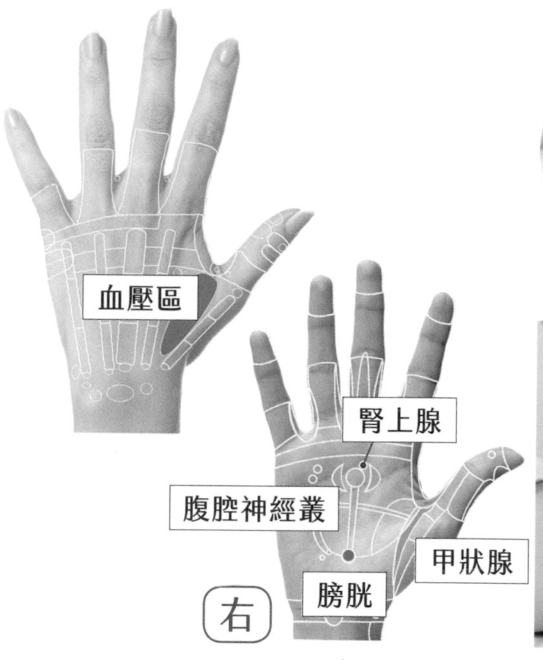

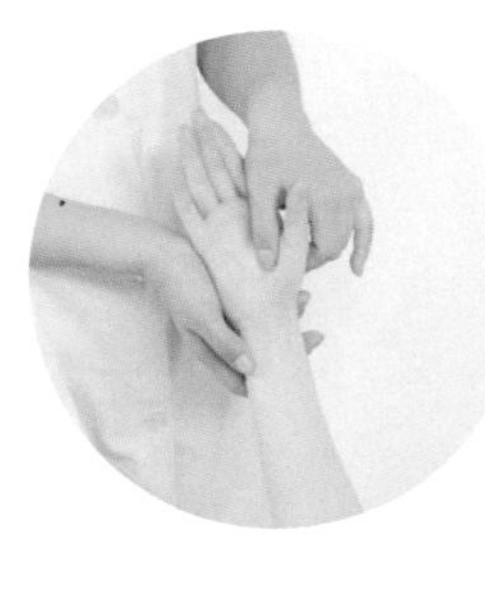

反射區表現

大魚際肉隆起，掌色鮮紅，或中指第一指節靠拇指側有連串白色異常點浮現，或指甲短闊平堅硬。

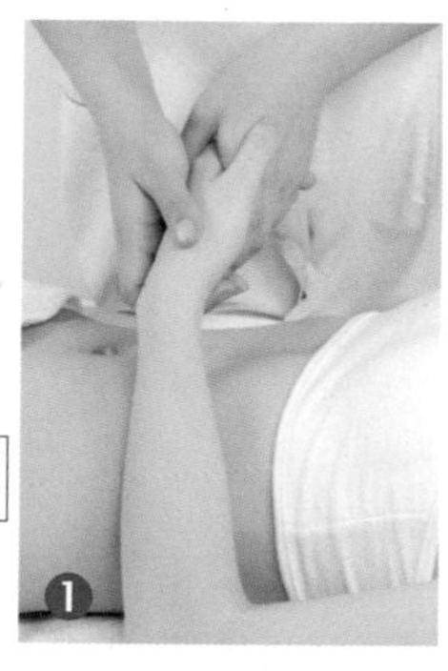

血壓區反射區

位於雙手手背，由第一掌骨、陽溪穴第二掌骨所包圍的區域。

方法：用指揉法按揉反射區1～2分鐘，以局部有酸痛感為宜。

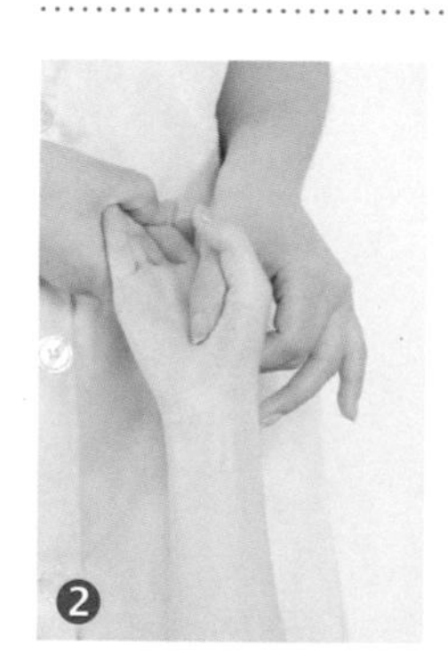

甲狀腺反射區

位於雙手掌側第一掌骨近心端起至第一、二掌骨間，拇指方向至虎口邊緣連成帶狀區域。

方法：用指揉法按揉反射區1～2分鐘。

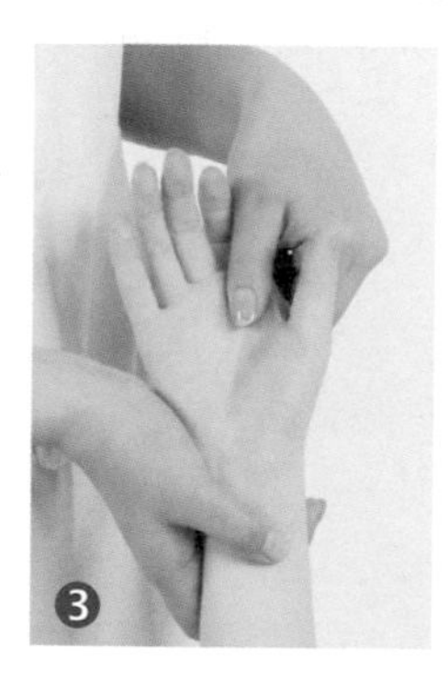

腎上腺反射區

位於雙手掌面第二、第三掌骨之間，距離第二、第三掌骨1.5～2公分處。

方法：用指揉法按揉反射區1～2分鐘。

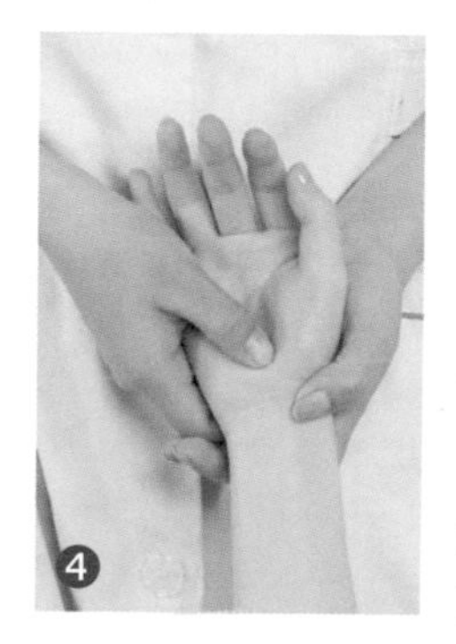

膀胱反射區

位於右手掌面下方，大小魚際交接處的凹陷區域。

方法：用指揉法按揉膀胱反射區1～2分鐘，以局部有酸痛感為宜。

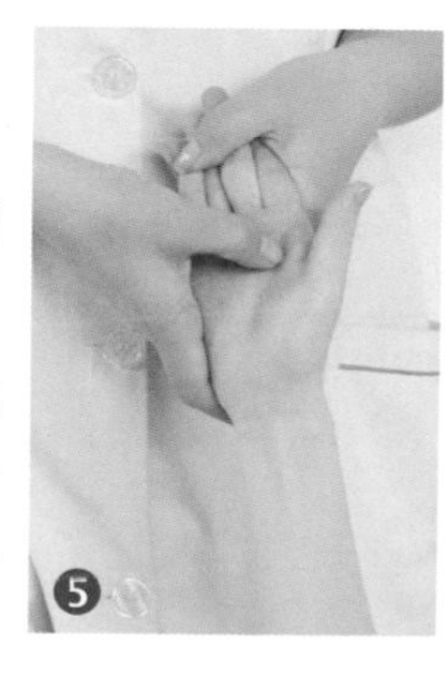

腹腔神經叢反射區

位於雙手掌心第二、第三掌骨及第三、第四掌骨之間，腎反射區的兩側。

方法：用掐法掐按腹腔神經叢反射區1～2分鐘。

足部

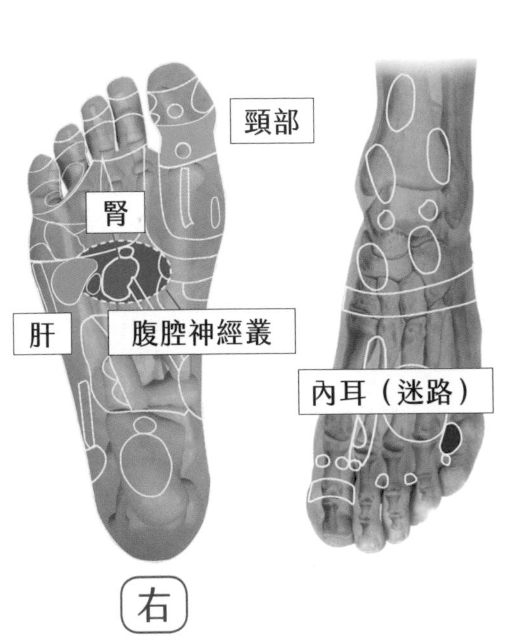

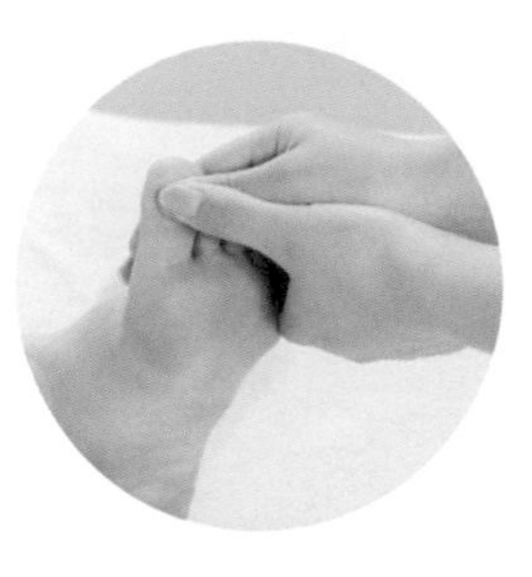

反射區表現

按揉大腦反射區時，觸感如捻發樣，或刮壓拇趾腹時，顏色由白到紅充盈過速。

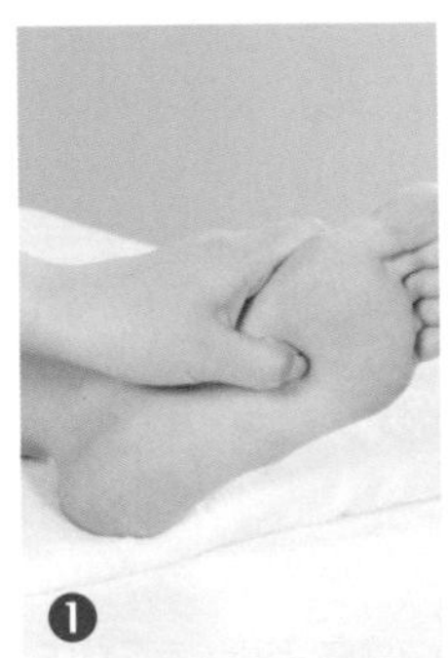

腹腔神經叢反射區

位於雙腳底，第二至第四蹠骨體處，分佈於腎反射區周圍的橢圓區域。

方法：用掐法掐按反射區2～5分鐘，以局部有酸痛感為宜。

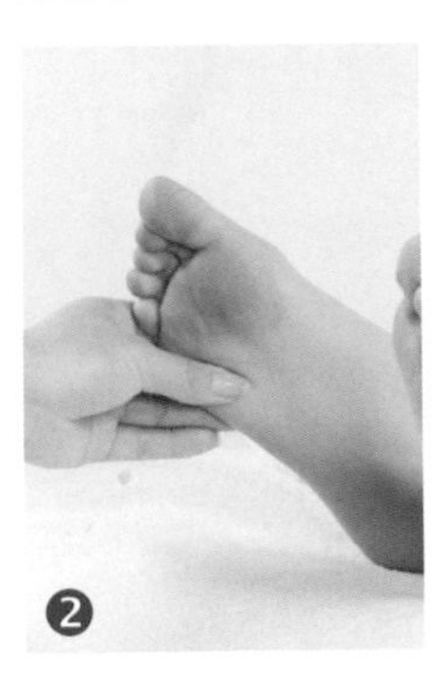

肝反射區

位於右腳底，第四與第五蹠骨前段之間。

方法：用拇指指腹按壓法按壓肝反射區2～5分鐘，以局部有酸痛感為宜。

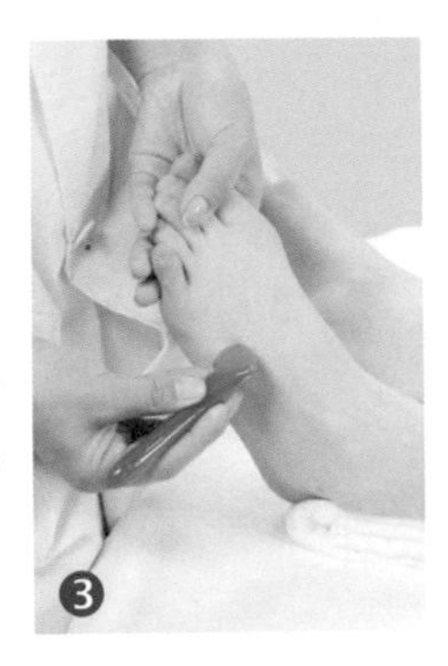

內耳（迷路）反射區

位於雙腳背，第四蹠骨和第五蹠骨骨縫的前端，和第四、第五蹠趾關節間。

方法：用刮壓法刮壓反射區2～5分鐘，以局部有酸痛感為宜。

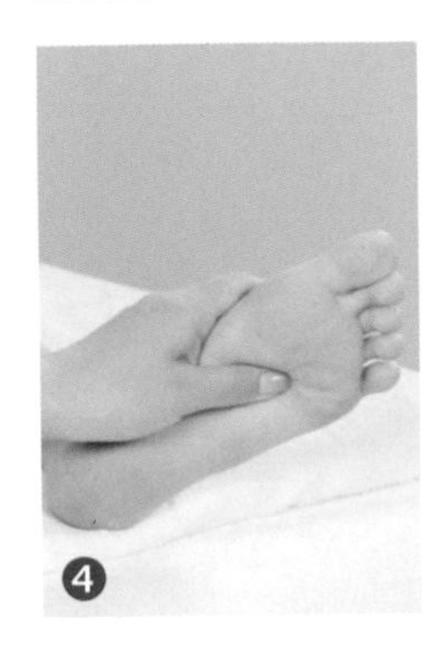

腎反射區

位於雙腳底，第二蹠骨與第三蹠骨體之間，近蹠骨底處，蜷足時中央凹陷處。

方法：用拇指指腹按壓法按壓腎反射區2～5分鐘，以局部有酸痛感為宜。

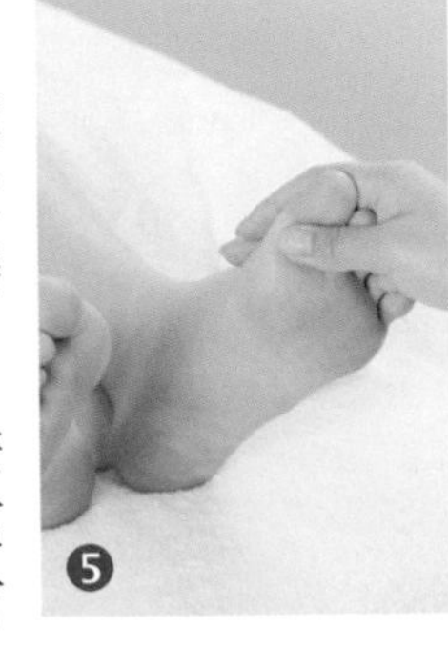

頸部反射區

位於雙腳拇趾根部橫紋處。

方法：用拇指指腹按壓法按壓頸部反射區2～5分鐘，以局部有酸痛感為宜。

感冒　祛風散邪補元氣

感冒，中醫稱「傷風」，是一種由多種病毒和（或）細菌引起的呼吸道常見病。感冒一般分為風寒感冒和風熱感冒。風寒感冒起病急、發熱輕、惡寒重、頭痛、周身酸痛、無汗、流清涕，咳嗽吐清痰等。風熱感冒主要症狀為發燒重、惡寒輕、流黃涕、咳吐黃痰、口渴、咽痛、大便乾、小便黃，扁桃體腫大等。

耳　部

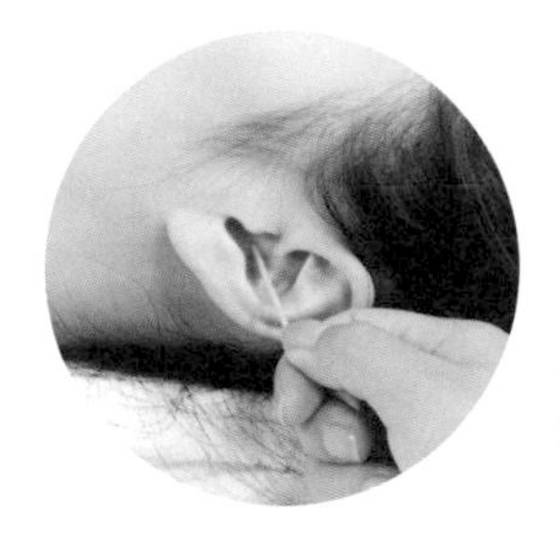

反射區表現

用耳穴探棒或火柴棒探查下列反射區和氣管反射區時，痛感顯著。

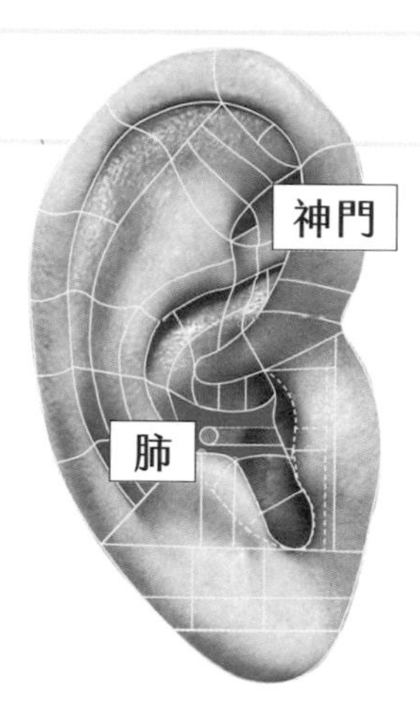

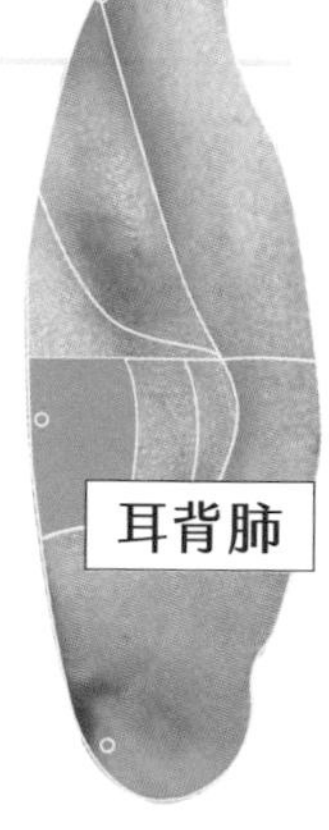

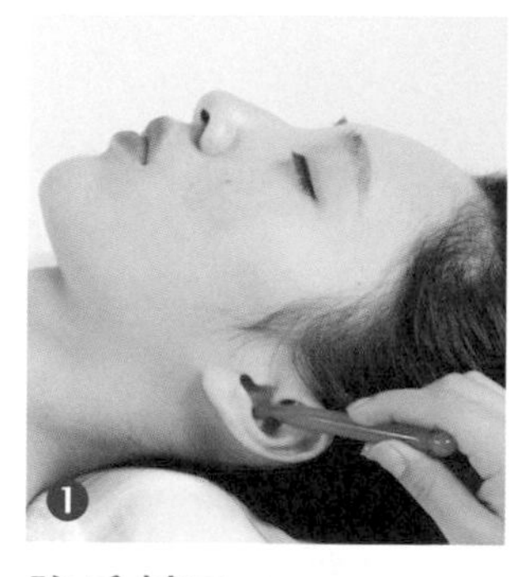

肺反射區

位於心、氣管區周圍處，即耳甲14區。

方法：用切按法切壓肺反射區1～2分鐘，以按摩部位發紅或有酸脹感為宜。

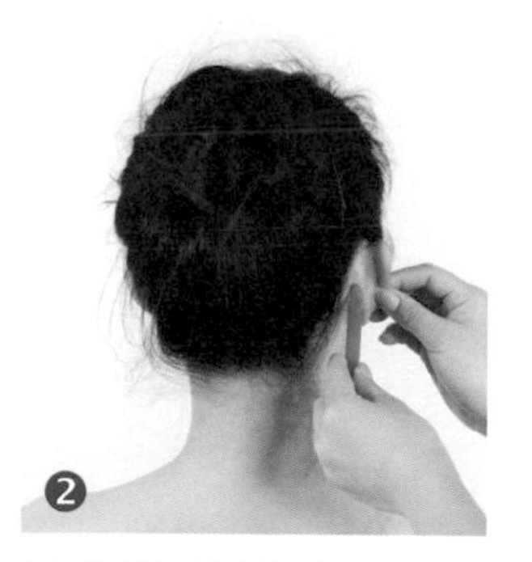

耳背肺反射區

位於耳背中內部，即耳背2區。

方法：用切按法切壓耳背肺反射區1～2分鐘，以按摩部位發紅或有酸脹感為宜。

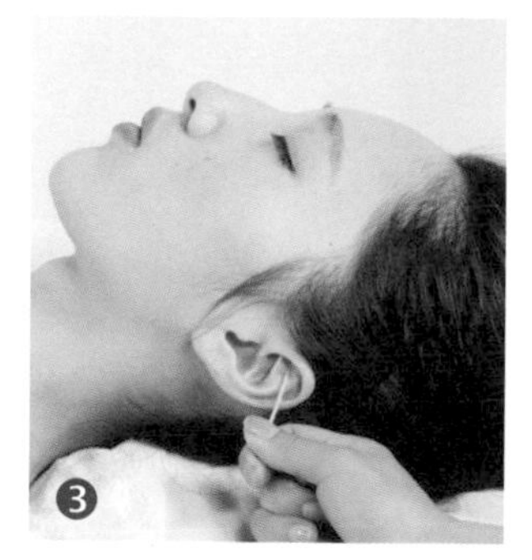

神門反射區

位於三角窩後1／3的上部，即三角窩4區。

方法：用切按法切壓神門穴反射區1～2分鐘，以按摩部位有酸脹感為宜。

手部

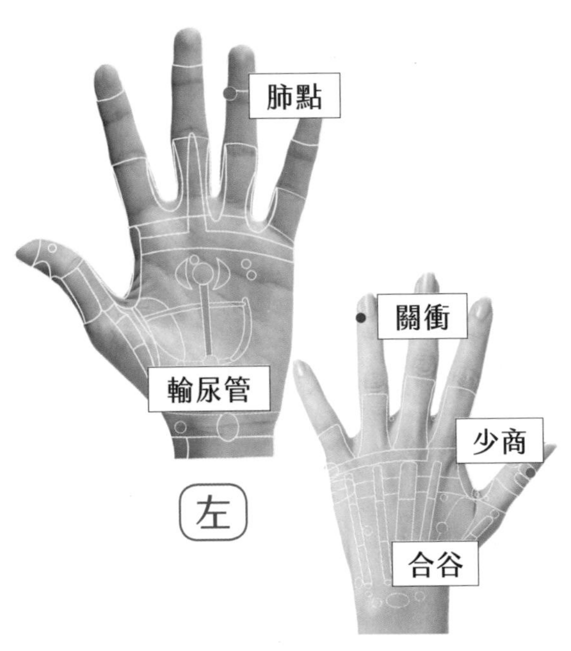

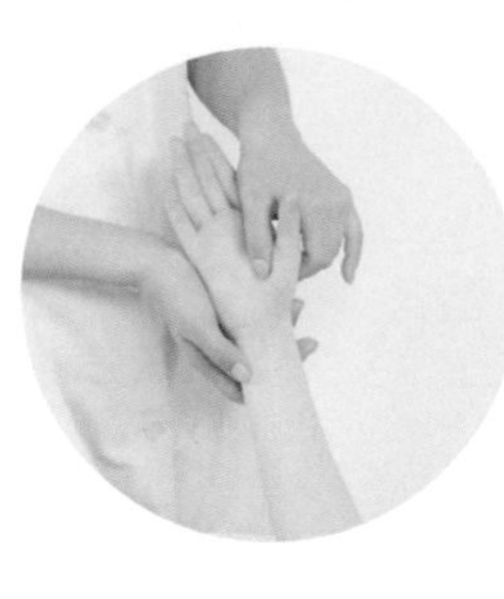

反射區表現

手掌部青筋暴露，大魚際肉青暗。

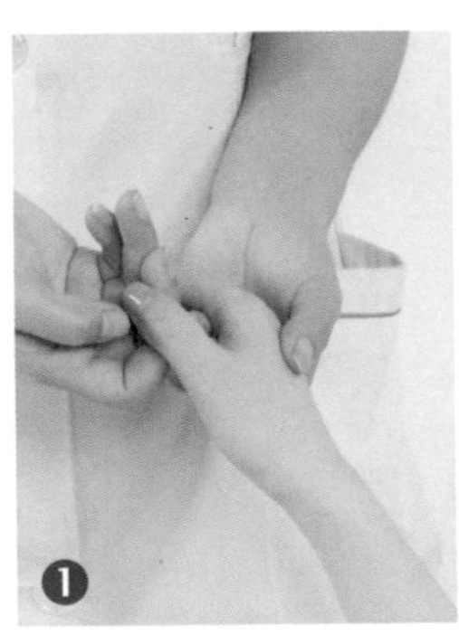

少商穴

位於手拇指末節橈側，距指甲角0.1寸（指寸）。

方法：用掐法掐按少商穴1～2分鐘，以局部發紅或酸痛為宜。

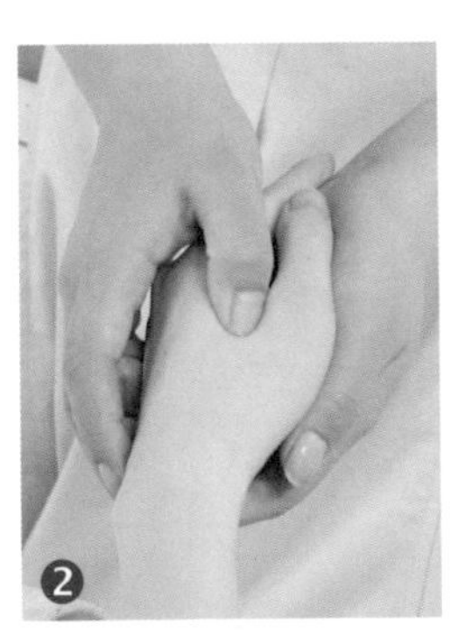

合谷穴

位於手背，第一、第二掌骨間，當第二掌骨橈側的中點處。

方法：用指按法按壓合谷穴1～2分鐘，以局部發紅或酸痛為宜。

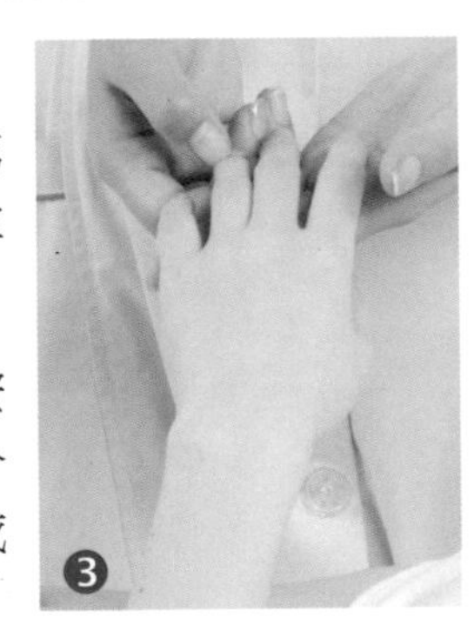

關衝穴

位於手環指末節尺側，距指甲角0.1寸（指寸）。

方法：用掐法掐按關衝穴1～2分鐘，以局部發紅或酸痛為宜。

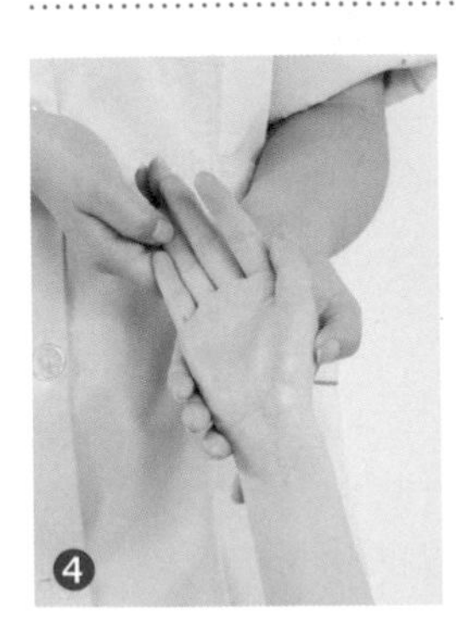

肺點

位於雙手掌面，無名指遠側指間關節橫紋中點。

方法：用掐法掐按肺點1～2分鐘，以局部發紅，或酸痛為宜。

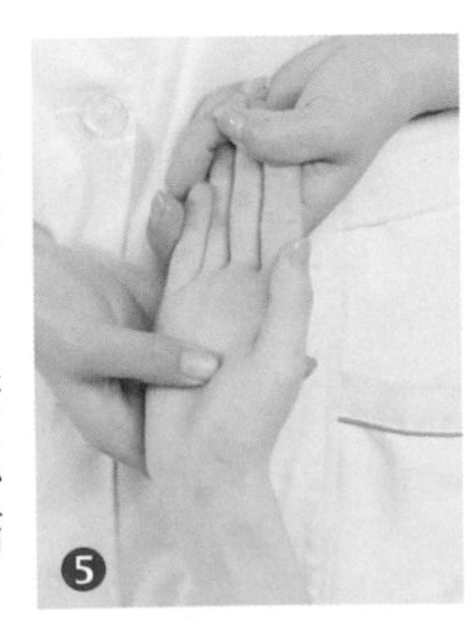

輸尿管反射區

位於雙手掌中部，腎反射區與膀胱反射區之間的一條帶狀區域。

方法：用指按法按壓輸尿管反射區1～2分鐘，以局部有酸痛感為宜。

足部

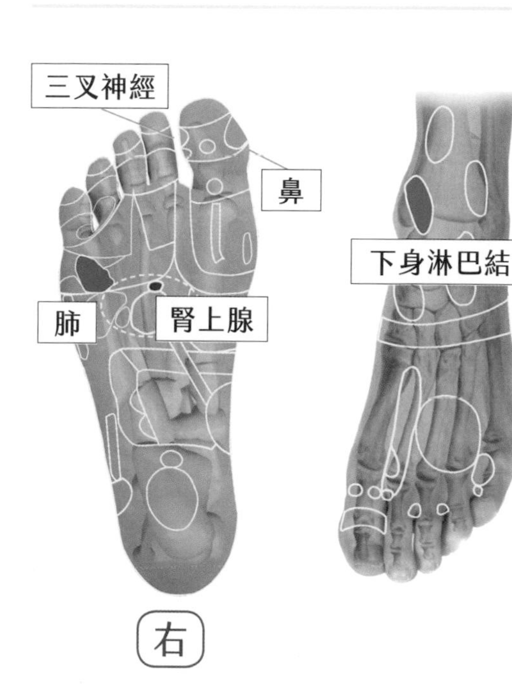

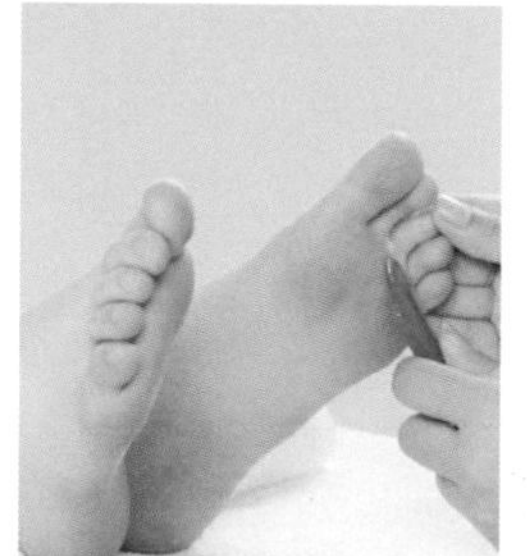

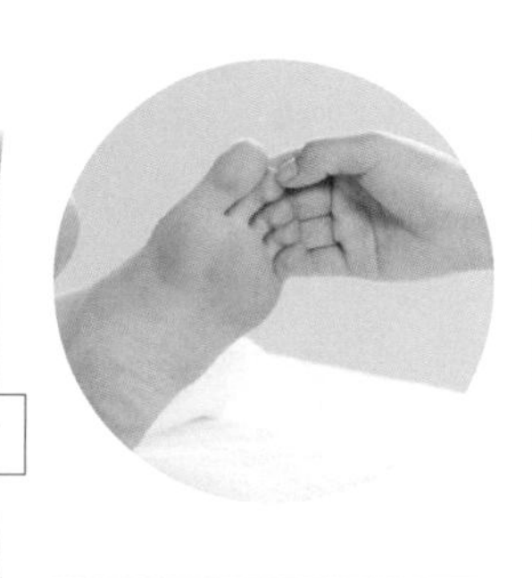

反射區表現

按揉額竇、三叉神經、鼻、耳反射區時，手感似捻發樣。

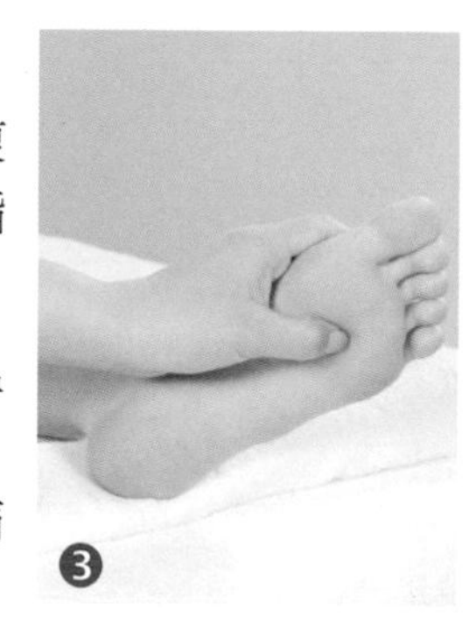
❶

肺反射區

位於自甲狀腺反射區向外，到肩反射區處，約一條橫指寬的帶狀區。

方法：用刮壓法刮壓反射區2～5分鐘，以局部酸痛為宜。

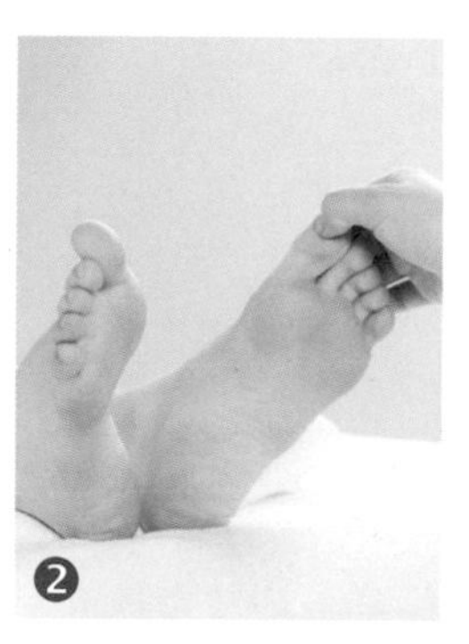
❷

鼻反射區

位於雙腳拇趾趾腹內側延伸到拇趾指甲的根部。

方法：掐法掐按鼻反射區2～5分鐘，以局部發紅或酸痛為宜。

❸

腎上腺反射區

位於雙腳底，第二、第三蹠骨體之間腎反射區前端。

方法：用掐法掐按腎上腺反射區2～5分鐘，以局部有酸痛感為宜。

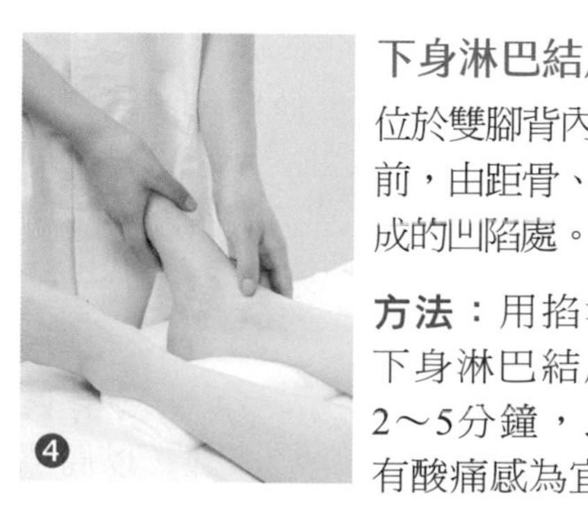
❹

下身淋巴結反射區

位於雙腳背內側踝骨前，由距骨、舟骨構成的凹陷處。

方法：用掐法掐按下身淋巴結反射區2～5分鐘，以局部有酸痛感為宜。

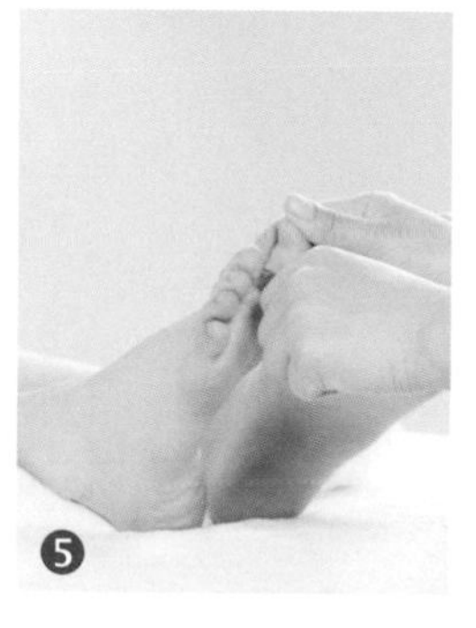
❺

三叉神經反射區

位於雙腳拇趾近第二趾的外側約45度，在小腦反射區的前方。

方法：用掐法掐按三叉神經反射區約2～5分鐘。

哮喘　肺腎同調喘自消

哮喘是一種慢性呼吸道疾病，其主要臨床表現包括喘息、呼吸困難、咳嗽、咳痰、胸悶、胸痛等。典型的表現為發作性，伴有哮鳴音的呼氣性呼吸困難，病情嚴重患者表現為乾咳或咯大量白色泡沫痰。中醫學認為，當人體外感風寒、飲食失衡不當、情志不暢，導致痰氣交阻，氣道不暢，引起肺氣升降不利而最終引發哮喘。

耳　部

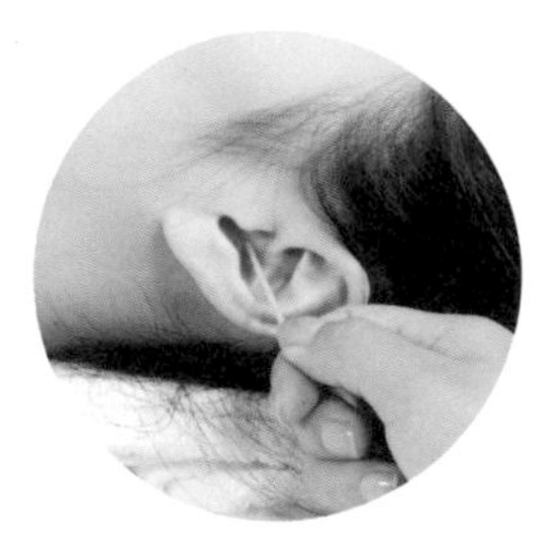

反射區表現

肺、支氣管、氣管反射區看到紅色或白色點狀丘疹，無光澤。

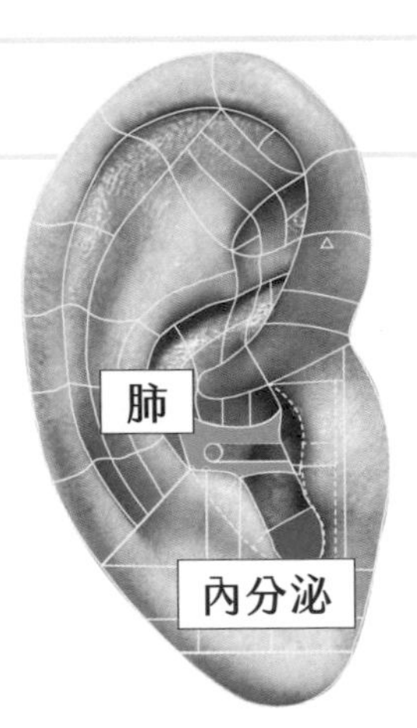

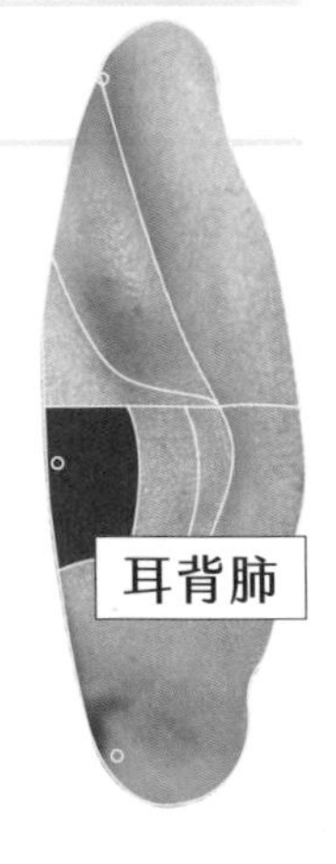

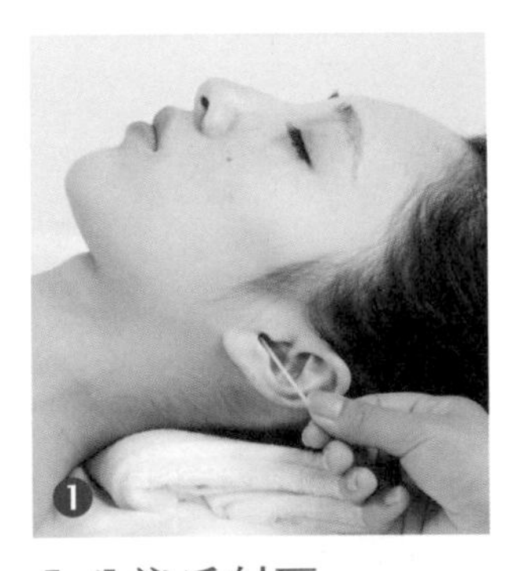

❶ 內分泌反射區

位於屏間切跡內，耳甲腔的底部，即耳甲18區。

方法：用切按法切壓內分泌反射區1～2分鐘，以按摩部位有酸脹感為宜。

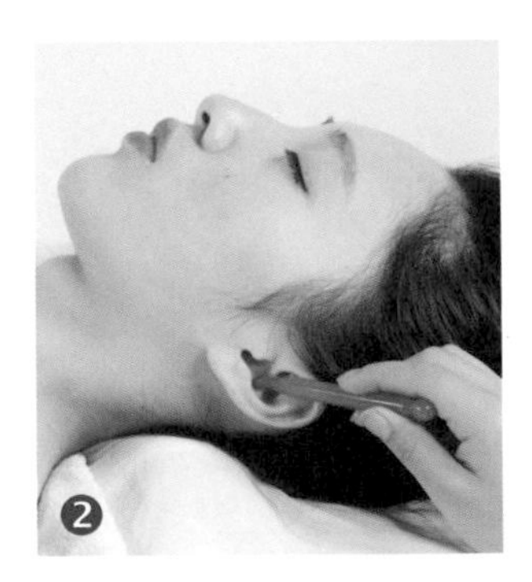

❷ 肺反射區

位於心、氣管區周圍處，即耳甲14區。

方法：用切按法切壓肺反射區1～2分鐘，以按摩部位發紅或有酸脹感為宜。

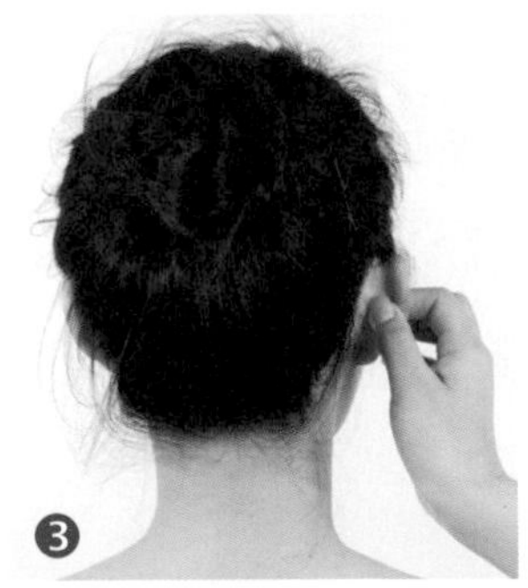

❸ 耳背肺反射區

位於耳背中內部，即耳背2區。

方法：用捏揉法揉動耳背肺反射區1～2分鐘，以按摩部位發紅或有酸脹感為宜。

手　部

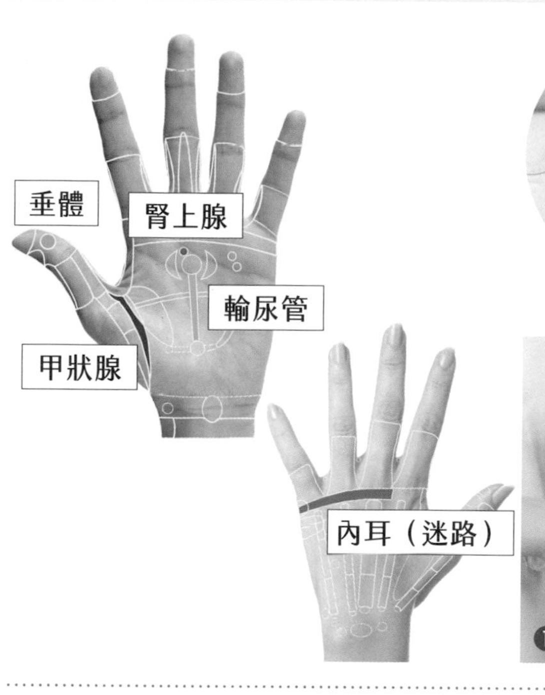

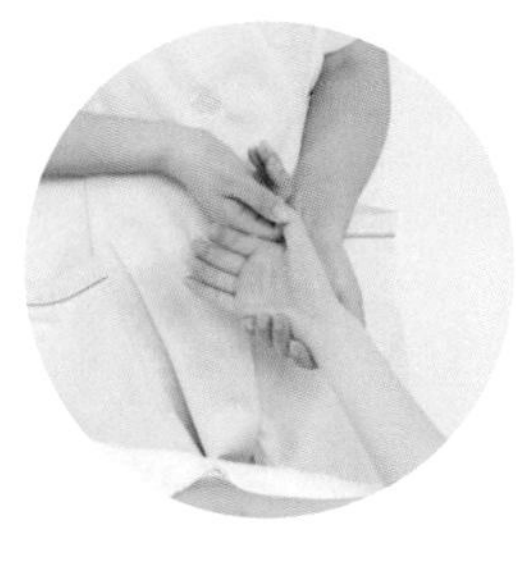

反射區表現

鼻、咽、支氣管、肺反射區見白紅相間異常點。

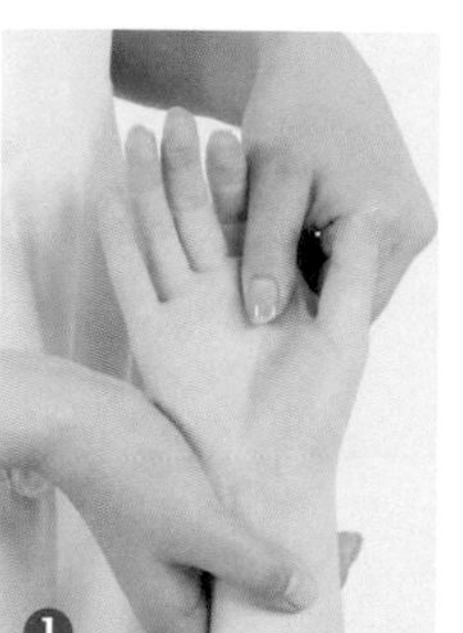

腎上腺反射區

位於雙手掌面第二、第三掌骨之間，距離第二、第三掌骨1.5～2公分處。

方法：用指揉法按揉反射區1～2分鐘。

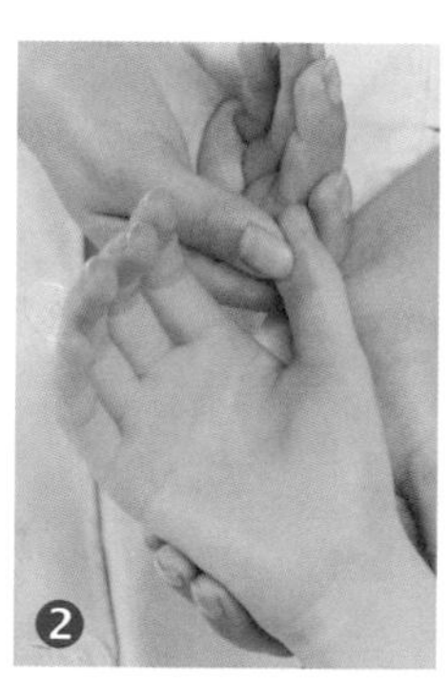

垂體反射區

位於雙手拇指指腹中央，大腦反射區深處。

方法：用指揉法揉按垂體反射區1～2分鐘，以局部有酸痛感為宜。

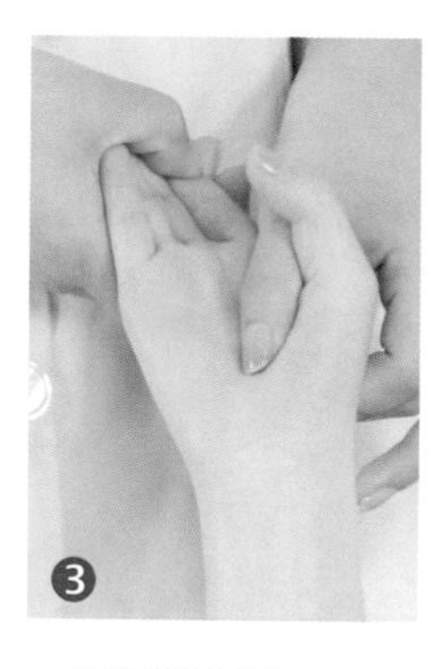

甲狀腺反射區

位於雙手起至第一、第二掌骨之間，轉向拇指方向至虎口邊緣連成帶狀區域。

方法：用指揉法按揉反射區1～2分鐘。

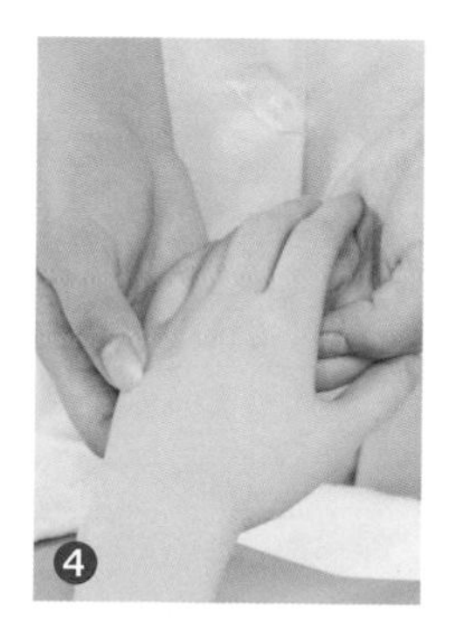

內耳（迷路）反射區

位於雙手背側，第三、四、五掌指關節之間及指根部。

方法：用指按法按壓反射區1～2分鐘，以局部有酸痛感為宜。

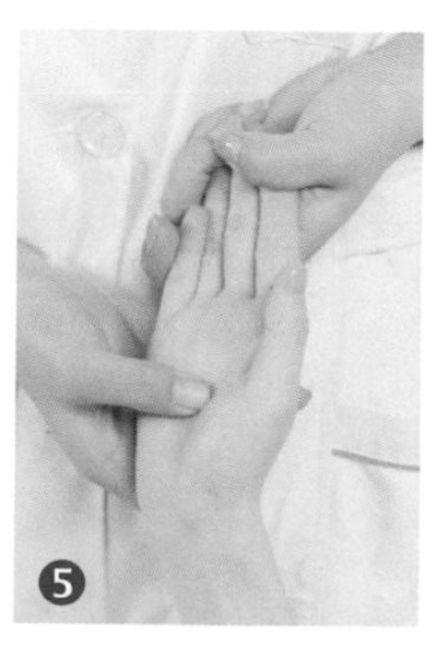

輸尿管反射區

位於雙手掌中部，腎反射區與膀胱反射區之間的帶狀區域。

方法：用指按法按壓反射區1～2分鐘，以局部有酸痛感為宜。

足　部

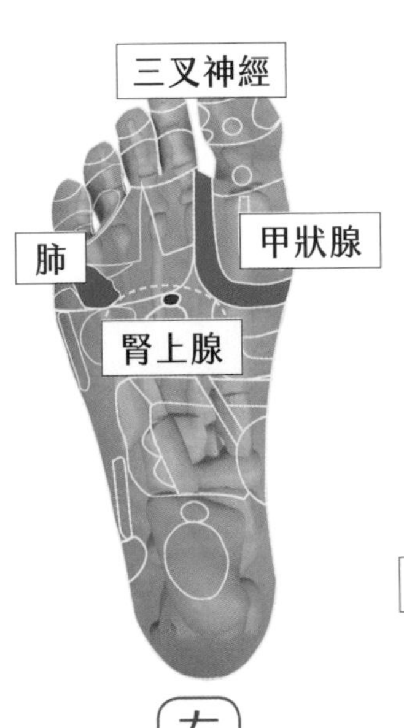

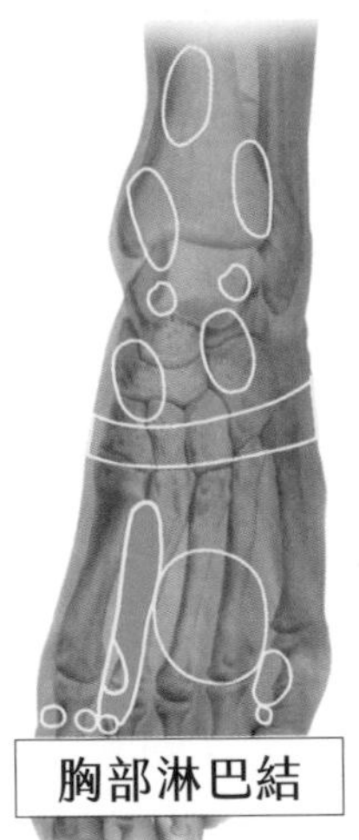

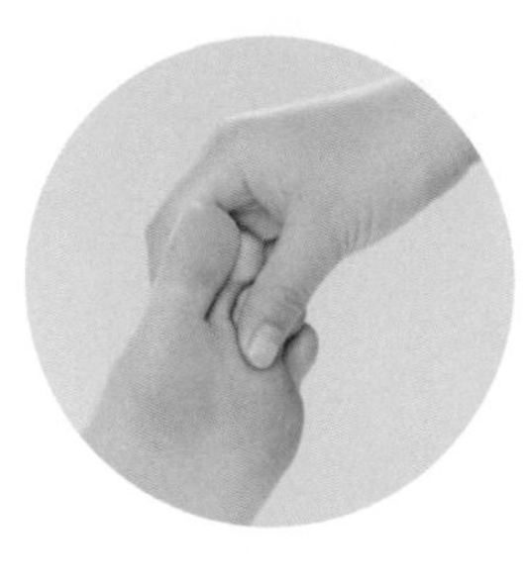

反射區表現

用拇指由後向前縱向推按左腳肺反射區時，出現氣感與顆粒。

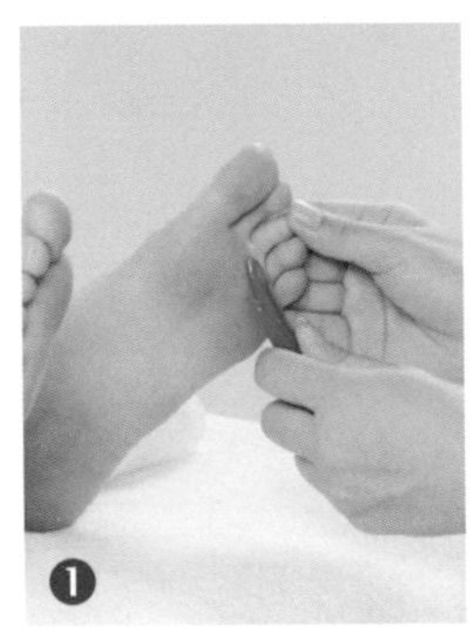

❶

肺反射區

位於自甲狀腺反射區向外到肩反射區處大約一條橫指寬的帶狀區域。

方法：用刮壓法刮壓反射區2～5分鐘，以局部有酸痛感為宜。

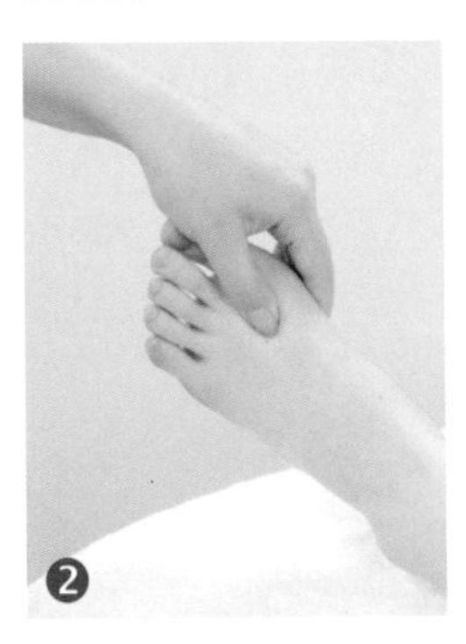

❷

胸部淋巴結反射區

位於雙腳背第一及第二蹠骨間縫處。

方法：用拇指指腹按壓法按壓反射區2～5分鐘。

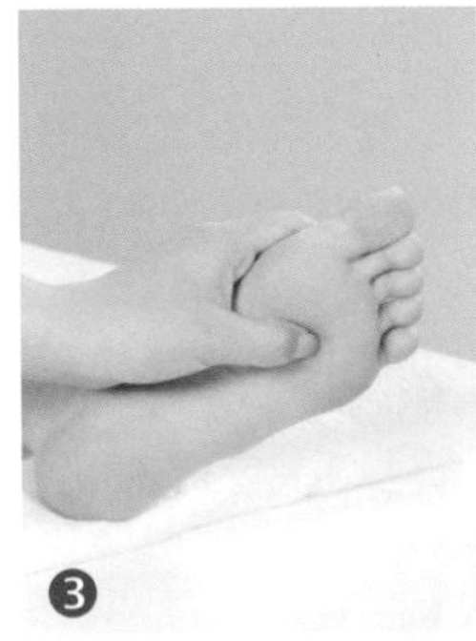

❸

腎上腺反射區

位於雙腳底，第二、三蹠骨體之間，腎反射區前端。

方法：用拇指指腹按壓法按壓腎上腺反射區2～5分鐘，以局部有酸痛感為宜。

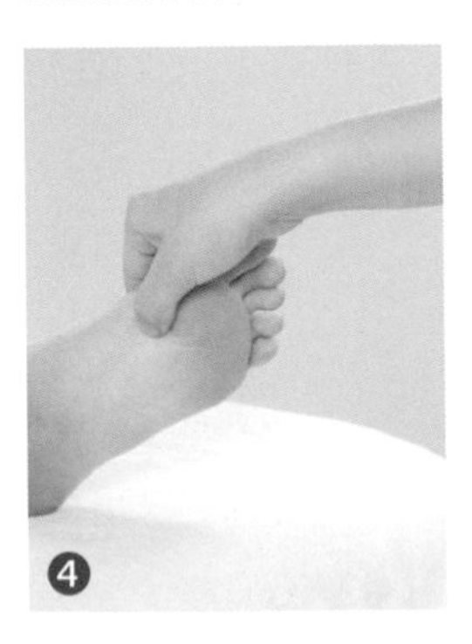

❹

甲狀腺反射區

位於雙腳底第一蹠骨與第二蹠骨之間前半部，轉而橫跨第一蹠骨中部。

方法：用拇指指腹按壓法按壓甲狀腺反射區2～5分鐘。

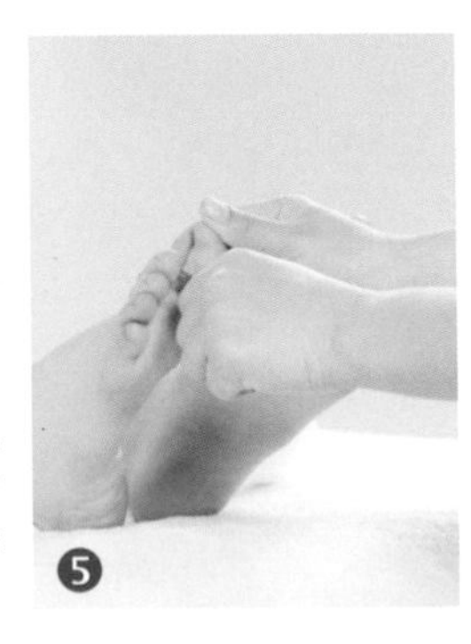

❺

三叉神經反射區

位於雙腳拇趾近第二趾的外側約45度，在小腦反射區前方。

方法：用刮壓法刮壓三叉神經反射區2～5分鐘。

咳嗽　宣肺通竅來止咳

咳嗽是呼吸系統疾病的常見症狀，中醫認為咳嗽是因外感六淫影響於肺所致的有聲有痰之症。咳嗽的原因有上呼吸道感染、支氣管炎、肺炎、喉炎等。咳嗽的主要症狀：痰多色稀白或痰色黃稠，量少，喉間有痰聲，似水笛哮鳴聲音，易咳出，喉癢欲咳等。在治療的同時，透過中醫療法刺激穴位也可以緩解或治療咳嗽。

耳　部

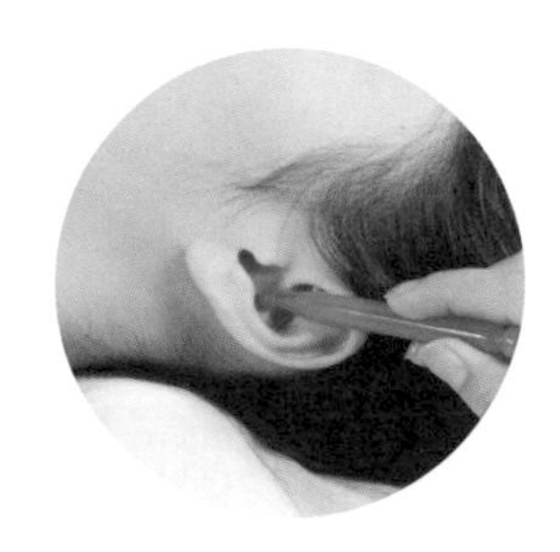

反射區表現

用耳穴探棒或火柴棒探查下列反射區時，壓痛顯著。

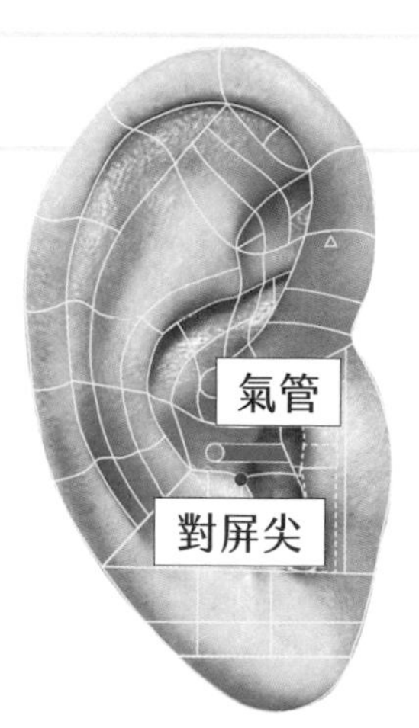

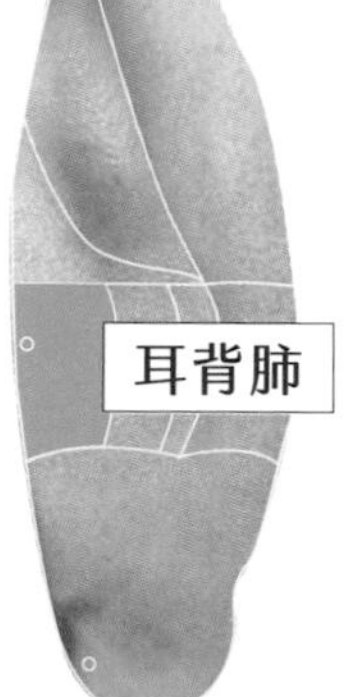

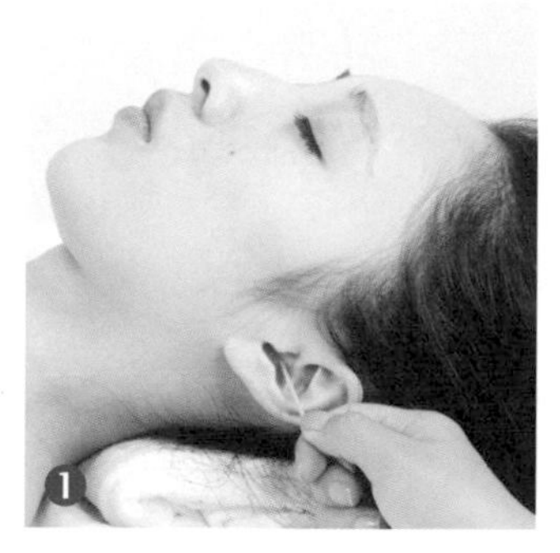

氣管反射區

位於心區與外耳門之間，即耳甲16區。

方法：用切按法切壓反射區1～2分鐘，以按摩部位發紅或有酸脹感為宜。

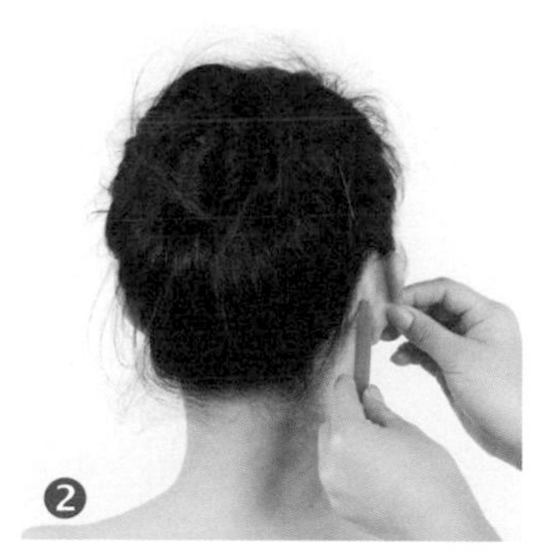

耳背肺反射區

位於耳背中內部，即耳背2區。

方法：用切按法切壓耳背肺反射區1～2分鐘，以按摩部位發紅或有酸脹感為宜。

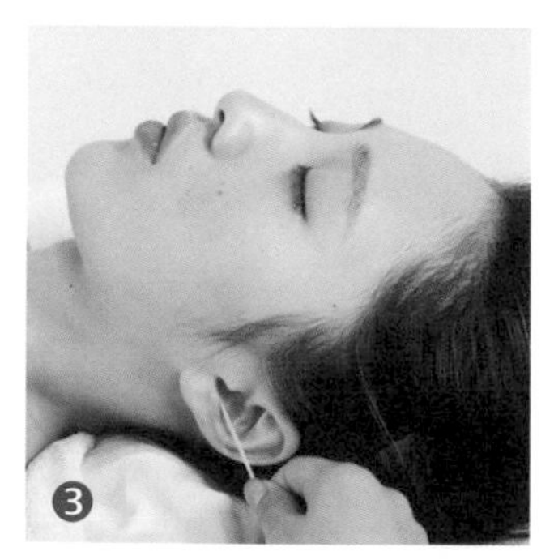

對屏尖反射區

位於對耳屏游離緣的尖端，即對耳屏1、2、4區交點處。

方法：用切按法切壓對屏尖反射區1～2分鐘，以按摩部位有酸脹感為宜。

手　部

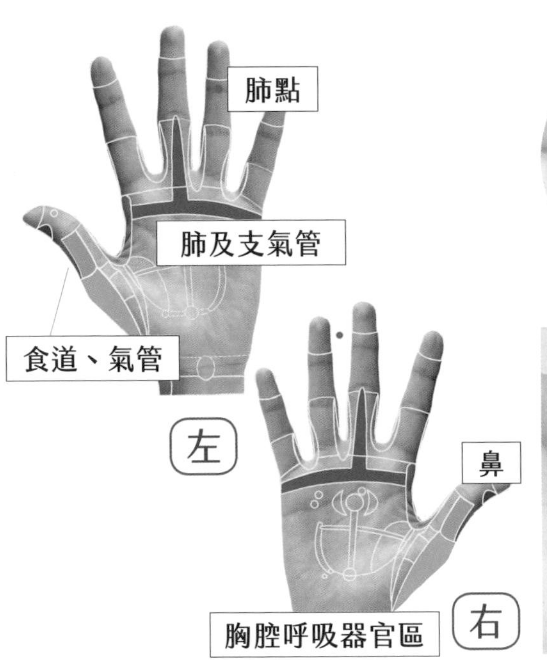

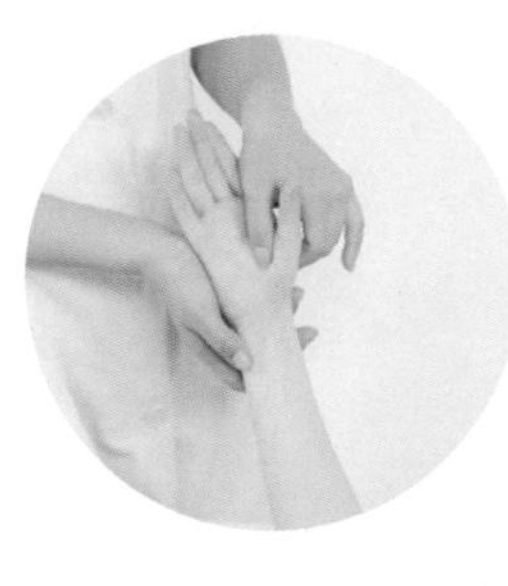

反射區表現

大魚際肉青筋明顯，鼻、咽、支氣管反射區見白、紅相間異常點。

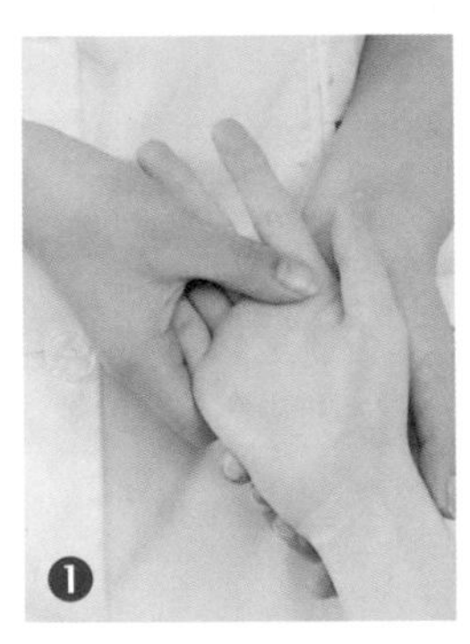

❶

肺及支氣管反射區

位於雙手掌面，橫跨第二、三、四、第五掌指關節區域及中指第三節指骨。

方法：用指按法按壓反射區1～2分鐘。

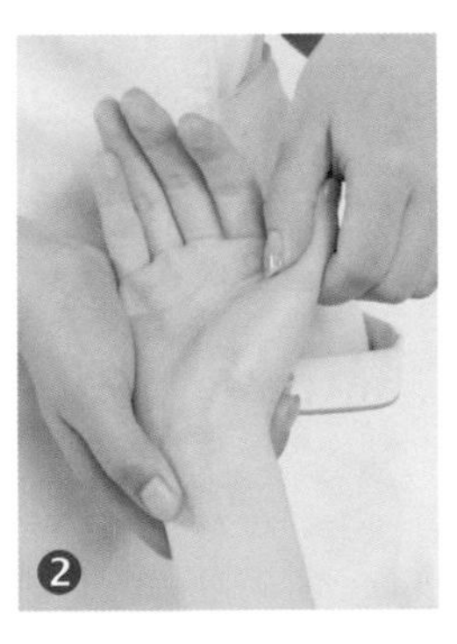

❷

食道、氣管反射區

位於雙手拇指近節指骨橈側，赤白肉際處。

方法：用指按法按壓食道、氣管反射區1～2分鐘，以局部有酸痛感為宜。

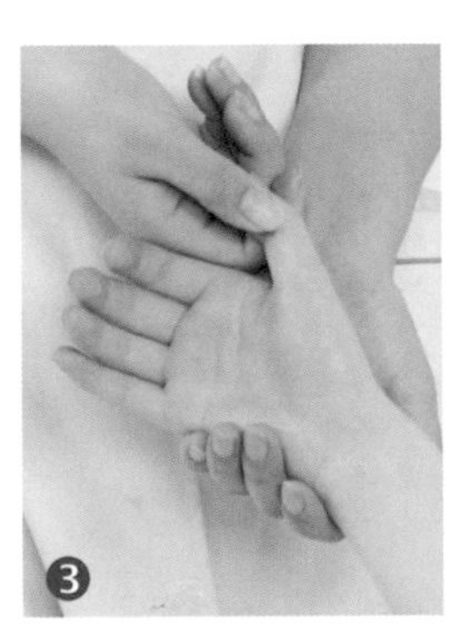

❸

鼻反射區

位於雙手掌面拇指末節，指腹橈側面的中部。

方法：用指揉法按揉反射區1～2分鐘，以局部有酸痛感為宜。

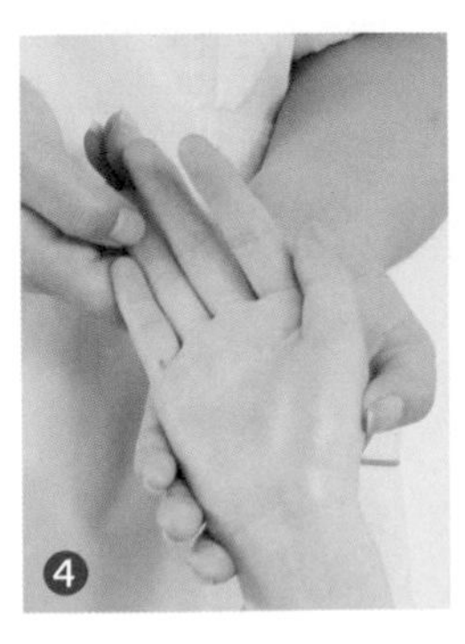

❹

肺點

位於雙手掌面，無名指遠側指間關節橫紋中點。

方法：用掐法掐按肺點1～2分鐘，以局部發紅，或酸痛為宜。

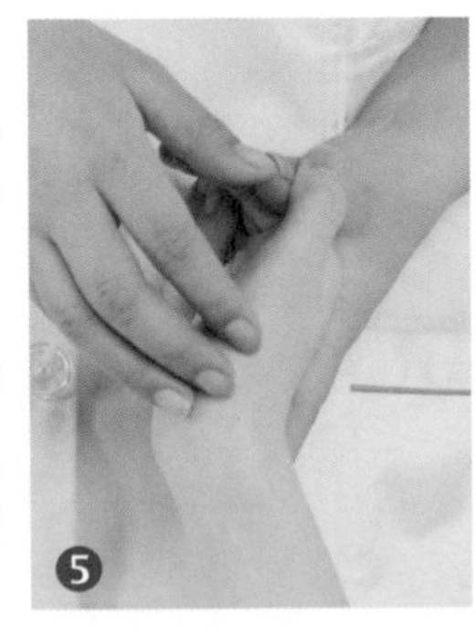

❺

胸腔呼吸器官區反射區

位於雙手掌側，拇指指間關節橫紋至腕橫紋之間的區域。

方法：用理筋法梳理反射區1～2分鐘，以局部有酸痛感為宜。

足部

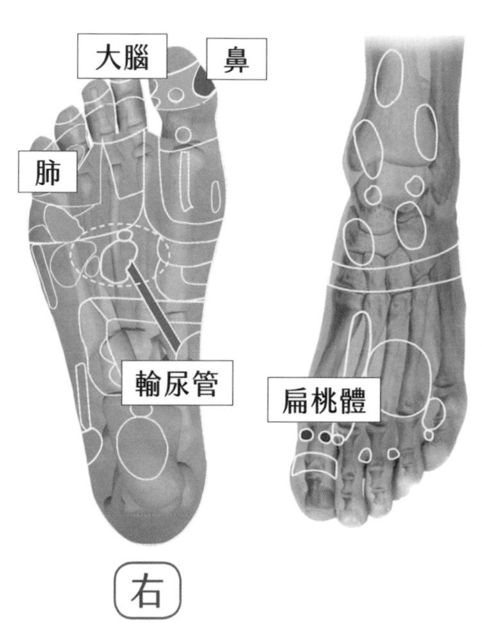

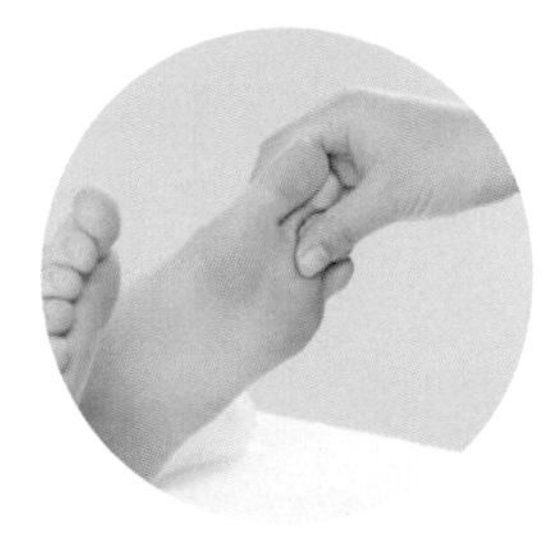

反射區表現

用拇指由後向前縱向推按左腳肺及支氣管反射區時，出現氣感或顆粒。

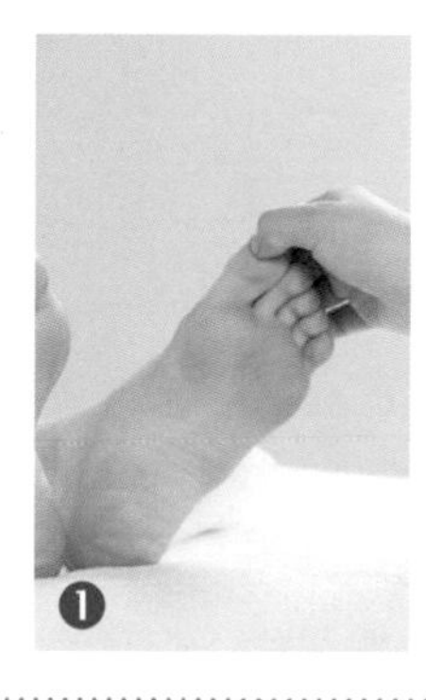

鼻反射區

位於雙腳拇趾趾腹內側延伸到拇趾指甲的根部。

方法：用掐法掐按鼻反射區2～5分鐘，以局部有酸痛感為宜。

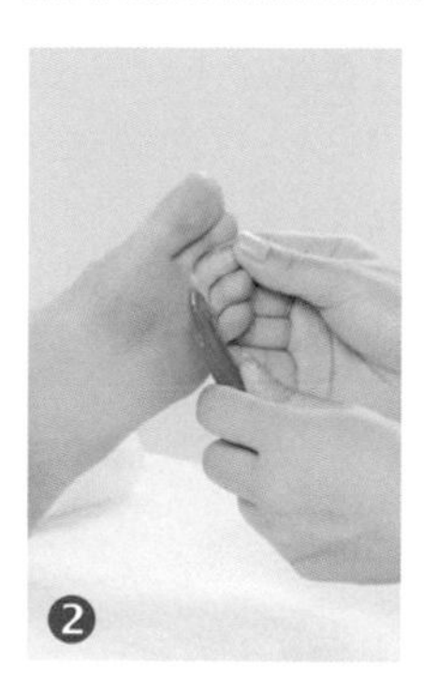

肺反射區

位於自甲狀腺反射區向外到肩反射區處約一條橫指寬的帶狀區。

方法：用刮壓法刮壓肺及支氣管反射區2～5分鐘，以局部有酸痛感為宜。

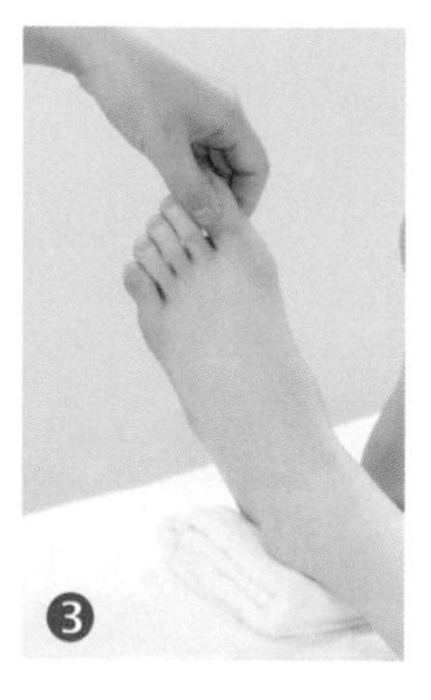

扁桃體反射區

於雙腳背拇趾第二節上，肌腱左右兩邊。

方法：用掐法掐按扁桃體反射區2～5分鐘，以局部有酸痛感為宜。

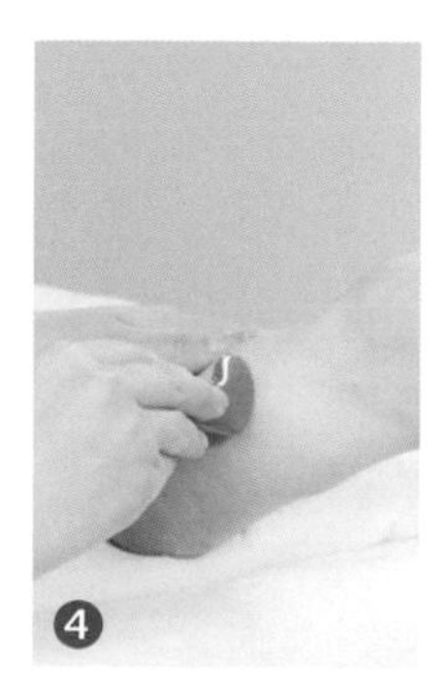

輸尿管反射區

位於雙腳底，自腎臟反射區斜向內後方至足舟狀骨內下方，呈弧形帶狀區。

方法：用刮壓法刮壓輸尿管反射區2～5分鐘。

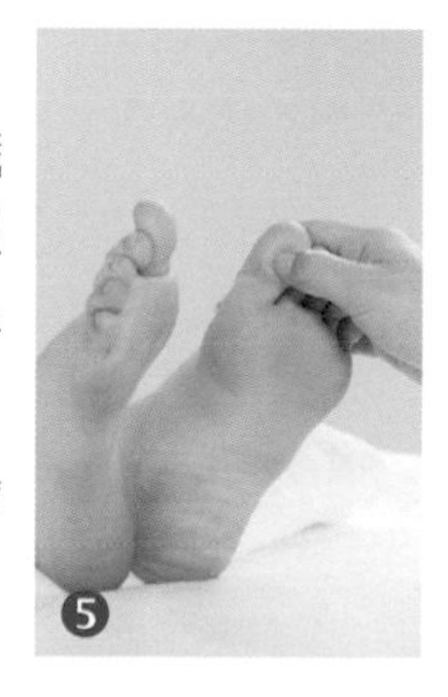

大腦反射區

位於雙腳拇趾趾腹。

方法：用掐法掐按大腦反射區2～5分鐘，以局部有酸痛感為宜。

噁心　調理腸胃降氣逆

噁心是一種可以引起嘔吐衝動的胃內不適感，常為嘔吐的前驅感覺，但也可單獨出現，主要表現為上腹部的特殊不適感，常伴隨頭暈、流涎、脈搏緩慢、血壓降低等迷走神經興奮症狀。

耳　部

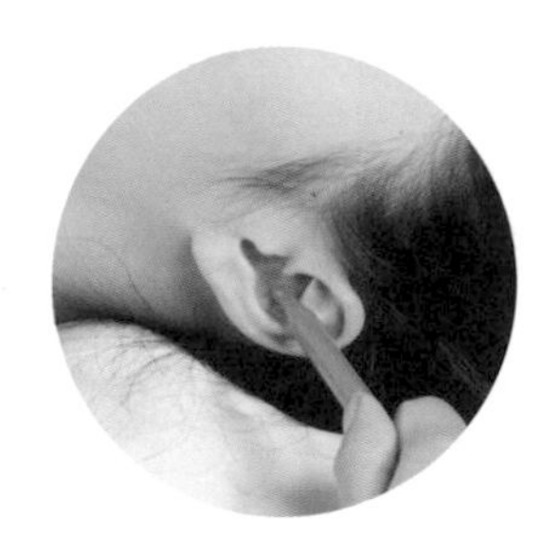

反射區表現

胃反射區見片狀白色或有部分皮膚增厚。

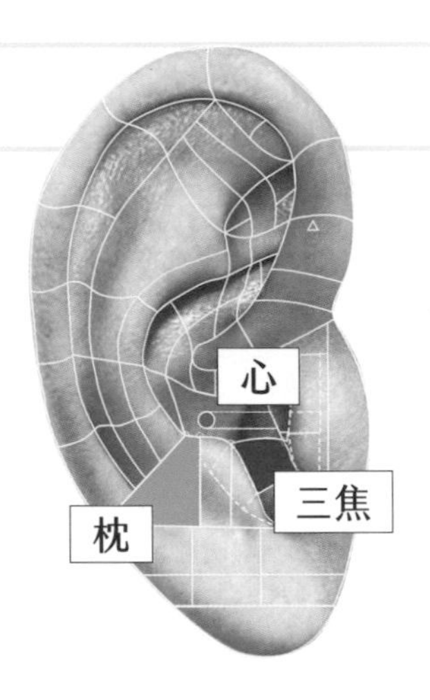

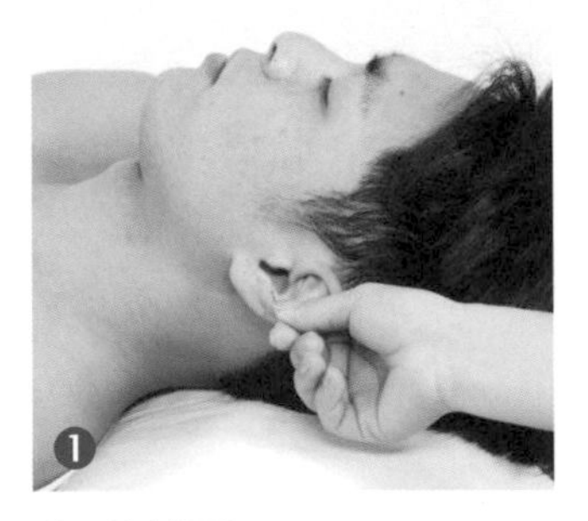

心反射區

位於耳甲腔正中凹陷處，即耳甲15區。

方法：用搓摩法搓摩心反射區1～2分鐘，以按摩部位發紅或有酸脹感為宜。

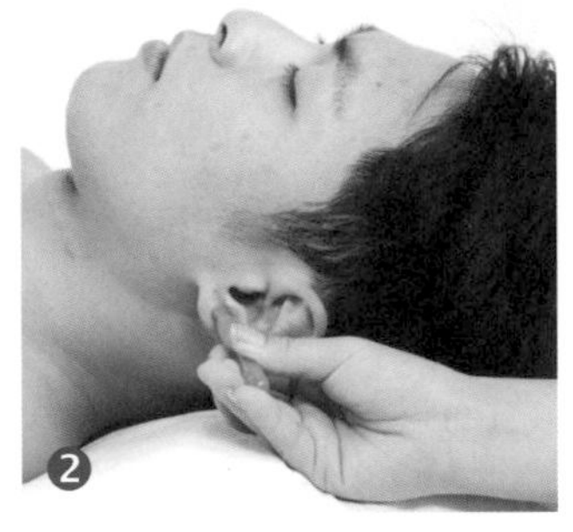

枕反射區

位於對耳屏外側面的後部，即對耳屏3區。

方法：用搓摩法搓摩枕反射區1～2分鐘，以按摩部位發紅或有酸脹感為宜。

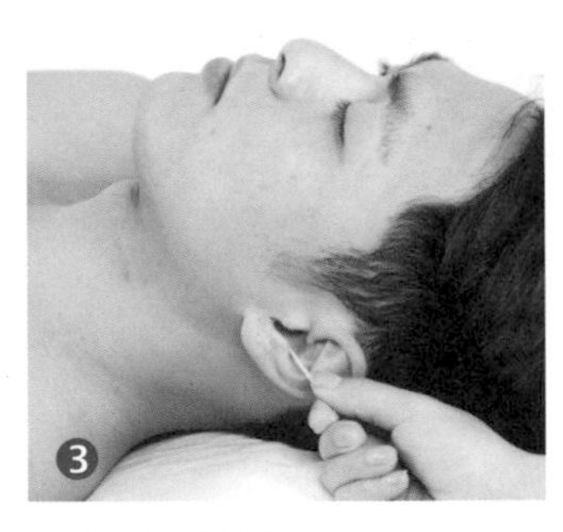

三焦反射區

位於外耳門後下，肺與內分泌區間，即耳甲17區。

方法：用搓摩法搓摩三焦經反射區1～2分鐘，以按摩部位有酸脹感為宜。

手部

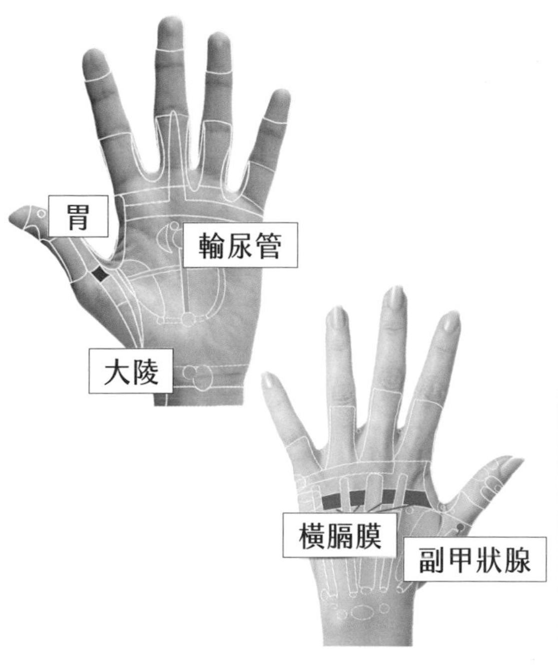

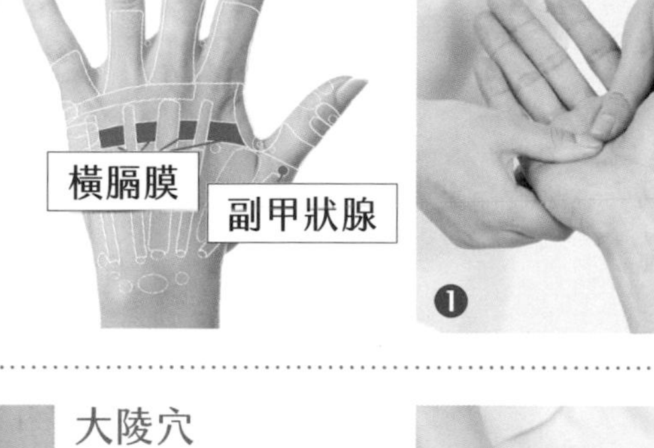

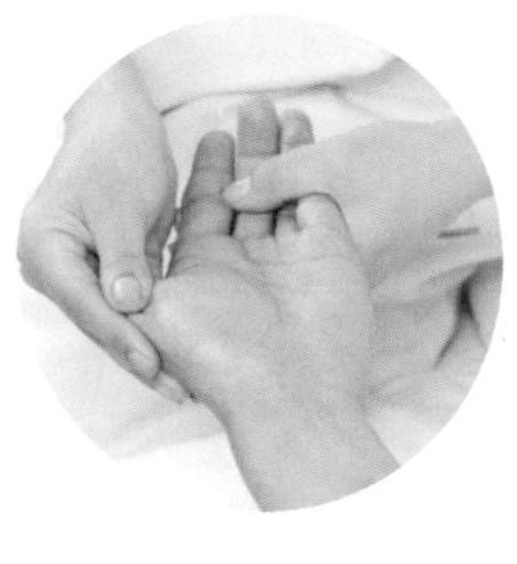

反射區表現

胃反射區有一個或數個異常點。

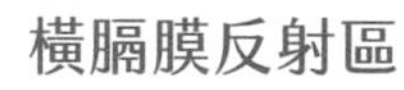

橫膈膜反射區

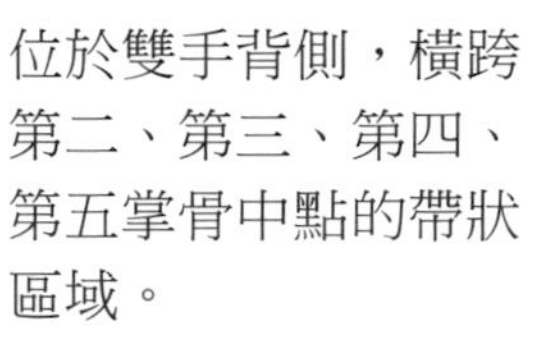

位於雙手背側，橫跨第二、第三、第四、第五掌骨中點的帶狀區域。

方法：用指按法按壓反射區1～2分鐘。

大陵穴

位於腕掌橫紋中點處，當掌長肌腱與橈側腕屈肌腱間。

方法：用指揉法按揉大陵穴1～2分鐘，以局部有酸痛感為宜。

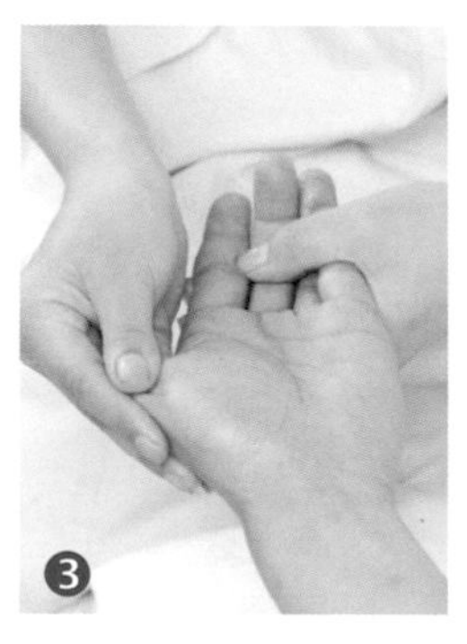

胃反射區

位於雙手第一掌骨體遠端。

方法：用指揉法按揉反射區1～2分鐘，以局部有酸痛感為宜。

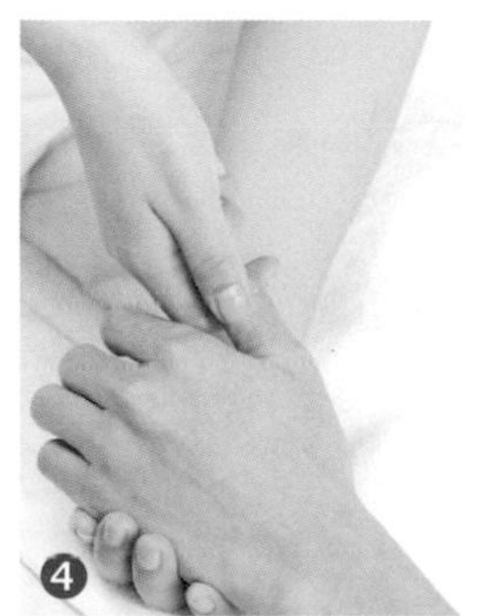

副甲狀腺反射區

位於雙手橈側，第一掌指關節背部凹陷處。

方法：用指揉法按揉副甲狀腺反射區1～2分鐘，以局部有酸痛感為宜。

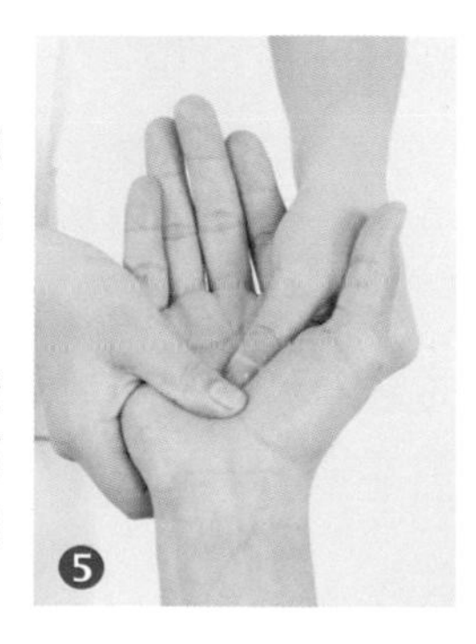

輸尿管反射區

位於雙手掌中部，腎反射區與膀胱反射區之間的帶狀區域。

方法：用指按法按壓輸尿管反射區1～2分鐘，以局部有酸痛感為宜。

足　部

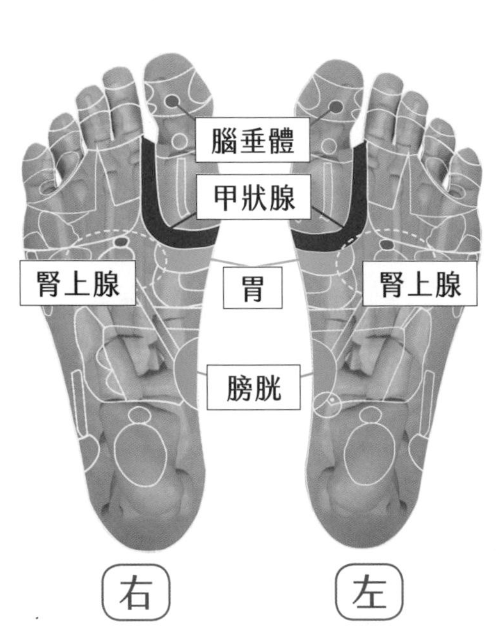

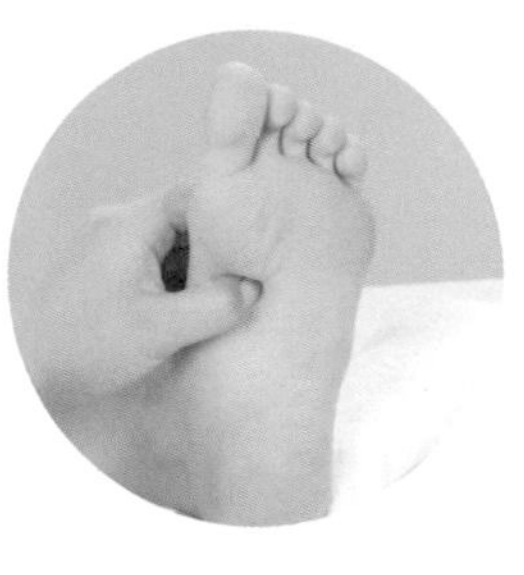

反射區表現

按揉胃及十二指腸反射區時，有氣泡感。

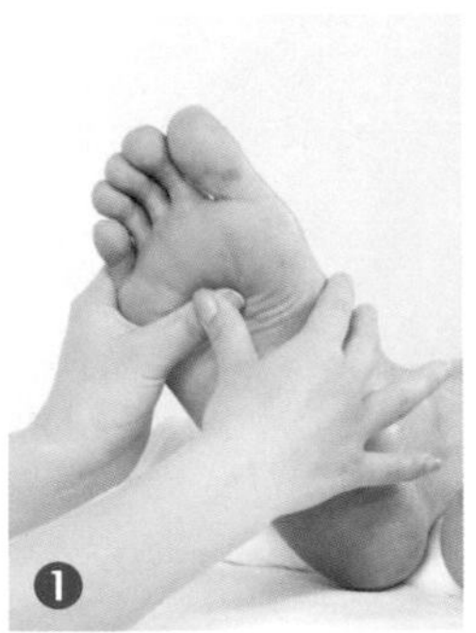

腎上腺反射區

位於雙腳底，第二、第三蹠骨體之間，腎反射區前端。

方法：用拇指指腹按壓法按壓腎上腺反射區2～5分鐘，以局部有酸痛感為宜。

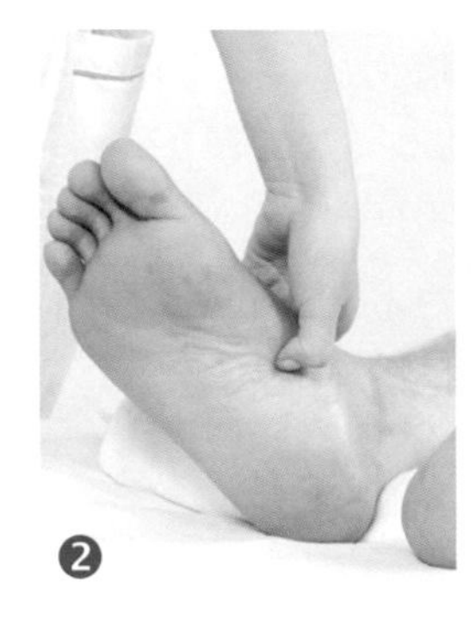

膀胱反射區

位於雙腳掌底面與腳掌內側交界處，腳跟前方。

方法：用掐法掐按膀胱反射區2～5分鐘，以局部有酸痛感為宜。

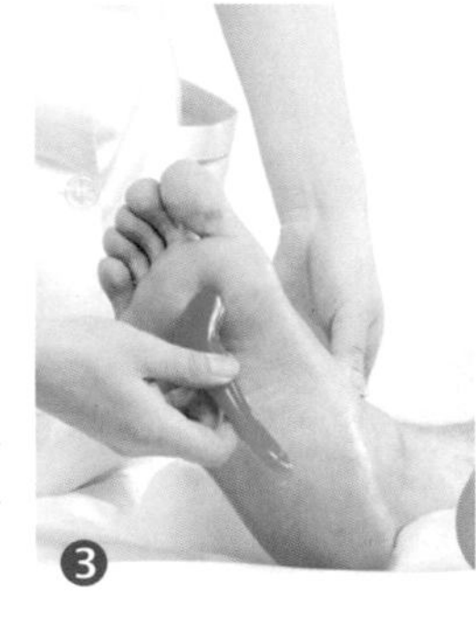

甲狀腺反射區

位於雙腳底，第一蹠骨與第二蹠骨之間前半部，並轉而橫跨第一蹠骨中部。

方法：用刮壓法刮壓反射區2～5分鐘。

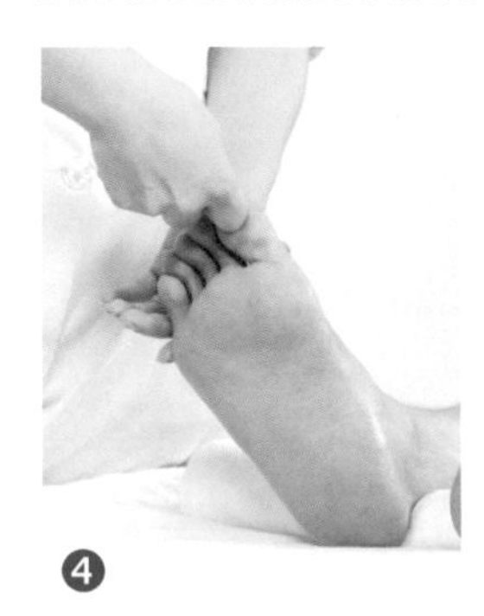

腦垂體反射區

位於雙拇趾趾腹中央隆起部位，位於腦反射區深處。

方法：用單食指叩拳法頂壓反射區2～5分鐘，以局部有酸痛感為宜。

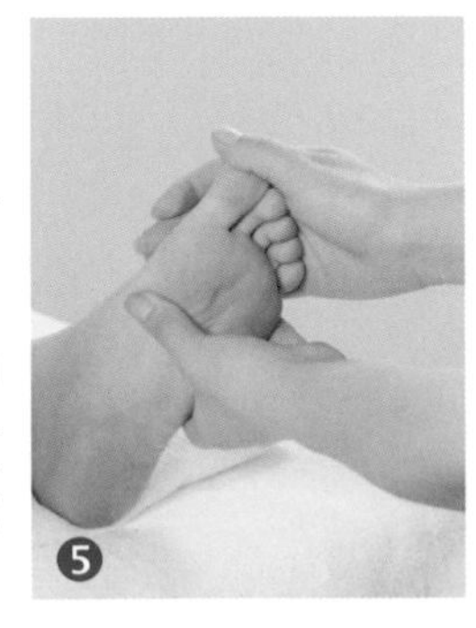

胃反射區

位於雙腳底第一蹠骨中部，甲狀腺反射區下約一條橫指寬。

方法：用拇指指腹按壓法按壓胃反射區2～5分鐘，以局部有酸痛感為宜。

呃逆（打嗝） 理氣和胃止上逆

呃逆，俗稱「打嗝」，是指氣從胃中上逆，喉間頻頻作聲，聲音急而短促的症狀。生活中，飲食過飽、飲食習慣不良、吞咽動作過多等，都會引起呃逆。中醫認為，呃逆多由寒涼刺激，干擾胃氣，或因飲食不潔，吞咽過急而損傷胃氣；或情志不和，肝氣犯胃，正氣虛虧等引發。

耳　部

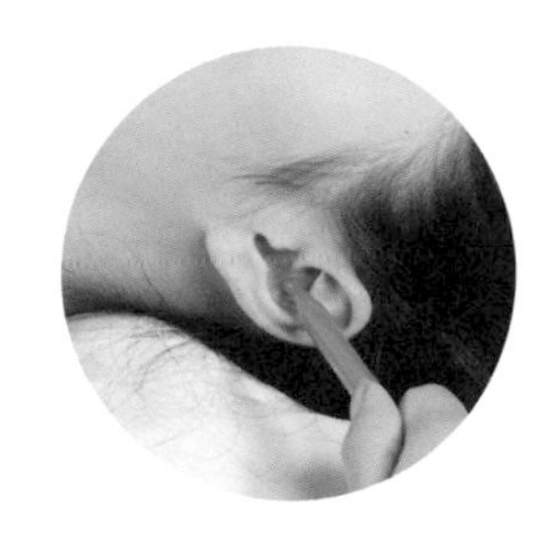

反射區表現

胃反射區見片狀白色或有部分皮膚增厚。

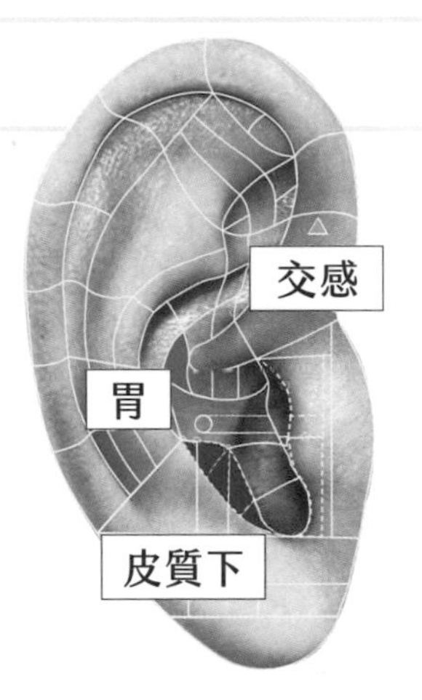

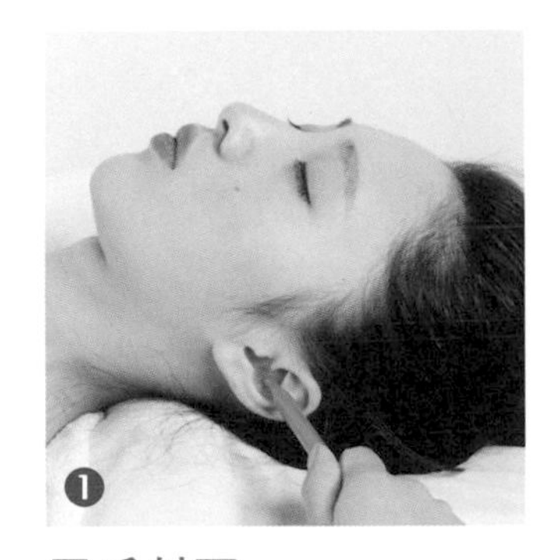

❶

胃反射區

位於耳輪腳與耳甲交界處，即耳甲4區。

方法：用切按法切壓胃反射區1～2分鐘，以按摩部位發紅或有酸脹感為宜。

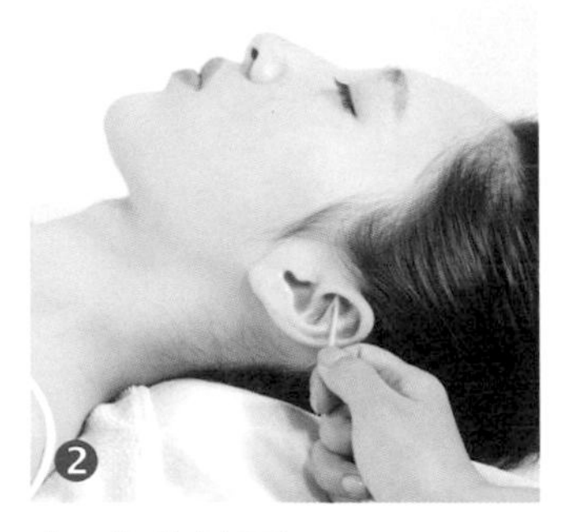

❷

交感反射區

位於對耳輪下腳前端與耳輪內緣交界處，即對耳輪6區前端。

方法：用切按法切壓交感神經反射區1～2分鐘，以按摩部位有酸脹感為宜。

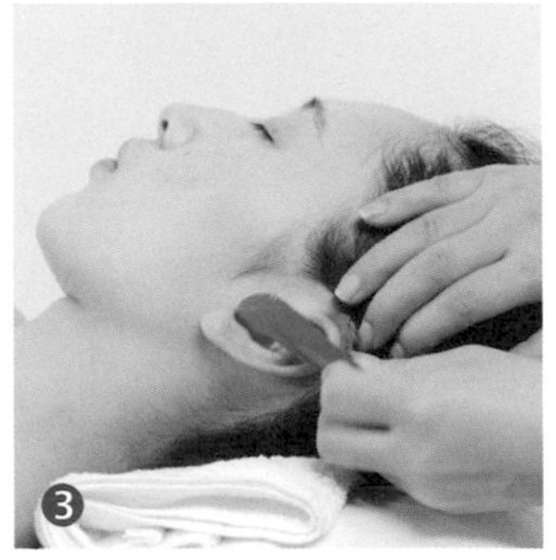

❸

皮質下反射區

位於對耳屏內側面，即對耳屏4區。

方法：用刮拭法刮拭反射區1～2分鐘，以按摩部位發紅或有酸脹感為宜。

手　部

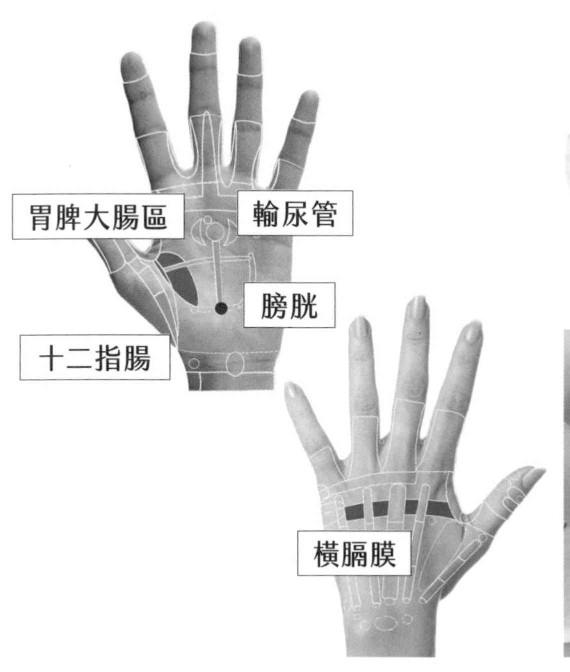

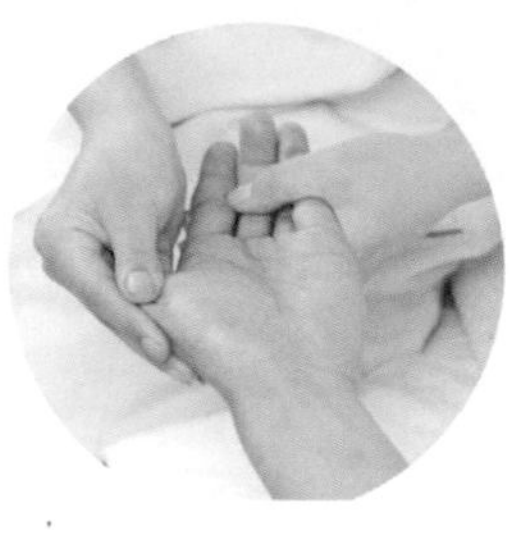

反射區表現

胃反射區或食道反射區呈點片狀紅暈。

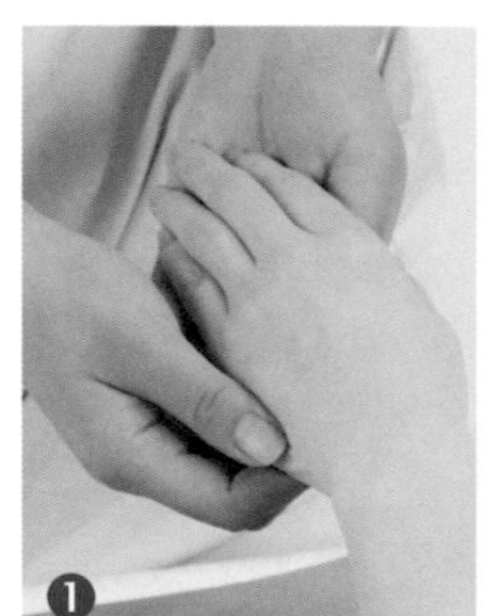

橫膈膜反射區

位於雙手背側，橫跨第二、第三、第四、第五掌骨中點的帶狀區域。

方法：用指按法按壓反射區1～2分鐘。

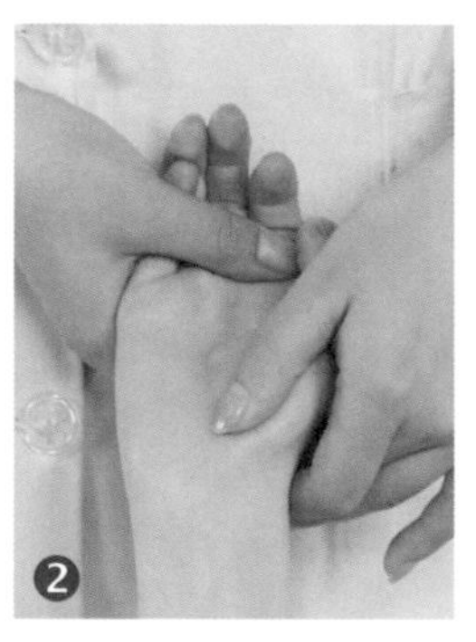

十二指腸反射區

位於雙手掌面，第一掌骨體近端，胰腺反射區下方處。

方法：用指揉法按揉十二指腸反射區1～2分鐘，以局部有酸痛感為宜。

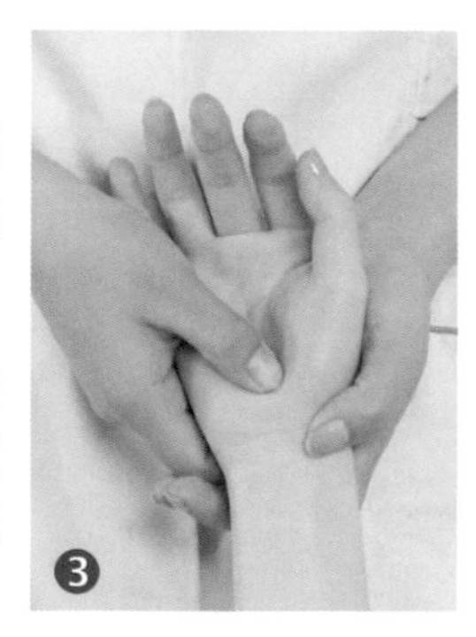

膀胱反射區

位於雙手掌面，手掌下方，大小魚際肉交接處的凹陷中，其下為頭狀骨骨面。

方法：用指揉法按揉反射區1～2分鐘。

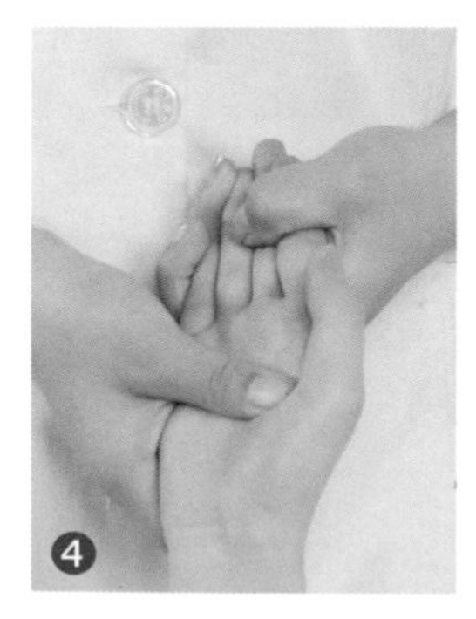

胃脾大腸區反射區

位於雙手掌面，第一、第二掌骨之間的橢圓形區域。

方法：用指揉法按揉胃脾大腸區反射區1～2分鐘，以局部有酸痛感為宜。

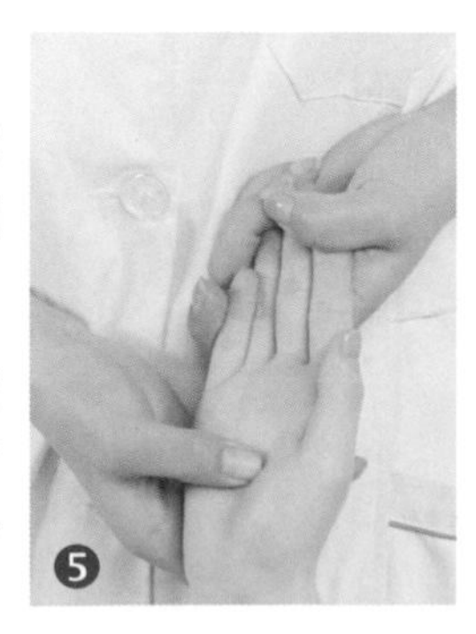

輸尿管反射區

位於雙手掌中部，腎反射區與膀胱反射區之間的帶狀區域。

方法：用指按法按壓輸尿管反射區1～2分鐘，以局部有酸痛感為宜。

足部

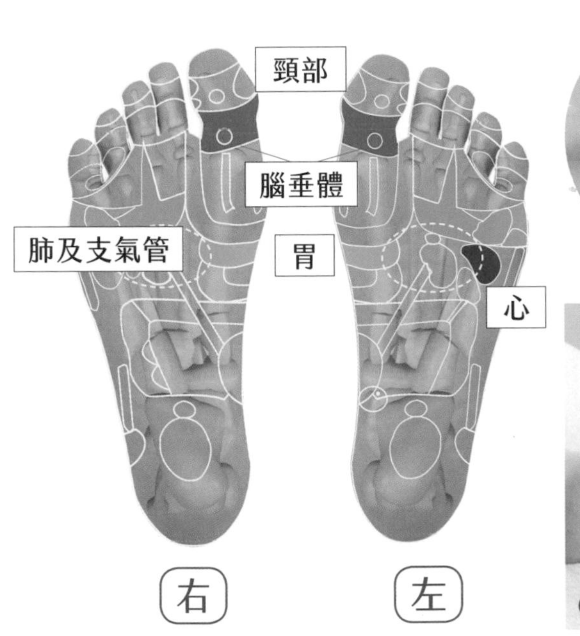

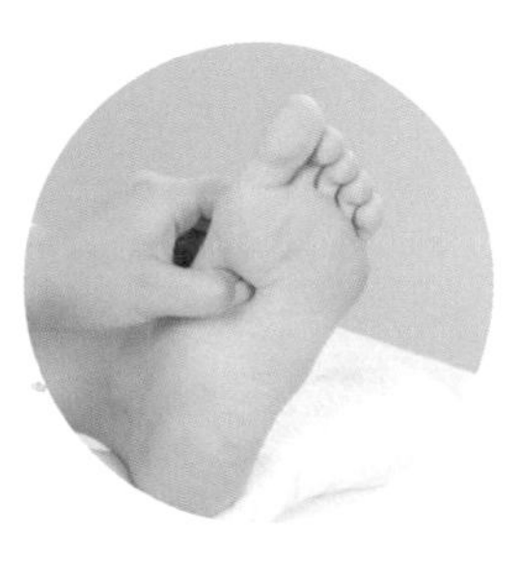

反射區表現

推按胃及十二指腸反射區或腹腔神經反射區時，遇到氣感或顆粒。

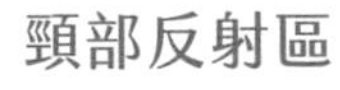

頸部反射區

位於雙腳拇趾根部橫紋處。

方法：用掐法掐按頸部反射區2～5分鐘，以局部有酸痛感為宜。

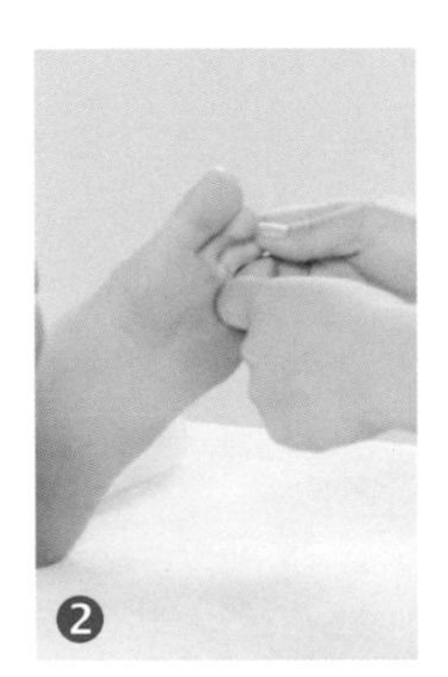

肺及支氣管反射區

位於自甲狀腺反射區向外到肩反射區處約一條橫指寬的帶狀區，並向第三趾延伸。

方法：用單食指叩拳法頂壓肺及支氣管反射區2～5分鐘。

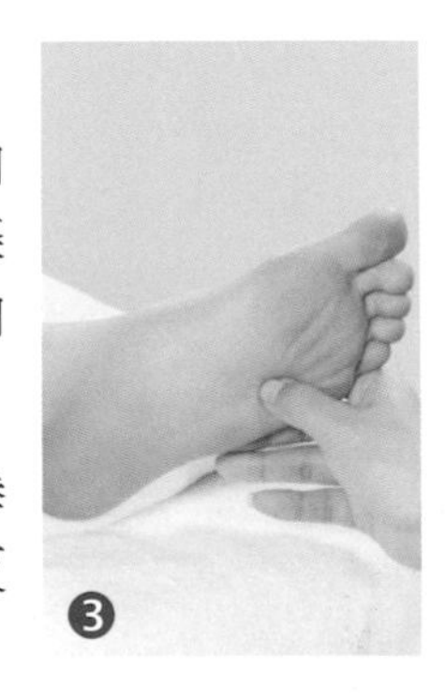

心反射區

位於左腳底，第四蹠骨與第五蹠骨前段之間，在肺反射區後方。

方法：用掐法掐按反射區2～5分鐘。

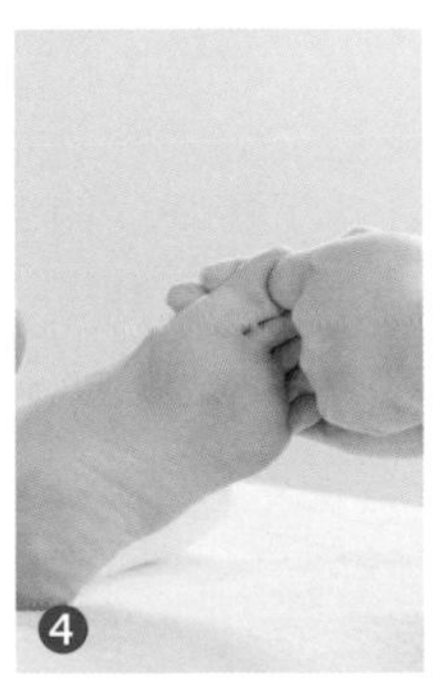

腦垂體反射區

位於雙拇趾，趾腹中央隆起部位，腦反射區深處。

方法：用單食指叩拳法頂壓腦垂體反射區2～5分鐘，以局部有酸痛感為宜。

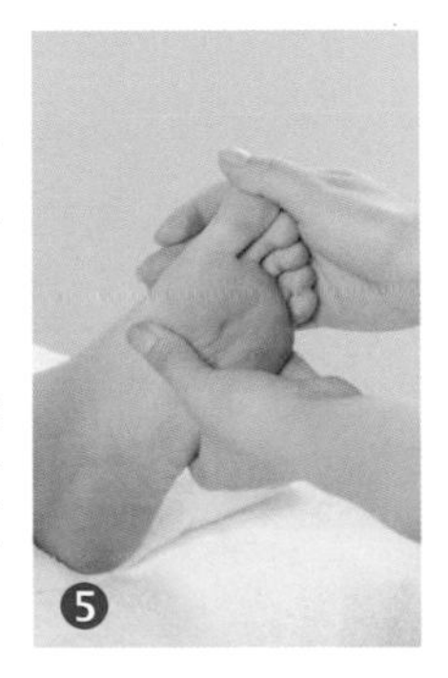

胃反射區

位於雙腳底，第一蹠骨中部，甲狀腺反射區下約一條橫指寬。

方法：用拇指指腹按壓法按壓胃反射區2～5分鐘，以局部有酸痛感為宜。

腹脹　行氣和胃消脹氣

腹脹是一種常見的消化系統症狀，引起腹脹的原因主要見於胃腸道脹氣、各種原因所致的腹水、腹腔腫瘤等。正常人胃腸道內可有少量氣體（約150毫升左右），當咽入胃內空氣過多或消化吸收功能不良導致胃腸道內產氣過多，而腸道內的氣體又不能從肛門排出體外時，則可導致腹脹。

耳　部

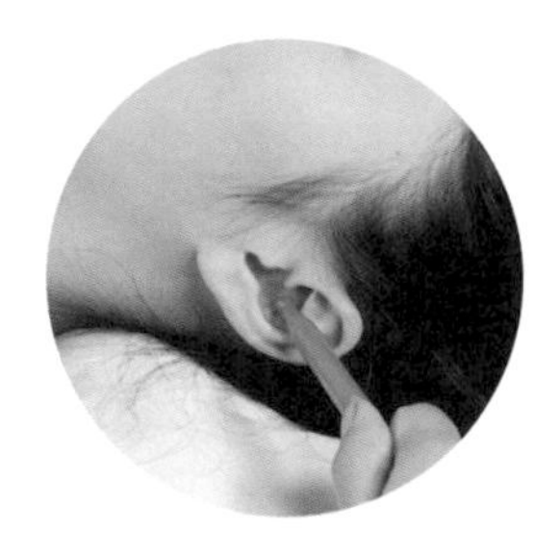

反射區表現

用耳穴探棒或火柴棒探查下列反射區時，壓痛顯著。

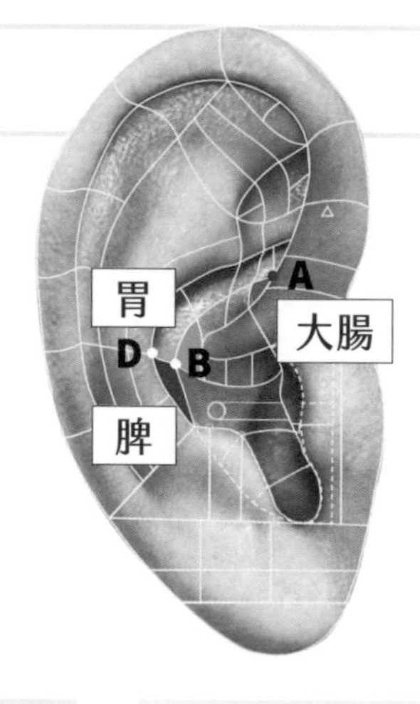

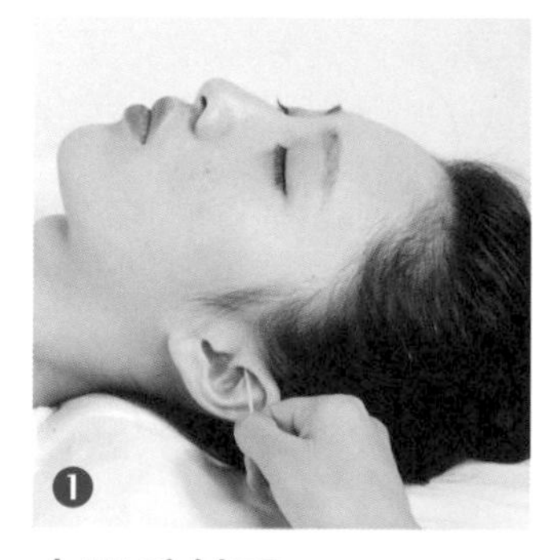

大腸反射區

位於耳輪腳及部分耳輪與AB線之間的前1／3處，即耳甲7區。

方法：用切按法切壓大腸反射區1～2分鐘，以按摩部位有酸脹感為宜。

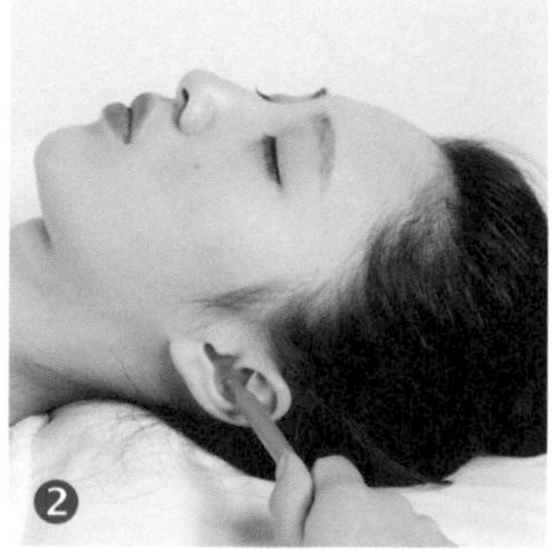

胃反射區

位於耳輪腳與耳甲交界處，即耳甲4區。

方法：用切按法切壓胃反射區1～2分鐘，以按摩部位發紅或有酸脹感為宜。

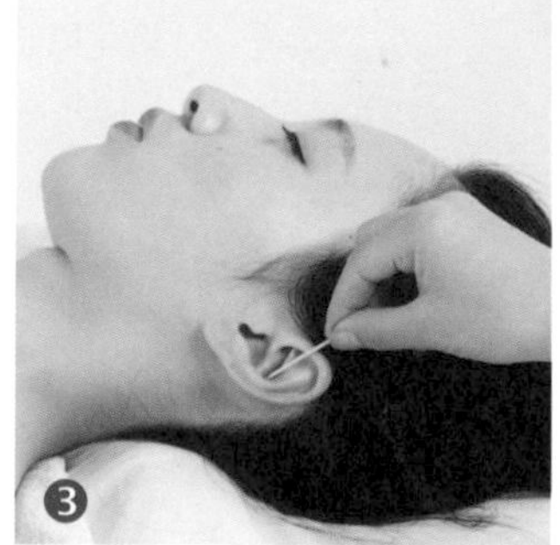

脾反射區

位於BD線下方，耳甲腔的後上部，即耳甲13區。

方法：用切按法切壓脾反射區1～2分鐘，以按摩部位有酸脹感為宜。

手　部

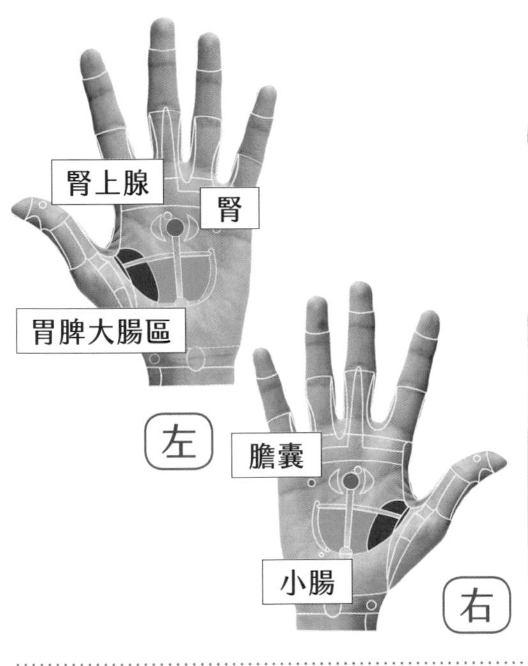

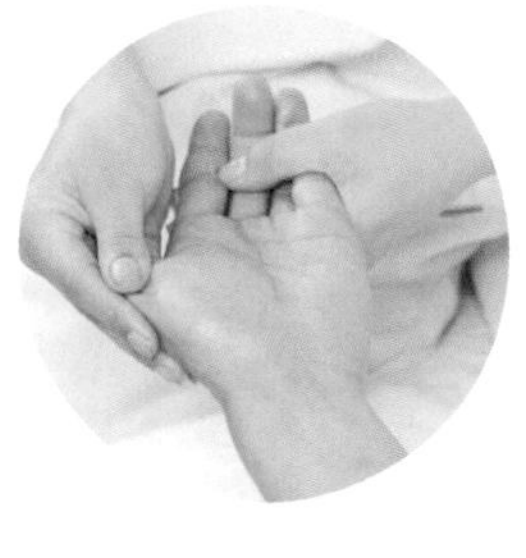

反射區表現

胃反射區有一個或數個異常點。

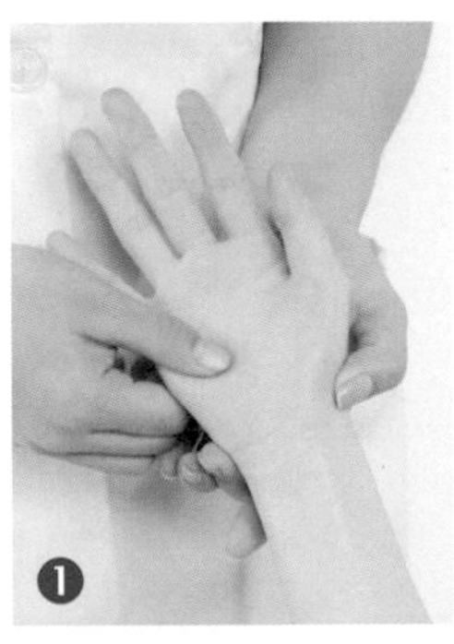

膽囊反射區

位於右手的手掌面，第四、五掌骨之間。

方法：用指揉法按揉膽囊反射區1～2分鐘，以局部有酸痛感為宜。

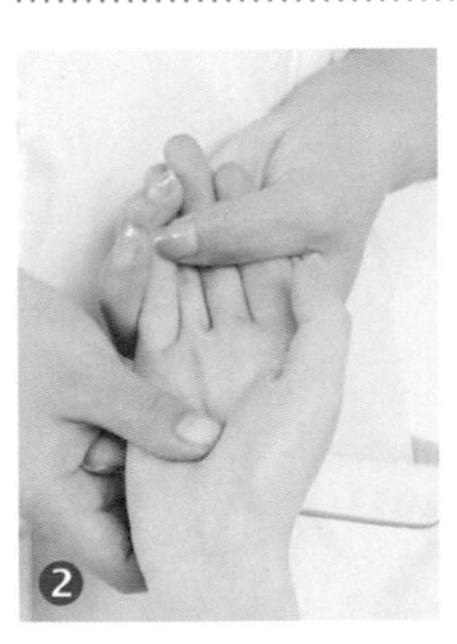

小腸反射區

位於雙手掌心中部凹陷處，各結腸反射區所包圍處。

方法：用指揉法按揉小腸反射區1～2分鐘，以局部有酸痛感為宜。

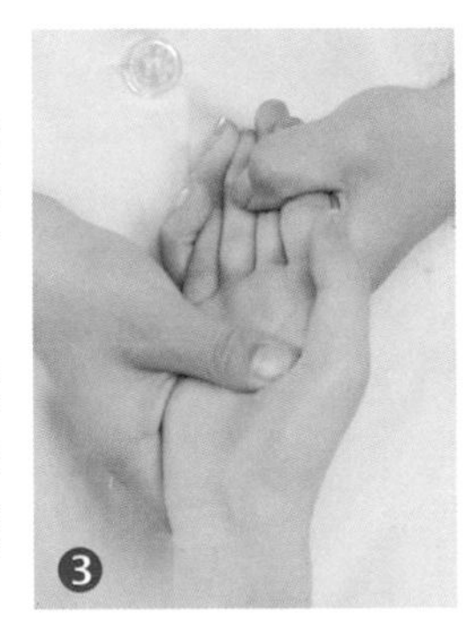

胃脾大腸反射區

位於雙手手掌面，第一、第二掌骨之間的橢圓形區域。

方法：用指揉法按揉胃脾大腸反射區1～2分鐘，以局部有酸痛感為宜。

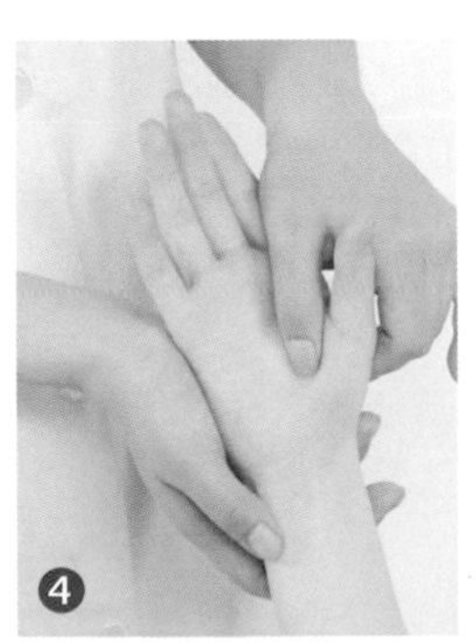

腎反射區

位於雙手的中央區域，第三掌骨中點的地方。

方法：用指按法按壓腎反射區1～2分鐘，以局部有酸痛感為宜。

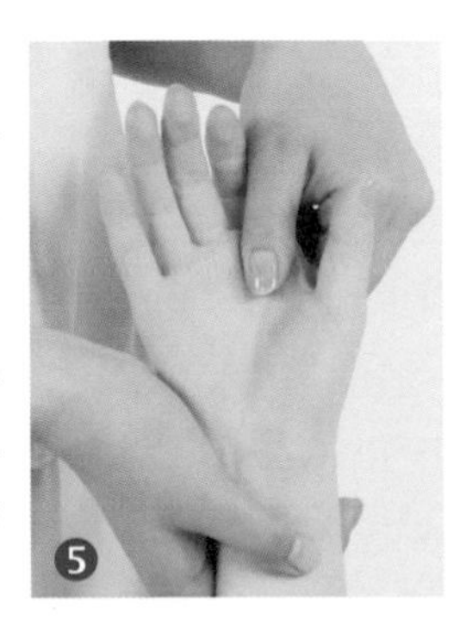

腎上腺反射區

位於雙手掌面第二、第三掌骨之間，距離第二、第三掌骨1.5～2公分處。

方法：用指按法按壓反射區1～2分鐘。

足　部

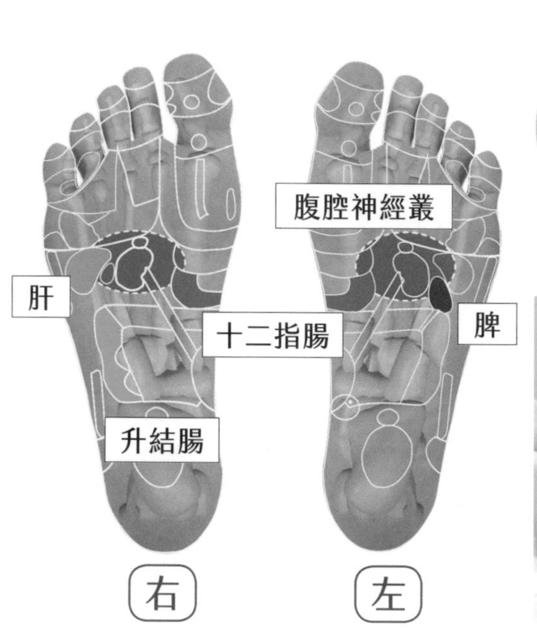

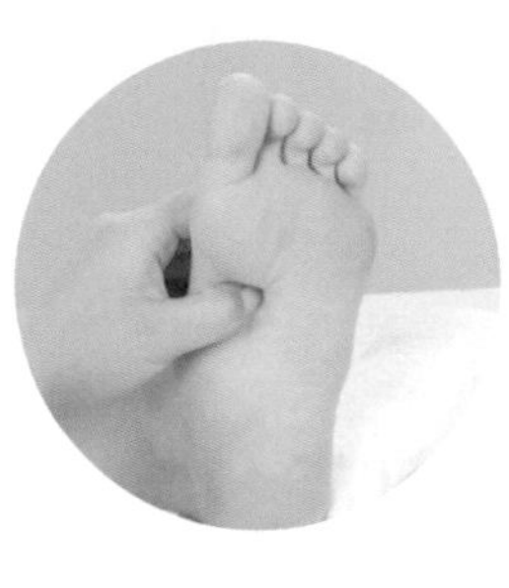

反射區表現

推按胃及十二指腸反射區時，遇到氣感或顆粒。

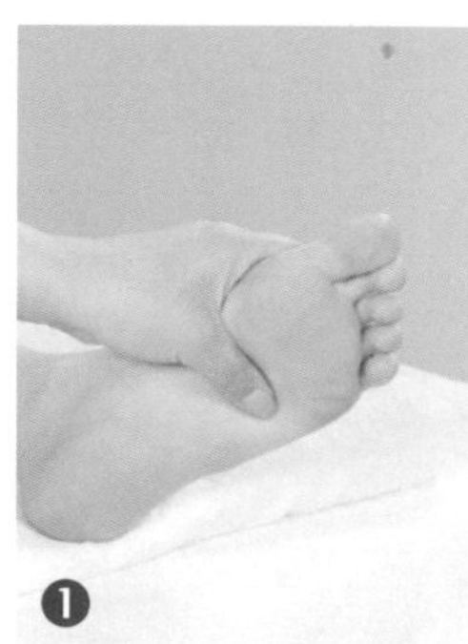

腹腔神經叢反射區

位於雙腳底，第二至第四蹠骨體處，分佈於腎反射區周圍的橢圓區域。

方法：用拇指指腹按壓法按壓2～5分鐘。

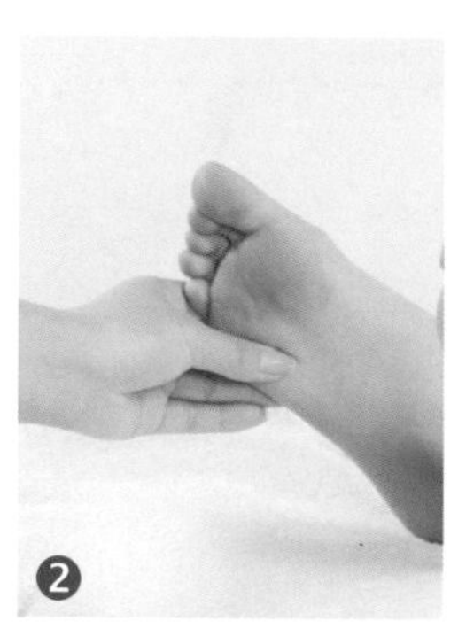

肝反射區

位於右腳底第四蹠骨與第五蹠骨前段之間。

方法：用拇指指腹按壓法按壓肝反射區2～5分鐘，以局部有酸痛感為宜。

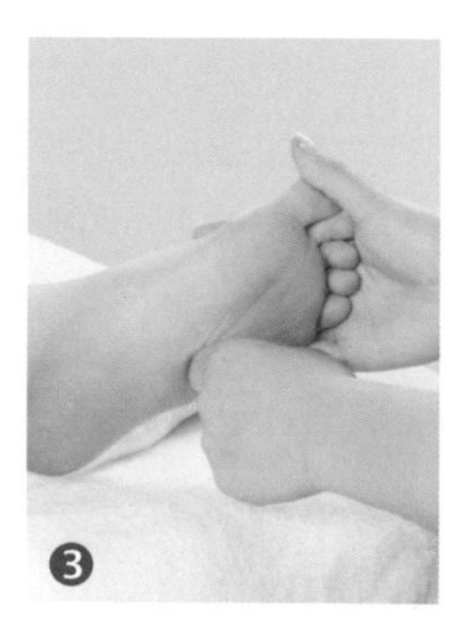

脾反射區

位於左腳底第四、第五蹠骨之間，距離心反射區下方約一條橫指處。

方法：用單食指叩拳法頂壓脾反射區2～5分鐘。

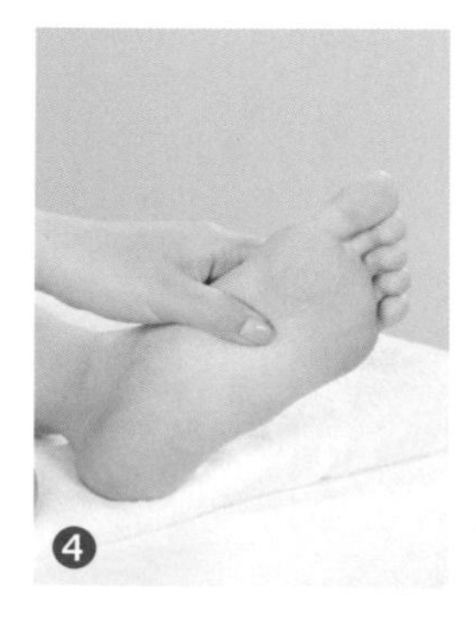

十二指腸反射區

位於雙腳底第一蹠骨底處，胰腺反射區的後外方。

方法：用拇指指腹按壓法按壓反射區2～5分鐘。

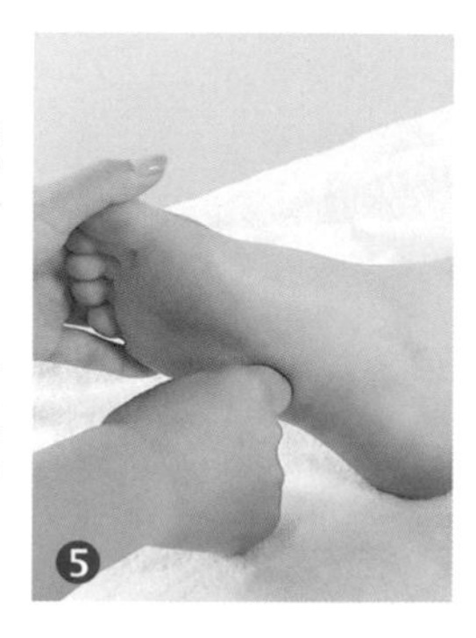

升結腸反射區

位於右腳底，從跟骨前緣沿骰骨外側至第五蹠骨底部。

方法：用單食指叩拳法頂壓升結腸反射區2～5分鐘，以局部有酸痛感為宜。

消化不良　健脾助運消化好

消化不良是指由胃動力障礙引起的一種常見消化系統疾病，分為偶然的消化不良和慢性持續性消化不良。偶然的消化不良，一般是由於飲食不注意、暴飲暴食、經常服用止痛藥等原因引起；慢性持續性消化不良，主要由精神因素以及某些病變如慢性胃炎、胃及十二指腸潰瘍、慢性肝炎等原因引起。

耳　部

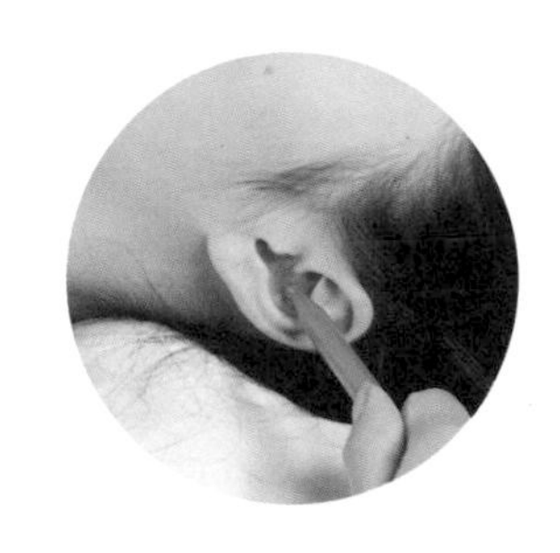

反射區表現

用耳穴探棒或火柴棒探查壓痛點時，胃反射區酸痛顯著。

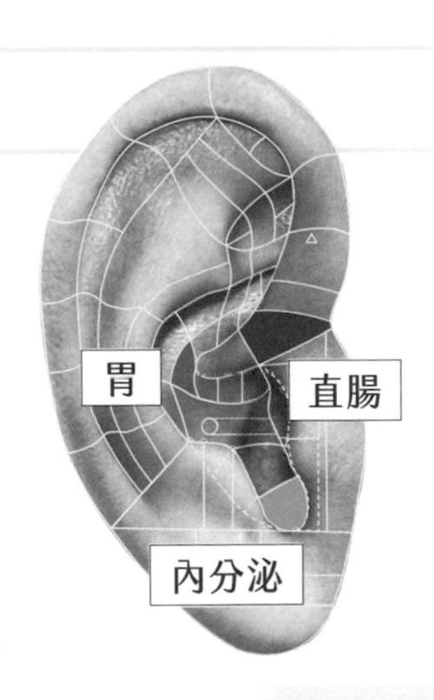

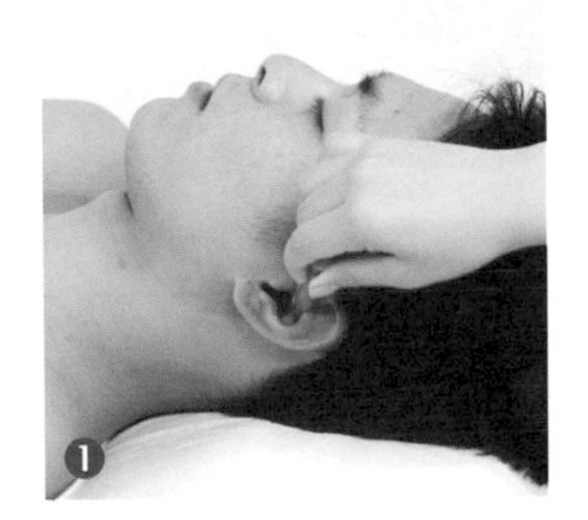

胃反射區

位於耳輪腳與耳甲交界處，即耳甲4區。

方法：用切按法切壓胃反射區1～2分鐘，以按摩部位發紅或有酸脹感為宜。

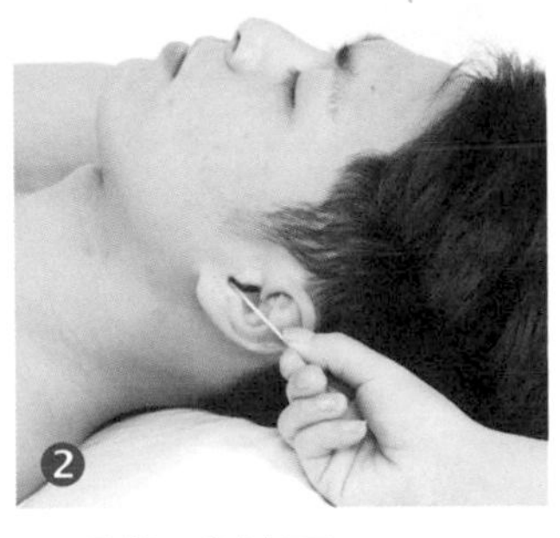

內分泌反射區

位於屏間切跡內，耳甲腔的底部，即耳甲18區。

方法：用切按法切壓內分泌反射區1～2分鐘，以按摩部位有酸脹感為宜。

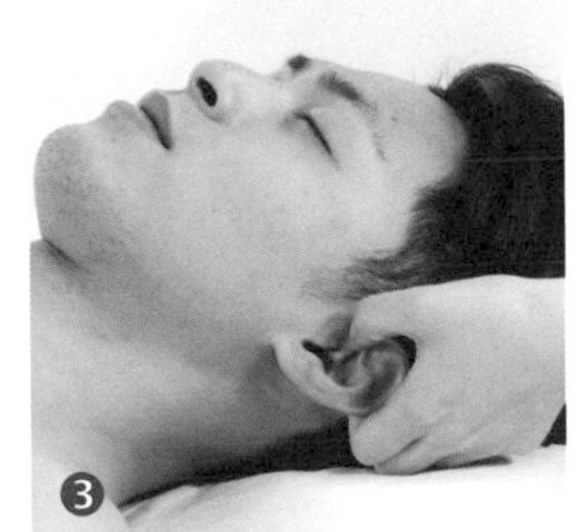

直腸反射區

位於耳輪腳棘前上方的耳輪處，即耳輪2區。

方法：用切按法切壓直腸反射區1～2分鐘，以按摩部位有酸脹感為宜。

手　部

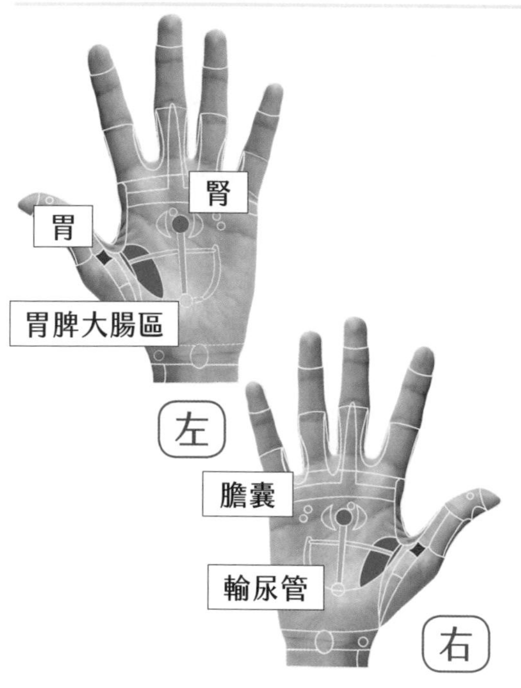

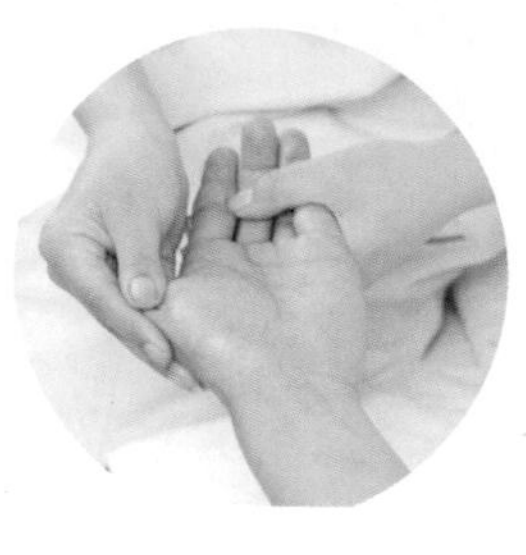

反射區表現

胃反射區見點片狀紅暈。

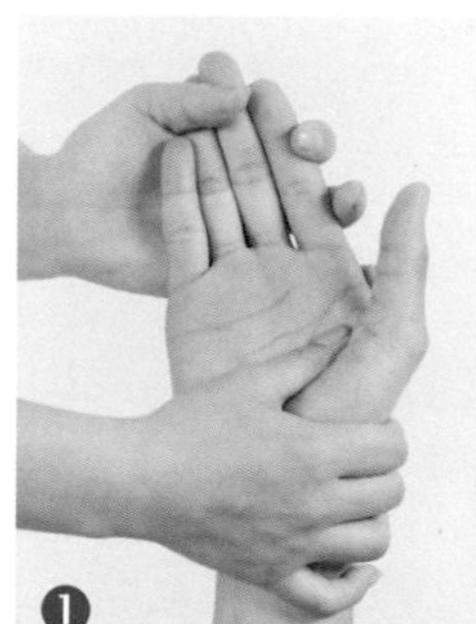

胃脾大腸反射區

位於雙手手掌面，第一、第二掌骨之間的橢圓形區域。

方法：用指按法按壓胃脾大腸反射區1～2分鐘，以局部有酸痛感為宜。

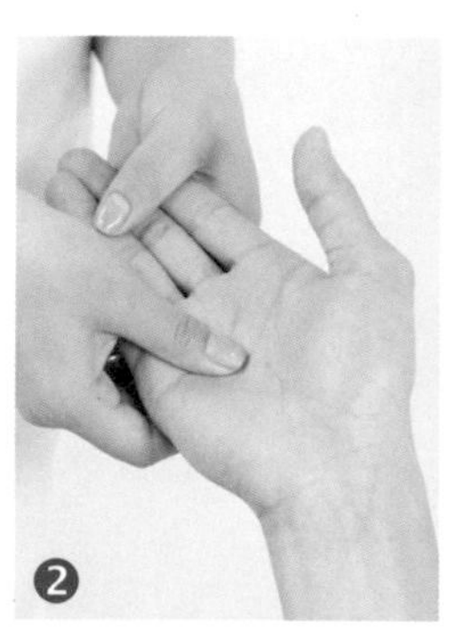

膽囊反射區

位於右手的手掌面及背側，第四、第五掌骨之間。

方法：用指按法按壓膽囊反射區1～2分鐘，以局部有酸痛感為宜。

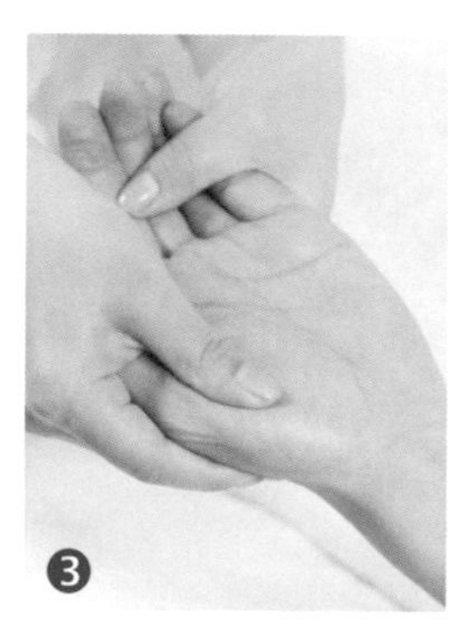

胃反射區

位於雙手第一掌骨體遠端。

方法：用指按法按壓反射區1～2分鐘，以局部有酸痛感為宜。

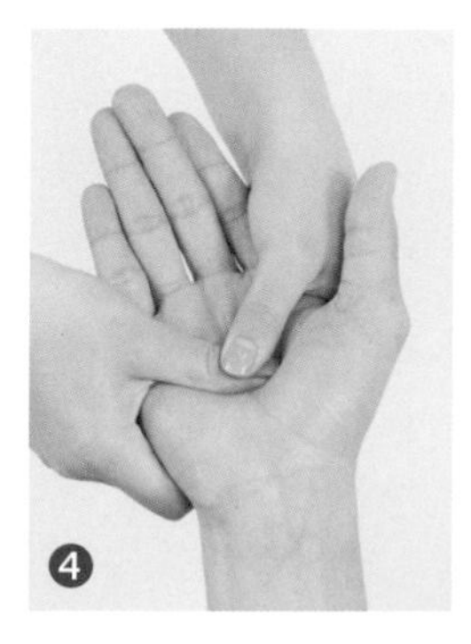

腎反射區

位於雙手的中央區域，第三掌骨中點，相當於勞宮穴的位置。

方法：用指按法按壓腎反射區1～2分鐘，以酸痛為宜。

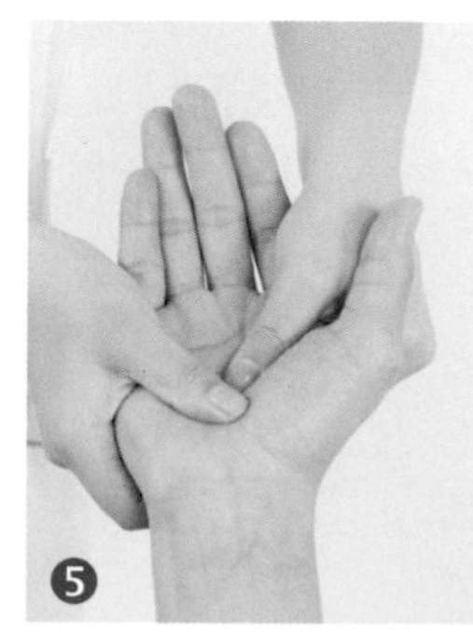

輸尿管反射區

位於雙手掌中部，腎反射區與膀胱反射區之間的帶狀區域。

方法：用指按法按壓輸尿管反射區1～2分鐘，以局部有酸痛感為宜。

足　部

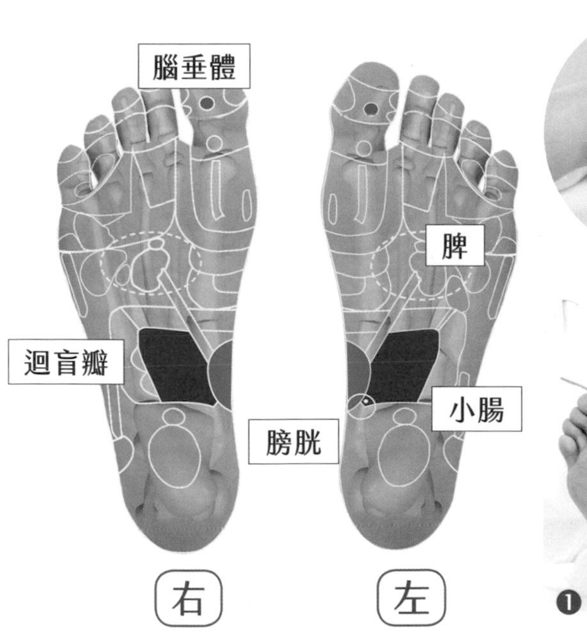

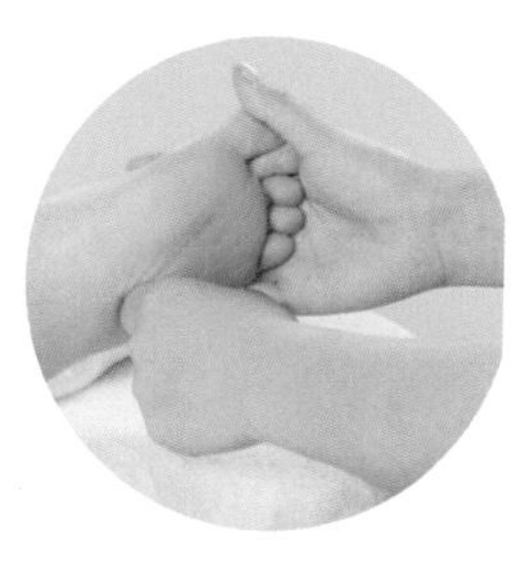

反射區表現

推按脾反射區或腹腔神經叢反射區時，遇到氣感或顆粒。

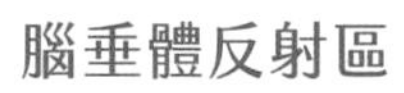

腦垂體反射區

位於雙腳拇趾，趾腹中央隆起部位，位於腦反射區深處。

方法：用掐法掐按腦垂體反射區2～5分鐘，以局部有酸痛感為宜。

❶

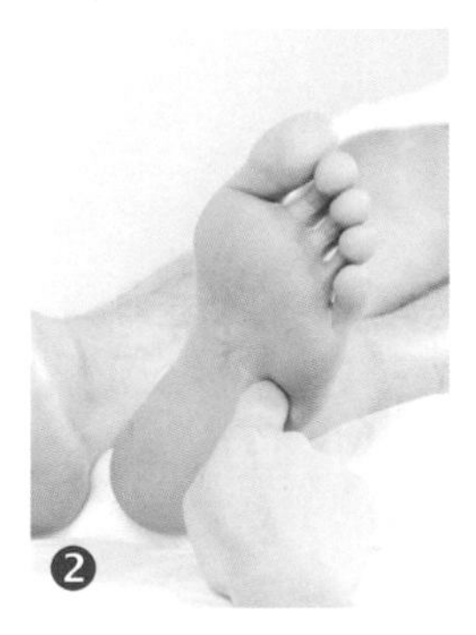

❷

脾反射區

位於左腳底第四、第五蹠骨之間，距心反射區下方約一條橫指處。

方法：用單食指叩拳法頂壓脾反射區2～5分鐘。

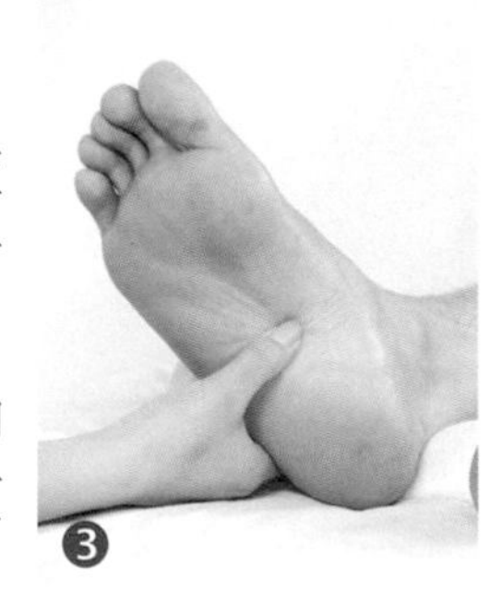

❸

小腸反射區

位於雙腳底，中部凹入區域，被升結腸、降結腸、乙狀結腸等反射區所包圍。

方法：用拇指指腹按壓法按壓小腸反射區2～5分鐘。

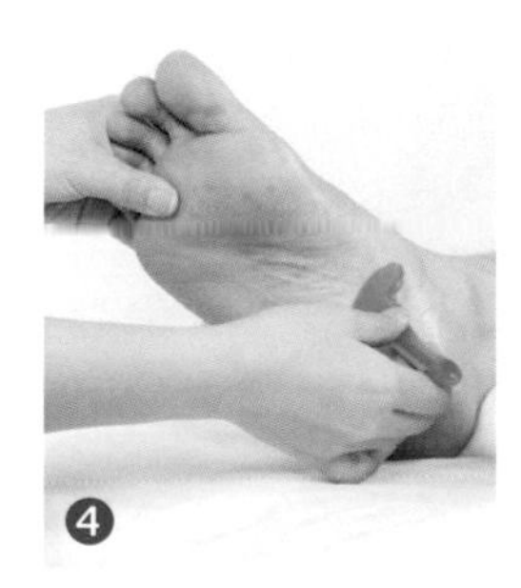

❹

膀胱反射區

位於雙腳掌底面與腳掌內側交界處，腳跟前方。

方法：用刮壓法刮壓膀胱反射區2～5分鐘，以局部有酸痛感為宜。

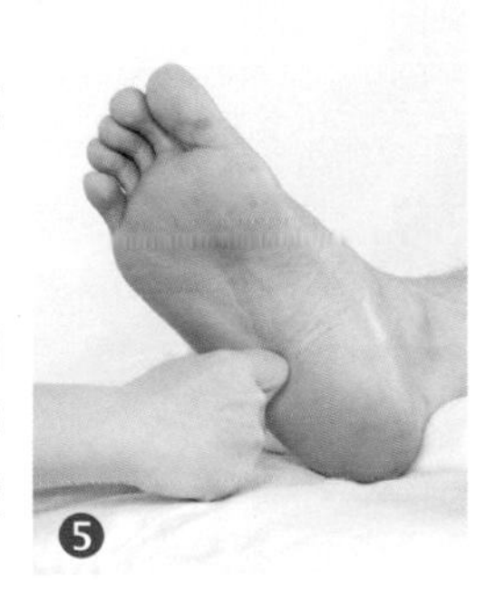

❺

迴盲瓣反射區

位於右腳底跟骨前緣靠近外側，在盲腸反射區上方。

方法：用單食指叩拳法頂壓迴盲瓣反射區2～5分鐘，以局部有酸痛感為宜。

胃腸炎　燥濕止瀉脾胃調

胃腸炎是胃腸黏膜及其深層組織的出血性或壞死性炎症，典型臨床表現為腹瀉、嘔吐、喪失食慾、腹痛、精神不振、發燒等。胃腸炎通常因微生物感染引起，也可因化學毒物或藥品導致。預防胃腸炎，生活中要做到勤洗手，注意餐具衛生，生食和熟食分開放置。不食不潔淨的瓜果，避免進食刺激性飲食。

耳　部

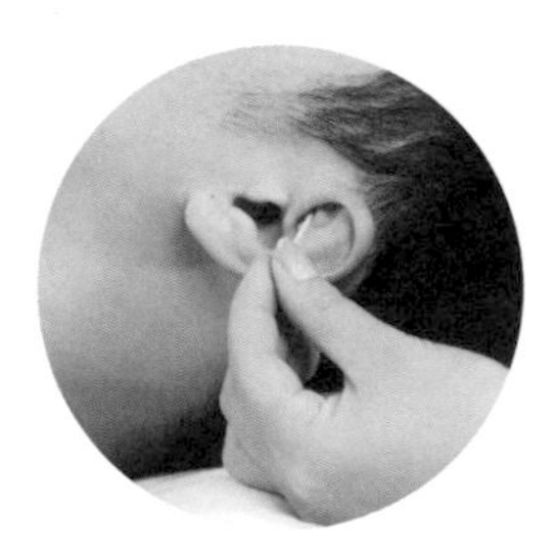

反射區表現

在大、小腸反射區有片狀或丘疹充血，並有脂溢。

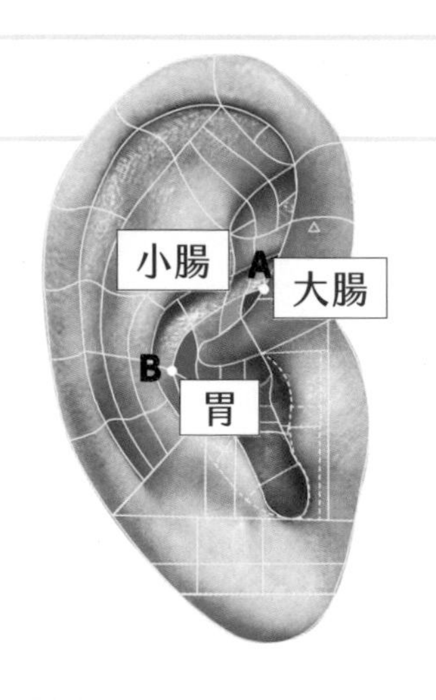

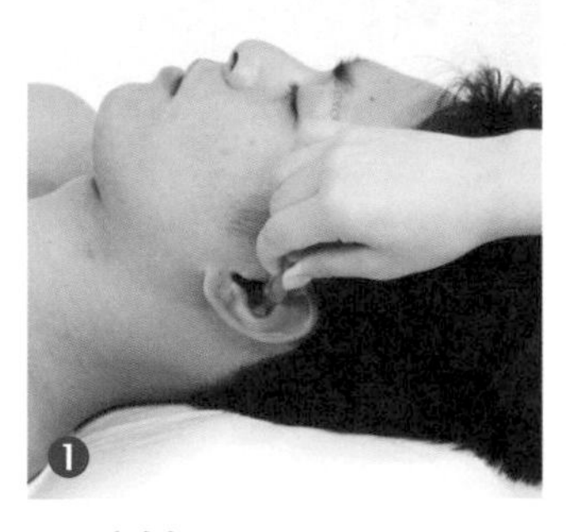

胃反射區

位於耳輪腳與耳甲交界處，即耳甲4區。

方法：用切按法切壓胃反射區1～2分鐘，以按摩部位發紅或有酸脹感為宜。

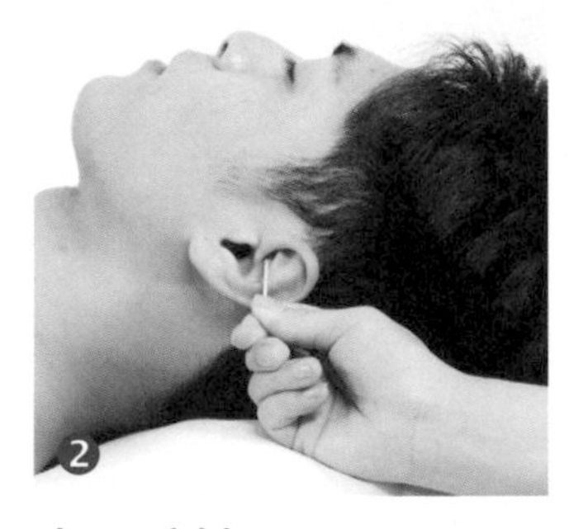

小腸反射區

位於耳輪腳及部分耳輪與AB線之間的中1／3處，即耳甲6區。

方法：用切按法切壓小腸反射區1～2分鐘，以按摩部位有酸脹感為宜。

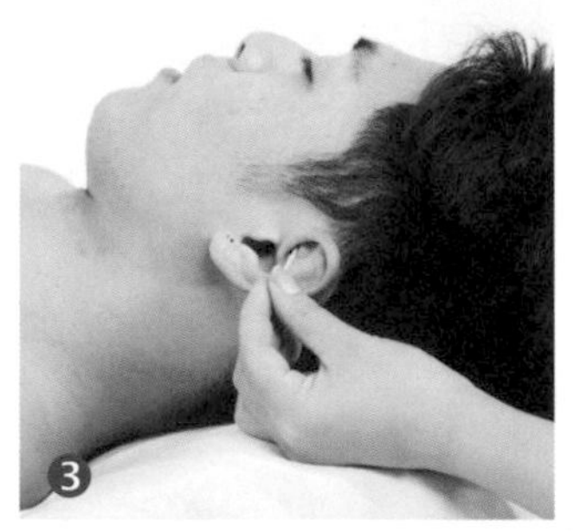

大腸反射區

位於耳輪腳及部分耳輪與AB線之間的前1／3處，即耳甲7區。

方法：用切按法切壓大腸反射區1～2分鐘，以按摩部位有酸脹感為宜。

手部

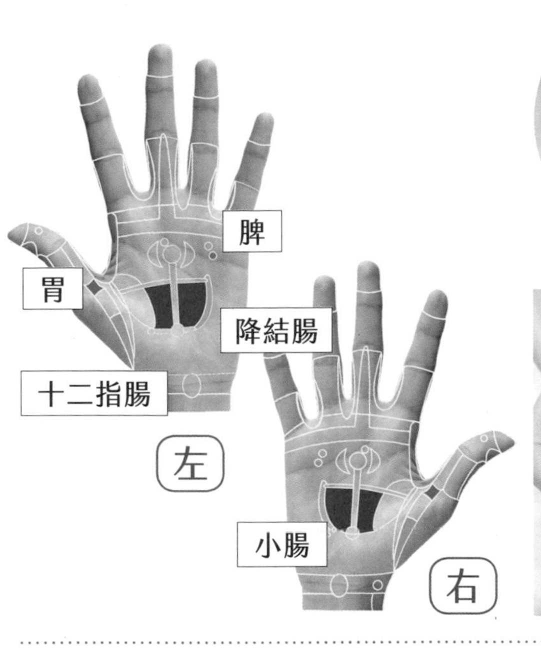

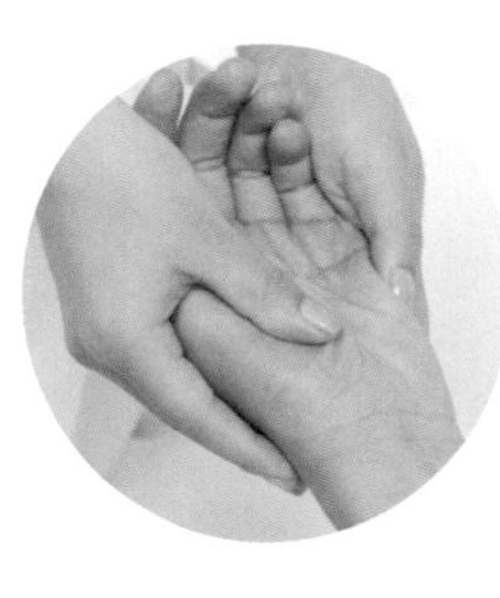

反射區表現

小魚際見紅白相間斑點，小魚際赤白肉腺青暗明顯。

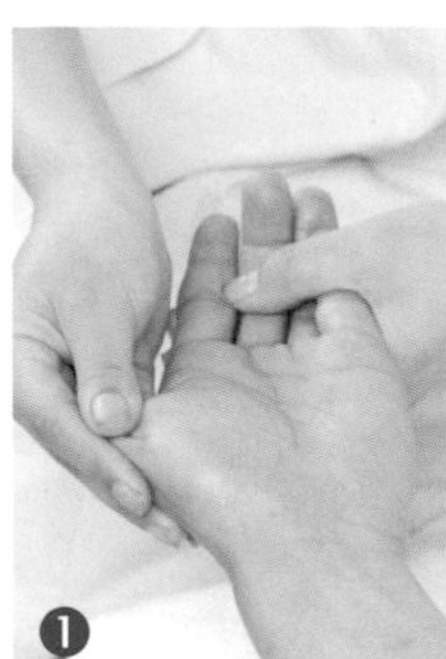

胃反射區

位於雙手第一掌骨體遠端。

方法：用指揉法按揉胃反射區1～2分鐘，以局部有酸痛感為宜。

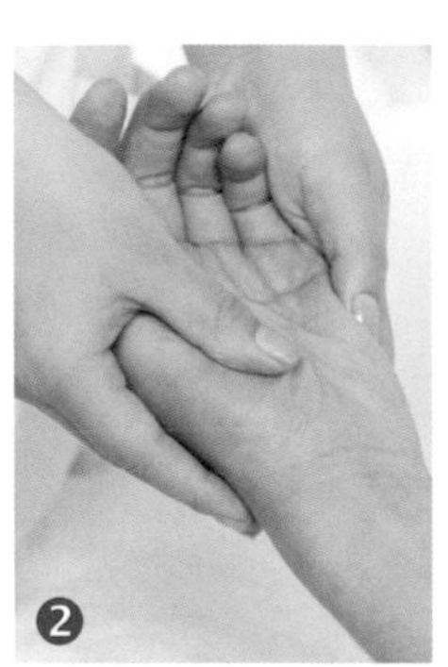

十二指腸反射區

位於雙手掌面，第一掌骨體近端，胰腺反射區下方的區域。

方法：用指揉法按揉十二指腸反射區1～2分鐘，以局部有酸痛感為宜。

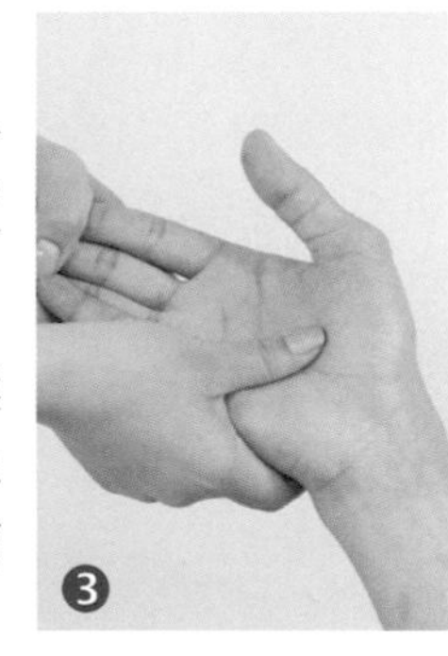

小腸反射區

位於雙手掌心中部凹陷處，各結腸各反射區所包圍的區域。

方法：用指揉法按揉小腸反射區1～2分鐘，以局部有酸痛感為宜。

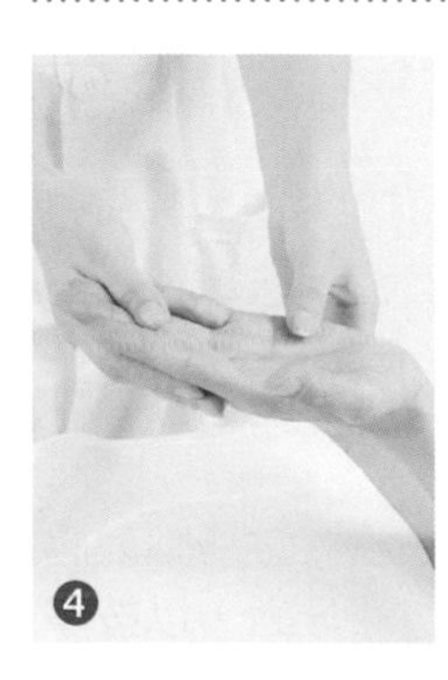

脾反射區

位於左手掌面第四、第五掌骨間（中段遠端）。

方法：用指揉法按揉脾反射區1～2分鐘，以局部有酸痛感為宜。

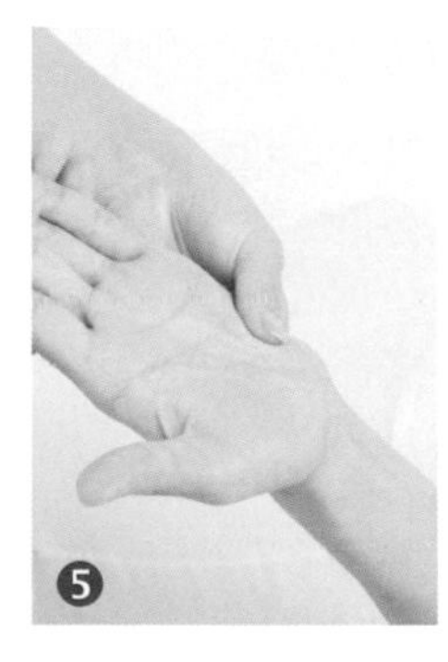

降結腸反射區

位於左手掌面，平虎口水平線上，第四、第五掌骨之間至鉤骨的帶狀區域。

方法：用指揉法按揉反射區1～2分鐘。

足 部

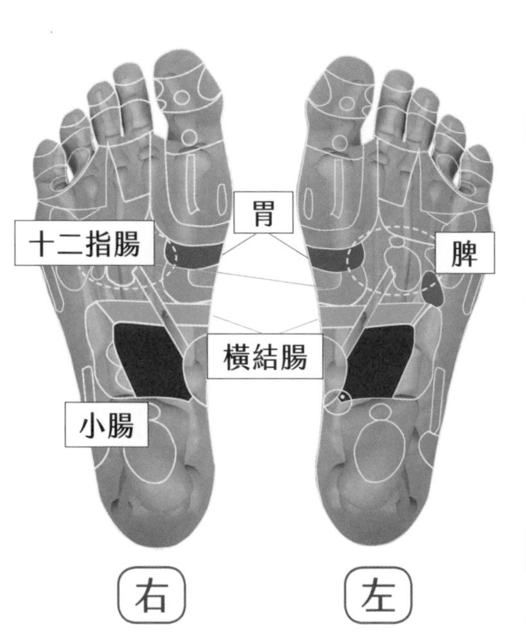

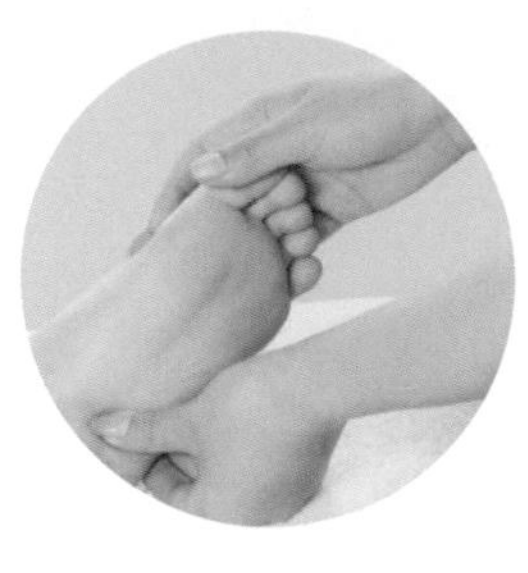

反射區表現

推按降結腸或直腸反射區時，遇到氣感或顆粒。

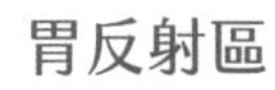

胃反射區

位於雙腳底第一蹠骨中部，甲狀腺反射區下約一條橫指寬。

方法：用刮壓法刮壓反射區2～5分鐘，以局部有酸痛感為宜。

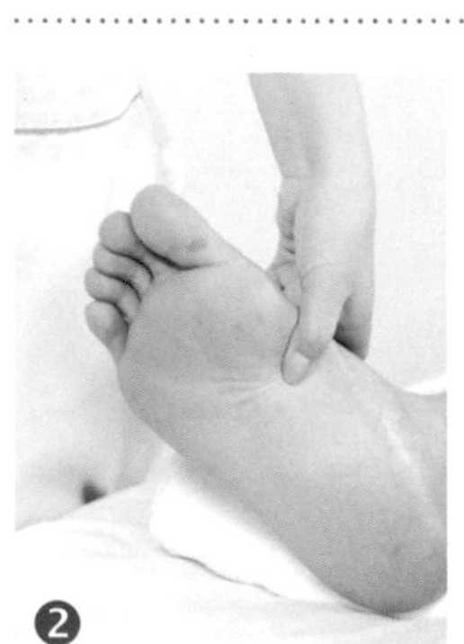

十二指腸反射區

位於雙腳底第一蹠骨底處，胰腺反射區的後外方。

方法：用拇指指腹按壓法按壓反射區2～5分鐘。

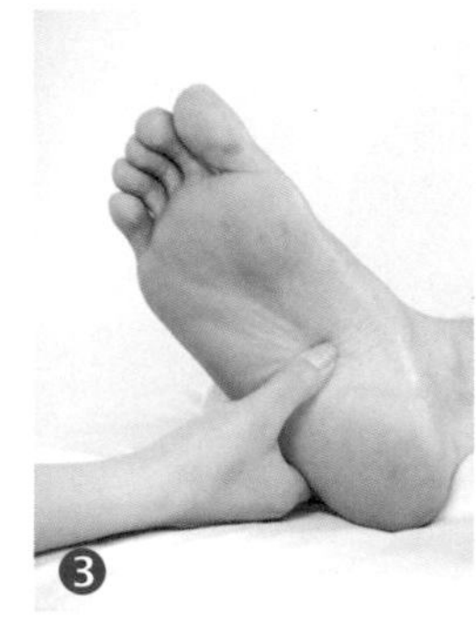

小腸反射區

位於雙腳底，中部凹入區域，被升結腸、降結腸、乙狀結腸等反射區所包圍。

方法：用拇指指腹按壓法按壓小腸反射區2～5分鐘。

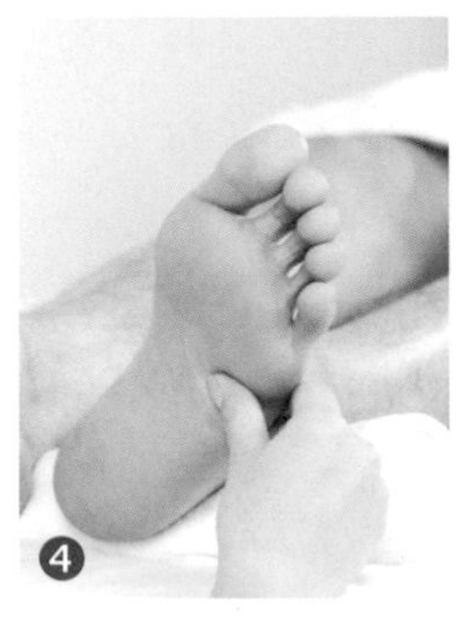

脾反射區

位於左腳底第四、第五蹠骨之間，距心反射區下方約一條橫指處。

方法：用拇指指腹按壓法按壓脾反射區2～5分鐘。

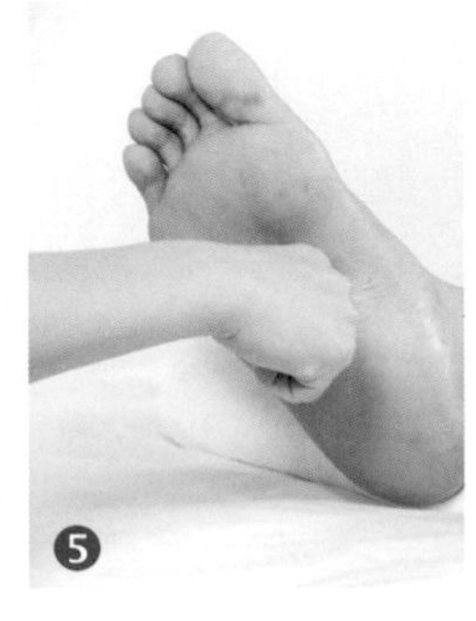

橫結腸反射區

位於雙腳底，第一至第五蹠骨底部與第一至第三楔骨、骰骨交界處的帶狀區。

方法：用單食指叩拳法頂壓橫結腸反射區2～5分鐘。

慢性胃炎　調理脾胃緩疼痛

慢性胃炎，是指由不同病因引起胃黏膜的慢性炎症，或萎縮性病變，其實質是胃黏膜上皮遭受反覆損害後，由於黏膜特異的再生能力，以致黏膜發生改建，且最終導致不可逆的固有胃腺體的萎縮，甚至消失。本病常見的症狀是上腹疼痛和飽脹，常因食用冷食、硬食、辛辣或其他刺激性食物引起或誘發。

耳　部

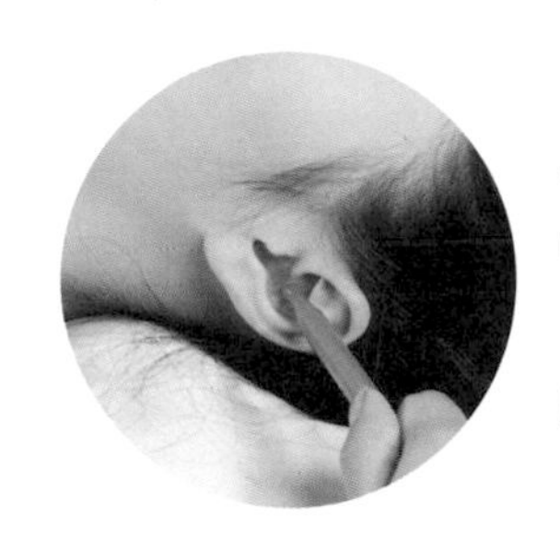

反射區表現

胃反射區見片狀白色或有部分皮膚增厚。

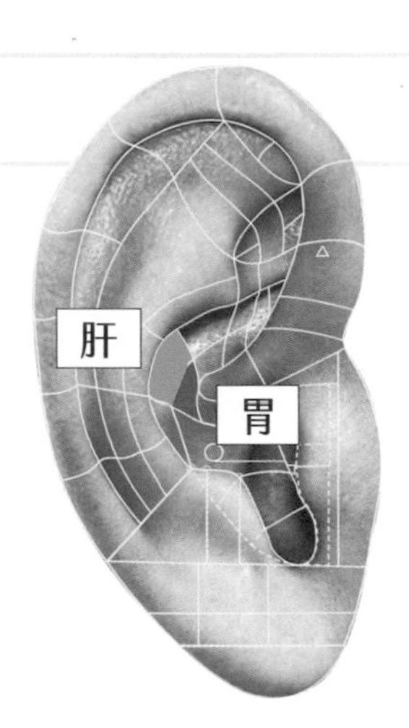

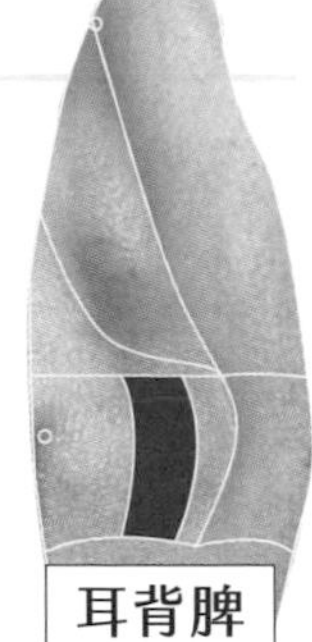

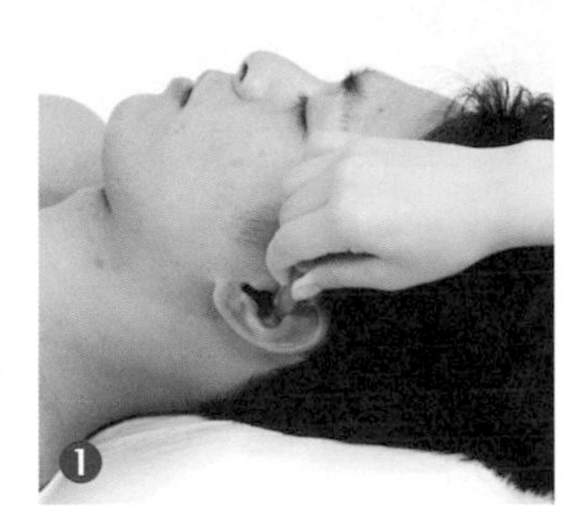

❶

胃反射區

位於耳輪腳與耳甲交界處，即耳甲4區。

方法：用切按法切壓胃反射區1～2分鐘，以按摩部位發紅或有酸脹感為宜。

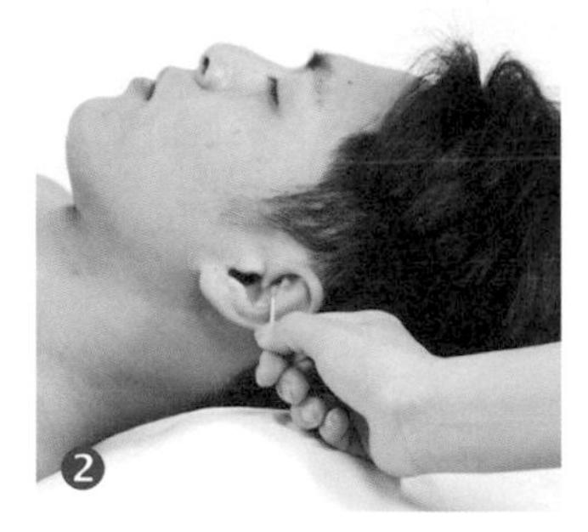

❷

肝反射區

位於耳甲艇的後下部，即耳甲12區。

方法：用切按法切壓肝反射區1～2分鐘，以按摩部位發紅或有酸脹感為宜。

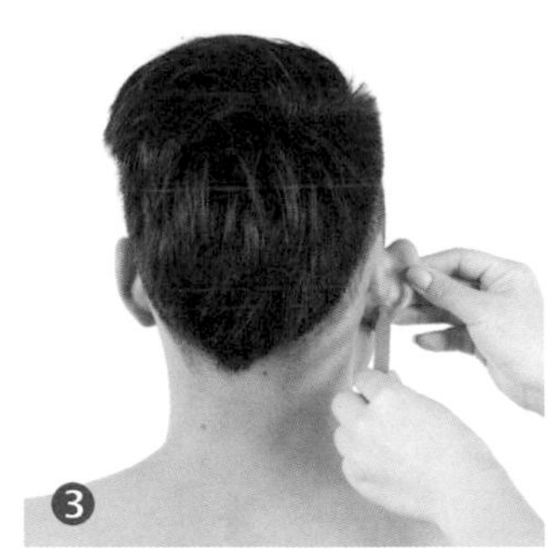

❸

耳背脾反射區

位於耳背中央部，即耳背3區。

方法：用切按法切壓反射區1～2分鐘，以按摩部位發紅或有酸脹感為宜。

手　部

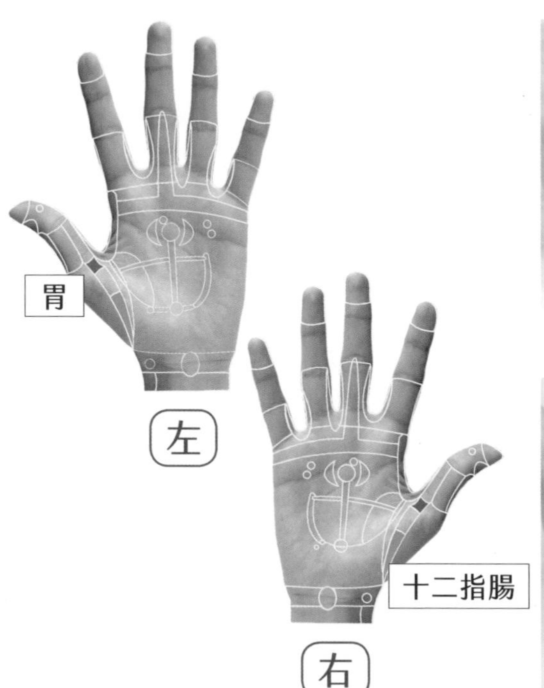

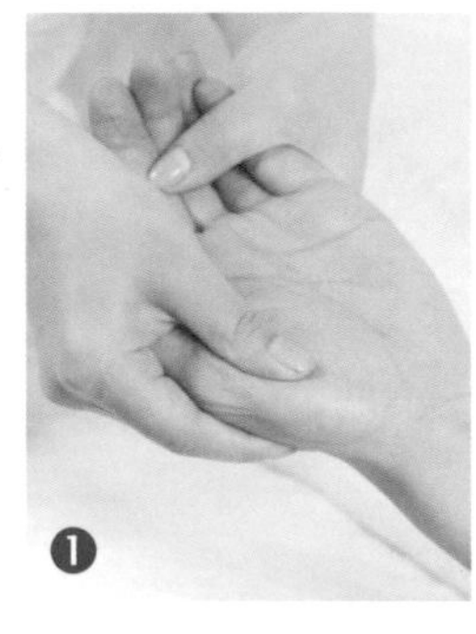

胃反射區

位於雙手第一掌骨體遠端。

方法：用指按法按壓反射區1～2分鐘，以局部有酸痛感為宜。

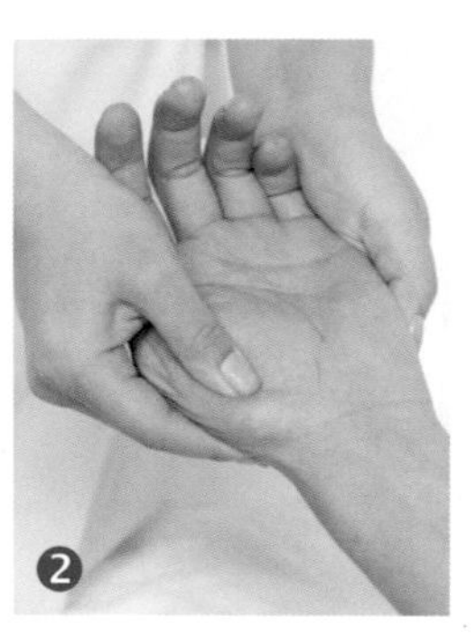

十二指腸反射區

位於雙手掌面，第一掌骨體近端，胰腺反射區下方的區域。

方法：用指按法按壓十二指腸反射區1～2分鐘。

足　部

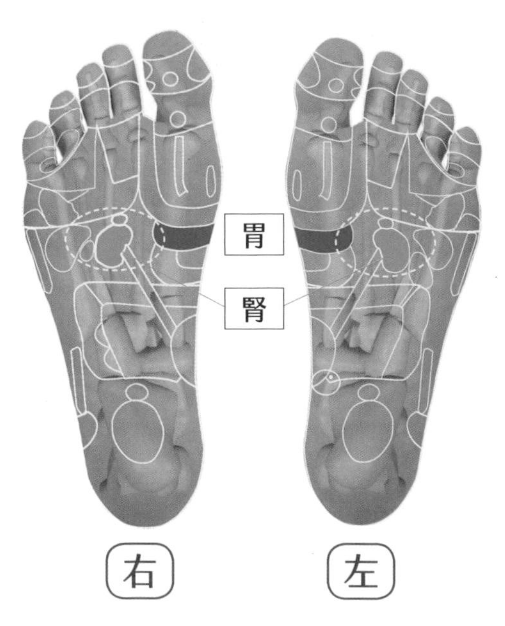

胃反射區

位於雙腳底，第一蹠骨中部，甲狀腺反射區下約一條橫指寬。

方法：用單食指叩拳法頂壓胃反射區2～5分鐘。

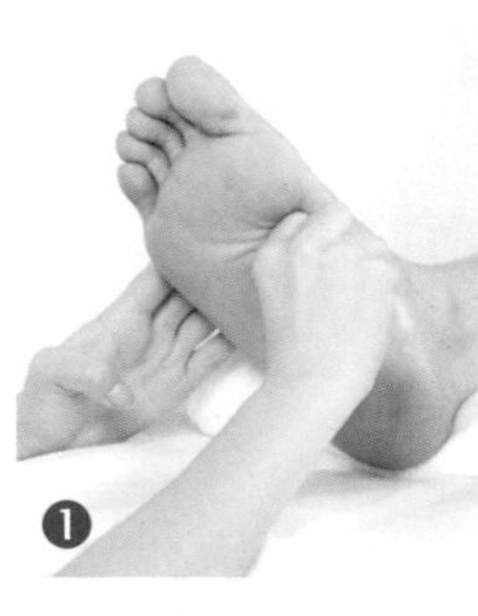

腎反射區

位於腳底，第二蹠骨與第三蹠骨體之間，蜷足時中央凹陷處。

方法：用拇指指腹按壓法按壓腎反射區2～5分鐘。

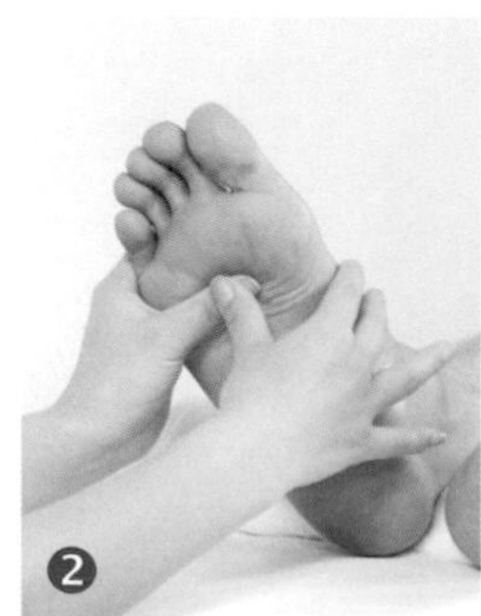

消化性潰瘍　健脾和胃消潰瘍

消化性潰瘍絕大多數（95%以上）發病部位位於胃和十二指腸，故又稱胃及十二指腸潰瘍。患者有週期性上腹部疼痛、反酸、噯氣等症狀。本病易反覆發作，呈慢性發病狀態。十二指腸潰瘍較胃潰瘍多見，以青壯年多發，男多於女，兒童亦可發病。中醫學認為脾胃虛弱，情志內傷，飲食不節是導致本病發生的主要原因。

耳　部

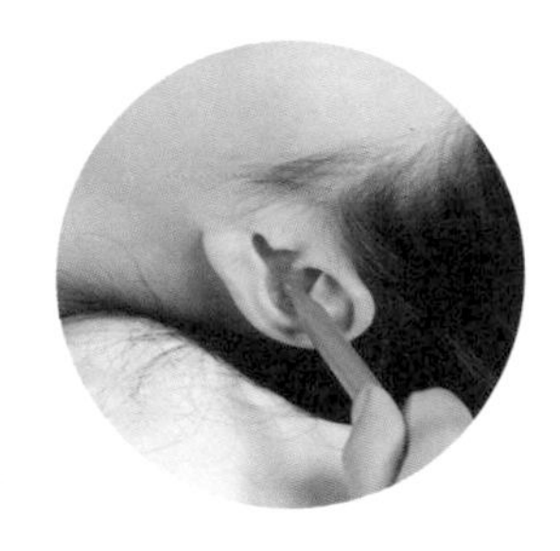

反射區表現

胃或十二指腸反射區見點、片狀白色或線狀暗紅邊緣紅暈，少數有丘疹，表示有消化性潰瘍。

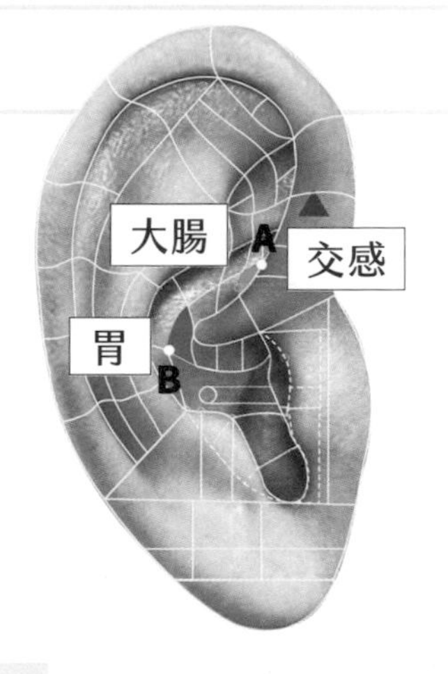

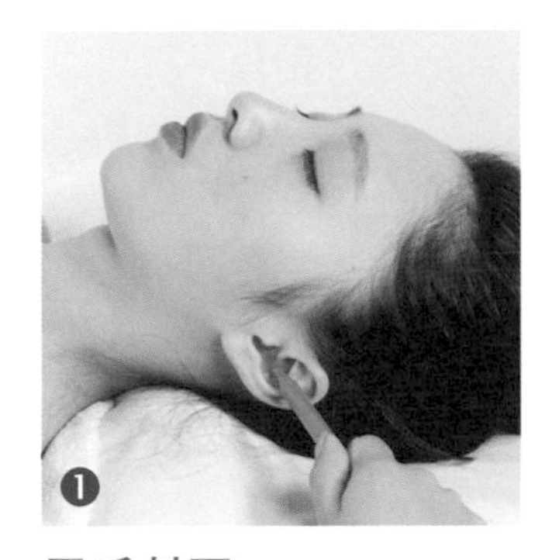

胃反射區

位於耳輪腳與耳甲交界處，即耳甲4區。

方法：用切按法切壓胃反射區1～2分鐘，以按摩部位發紅或有酸脹感為宜。

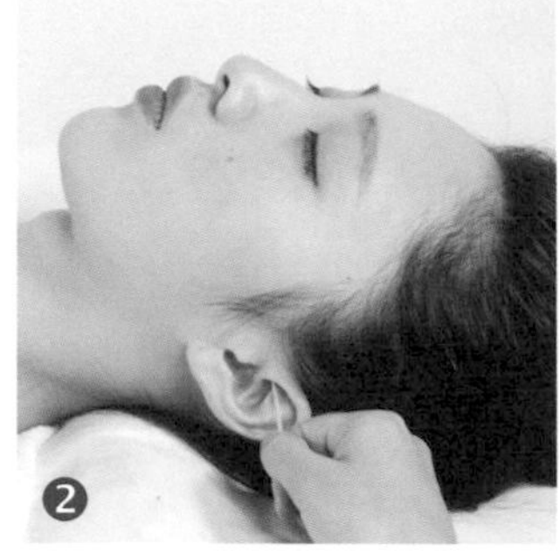

大腸反射區

位於耳輪腳及部分耳輪與AB線之間的前1／3處，即耳甲7區。

方法：用切按法切壓大腸反射區1～2分鐘，以按摩部位有酸脹感為宜。

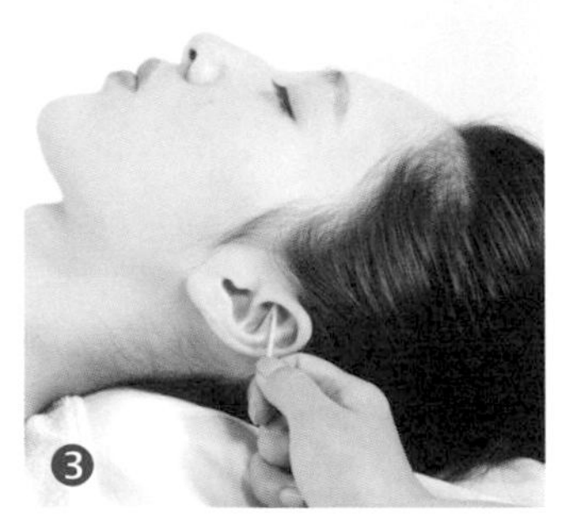

交感反射區

位於對耳輪下腳前端與耳輪內緣交界處，即對耳輪6區前端。

方法：用切按法切壓交感反射區1～2分鐘，以按摩部位有酸脹感為宜。

手　部

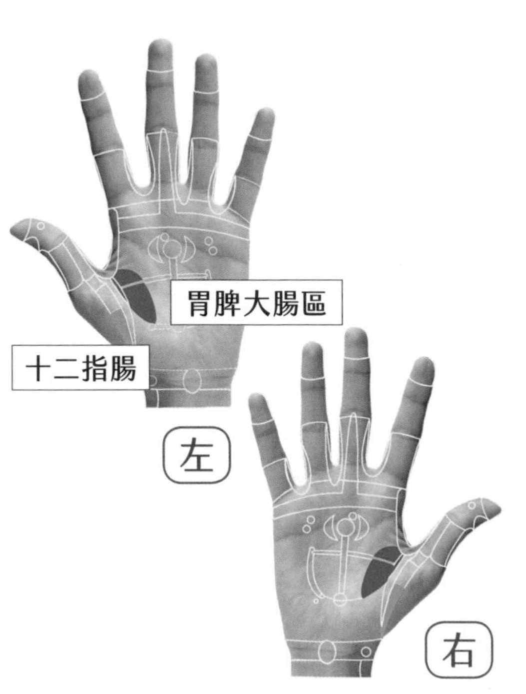

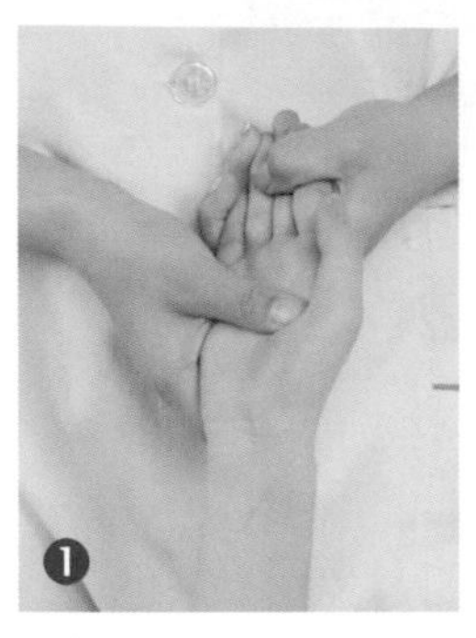

胃脾大腸反射區

位於雙手手掌面，第一、第二掌骨之間的橢圓形區域。

方法：用指揉法按揉胃脾大腸反射區1～2分鐘。

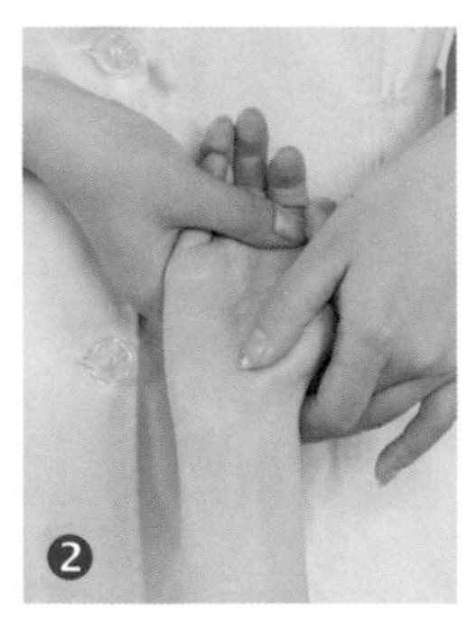

十二指腸反射區

位於雙手掌面，第一掌骨體近端，胰腺反射區下方的區域。

方法：用指揉法按揉十二指腸反射區1～2分鐘。

足　部

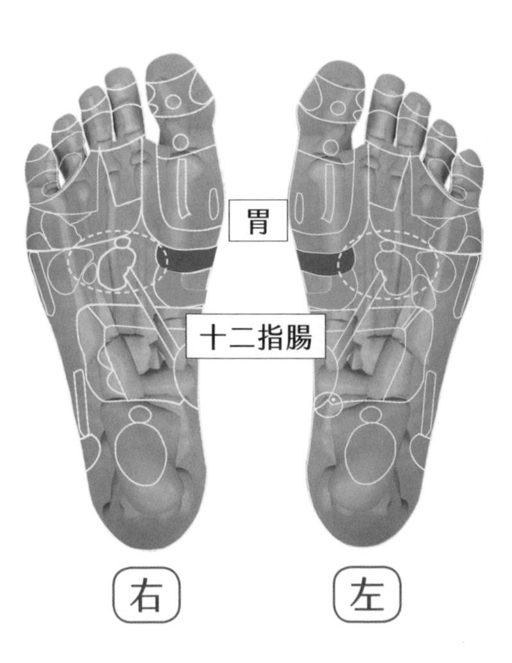

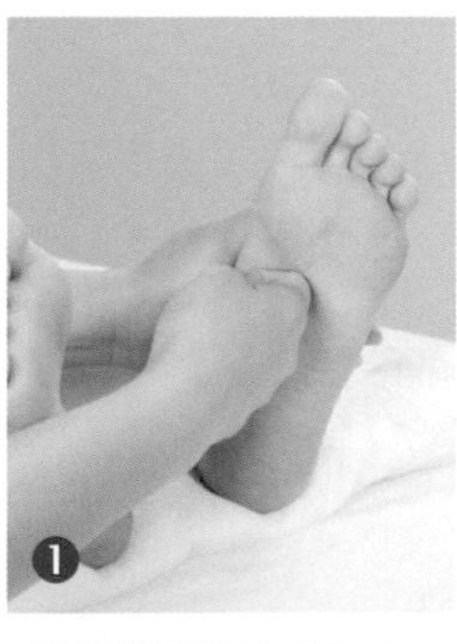

胃反射區

位於雙腳底，第一蹠骨中部，甲狀腺反射區下約一條橫指寬。

方法：用單食指叩拳法頂壓胃反射區2～5分鐘。

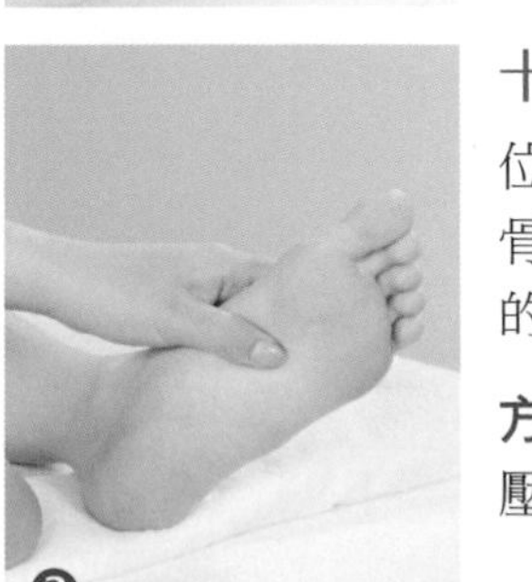

十二指腸反射區

位於雙腳底，第一蹠骨底處，胰腺反射區的後外方。

方法：用拇指指腹按壓法按壓2～5分鐘。

腹瀉 燥濕止瀉脾胃調

腹瀉是指以排便次數增多，糞便稀溏，甚至泄如水樣為主要症狀的病症。腹瀉常伴隨排便急迫感、肛門不適等症狀。腹瀉分急性和慢性兩類。急性腹瀉發病急劇，病程在2～3週之內。慢性腹瀉指病程在兩個月以上或間歇期在2～4週內的復發性腹瀉。中醫學認為本病是因感受外邪，或被飲食所傷，或情志失調，或脾胃虛弱，或脾腎陽虛等原因引起。

耳 部

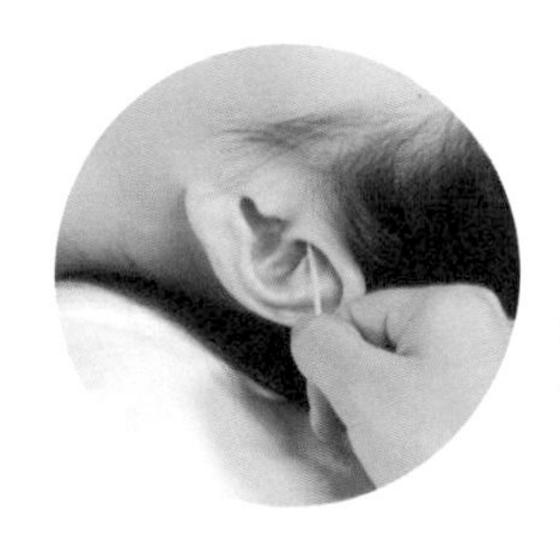

反射區表現

在大腸反射區見片狀丘疹或充血，並伴隨脂溢。

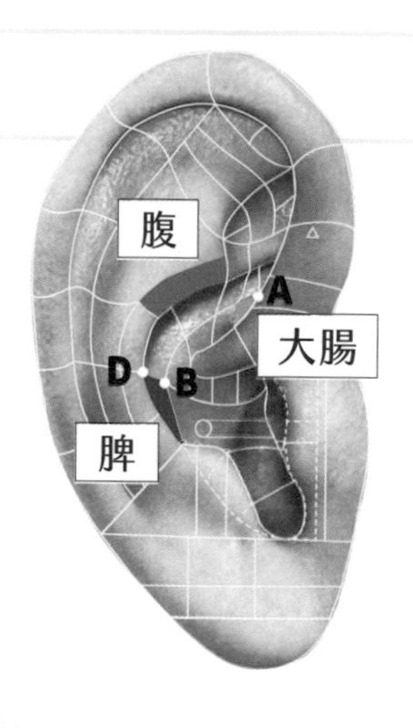

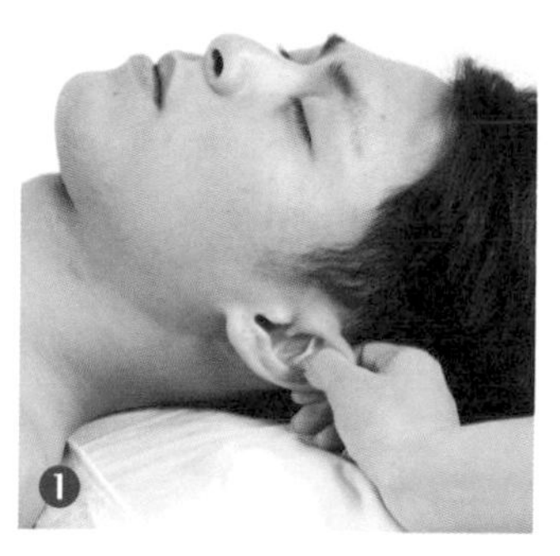

腹反射區

位於對耳輪體前部上2／5，即對耳輪8區。

方法：用捏揉法揉動腹反射區1～2分鐘，以按摩部位發紅或有酸脹感為宜。

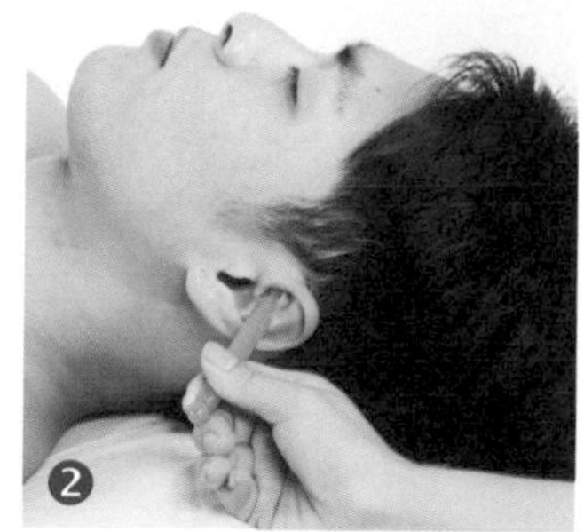

大腸反射區

位於耳輪腳及部分耳輪與AB線之間的前1／3處，即耳甲7區。

方法：用切按法切壓大腸反射區1～2分鐘，以按摩部位有酸脹感為宜。

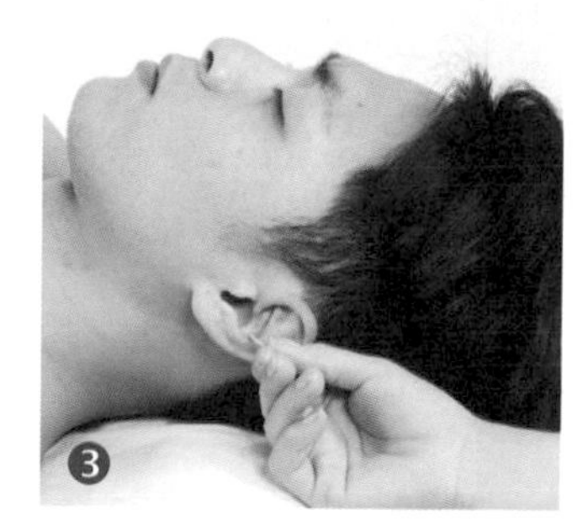

脾反射區

位於BD線下方，耳甲腔的後上部，即耳甲13區。

方法：用切按法切壓脾反射區1～2分鐘，以按摩部位有酸脹感為宜。

手　部

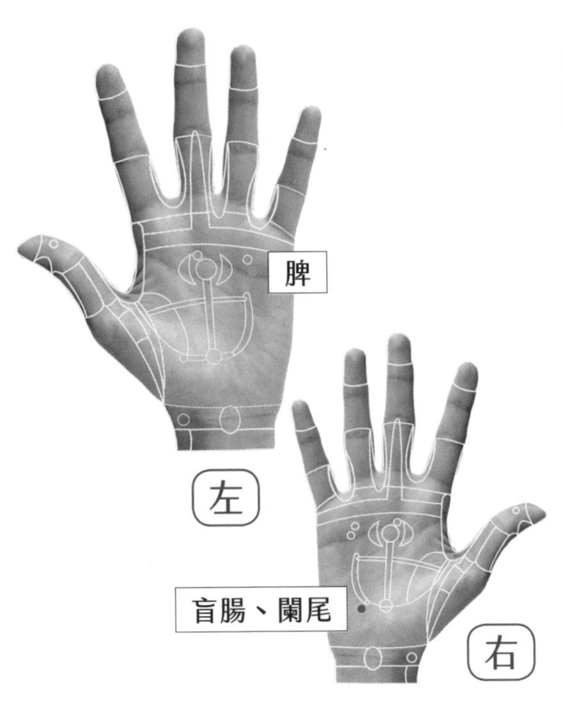

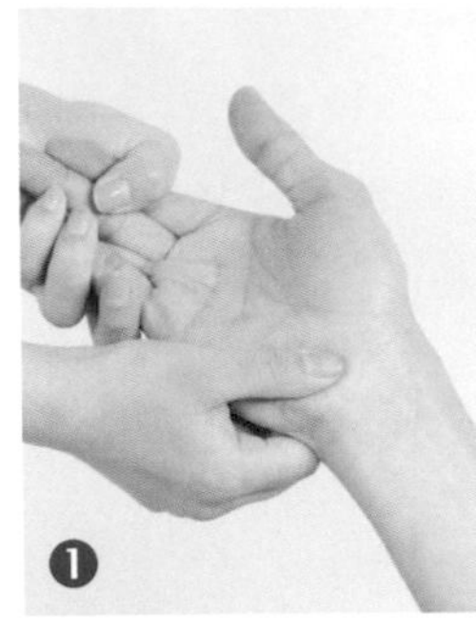

盲腸、闌尾反射區

位於右手掌側，第四、第五掌骨底與腕骨結合部近尺側。

方法：用指按法按壓盲腸、闌尾反射區1～2分鐘。

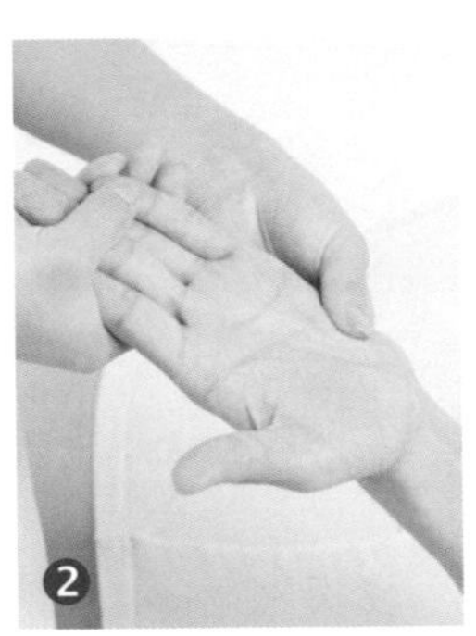

脾反射區

位於左手掌面第四、第五掌骨間。

方法：用指揉法按揉反射區1～2分鐘，以局部有酸痛感為宜。

足　部

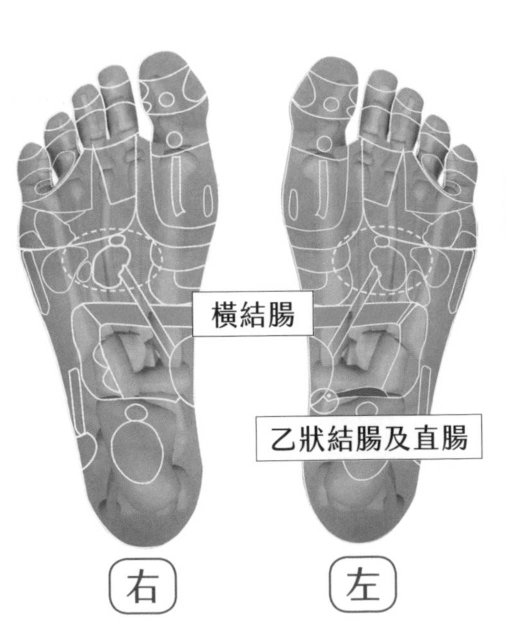

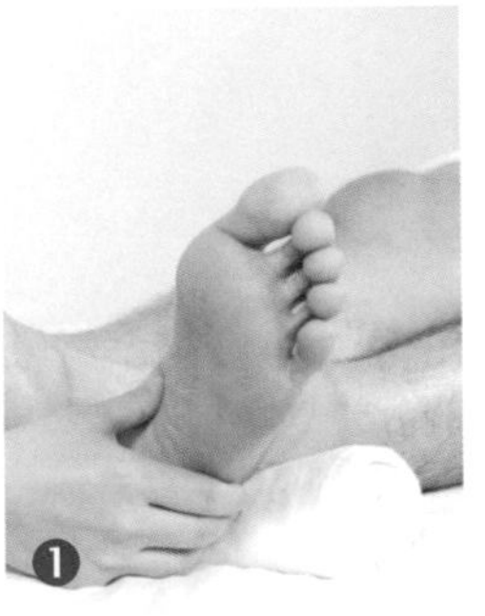

乙狀結腸及直腸反射區

位於左腳底跟骨前緣呈一條橫帶狀區。

方法：用拇指指腹按壓法按壓反射區2～5分鐘。

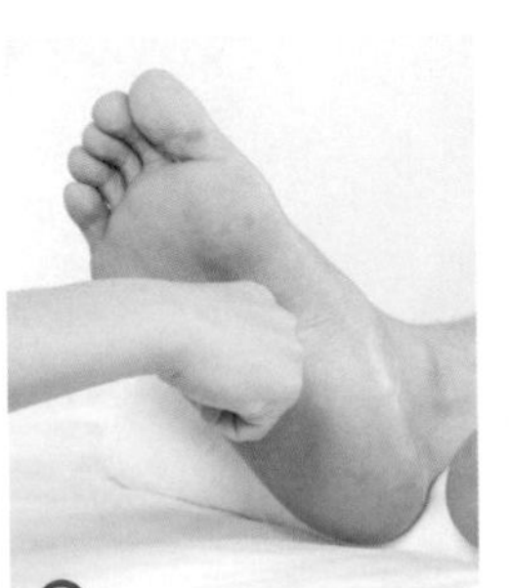

橫結腸反射區

於雙腳底，第一至第五蹠骨底部，橫越腳底中部的帶狀區。

方法：用單食指叩拳法頂壓橫結腸反射區2～5分鐘。

慢性膽囊炎 疏肝利膽行氣血

慢性膽囊炎是指膽囊慢性炎症性病變，大多數為慢性結石性膽囊炎。本病可由急性膽囊炎反覆發作遷延而來，也可慢性起病。本病臨床症狀常見右上腹部或心窩部隱痛，飯後飽脹不適、噯氣，進食油膩食物後可能會有噁心、嘔吐等症狀。

耳 部

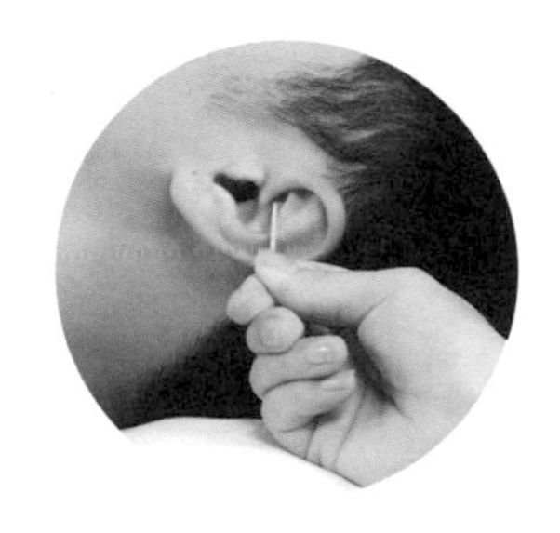

反射區表現

在胰膽反射區見點狀白色、邊緣紅暈，表示有慢性膽囊炎。

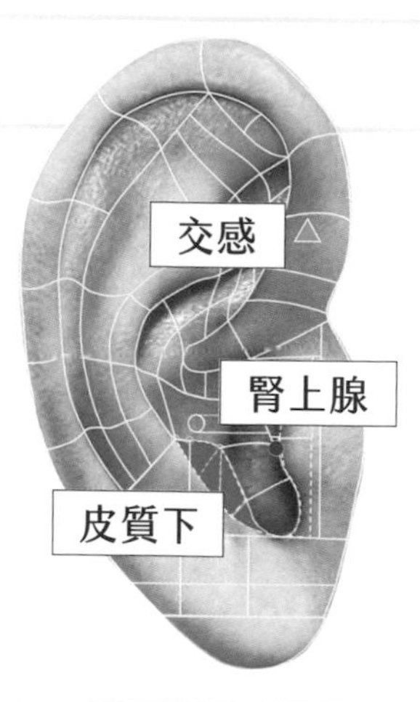

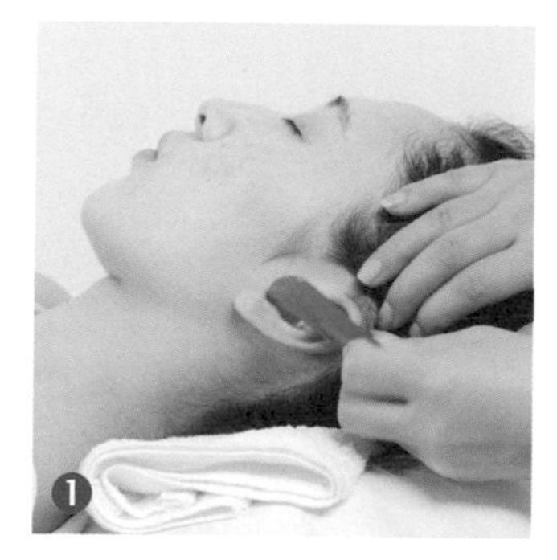

皮質下反射區

位於對耳屏內側面，即對耳屏4區。

方法：用刮拭法刮拭反射區1～2分鐘，以按摩部位發紅或有酸脹感為宜。

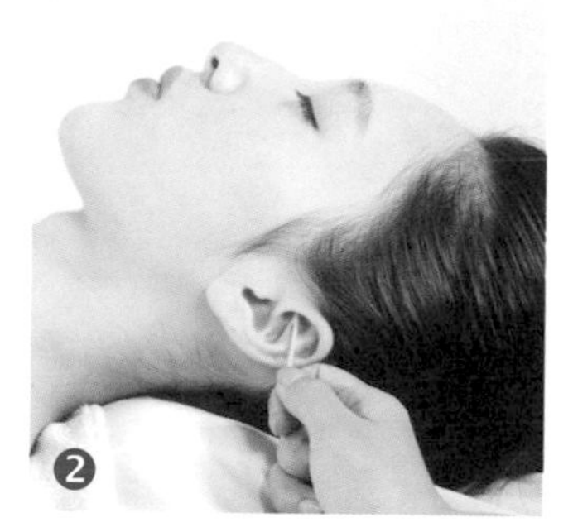

交感反射區

位於對耳輪下腳前端與耳輪內緣交界處，即對耳輪6區前端。

方法：用切按法切壓交感神經反射區1～2分鐘，以按摩部位有酸脹感為宜。

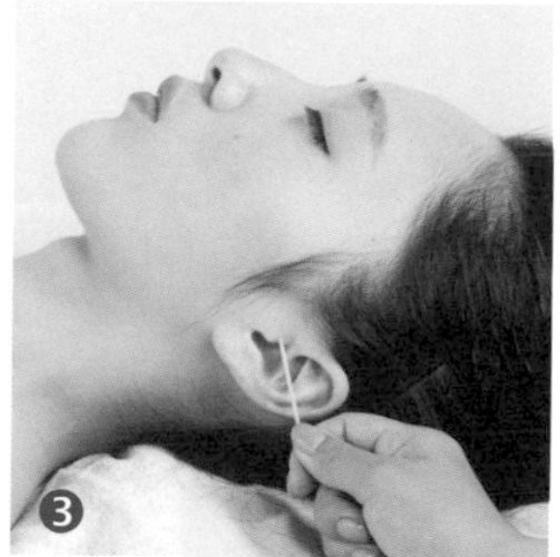

腎上腺反射區

位於耳屏游離緣下部尖端，即耳屏2區後緣處。

方法：用切按法切壓腎上腺反射區1～2分鐘，以按摩部位有酸脹感為宜。

手部

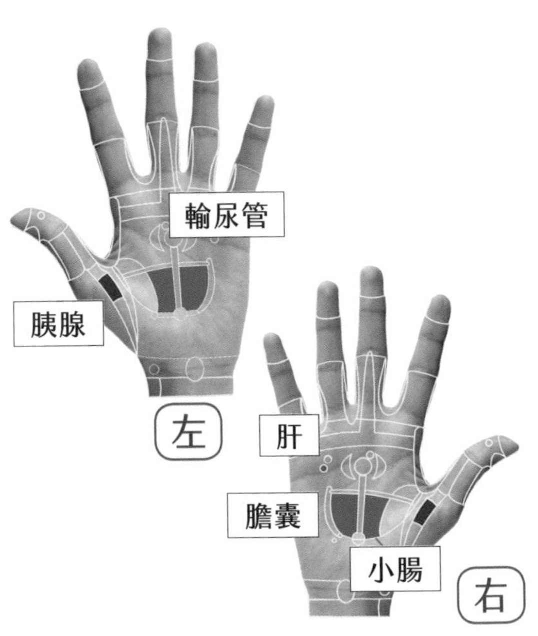

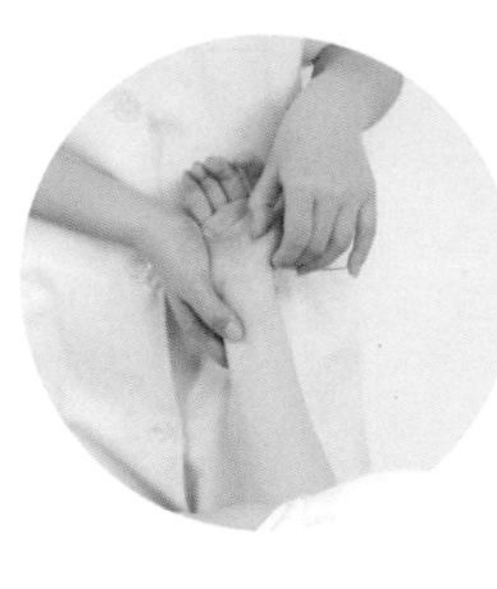

反射區表現

在胰膽反射區
見點狀白色、
邊緣紅暈。

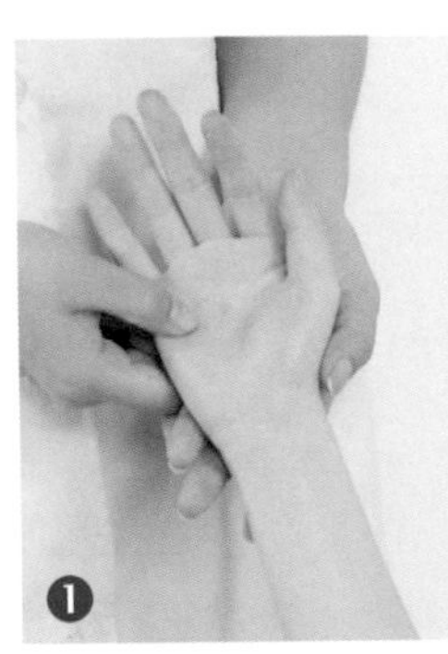

膽囊反射區

位於右手掌面，第四、五掌骨之間，緊靠肝反射區的腕側的第四掌骨處。

方法：用指按法按壓反射區1～2分鐘。

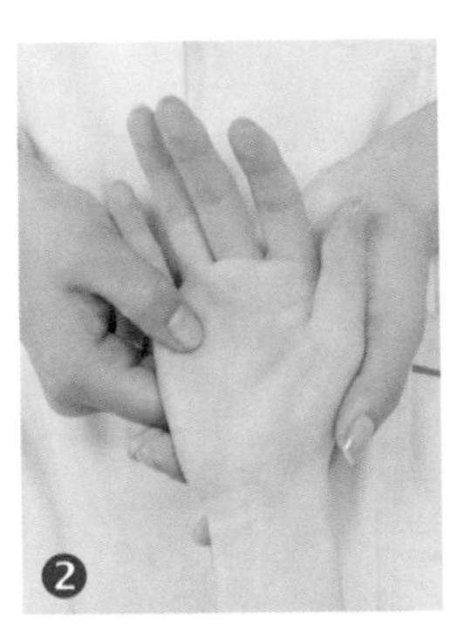

肝反射區

位於右手的掌面，第四、第五掌骨體之間近掌骨處。

方法：用指按法按壓肝反射區1～2分鐘，以局部有酸痛感為宜。

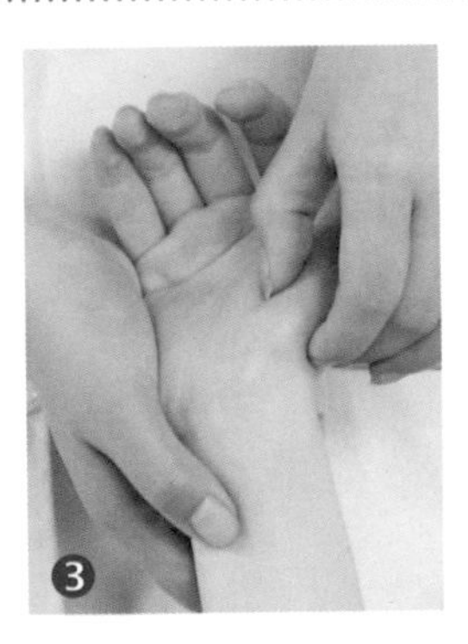

胰腺反射區

位於雙手胃反射區與十二指腸反射區之間，第一掌骨體中部的區域。

方法：用掐法掐按胰腺反射區1～2分鐘。

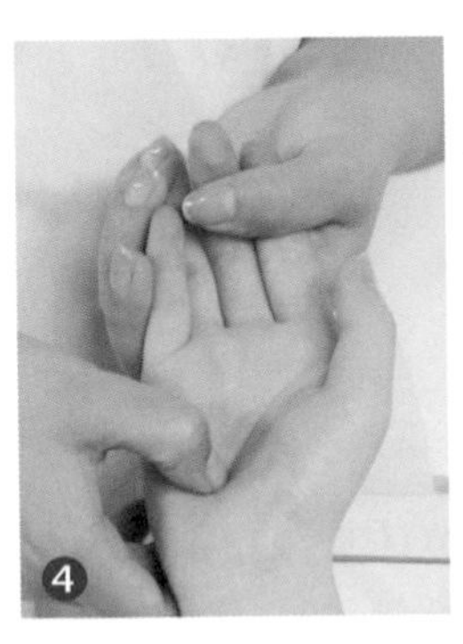

小腸反射區

位於雙手掌心中部凹陷處，各結腸反射區所包圍處。

方法：用掐法掐按小腸反射區1～2分鐘，以局部有酸痛感為宜。

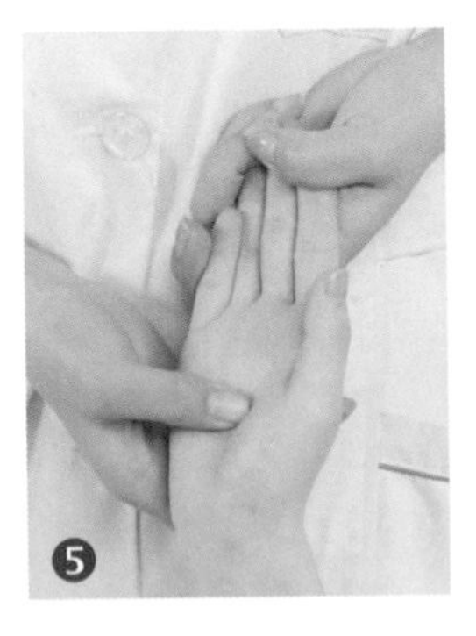

輸尿管反射區

位於雙手掌中部，腎反射區與膀胱反射區之間的帶狀區域。

方法：用指按法按壓輸尿管反射區1～2分鐘，以局部有酸痛感為宜。

足　部

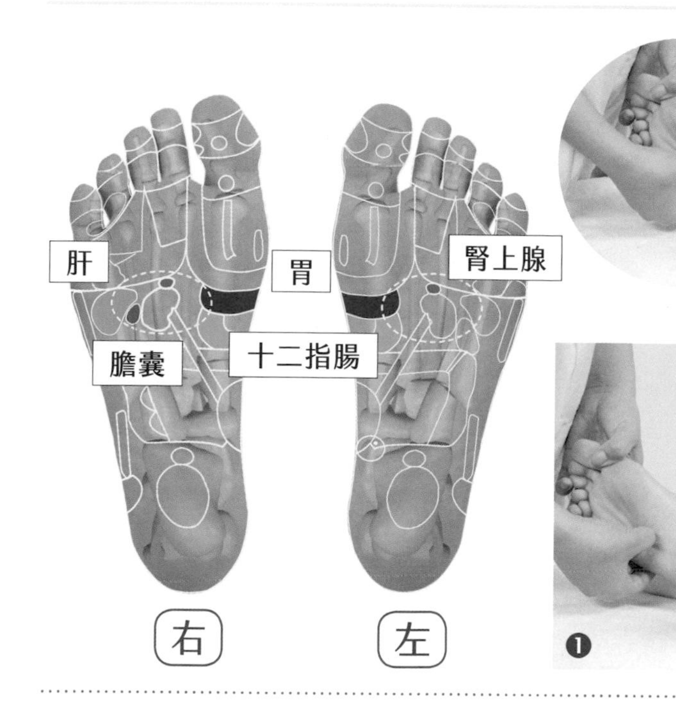

反射區表現

推按膽囊反射區時，手感僵硬或遇到氣感或顆粒。

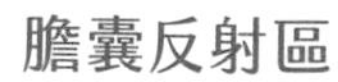

❶

膽囊反射區

位於右腳底第三、第四蹠骨中段之間，肝反射區內的下方。

方法：用掐法掐按反射區2～5分鐘，以局部有酸痛感為宜。

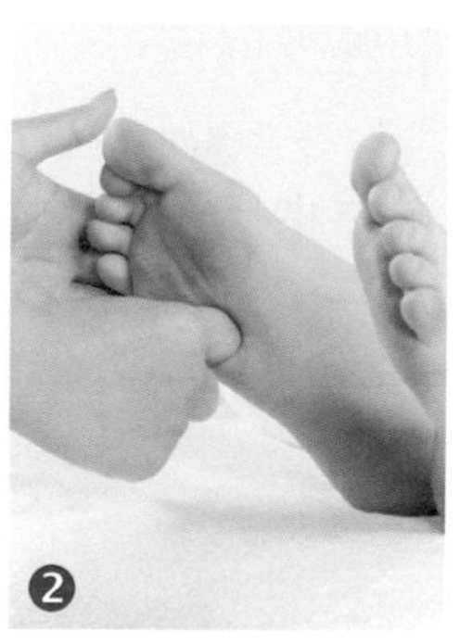

❷

肝反射區

位於右腳底第四蹠骨與第五蹠骨前段之間，位於肺反射區的後方。

方法：用單食指叩拳法頂壓肝反射區2～5分鐘。

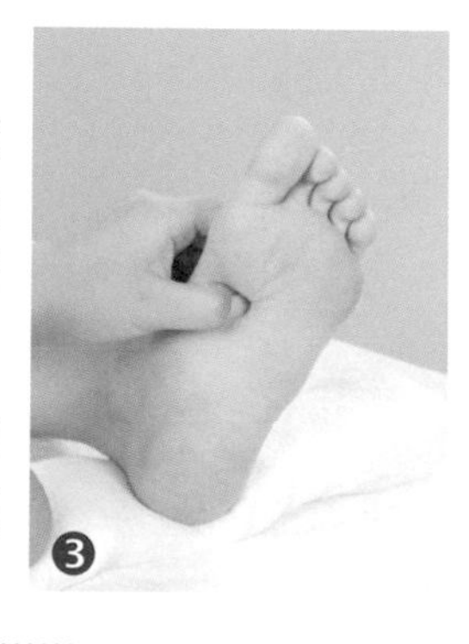

❸

胃反射區

位於雙腳底，第一蹠蹠骨中部，甲狀腺反射區下方約一條橫指寬處。

方法：用掐法掐按胃反射區2～5分鐘，以局部有酸痛感為宜。

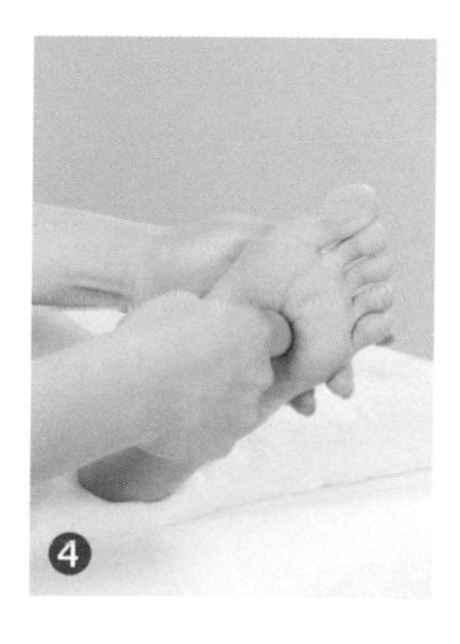

❹

腎上腺反射區

位於雙腳底，第二、三蹠骨體間，腎反射區前端。

方法：用單食指叩拳法頂壓反射區2～5分鐘，以局部有酸痛感為宜。

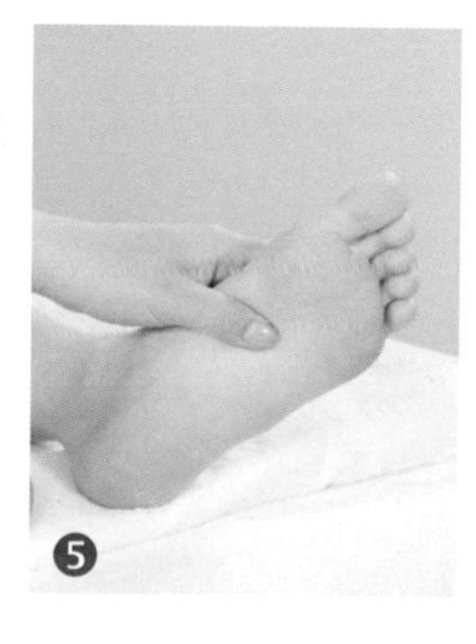

❺

十二指腸反射區

位於雙腳底，第一蹠骨底處，胰腺反射區的後外方。

方法：用拇指指腹按壓法按壓十二指腸反射區2～5分鐘，以局部有酸痛感為宜。

脂肪肝　促進代謝降血脂

脂肪肝，是指由於各種原因引起的肝細胞內脂肪堆積過多的病變。脂肪性肝病嚴重地威脅著人們的健康，已被公認為隱蔽性肝硬化的常見原因。在經常失眠、疲勞、不思茶飯、胃腸功能失調的慢性疲勞綜合症人群中脂肪肝的發病率較高。

耳部

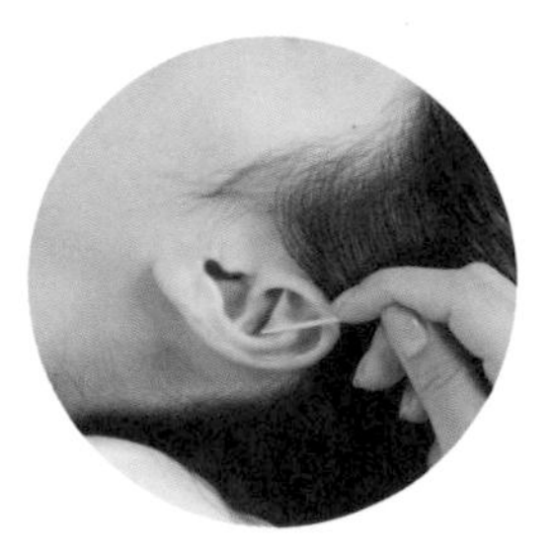

反射區表現

肝或膽反射區呈點狀或片狀紅暈、暗紅、暗灰、蒼白或中央蒼白邊緣紅暈等。

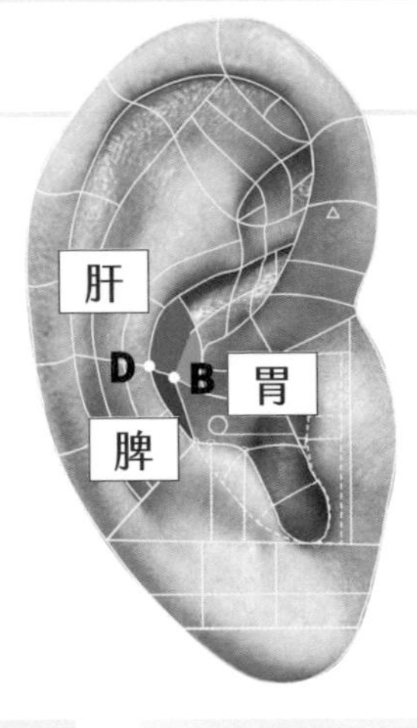

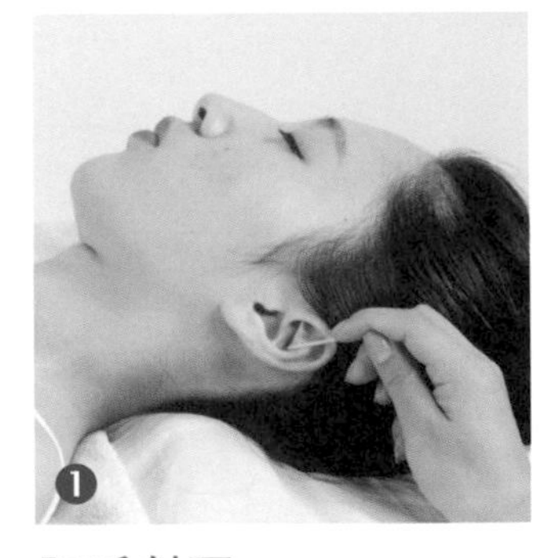

肝反射區

位於耳甲艇的後下部，即耳甲12區。

方法：用切按法切壓肝反射區1～2分鐘，以按摩部位發紅或有酸脹感為宜。

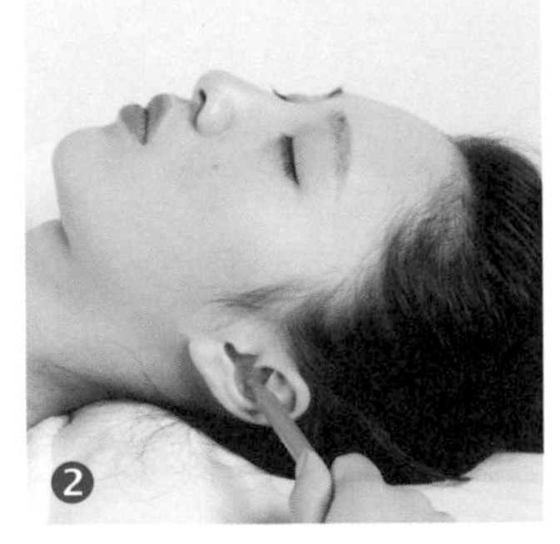

胃反射區

位於耳輪腳與耳甲交界處，即耳甲4區。

方法：用切按法切壓胃反射區1～2分鐘，以按摩部位發紅或有酸脹感為宜。

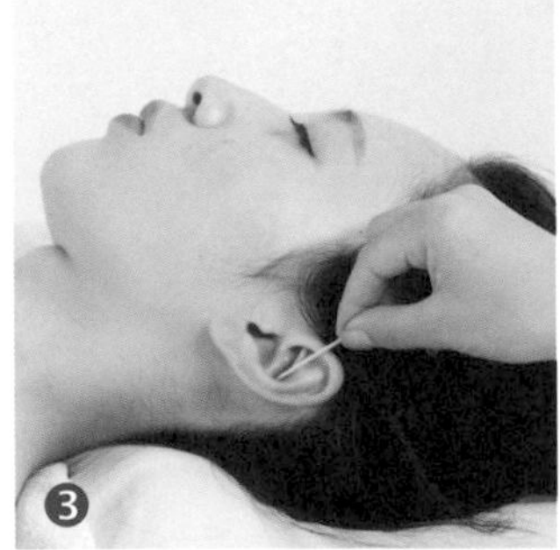

脾反射區

位於BD線下方，耳甲腔的後上部，即耳甲13區。

方法：用切按法切壓脾反射區1～2分鐘，以按摩部位有酸脹感為宜。

手　部

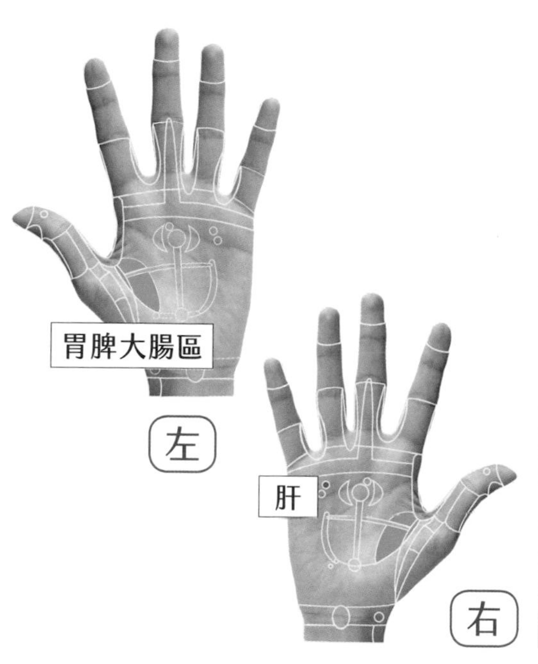

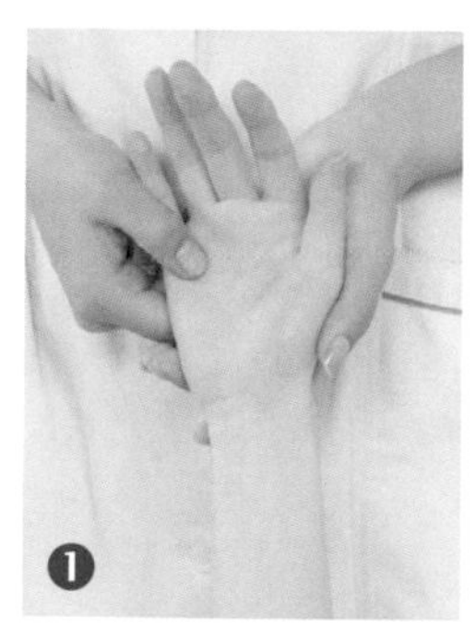

肝反射區

位於右手的掌面，第四、第五掌骨體之間近掌骨處。

方法：用指按法按壓肝反射區1～2分鐘。

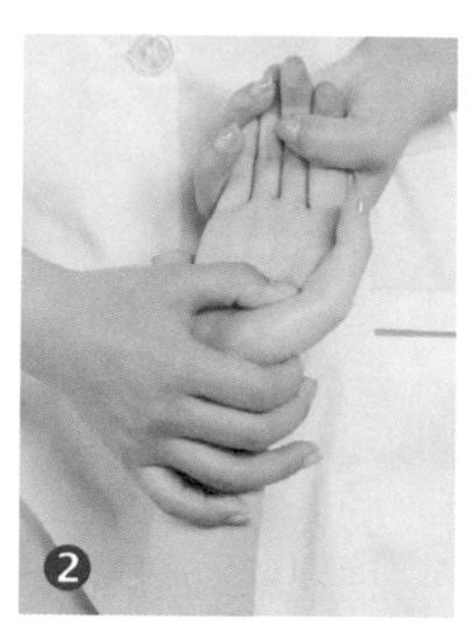

胃脾大腸反射區

位於手掌面，第一、第二掌骨之間的橢圓形區域。

方法：用指按法按壓胃脾大腸反射區1～2分鐘。

足　部

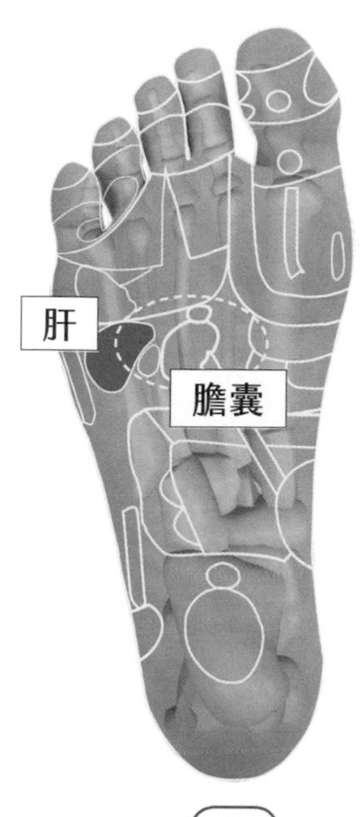

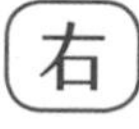

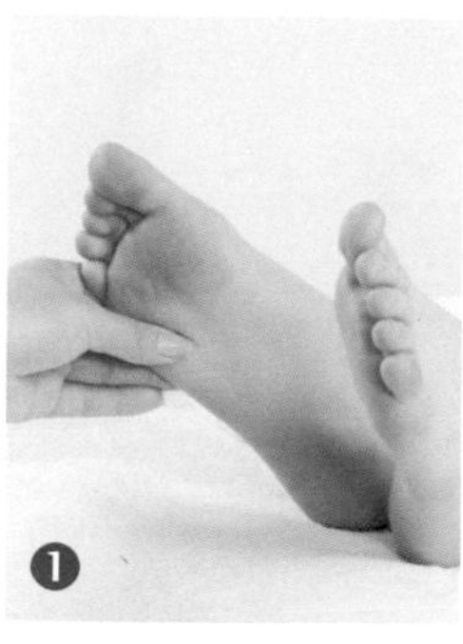

肝反射區

位於右腳底，第四與第五蹠骨前段之間。

方法：用拇指指腹按壓法按壓肝反射區2～5分鐘。

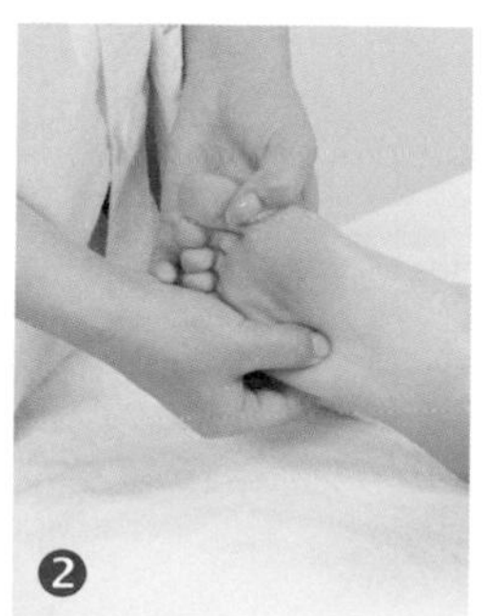

膽囊反射區

位於右腳底第三、第四蹠骨中段之間。

方法：用拇指指腹按壓法按壓膽囊反射區2～5分鐘，以局部有酸痛感為宜。

便秘　調理氣機助排便

便秘是臨床常見的複雜症狀，而不是一種疾病，主要表現為排便次數減少、糞便量減少、糞便乾結、排便費力等。引起功能性便秘的原因有：飲食不當，如飲水過少或進食含纖維素的食物過少；生活壓力過大，精神緊張；濫用瀉藥，對藥物產生依賴形成便秘；結腸運動功能紊亂；年老體虛，排便無力等。

耳　部

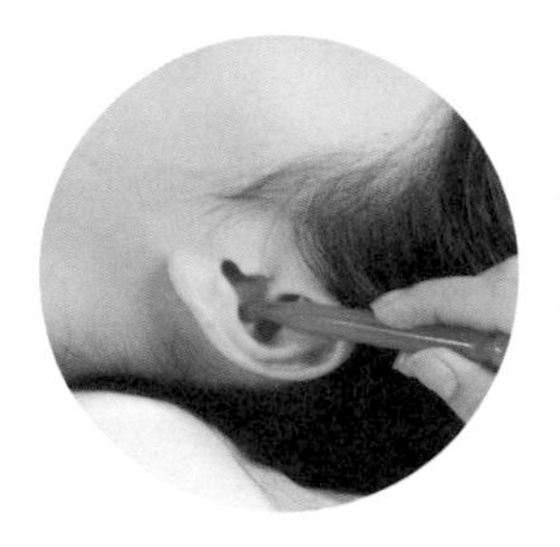

反射區表現

肺反射區見糠皮樣皮屑，不易擦去。

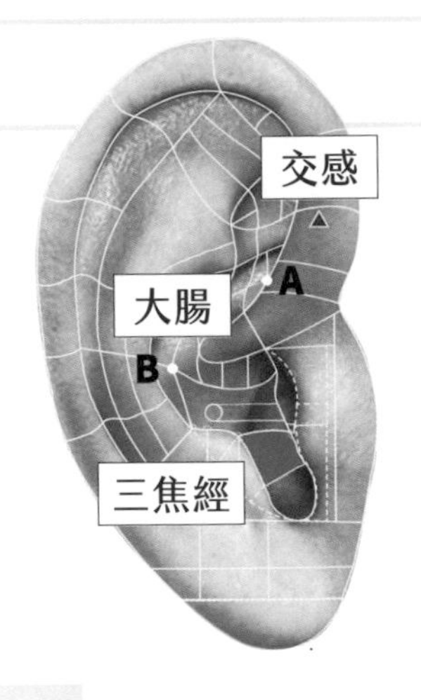

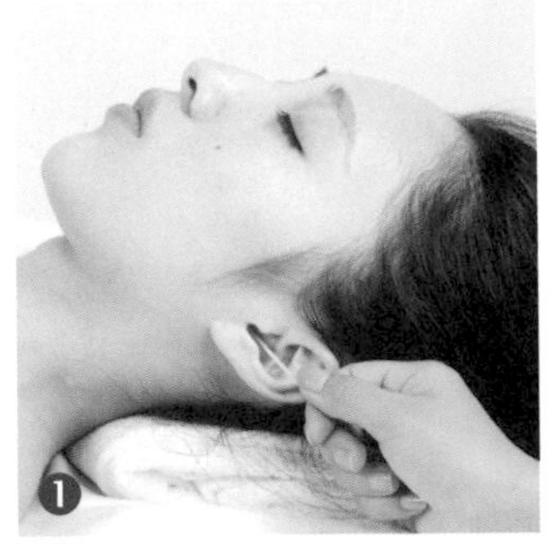

三焦反射區

位於外耳門後下方的位置，肺與內分泌區之間，即耳甲17區。

方法：用切按法切壓三焦反射區1～2分鐘，以按摩部位有酸脹感為宜。

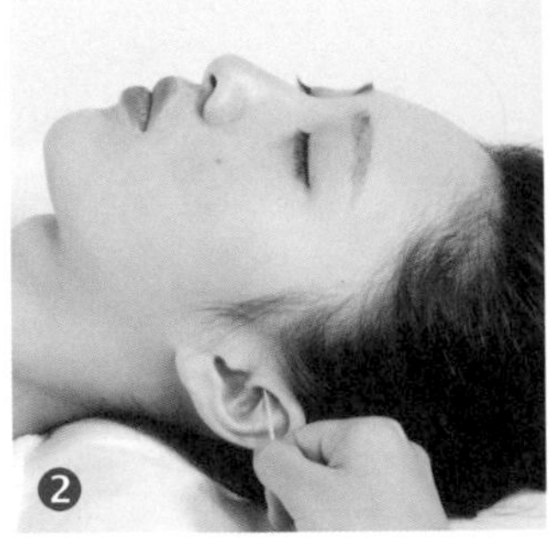

大腸反射區

位於耳輪腳及部分耳輪與AB線之間的前1／3處，即耳甲7區。

方法：用切按法切壓大腸反射區1～2分鐘，以按摩部位有酸脹感為宜。

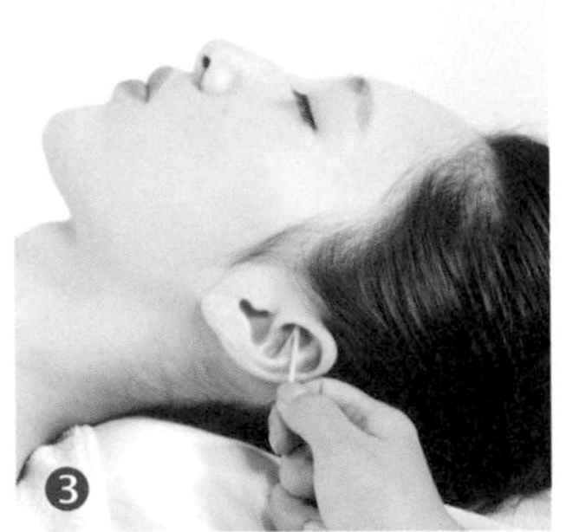

交感反射區

位於對耳輪下腳前端與耳輪內緣交界處，即對耳輪6區前端。

方法：用切按法切壓交感反射區1～2分鐘，以按摩部位有酸脹感為宜。

手 部

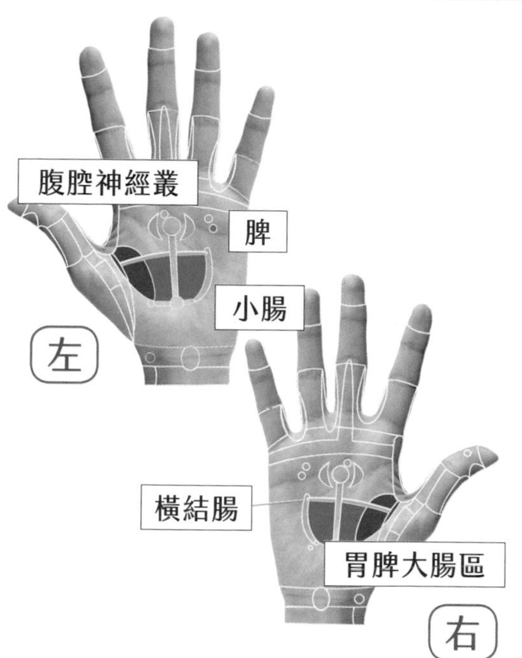

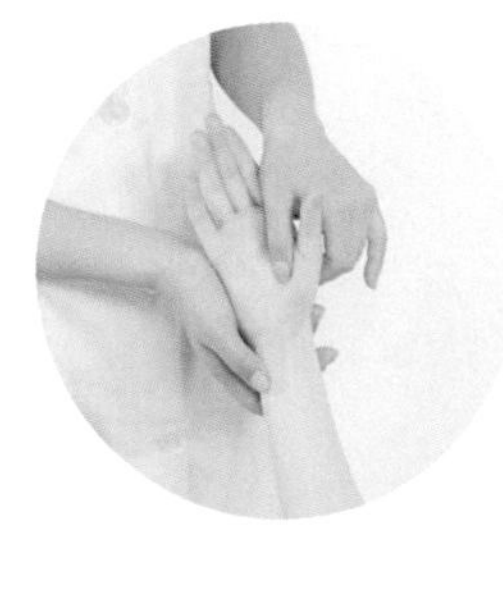

反射區表現

大魚際肉暗青，掌色晦暗。

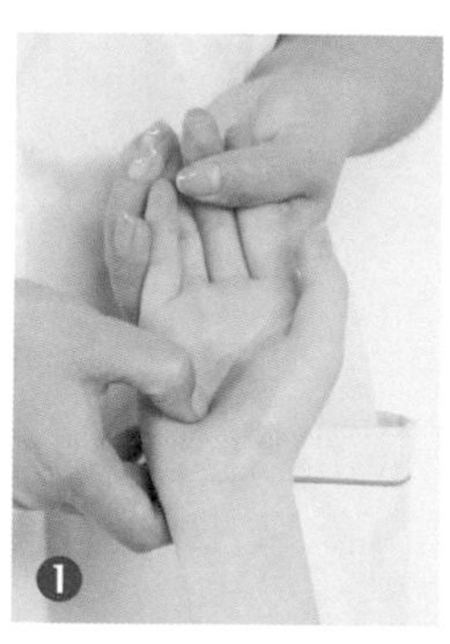

小腸反射區

位於雙手掌心中部凹陷處，各結腸反射區所包圍的區域。

方法：用掐法掐按反射區1～2分鐘，以局部有酸痛感為宜。

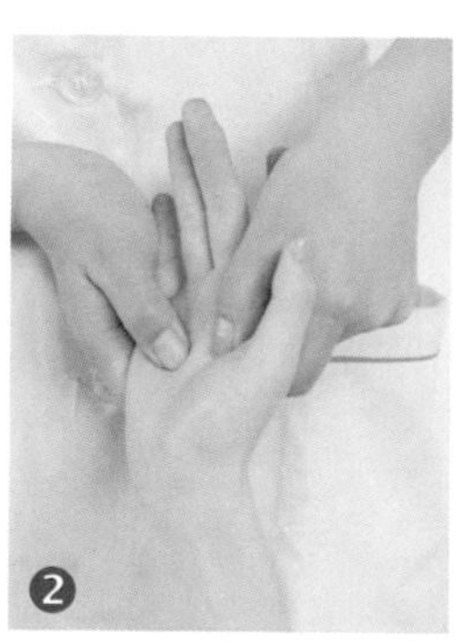

腹腔神經叢反射區

位於雙手掌心第二、三掌骨及第三、四掌骨之間，腎反射區的兩側。

方法：用指按法按壓腹腔神經叢反射區1～2分鐘。

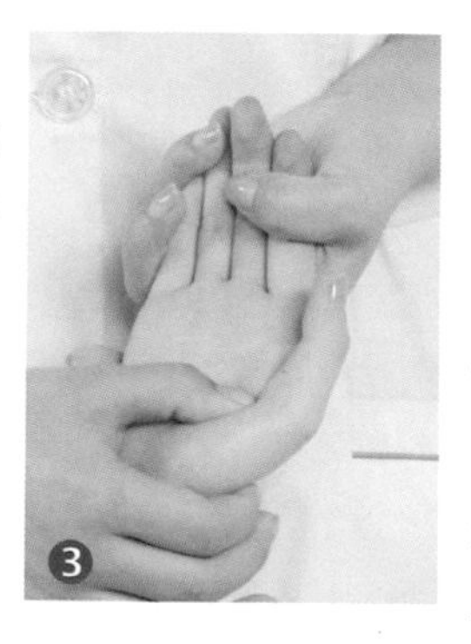

胃脾大腸反射區

位於手掌面，第一、第二掌骨之間的橢圓形區域。

方法：用指按法按壓胃脾大腸反射區1～2分鐘，以局部有酸痛感為宜。

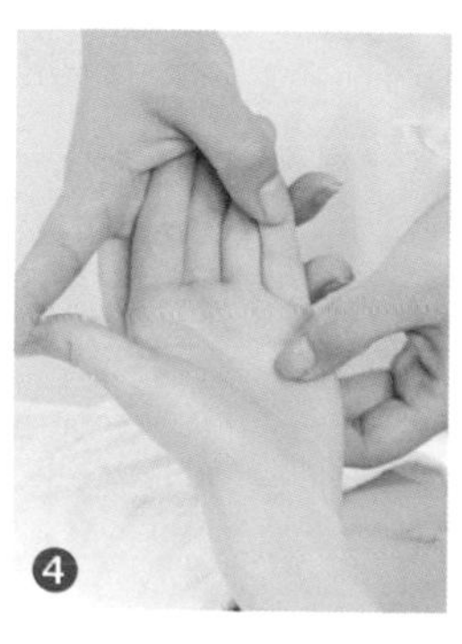

脾反射區

位於左手掌面第四、第五掌骨間，橫膈膜反射區與橫結腸反射區之間。

方法：用指按法按壓反射區1～2分鐘。

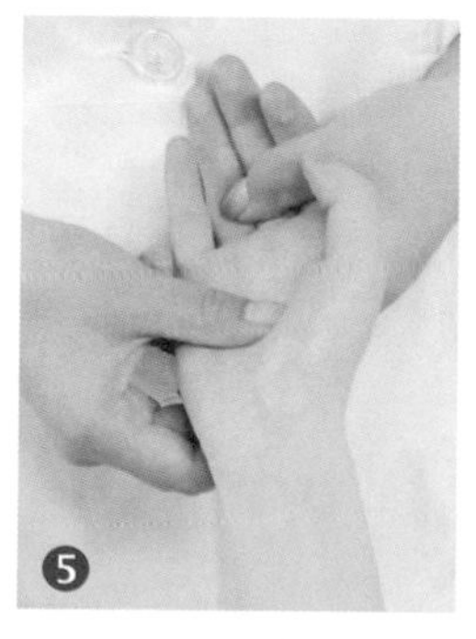

橫結腸反射區

位於雙手掌面，升結腸反射區上端與虎口之間的帶狀區域。其尺側接降結腸反射區。

方法：用指按法按壓反射區1～2分鐘。

足　部

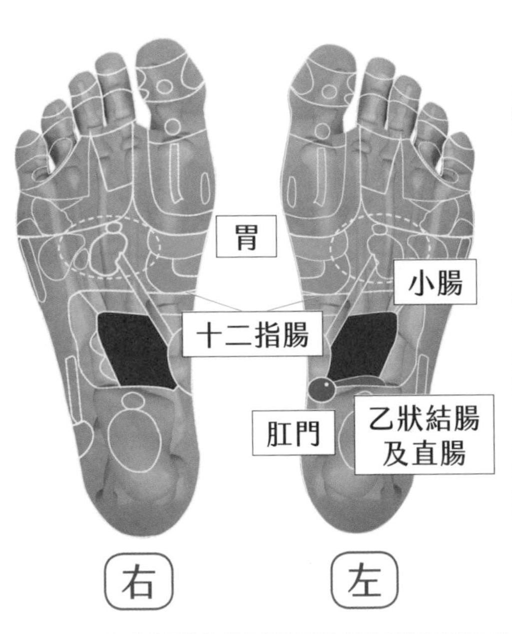

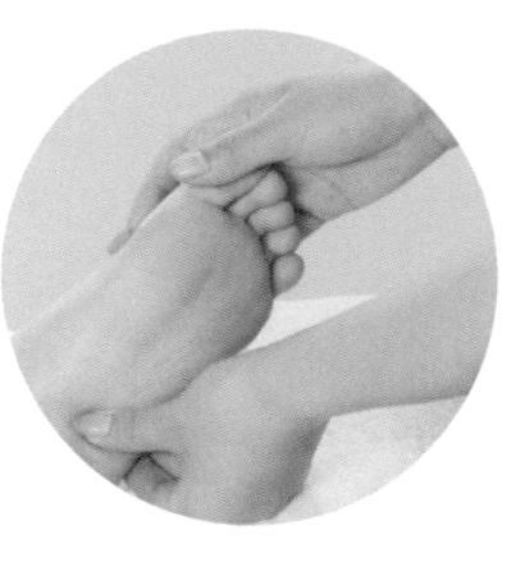

反射區表現

推按降結腸或直腸反射區時，遇到塊狀結節。

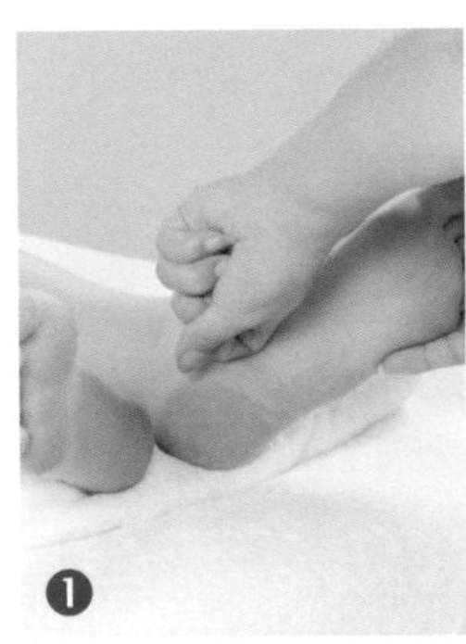
❶

肛門反射區

位於左腳底跟骨前緣，乙狀結腸及直腸反射區的末端。

方法：用單食指叩拳法頂壓肛門反射區2～5分鐘，以局部有酸痛感為宜。

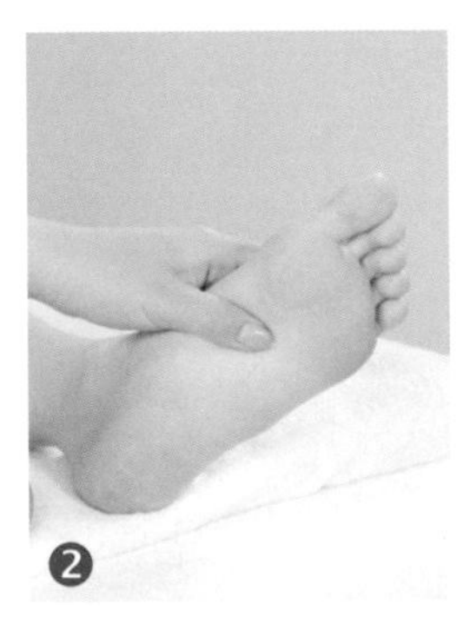
❷

十二指腸反射區

位於雙腳底，第一蹠骨底處，胰腺反射區的後外方。

方法：用拇指指腹按壓法按壓反射區2～5分鐘。

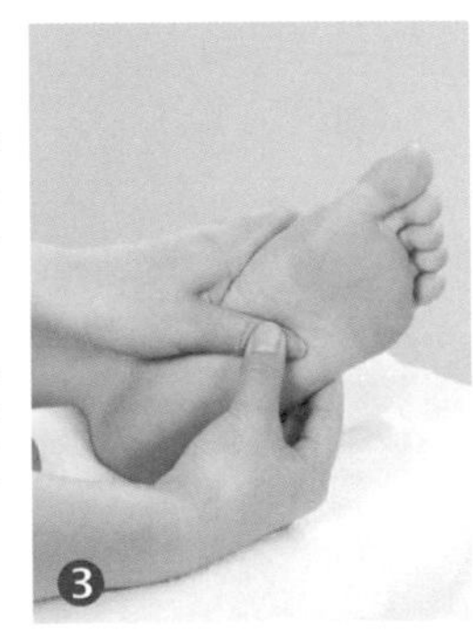
❸

小腸反射區

位於雙腳底，中部凹入區域，被升結腸、降結腸、乙狀結腸等反射區所包圍。

方法：用拇指指腹按壓法按壓小腸反射區2～5分鐘。

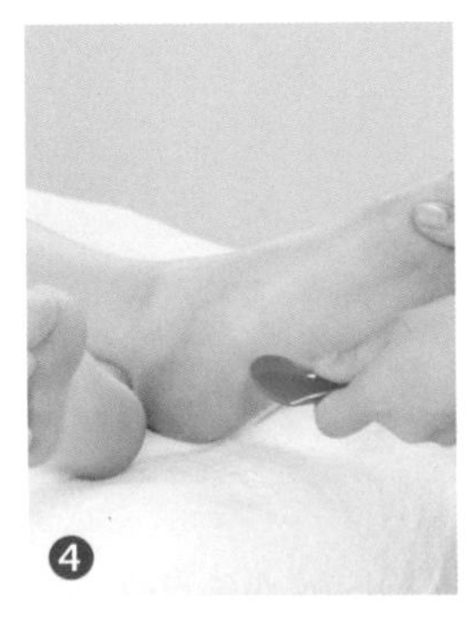
❹

乙狀結腸及直腸反射區

位於左腳底跟骨前緣呈現一條帶狀的區域。

方法：用刮壓法刮壓反射區2～5分鐘，以局部發紅或酸痛為宜。

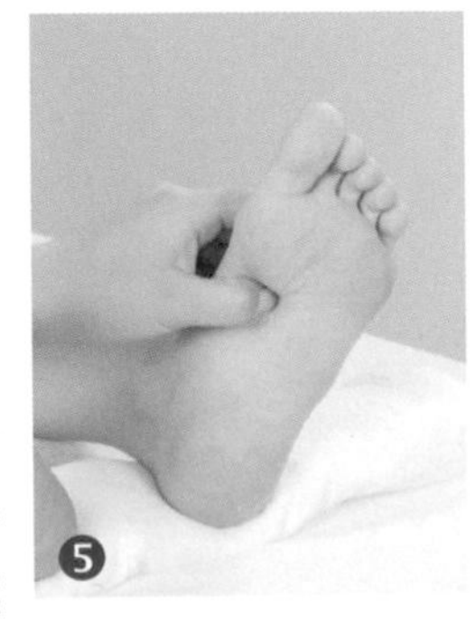
❺

胃反射區

位於雙腳底，第一蹠骨中部，甲狀腺反射區下約一條橫指寬。

方法：用指揉法按揉胃反射區2～5分鐘，以局部酸痛為宜。

痔瘡　清熱活血祛濕熱

痔瘡是肛門科最常見的疾病。臨床上分為三種類型：位於齒線以上的為內痔，在肛門齒線外的為外痔，二者混合存在的稱混合痔。其主要表現為：外痔感染發炎或形成血栓外痔時，則局部腫痛；內痔為便後帶血，重者有不同程度的貧血。中醫認為本病多由大腸素積濕熱，或過食炙焞辛辣之物所致。

耳　部

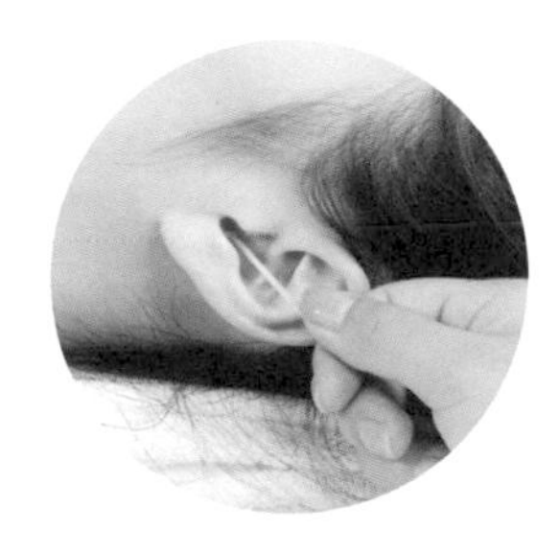

反射區表現

用耳穴探棒或火柴棒探查下列反射區時，壓痛顯著。

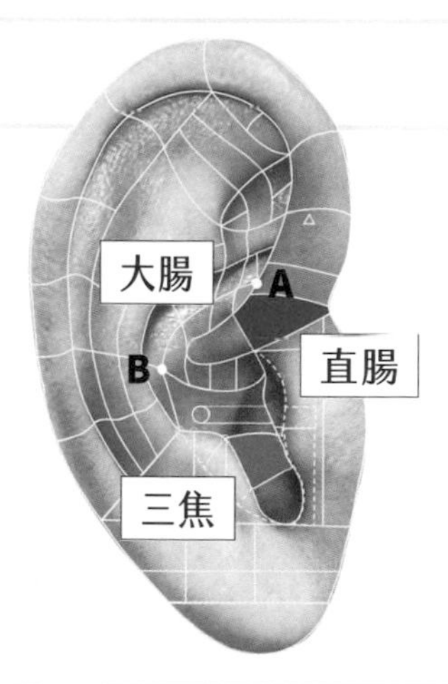

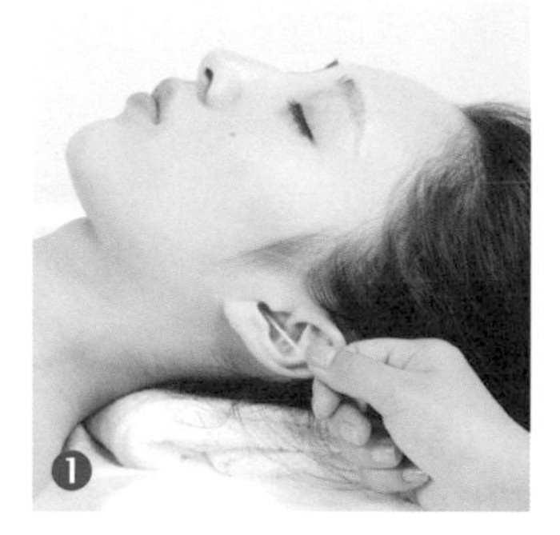

三焦經反射區

位於外耳門後下方的位置，肺與內分泌區之間，即耳甲17區。

方法：用切按法切壓三焦經反射區1～2分鐘，以按摩部位有酸脹感為宜。

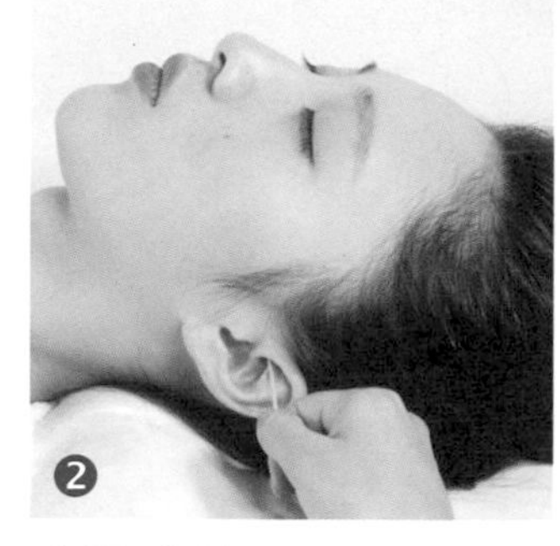

大腸反射區

位於耳輪腳及部分耳輪與AB線之間的前1／3處，即耳甲7區。

方法：用切按法切壓大腸反射區1～2分鐘，以按摩部位有酸脹感為宜。

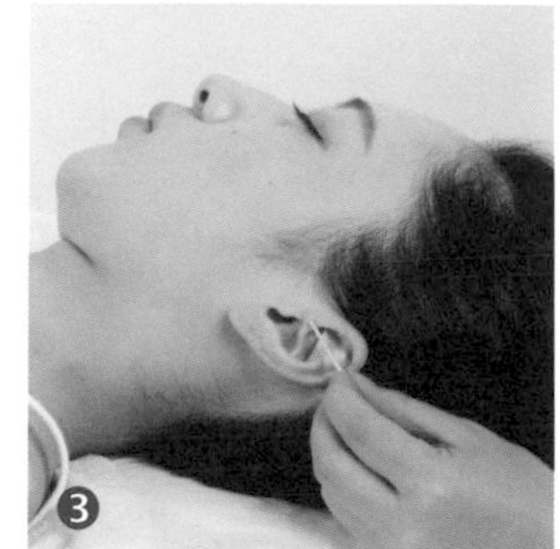

直腸反射區

位於耳輪腳棘前上方的耳輪處，即耳輪2區。

方法：用切按法切壓直腸反射區1～2分鐘，以按摩部位有酸脹感為宜。

手　部

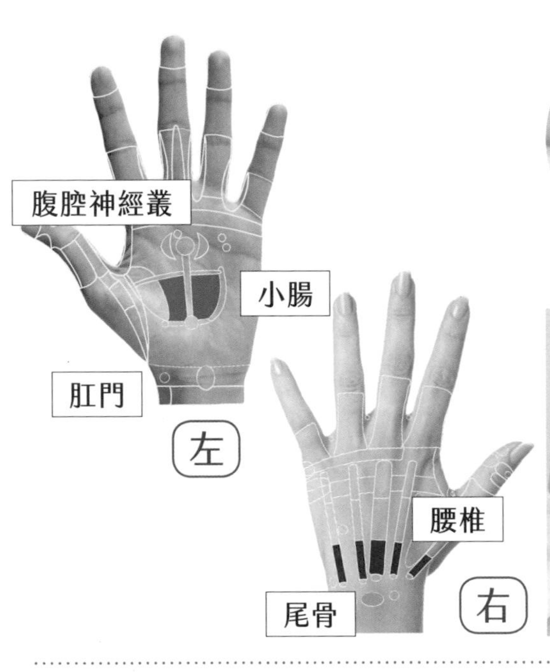

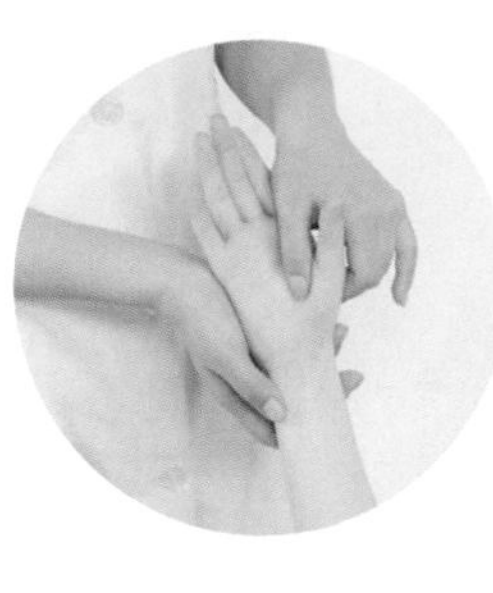

反射區表現

大魚際肉及手腕橫紋有青筋。

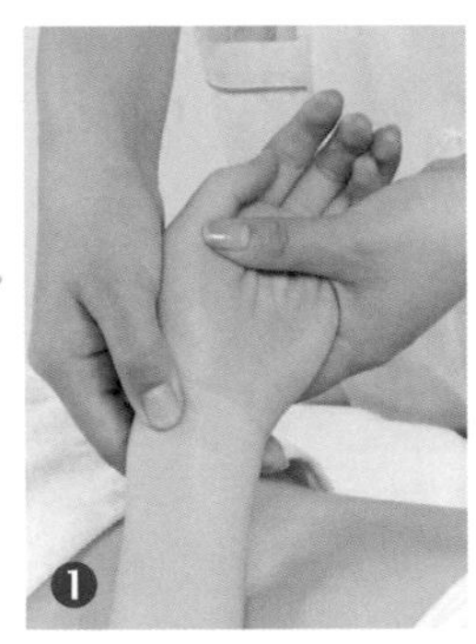

肛門反射區

位於左手掌面，第二腕掌關節處。

方法：用指按法按壓肛門反射區1～2分鐘，以局部有酸痛感為宜。

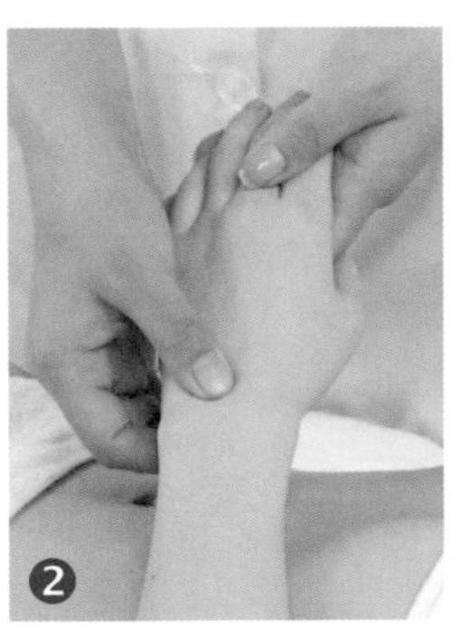

尾骨反射區

位於雙手背側，腕背橫紋區域。

方法：用指按法按壓尾骨反射區1～2分鐘，以局部有酸痛感為宜。

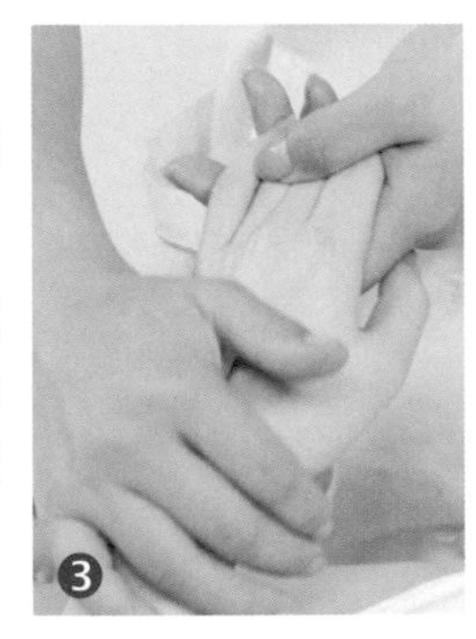

腰椎反射區

位於雙手背側，各掌骨近端，約占整個掌骨體的2／5。

方法：用擦法推擦反射區1～2分鐘，以局部有酸痛感為宜。

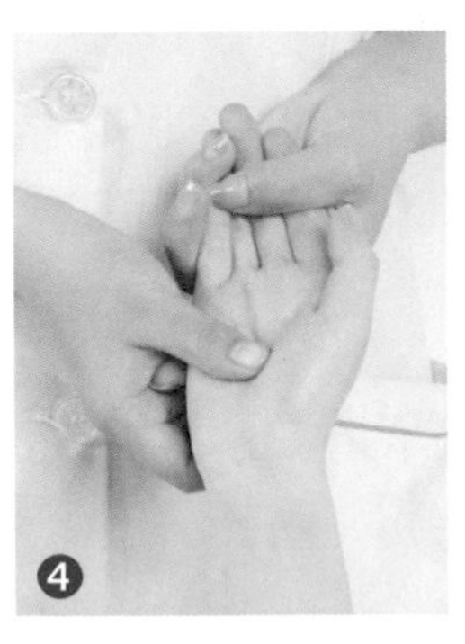

小腸反射區

位於雙手掌心中部凹陷處，各結腸反射區包圍處。

方法：用指揉法按揉小腸反射區1～2分鐘，以局部有酸痛感為宜。

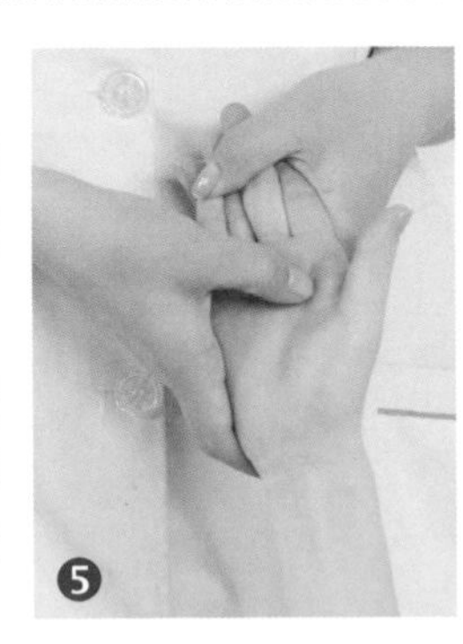

腹腔神經叢反射區

位於雙手掌心第二、第三掌骨及第三、第四掌骨之間，腎反射區的兩側。

方法：用指揉法按揉腹腔神經叢反射區1～2分鐘，以局部有酸痛感為宜。

足部

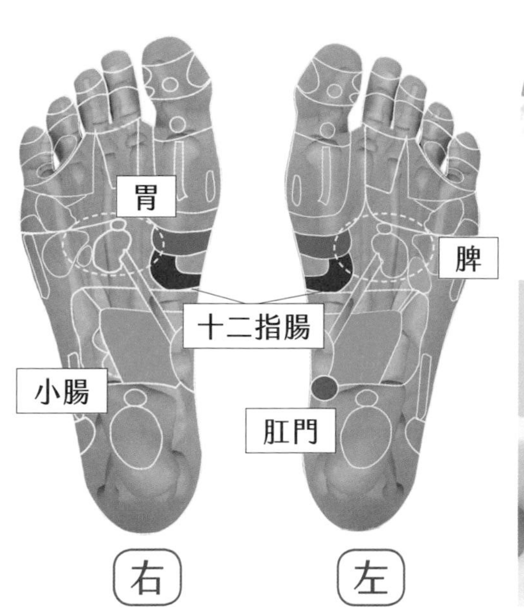

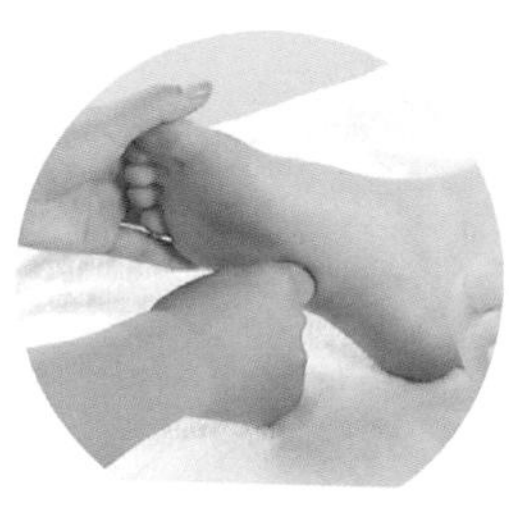

反射區表現

結腸反射區有敏感的壓痛點。

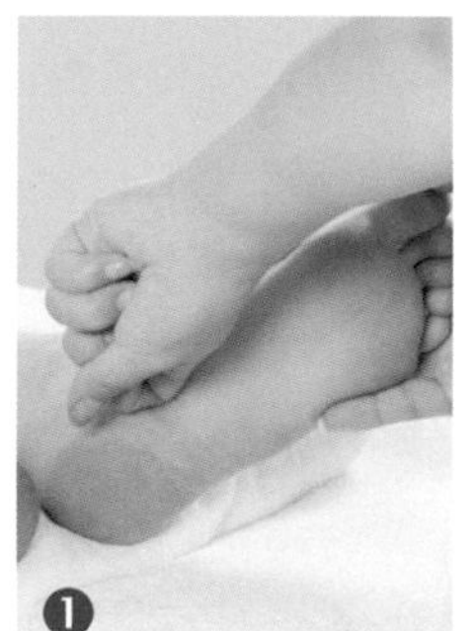
❶

肛門反射區

位於左腳底跟骨前緣，乙狀結腸及直腸反射區的末端。

方法：用單食指叩拳法頂壓肛門反射區2～5分鐘，以局部有酸痛感為宜。

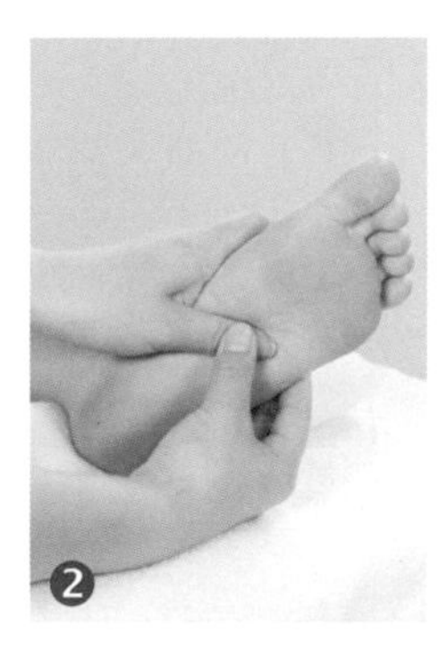
❷

小腸反射區

位於雙腳底，中部凹入區域，被升結腸、降結腸、乙狀結腸等反射區所包圍。

方法：用拇指指腹按壓法按壓小腸反射區2～5分鐘。

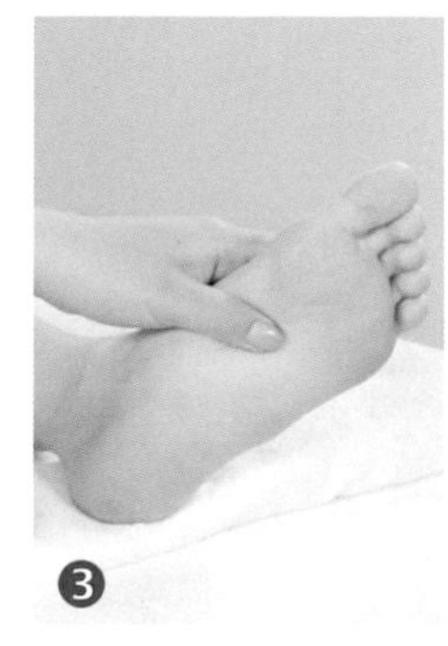
❸

十二指腸反射區

位於雙腳底，第一蹠骨底處，胰腺反射區的後外方。

方法：用拇指指腹按壓法按壓十二指腸反射區2～5分鐘。

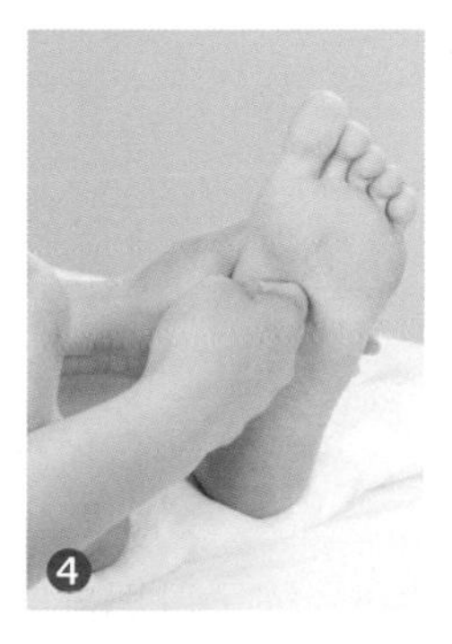
❹

胃反射區

位於雙腳底，第一蹠骨中部，甲狀腺反射區下約一條橫指寬。

方法：用單食指叩拳法頂壓胃反射區2～5分鐘，以局部有酸痛感為宜。

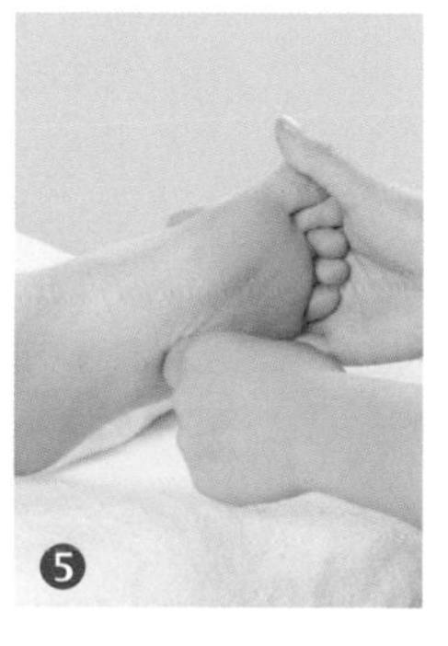
❺

脾反射區

位於左腳底第四、第五蹠骨之間，距心反射區下方約　條橫指處。

方法：用單食指叩拳法頂壓脾反射區2～5分鐘。

糖尿病　調補陰陽降血糖

糖尿病是由於血中胰島素相對不足，導致血糖過高，出現尿糖，進而引起脂肪和蛋白質代謝紊亂的常見的內分泌代謝性疾病。臨床上可出現多尿、煩渴、多飲、多食、消瘦等表現，持續高血糖與長期代謝紊亂等症狀可導致眼、腎、心血管系統及神經系統的損害。

耳　部

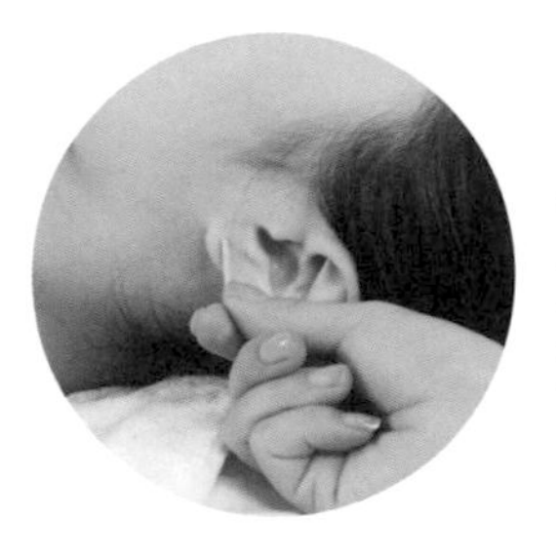

反射區表現

耳垂經常潮紅，或腫脹、脫皮。

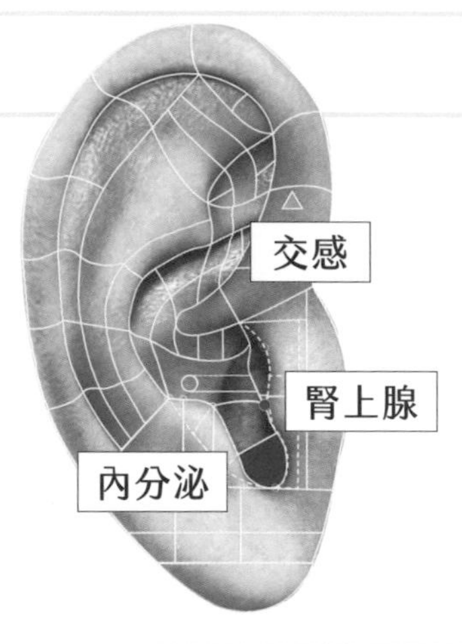

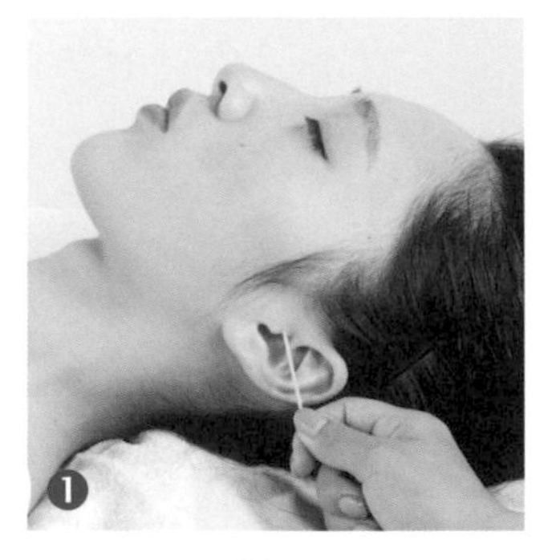

❶ 腎上腺反射區

位於耳屏游離緣下部尖端，即耳屏2區後緣處。

方法：用切按法切壓腎上腺反射區1～2分鐘，以按摩部位有酸脹感為宜。

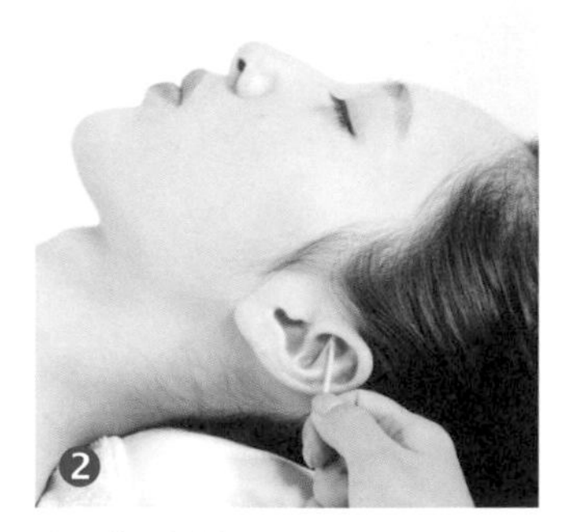

❷ 交感反射區

位於對耳輪下腳前端與耳輪內緣交界處，即對耳輪6區前端。

方法：用切按法切壓交感神經反射區1～2分鐘，以按摩部位有酸脹感為宜。

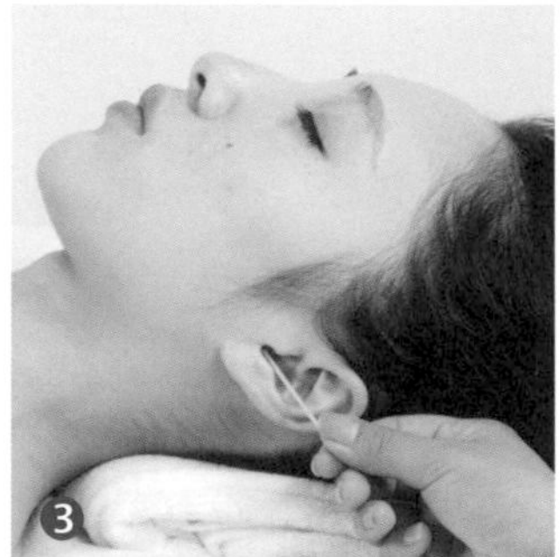

❸ 內分泌反射區

位於屏間切跡內，耳甲腔的底部，即耳甲18區。

方法：用切按法切壓內分泌反射區1～2分鐘，以按摩部位有酸脹感為宜。

手　部

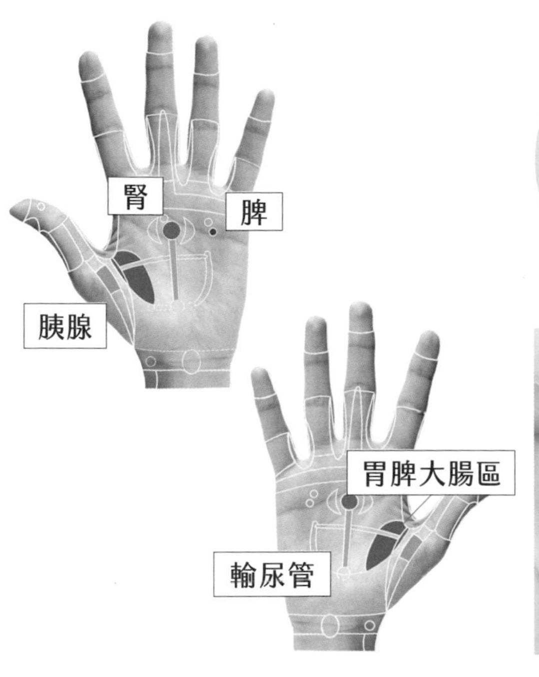

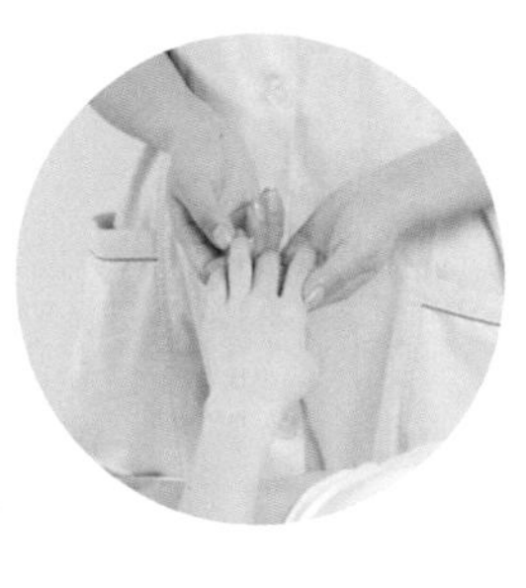

反射區表現

大拇指過大而顯得比例嚴重失調，表示可能有糖尿病。

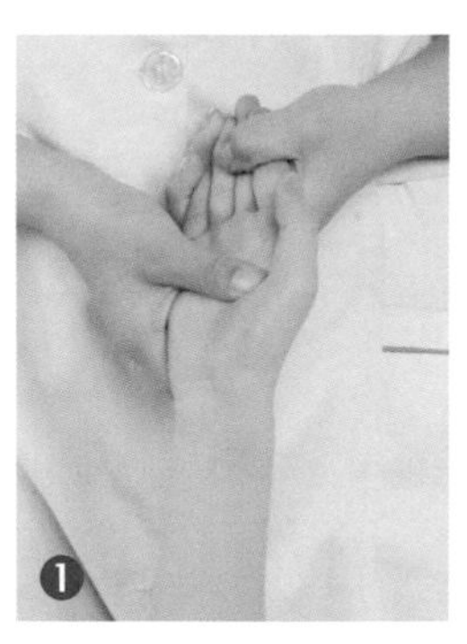

胃脾大腸反射區

位於手掌面，第一、第二掌骨之間的橢圓形區域。

方法：用指揉法按揉胃脾大腸反射區1～2分鐘，以局部有酸痛感為宜。

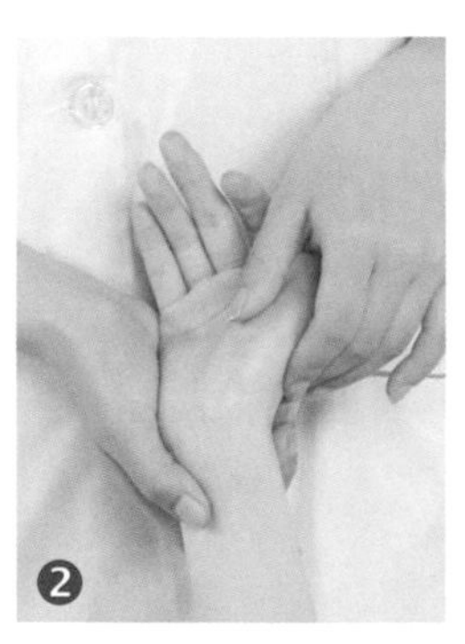

胰腺反射區

位於雙手胃反射區與十二指腸反射區之間，第一掌骨體中部的區域。

方法：用指揉法按揉胰腺反射區1～2分鐘。

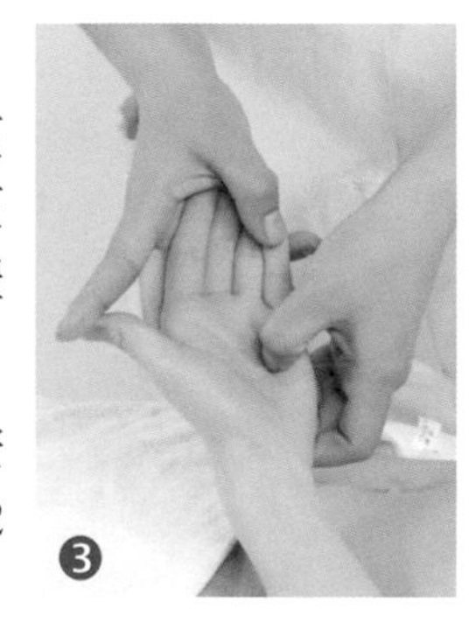

脾反射區

位於左手掌面第四、第五掌骨間，橫膈膜反射區與橫結腸反射區之間。

方法：用掐法掐按脾反射區1～2分鐘。

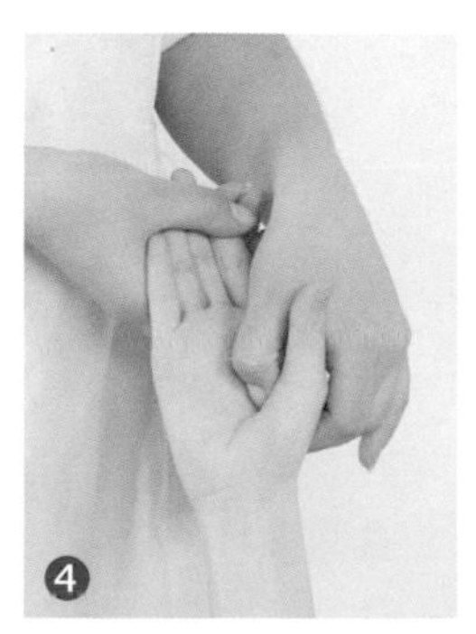

腎反射區

位於雙手中央區域，第三掌骨中點。

方法：用掐法掐按腎反射區1～2分鐘，以局部有酸痛感為宜。

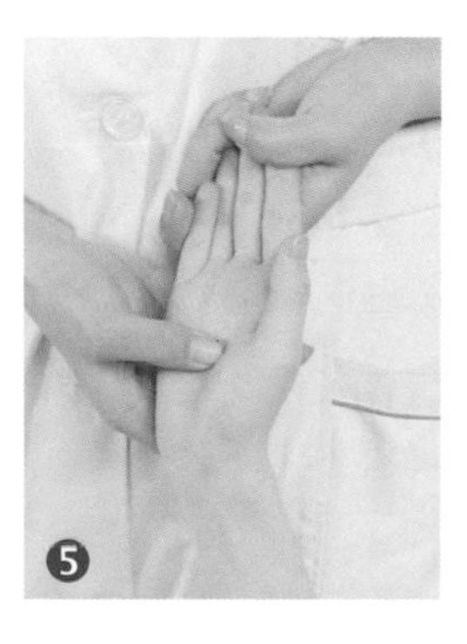

輸尿管反射區

位於雙手掌中部，腎反射區與膀胱反射區之間的帶狀區域。

方法：用指按法按壓輸尿管反射區1～2分鐘，以局部有酸痛感為宜。

足部

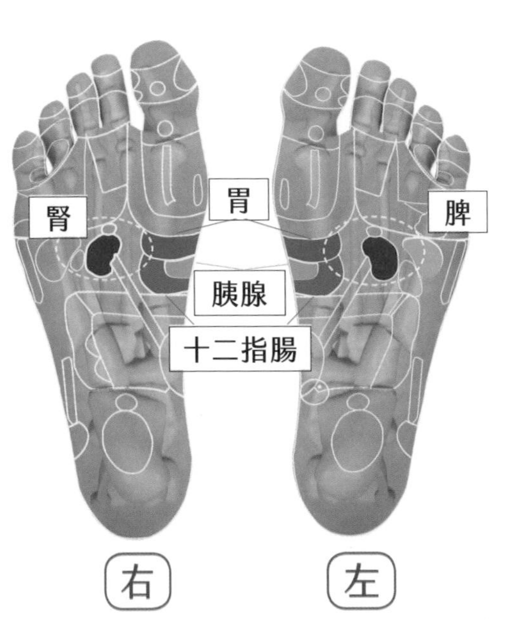

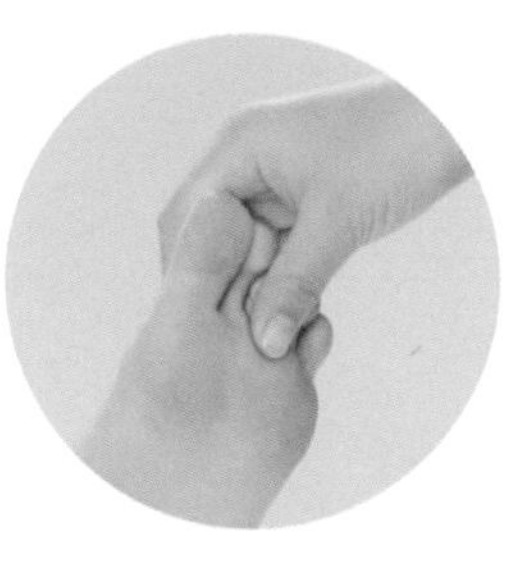

反射區表現

大拇指過大而顯得比例嚴重失調，表示可能有糖尿病。

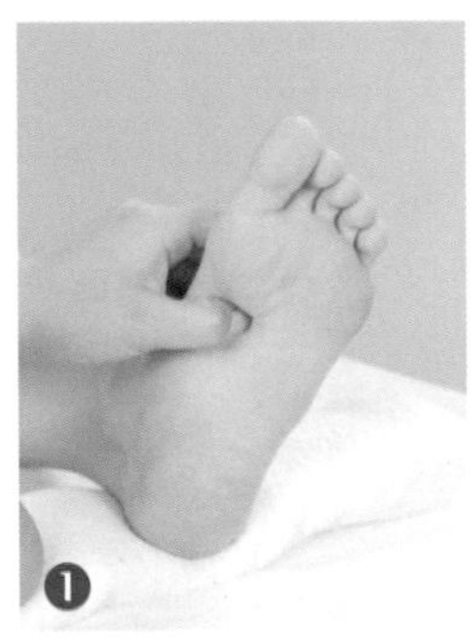

❶

胃反射區

位於雙腳底第一蹠骨中部，甲狀腺反射區下約一條橫指寬。

方法：用掐法掐按胃反射區2～5分鐘，以局部有酸痛感為宜。

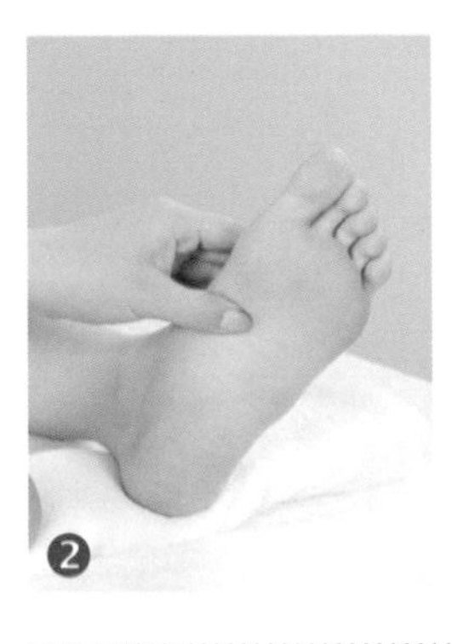

❷

胰腺反射區

位於雙腳底，第一蹠骨體中下段，胃反射區與十二指腸反射區間靠內側。

方法：用拇指指腹按壓法按壓胰腺反射區2～5分鐘。

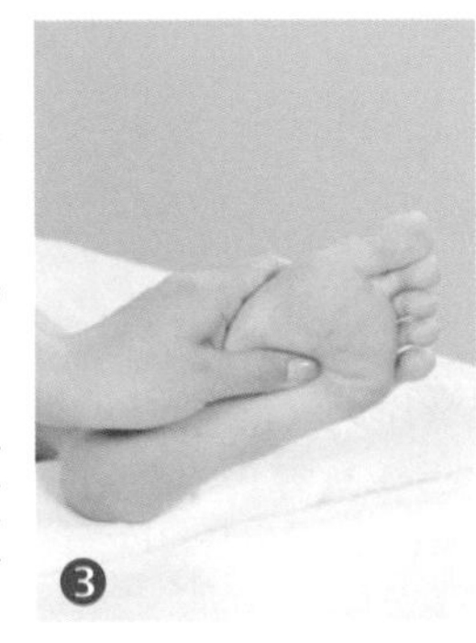

❸

腎反射區

位於雙腳底，第二蹠骨與第三蹠骨體之間，近蹠骨底處，蜷足時中央凹陷處。

方法：用拇指指腹按壓法按壓腎反射區2～5分鐘。

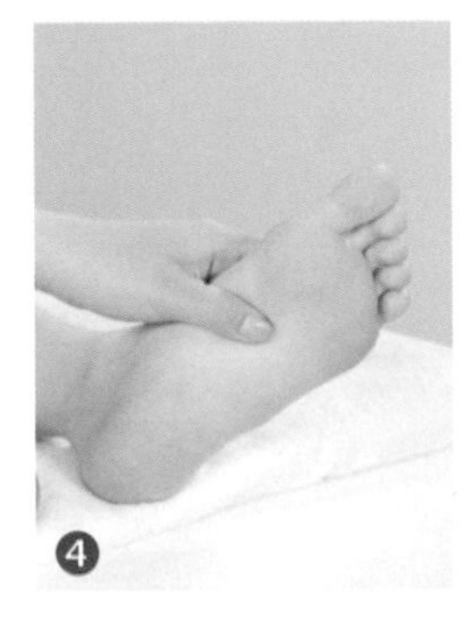

❹

十二指腸反射區

位於雙腳底，第一蹠骨底處，胰腺反射區的後外方。

方法：用拇指指腹按壓法按壓反射區2～5分鐘。

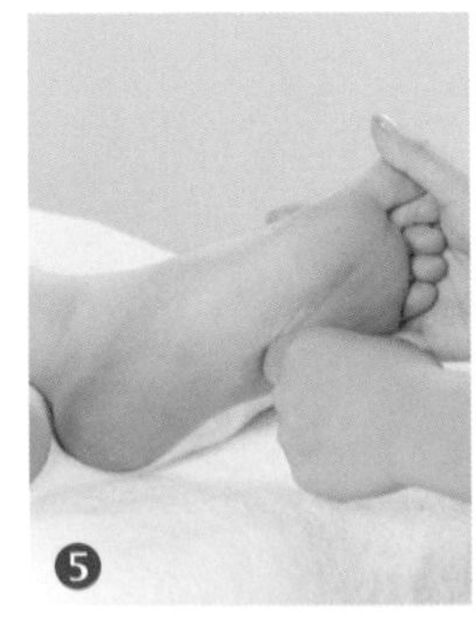

❺

脾反射區

位於左腳底第四、第五蹠骨之間，距離心反射區下方約一條橫指處。

方法：用單食指叩拳法頂壓脾反射區2～5分鐘。

甲狀腺功能亢進 調節代謝消癭腫

是指由甲狀腺激素分泌過多引起的一種常見內分泌疾病。主要表現為食慾亢進、體重減輕、疲倦乏力、易躁易怒以及甲狀腺腫大等。甲狀腺本身疾病以及身體疾病都能引起人體體內的甲狀腺合成和分泌過多，最終引發甲狀腺功能亢進。

耳 部

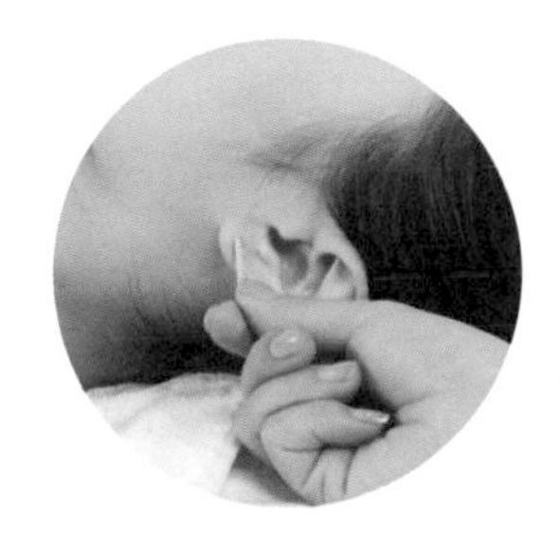

反射區表現

用耳穴探棒或火柴棒探查壓痛點時，內分泌反射區痛感顯著。

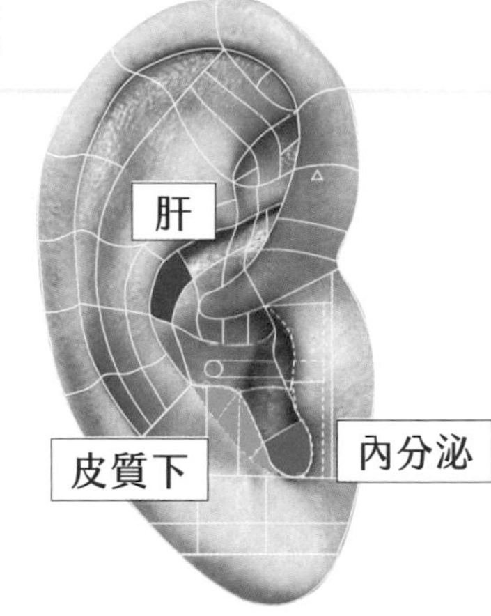

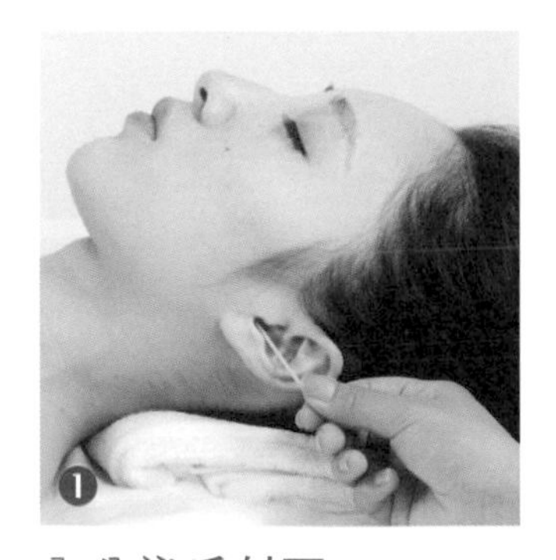

內分泌反射區

位於屏間切跡內，耳甲腔的底部，即耳甲18區。

方法：用切按法切壓內分泌反射區1～2分鐘，以按摩部位有酸脹感為宜。

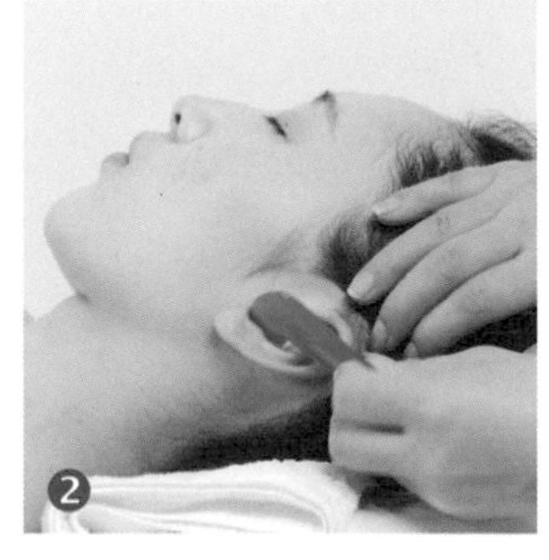

皮質下反射區

位於對耳屏內側面，即對耳屏4區。

方法：用刮拭法刮拭反射區1～2分鐘，以按摩部位發紅或有酸脹感為宜。

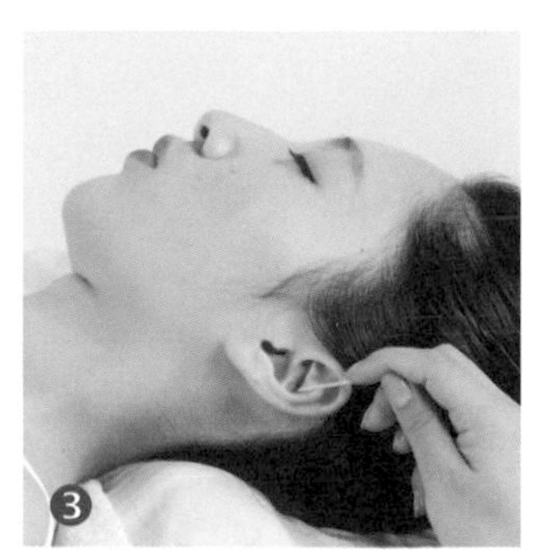

肝反射區

位於耳甲艇的後下部，即耳甲12區。

方法：用切按法切壓肝反射區1～2分鐘，以按摩部位發紅或有酸脹感為宜。

手 部

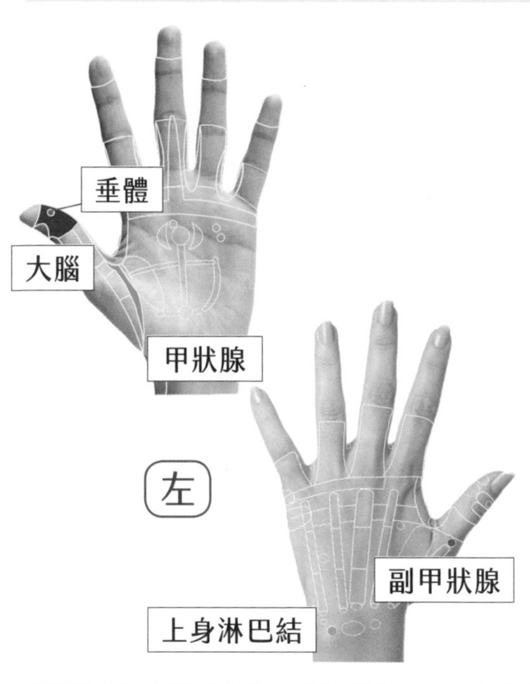

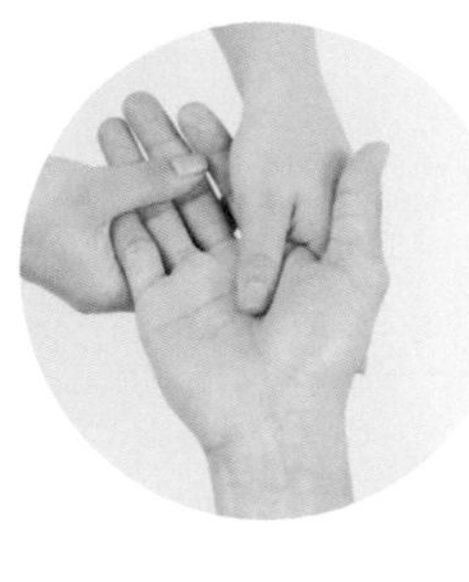

反射區表現

食指和中指縫下方有暗紅色異常點，掌色暗青。

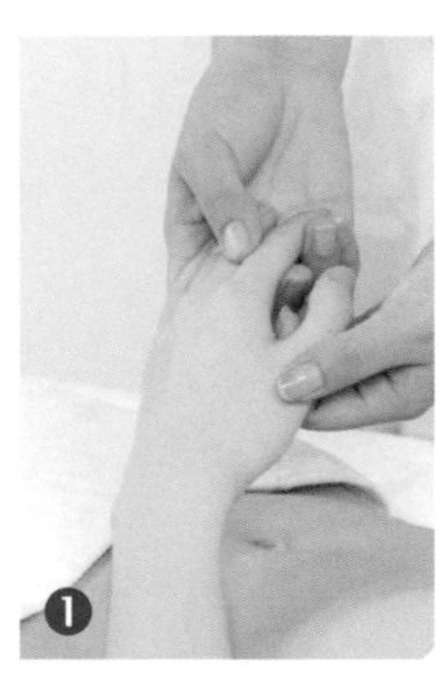

副甲狀腺反射區

位於雙手橈側第一掌指關節背部凹陷處。

方法：用指揉法按揉副甲狀腺反射區1～2分鐘，以局部有酸痛感為宜。

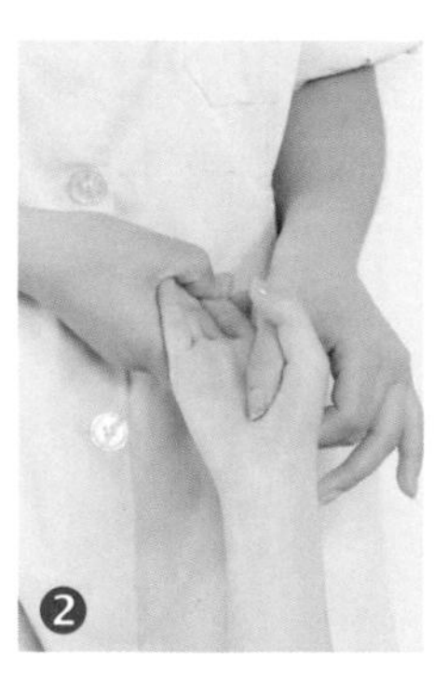

甲狀腺反射區

位於雙手掌面起至第一、第二掌骨之間，轉向拇指方向至虎口邊緣連成帶狀區域。

方法：用指揉法按揉反射區1～2分鐘。

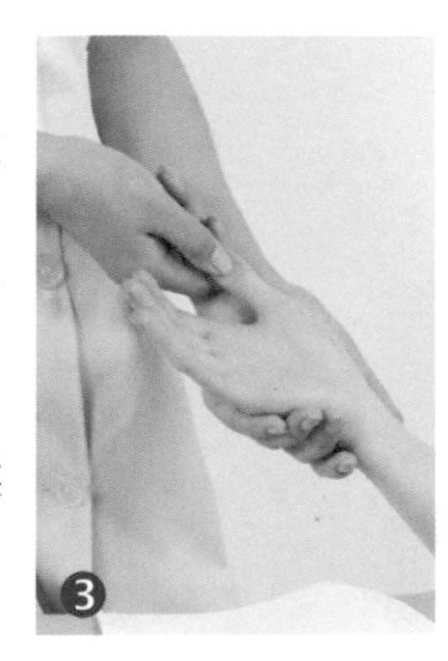

大腦反射區

位於雙手掌面拇指指腹全部。

方法：用揪法揪大腦反射區1～2分鐘，以局部有酸痛感為宜。

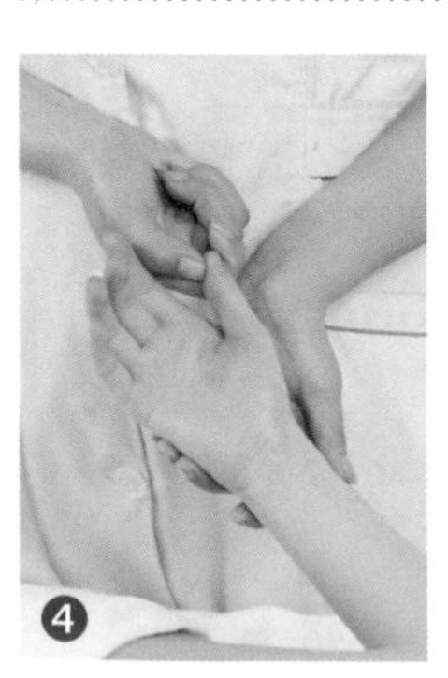

垂體反射區

位於雙手拇指指腹中央，位於大腦反射區深處。

方法：用掐法掐按垂體反射區1～2分鐘，以局部有酸痛感為宜。

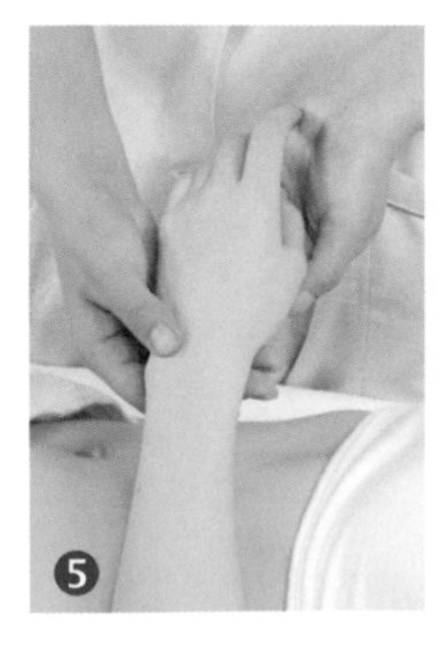

上身淋巴結反射區

位於雙手背部尺側緣，手背腕骨與尺骨之間的凹陷處。

方法：用指揉法按揉上身淋巴結反射區1～2分鐘，以局部有酸痛感為宜。

足　部

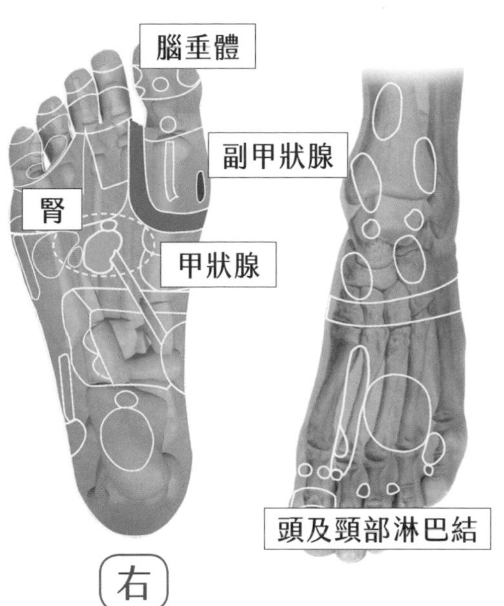

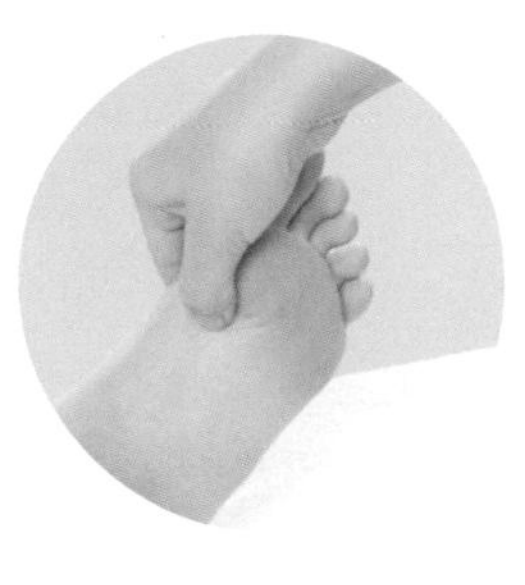

反射區表現

按揉甲狀腺反射區時，酸痛感顯著。

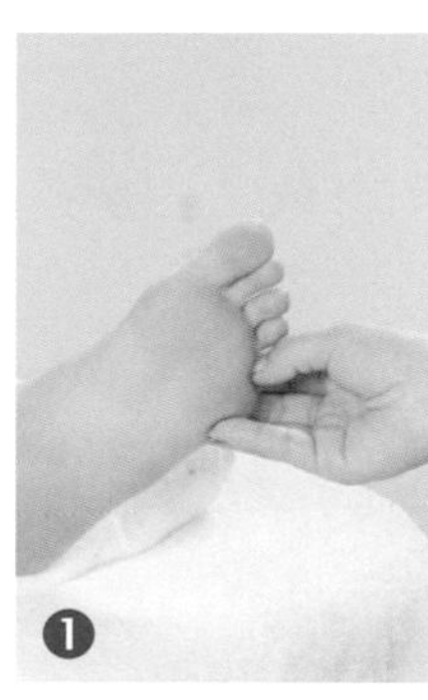

頭及頸部淋巴結反射區

位於雙腳各趾間的趾骨根部呈「凹」字形，分佈於腳底、腳背兩處。

方法：用掐法掐按頭及頸部淋巴結反射區2～5分鐘。

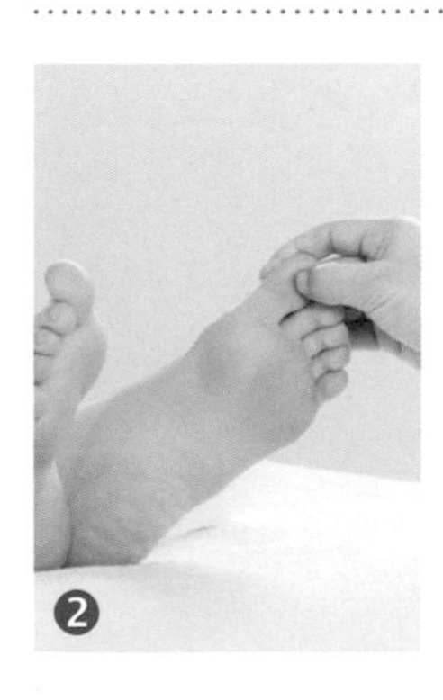

腦垂體反射區

位於雙拇趾趾腹中央隆起部位，位於腦反射區深處。

方法：用掐法掐按腦垂體反射區2～5分鐘，以局部有酸痛感為宜。

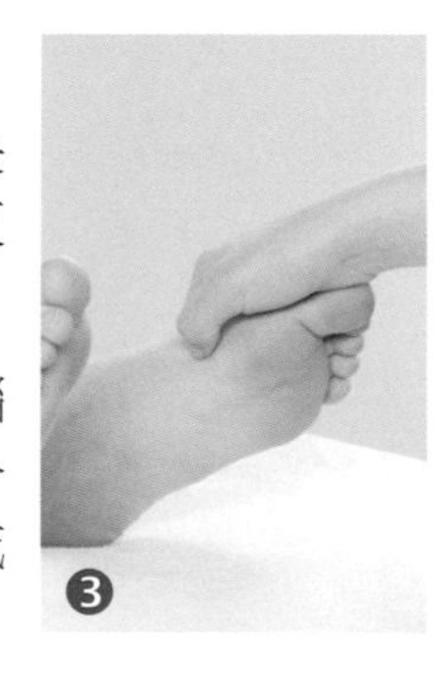

副甲狀腺反射區

位於雙腳第一蹠趾關節內側前方凹陷處。

方法：用掐法掐按副甲狀腺反射區2～5分鐘，以局部有酸痛感為宜。

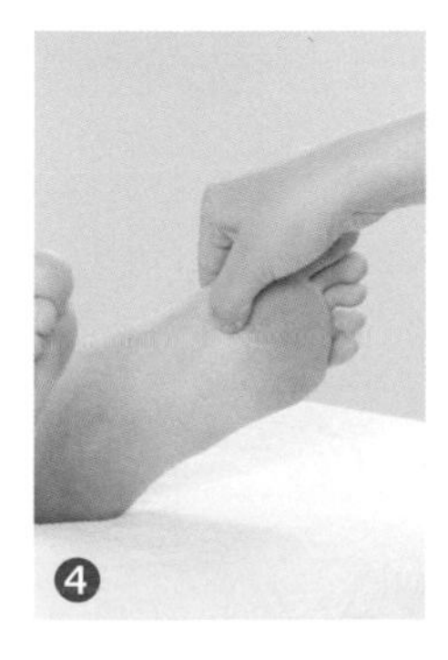

甲狀腺反射區

位於雙腳底，第一蹠骨與第二蹠骨間前半部，並轉而橫跨第一蹠骨中部。

方法：用拇指指腹按壓法按壓反射區2～5分鐘。

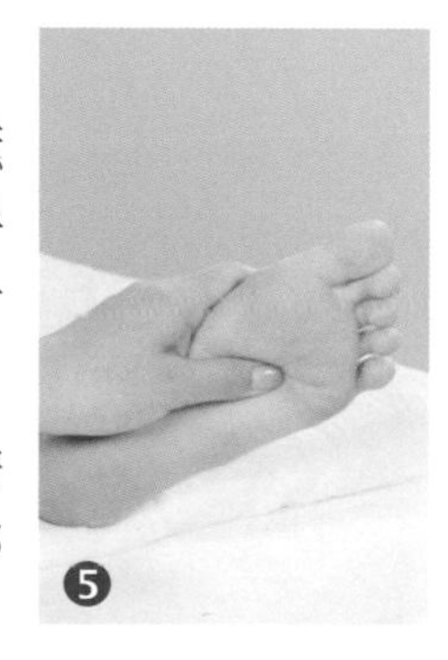

腎反射區

位於雙腳底，第二蹠骨與第三蹠骨體之間，近蹠骨底處，蜷足時中央凹陷處。

方法：用拇指指腹按壓法按壓腎反射區2～5分鐘。

肥胖症　消脂養肝保健康

肥胖症是指因體脂增加，使體重超過標準體重的20%或身高體重指數〔BMI=體重（kg）／身高（m^2）〕大於24。一定程度的明顯超重與脂肪層過厚，是體內脂肪尤其是甘油三酯積聚過多而導致的一種病症。肥胖嚴重者容易引起血壓高、心血管病、肝臟病變、腫瘤、睡眠呼吸暫停等一系列的問題。本症由於食物攝入過多或機體代謝改變而導致體內脂肪積聚過多，造成體重過度增長。

耳　部

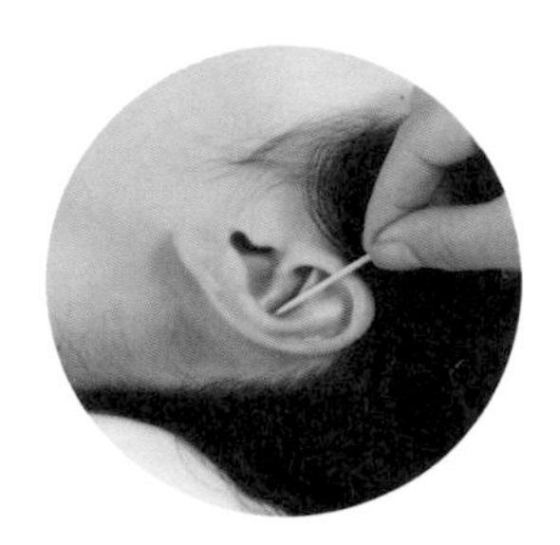

反射區表現

耳甲腔見結節狀或條索狀隆起。

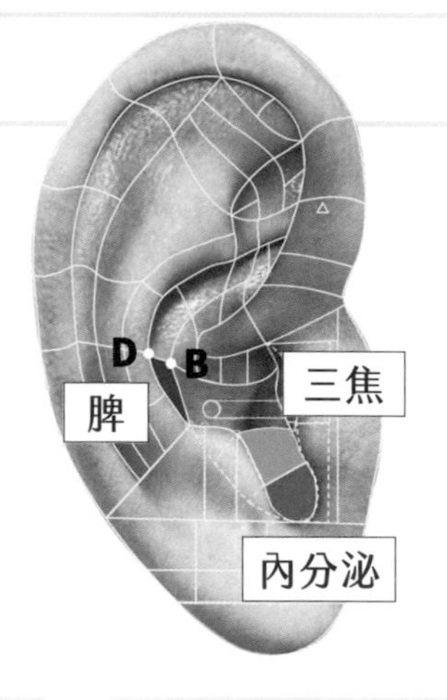

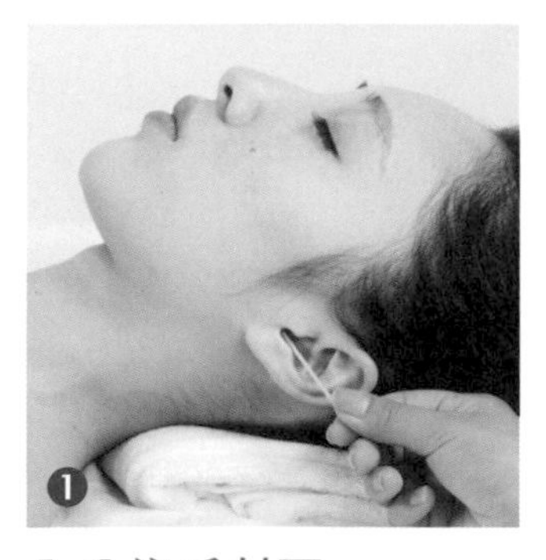

內分泌反射區

位於屏間切跡內，耳甲腔的底部，即耳甲18區。

方法：用切按法切壓內分泌反射區1～2分鐘，以按摩部位有酸脹感為宜。

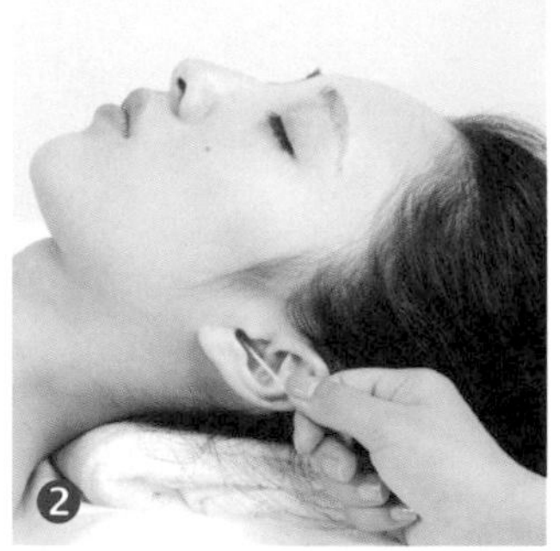

三焦反射區

位於外耳門後下方，肺與內分泌區之間，即耳甲17區。

方法：用切按法切壓三焦經反射區1～2分鐘，以按摩部位有酸脹感為宜。

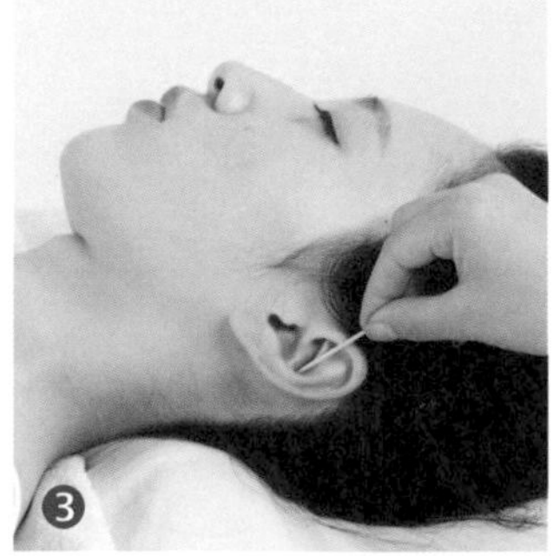

脾反射區

位於BD線下方，耳甲腔的後上部，即耳甲13區。

方法：用切按法切壓脾反射區1～2分鐘，以按摩部位有酸脹感為宜。

手 部

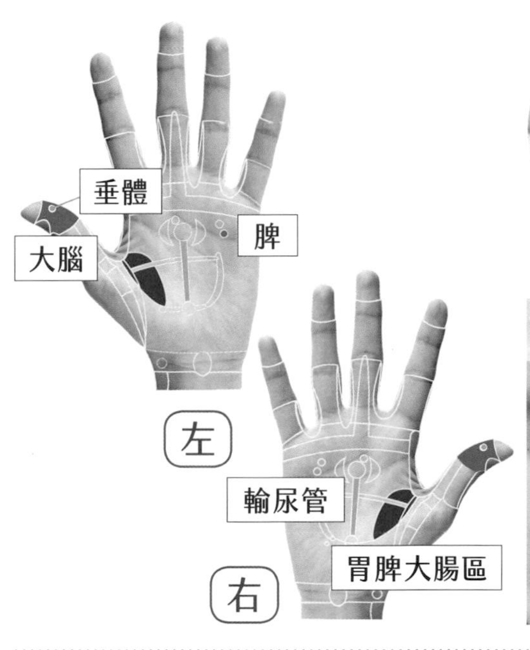

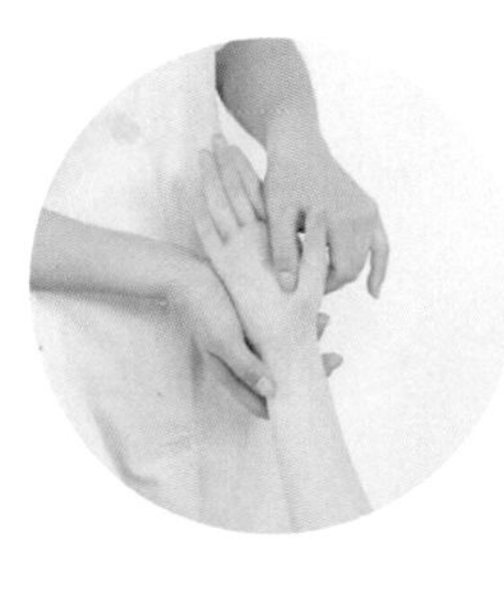

反射區表現

大魚際肉異常柔軟，手掌多汗。

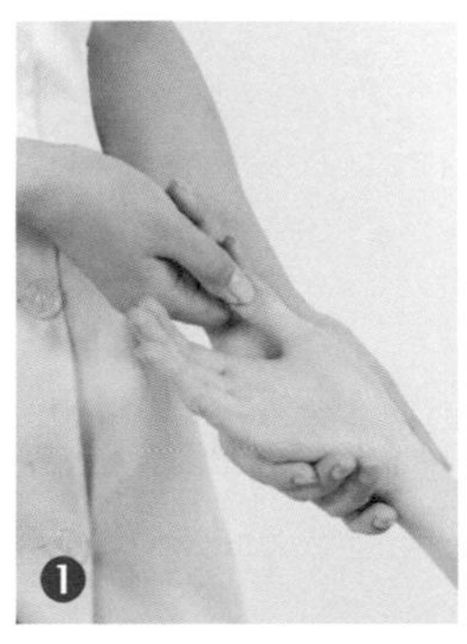

大腦反射區

位於雙手掌面拇指指腹全部。

方法：用揪法揪大腦反射區1～2分鐘，以局部有酸痛感為宜。

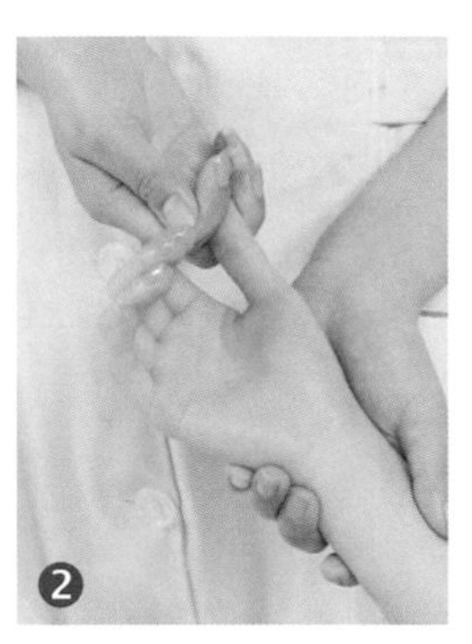

垂體反射區

位於雙手拇指指腹中央，位於大腦反射區深處。

方法：用揪法揪垂體反射區1～2分鐘，以局部有酸痛感為宜。

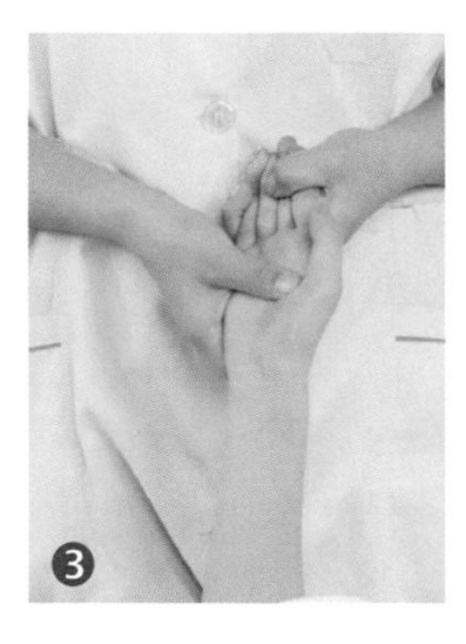

胃脾大腸反射區

位於手掌面，第一、第二掌骨之間的橢圓形區域。

方法：用指揉法按揉胃脾大腸反射區1～2分鐘，以局部有酸痛感為宜。

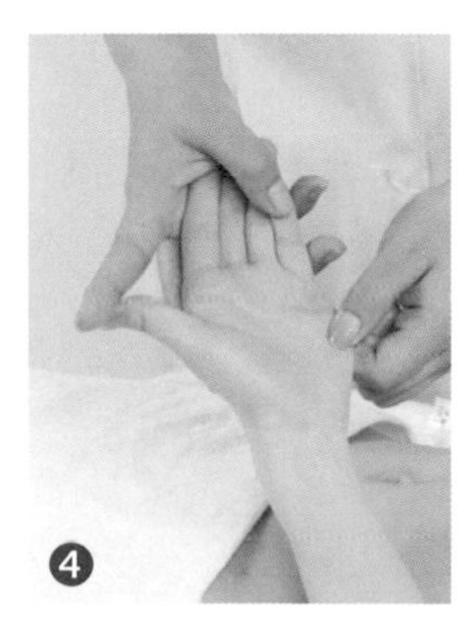

脾反射區

位於左手掌面第四、第五掌骨間，橫膈膜反射區與橫結腸反射區之間。

方法：用揪法揪按反射區1～2分鐘。

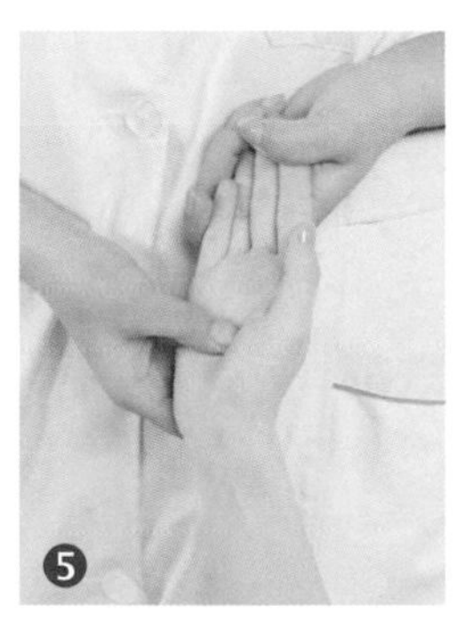

輸尿管反射區

位於雙手手掌中部，腎反射區與膀胱反射區之間的帶狀區域。

方法：用指按法按壓輸尿管反射區1～2分鐘，以局部有酸痛感為宜。

足部

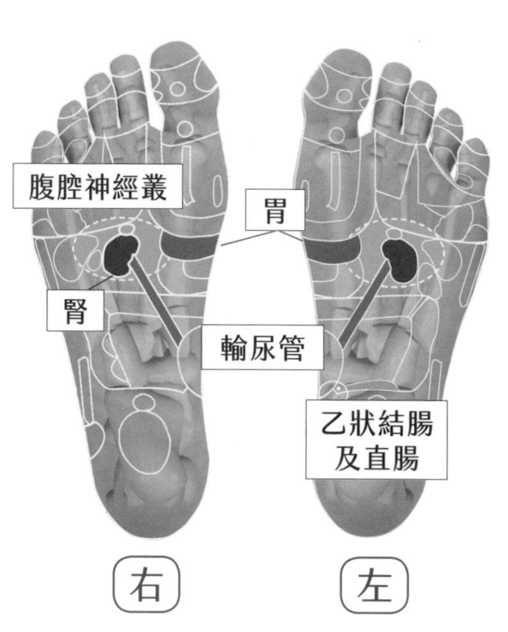

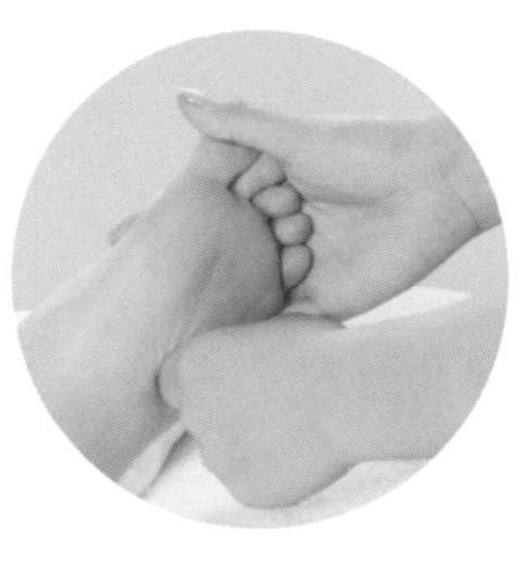

反射區表現

按揉下列反射區及脾反射區時，酸痛感顯著。

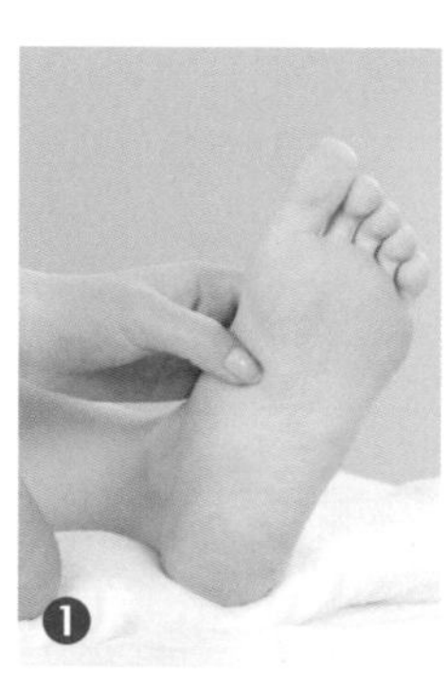

胃反射區

位於雙腳底第一骨中部，甲狀腺反射區下約一條橫指寬處。

方法：用拇指指腹推壓法推壓胃反射區2～5分鐘，以局部有酸痛感為宜。

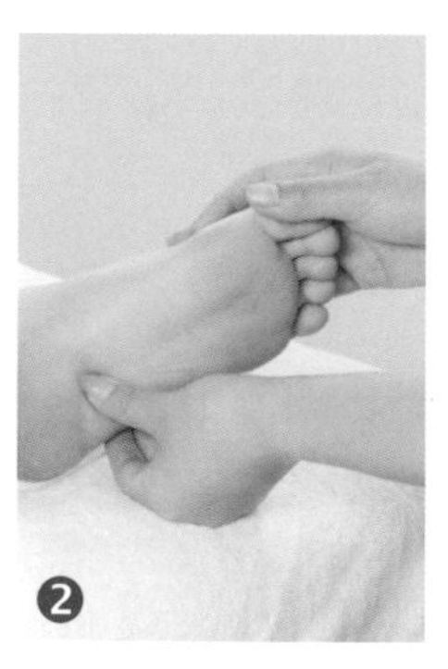

乙狀結腸及直腸反射區

位於左腳底跟骨前緣呈一條橫帶狀區。

方法：用拇指指腹推壓法推壓反射區2～5分鐘，以局部有酸痛感為宜。

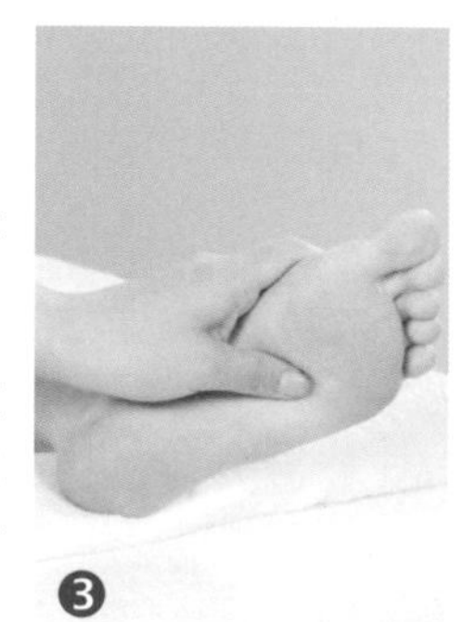

腎反射區

位於雙腳底，第二蹠骨與第三蹠骨體之間，近蹠骨底處，蜷足時中央凹陷處。

方法：用拇指指腹推壓法推壓腎反射區2～5分鐘。

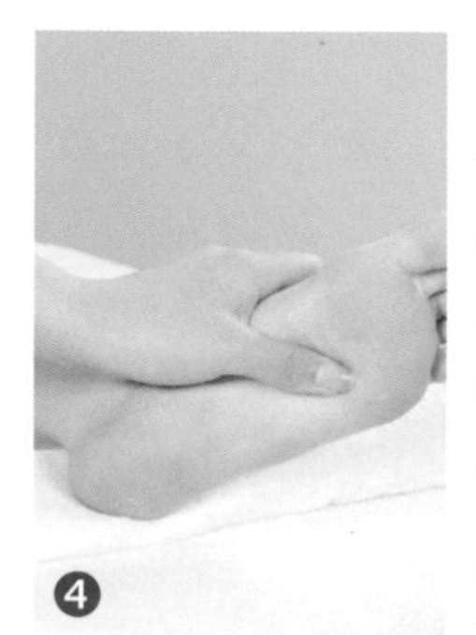

輸尿管反射區

位於雙腳底自腎臟反射區，斜向內後方至足舟狀骨內下方，呈弧形帶狀區域。

方法：用拇指指腹推壓法推壓反射區2～5分鐘。

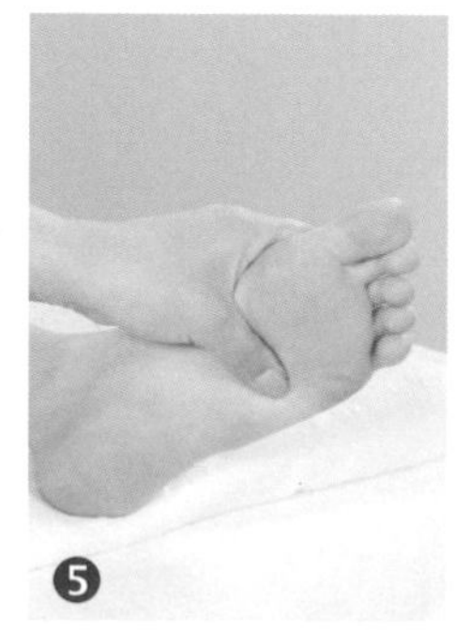

腹腔神經叢反射區

位於雙腳底，第二至第四蹠骨體處，分佈在腎反射區周圍的橢圓區域。

方法：用拇指指腹按壓法按壓反射區2～5分鐘。

白帶增多　滋養肝脾祛濕熱

白帶增多是指女性陰道分泌物的增多。白帶增多分為生理性白帶增多和病理性白帶增多，如果白帶增多伴隨多種病灶出現，就要警惕婦科疾病的發生。平時要注意個人衛生，定期做全面的婦科體檢，不要穿緊身尼龍內褲，最好選擇棉質內褲，注意少用衛生護墊。

耳　部

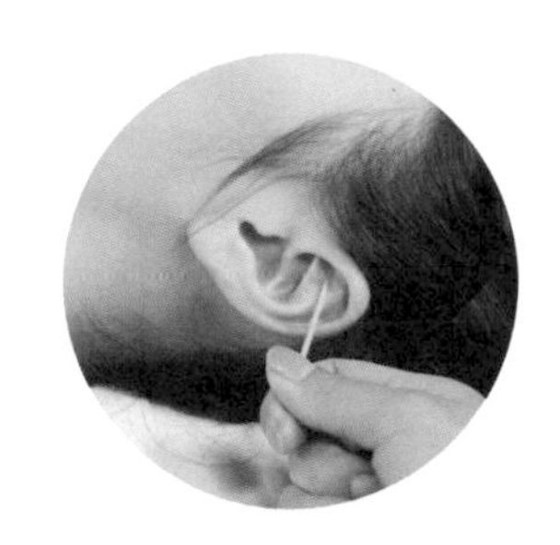

反射區表現

三角窩見水泡樣丘疹，呈紅色或白色。

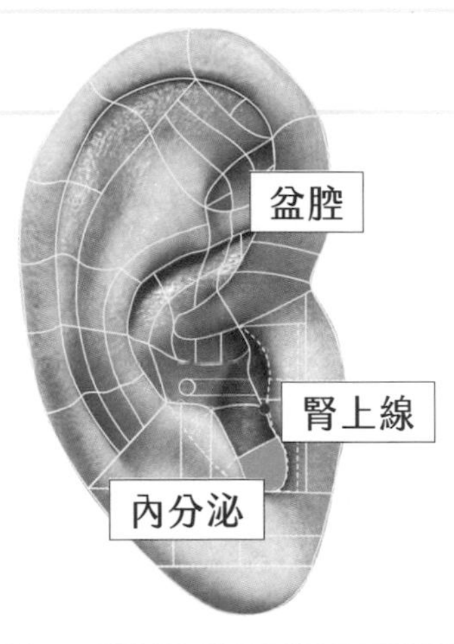

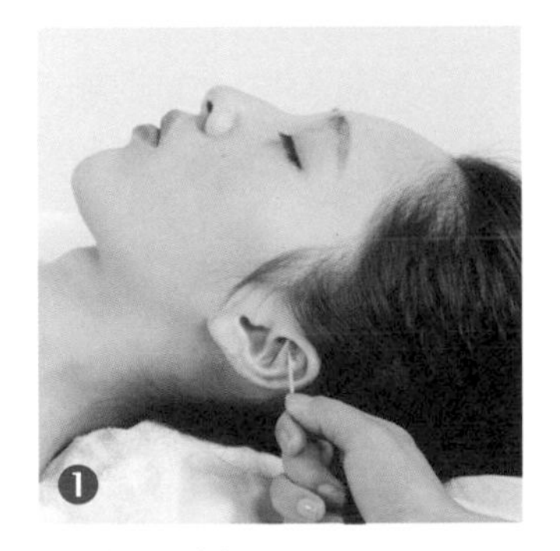

盆腔反射區

位於三角窩後1／3的下部，即三角窩5區。

方法：用切按法切壓盆腔反射區1～2分鐘，以按摩部位有酸脹感為宜。

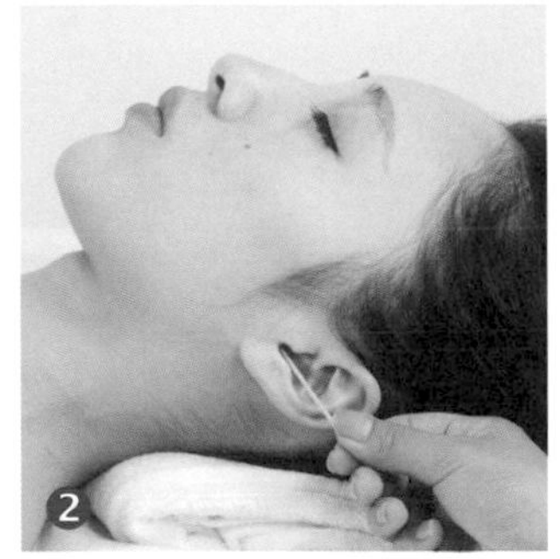

內分泌反射區

位於屏間切跡內，耳甲腔的底部，即耳甲18區。

方法：用切按法切壓內分泌反射區1～2分鐘，以按摩部位有酸脹感為宜。

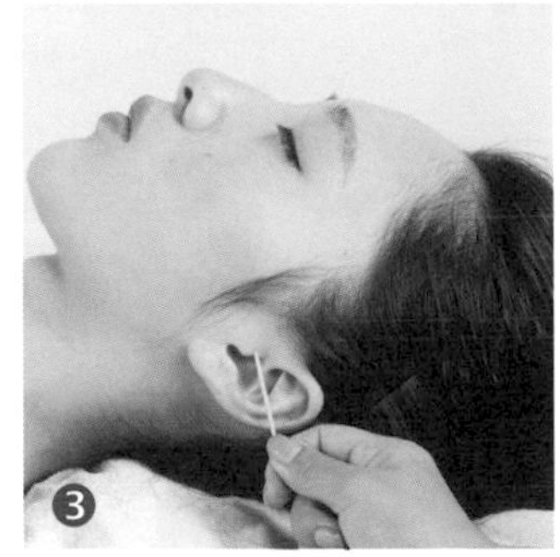

腎上腺反射區

位於耳屏游離緣下部尖端，即耳屏2區後緣處。

方法：用切按法切壓腎上腺反射區1～2分鐘，以按摩部位有酸脹感為宜。

手　部

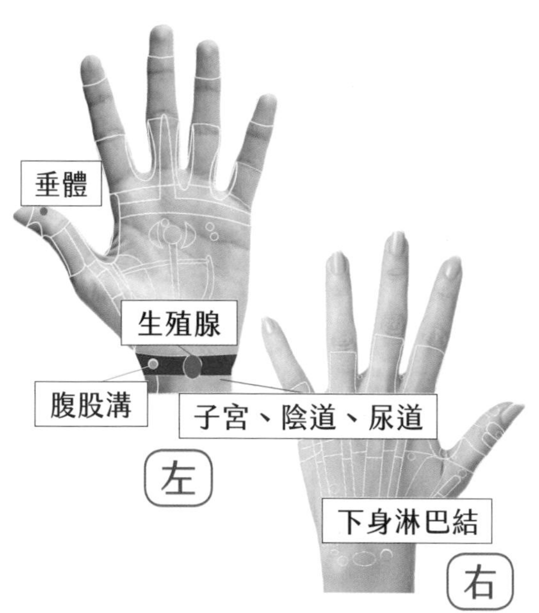

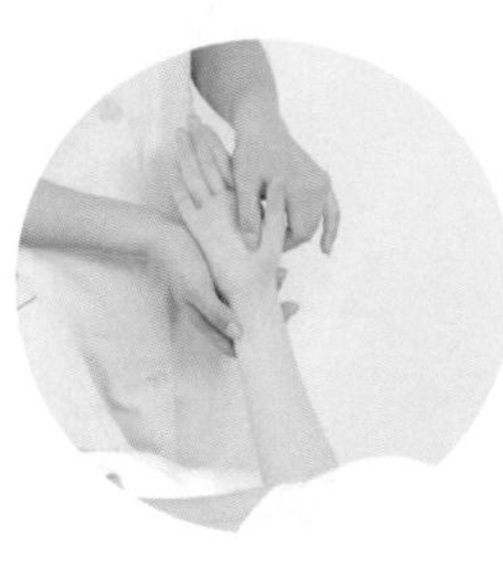

反射區表現

手腕青筋伸入到大魚際肉，掌色偏紅，子宮反射區有異常點。

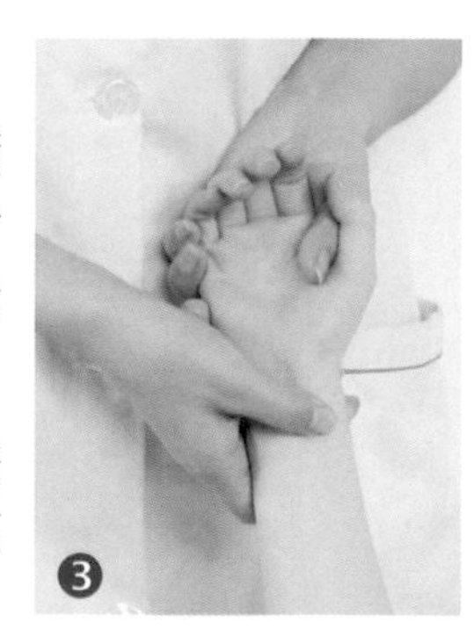

生殖腺反射區

位於雙手掌腕橫紋中點處，相當於手厥陰心包經的大陵穴的位置。

方法：用指揉法按揉反射區1～2分鐘。

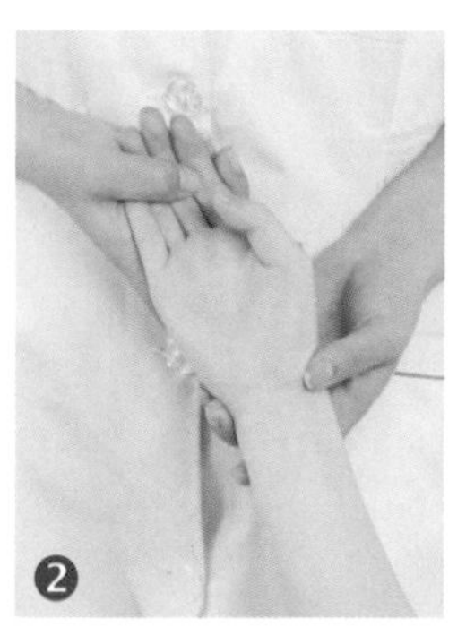

腹股溝反射區

位於雙手掌面腕橫紋的橈側端，橈骨頭凹陷處，相當於太淵穴的位置。

方法：用指揉法按揉腹股溝反射區1～2分鐘。

子宮、陰道、尿道反射區

位於雙手掌面腕橫紋中點兩側的一條帶狀區域。

方法：用指揉法按揉子宮、陰道、尿道反射區1～2分鐘。

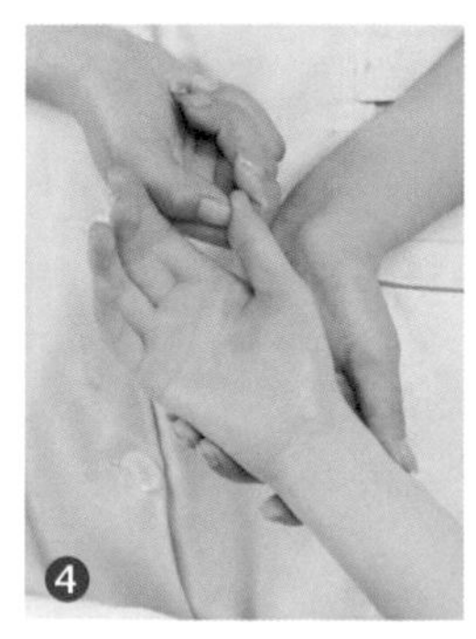

垂體反射區

位於雙手拇指指腹中央，位於大腦反射區深處。

方法：用掐法掐按垂體反射區1～2分鐘，以局部有酸痛感為宜。

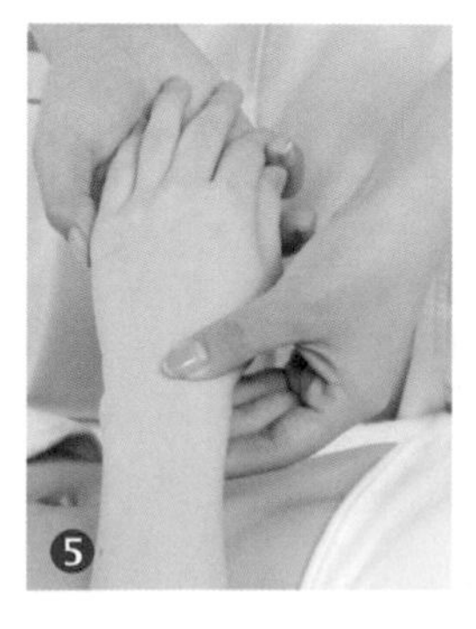

下身淋巴結反射區

位於雙手背部橈側緣，手背腕骨與橈骨之間的凹陷處。

方法：用指揉法按揉下身淋巴結反射區1～2分鐘，以局部有酸痛感為宜。

足部

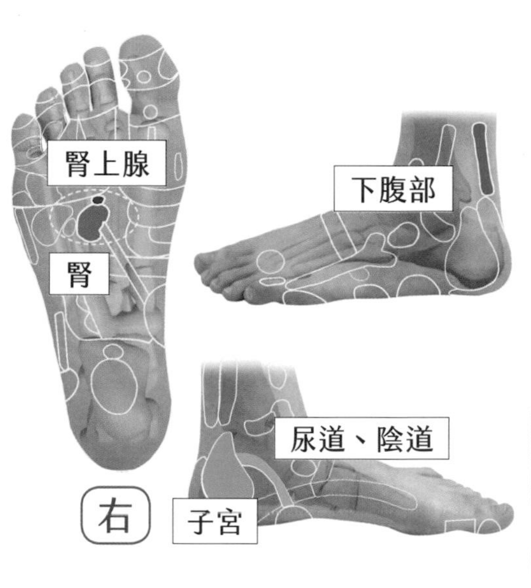

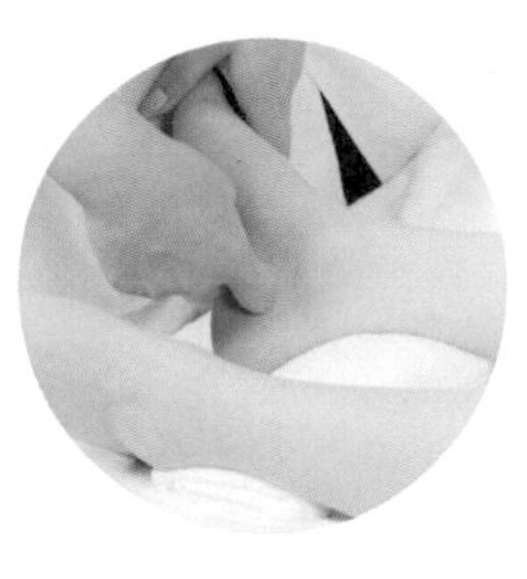

反射區表現

按揉下列反射區時，酸痛感顯著。

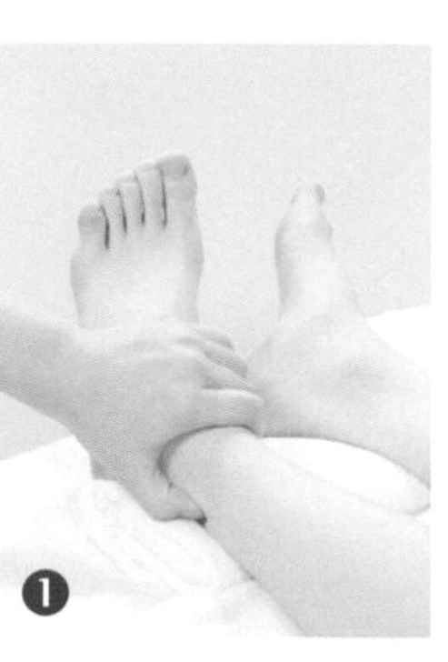

下腹部反射區

位於雙小腿腓骨外側後方，自腳踝骨後方向上延伸四横指的帶狀區域。

方法：用掐法掐按反射區2～5分鐘。

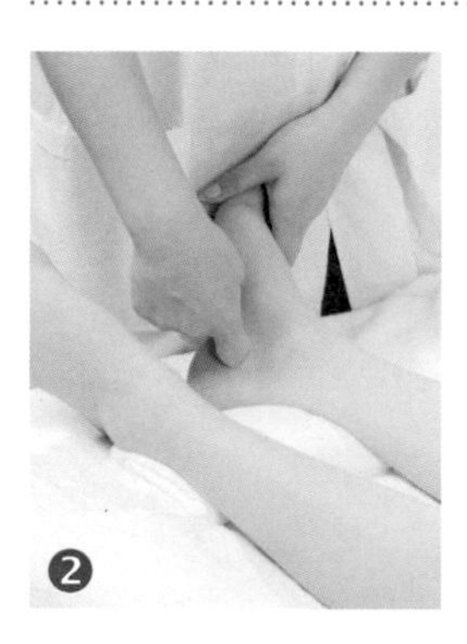

子宮反射區

位於雙腳跟骨內側內踝，後下方的類似三角形區域。

方法：用單食指叩拳法頂壓子宮反射區2～5分鐘，以局部有酸痛感為宜。

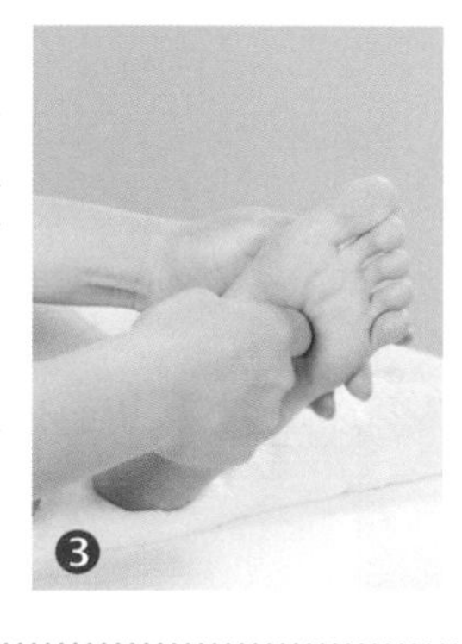

腎上腺反射區

位於雙腳底，第二、第三蹠骨體之間，腎反射區前端。

方法：用單食指叩拳法頂壓腎上腺反射區2～5分鐘，以局部有酸痛感為宜。

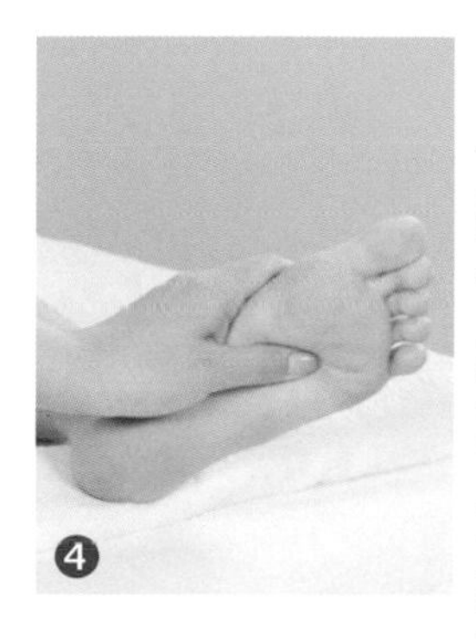

腎反射區

位於雙腳底，第二蹠骨與第三蹠骨體之間，近蹠骨底處，蜷足時中央凹陷處。

方法：用拇指指腹按壓法按壓腎反射區2～5分鐘。

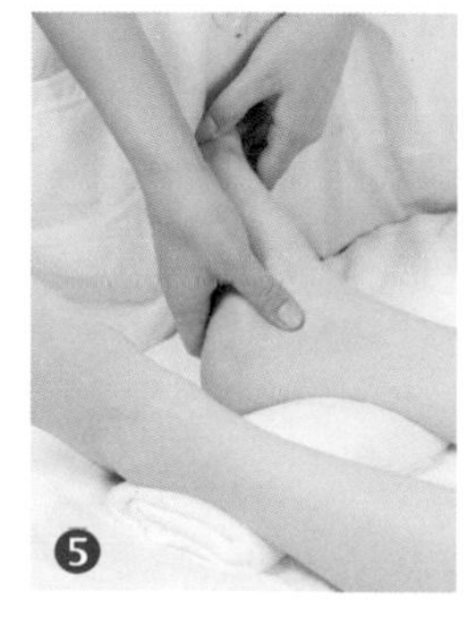

尿道、陰道反射區

位於雙腳跟內側，自膀胱反射區，向上斜穿子宮反射區的一條帶狀反射區。

方法：用拇指指腹按壓法按壓反射區2～5分鐘。

經痛　行氣活血止疼痛

經痛是指婦女在月經前後或經期，出現下腹部或腰骶部劇烈疼痛，嚴重時伴隨噁心、嘔吐、腹瀉，甚至昏厥。其發病原因常與精神因素、內分泌及生殖器局部病變有關。中醫認為本病多因情志鬱結，或經期受寒飲冷，以致經血滯於胞宮；或體質素弱，胞脈失養引起疼痛。

耳　部

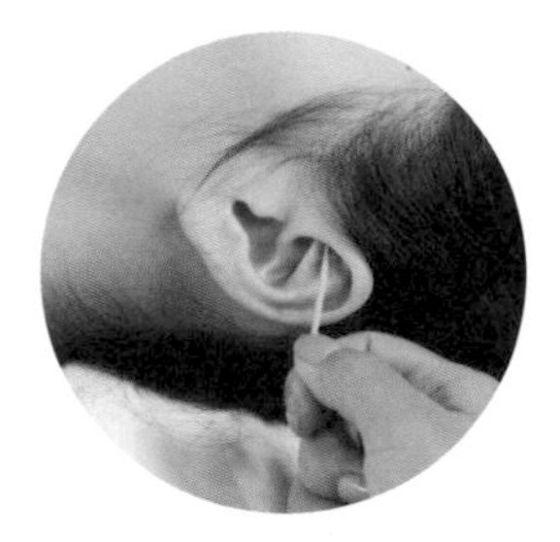

反射區表現

內生殖反射區有點片狀白色或紅暈，有的呈點狀丘疹，邊緣有紅暈、有光澤。

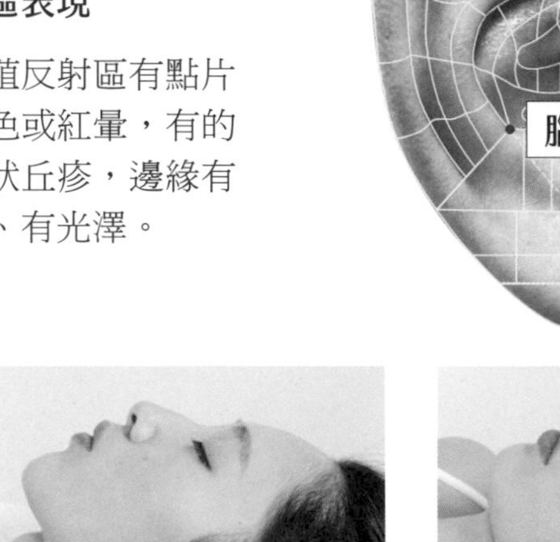

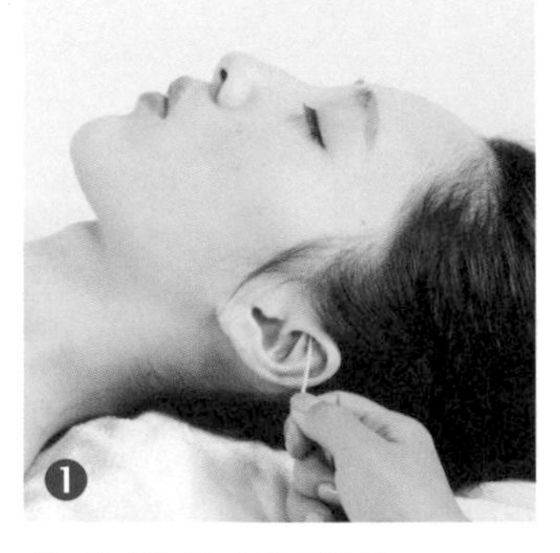

內生殖器反射區

位於三角窩前1／3即三角窩2區。

方法：用切按法切壓內生殖器反射區1～2分鐘，以按摩部位發紅或有酸脹感為宜。

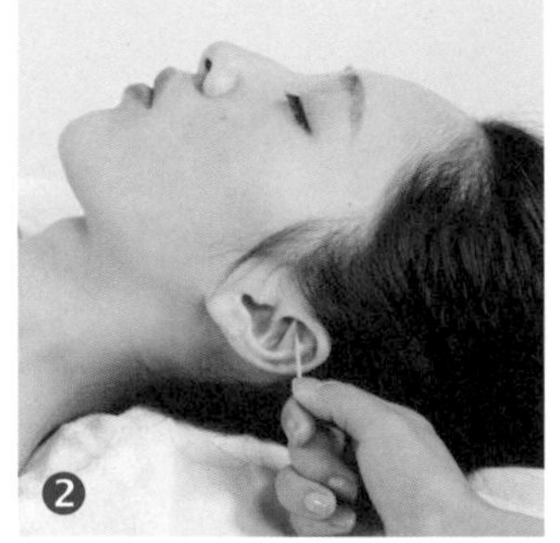

盆腔反射區

位於三角窩後1／3，即三角窩5區。

方法：用切按法切壓盆腔反射區1～2分鐘，以按摩部位有酸脹感為宜。

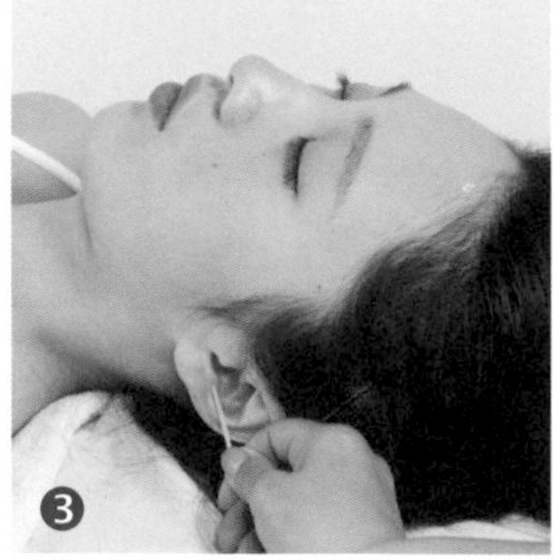

腦幹反射區

位於輪屏切跡處，即對耳屏3、4區之間。

方法：用搓摩法搓摩腦幹反射區1～2分鐘，以按摩部位有酸脹感為宜。

手 部

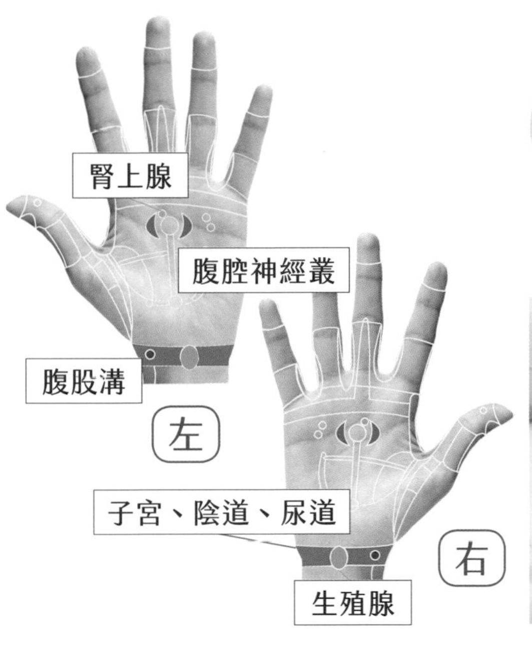

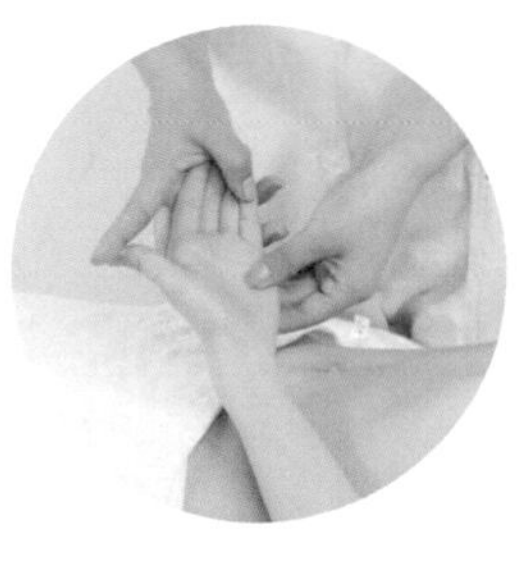

反射區表現

生命線有「米」、「十」島紋或斷裂的情況。

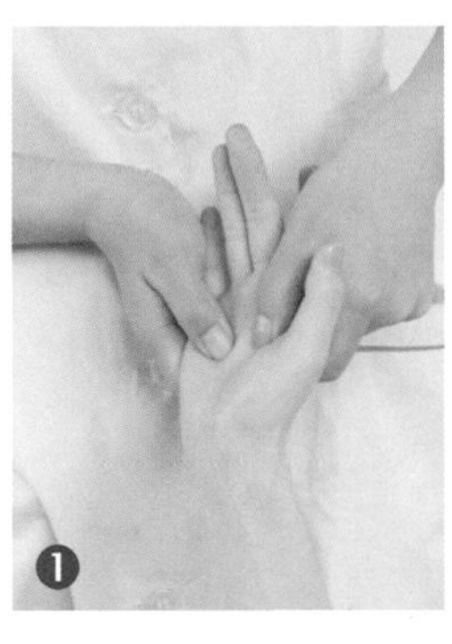

腹腔神經叢反射區

位於雙手掌心第二、第三掌骨及第三、第四掌骨之間，腎反射區的兩側。

方法：用指按法按壓腹腔神經叢反射區1～2分鐘。

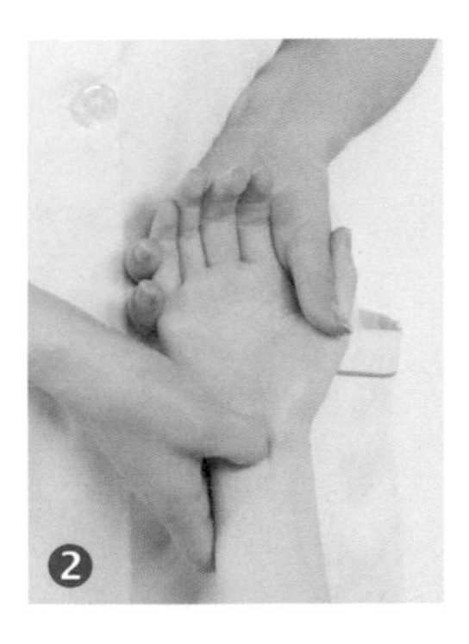

生殖腺反射區

位於雙手掌腕橫紋中點處，相當於手厥陰心包經的大陵穴的位置。

方法：用掐法掐按生殖腺反射區1～2分鐘。

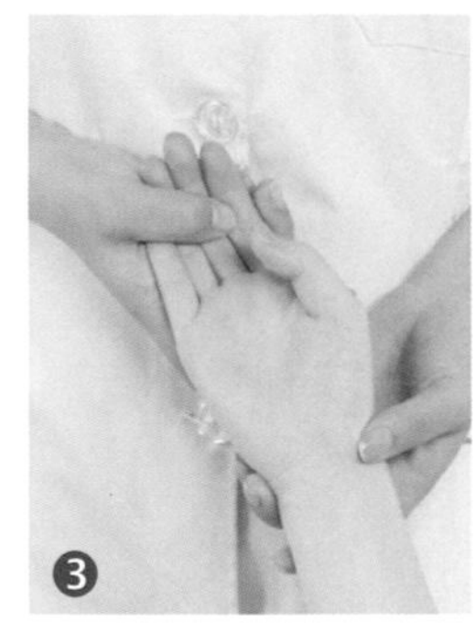

腹股溝反射區

位於雙手掌面腕橫紋的橈側端，橈骨頭凹陷處，相當於太淵穴的位置。

方法：用指揉法按揉反射區1～2分鐘。

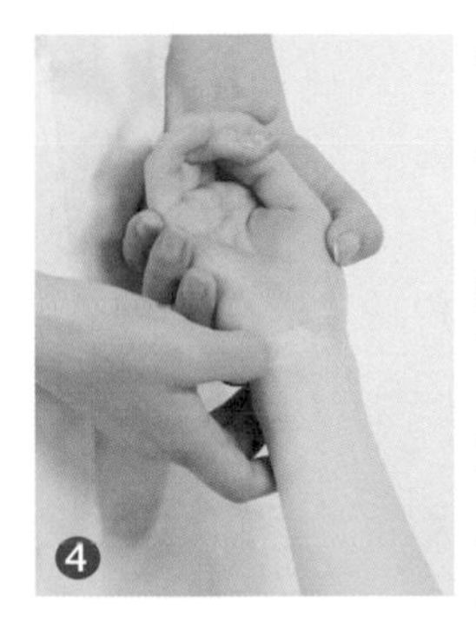

子宮、陰道、尿道反射區

位於雙手掌面腕橫紋中點兩側的帶狀區域。

方法：用掐法掐按反射區1～2分鐘，以局部酸痛為宜。

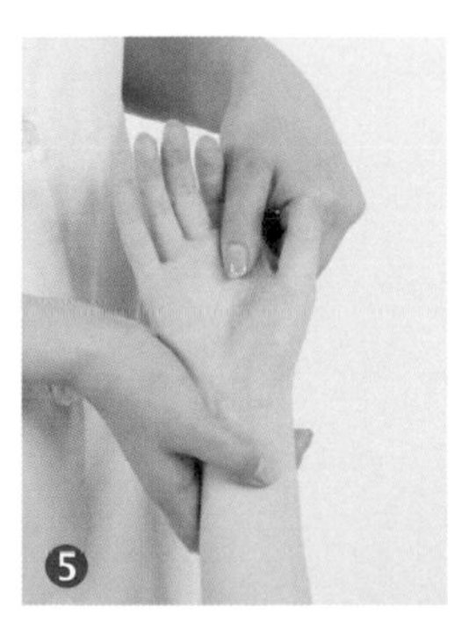

腎上腺反射區

位於雙手掌面第二、第三掌骨之間，距離第二、第三掌骨1.5～2公分處。

方法：用指揉法按揉反射區1～2分鐘。

足 部

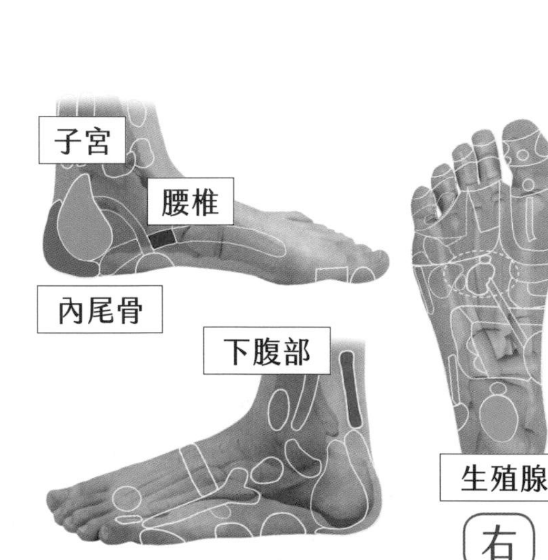

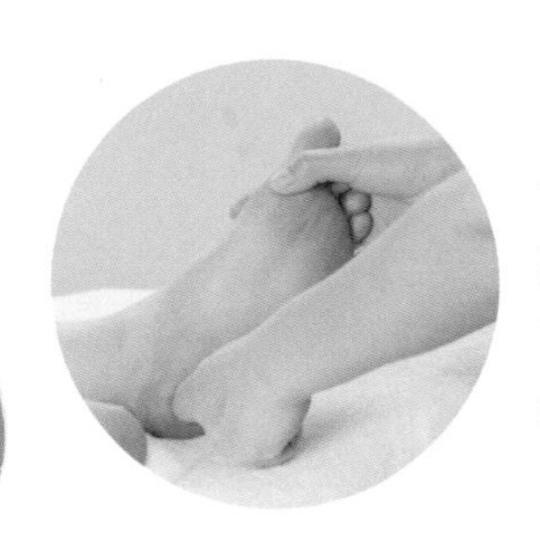

反射區表現

推按生殖腺反射區時，有大而固定顆粒結節。

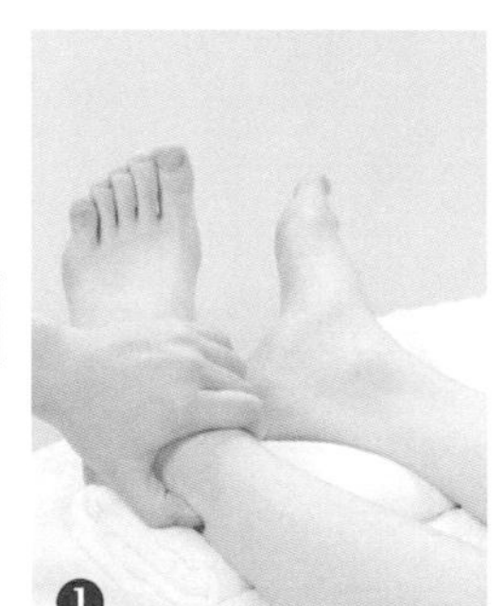

下腹部反射區

位於雙小腿腓骨外側後方，自腳踝骨後方向上延伸四橫指的帶狀區域。

方法：用掐法掐按反射區2～5分鐘。

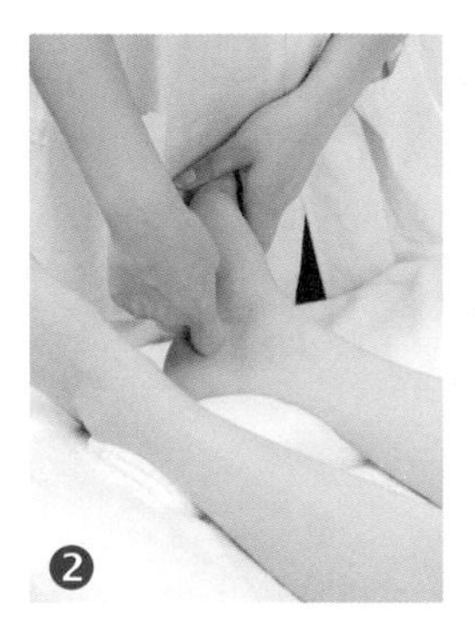

子宮反射區

位於雙腳跟骨內側，內踝後下方的類似三角形區域。

方法：用單食指叩拳法頂壓子宮反射區2～5分鐘，以局部有酸痛感為宜。

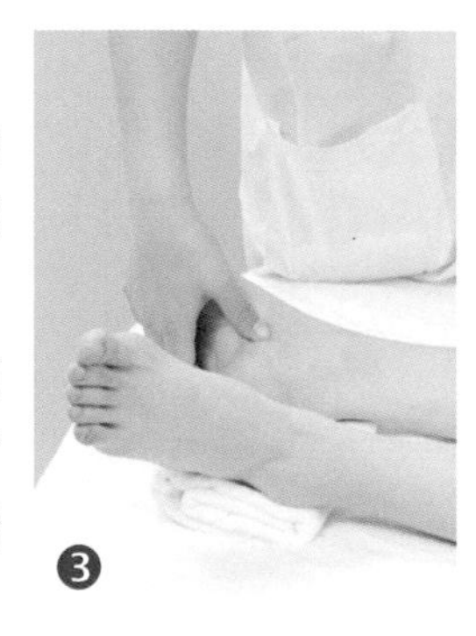

腰椎反射區

位於雙腳足弓內側緣，第一楔骨至舟骨間區域。

方法：用拇指指腹推壓法推壓腰椎反射區2～5分鐘，以局部有酸痛感為宜。

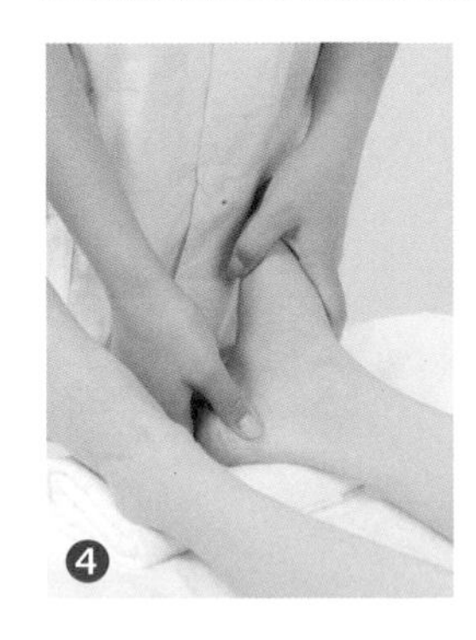

內尾骨反射區

位於雙腳跟內側，沿著跟骨結節向後內側呈「L」形的區域。

方法：用拇指指腹按壓法按壓內尾骨反射區2～5分鐘，以局部酸痛為度。

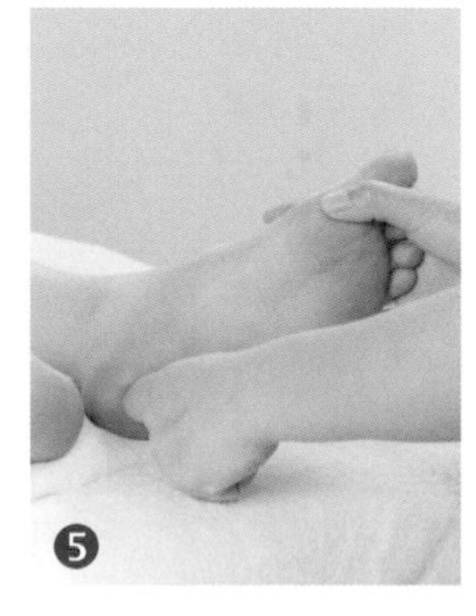

生殖腺反射區

位於雙腳底跟骨中央的位置。

方法：用單食指叩拳法頂壓生殖腺反射區2～5分鐘，以局部有酸痛感為宜。

月經失調　調理沖任經血調

月經是機體由於受垂體前葉及卵巢內分泌激素的調節，而呈現的有規律的週期性子宮內膜脫落現象。月經失調是指月經的週期、經色、經量、經質發生了改變。如垂體前葉或卵巢功能異常，就會發生月經失調。中醫認為本病多由腎虛而致沖、任功能失調（太沖脈與任脈失調），或肝熱不能藏血、脾虛不能生血等而致本病的發生。

耳　部

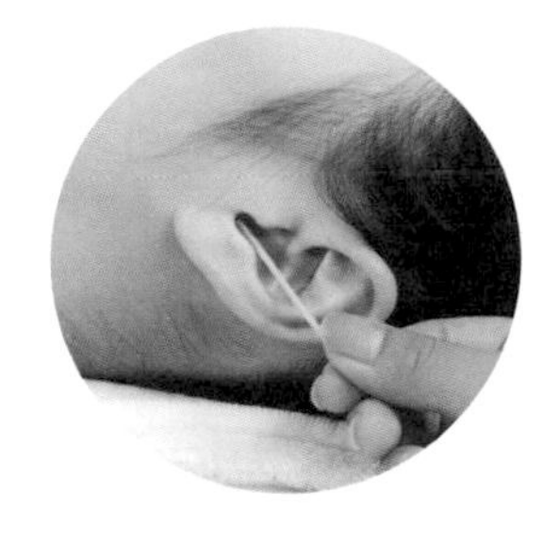

反射區表現

用耳穴探棒或火柴棒探查壓痛點時，內分泌反射區壓痛顯著。

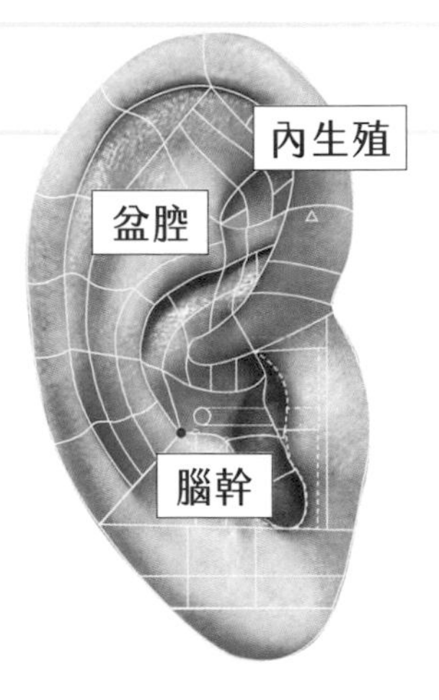

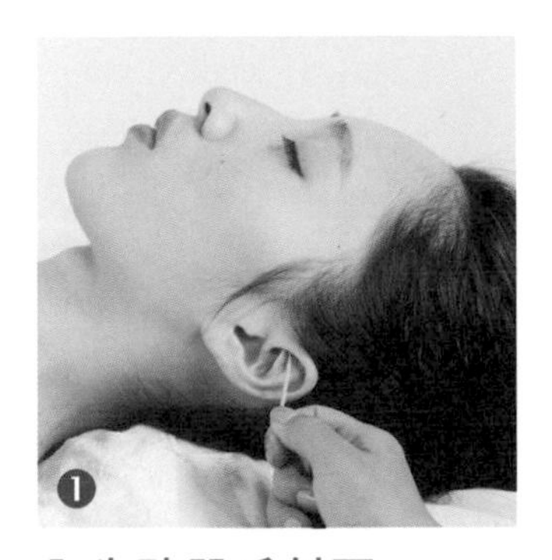

內生殖器反射區

位於三角窩前1／3，即三角窩2區。

方法：用切按法切壓內生殖器反射區1～2分鐘，以按摩部位發紅或有酸脹感為宜。

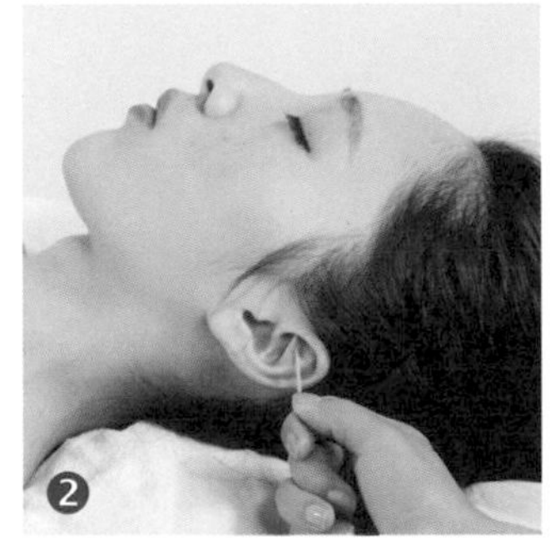

盆腔反射區

位於三角窩後1／3，即三角窩5區。

方法：用切按法切壓盆腔反射區1～2分鐘，以按摩部位有酸脹感為宜。

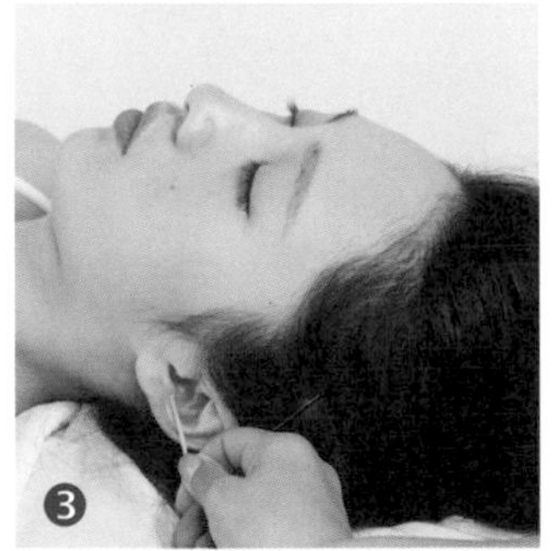

腦幹反射區

位於輪屏切跡處，即對耳屏3、4區之間區域。

方法：用搓摩法搓摩腦幹反射區1～2分鐘，以按摩部位有酸脹感為宜。

手 部

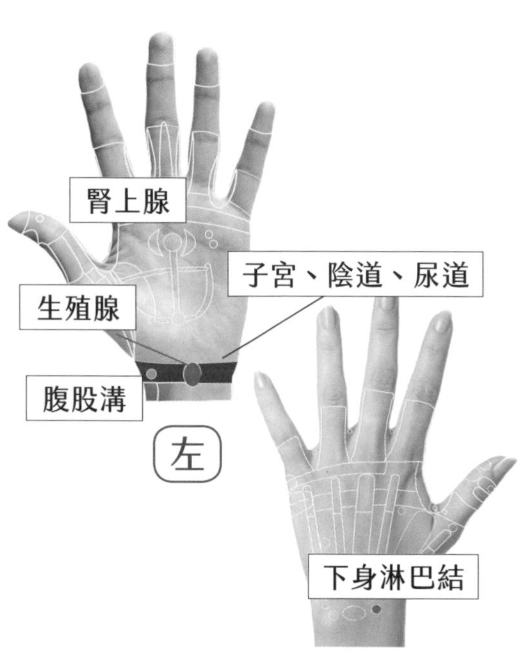

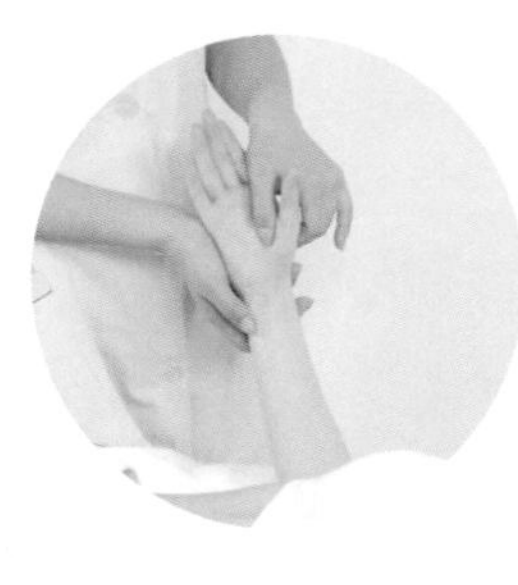

反射區表現

青筋穿過橫腕紋，伸向大魚際肉，橫腕紋變淺，斷裂。

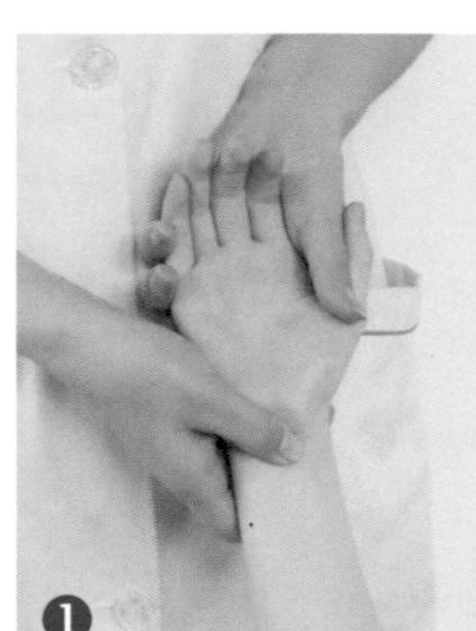

生殖腺反射區

位於雙手掌腕橫紋中點處，相當於心包經的大陵穴的位置。

方法：用指揉法按揉生殖腺反射區1～2分鐘，以局部有酸痛感為宜。

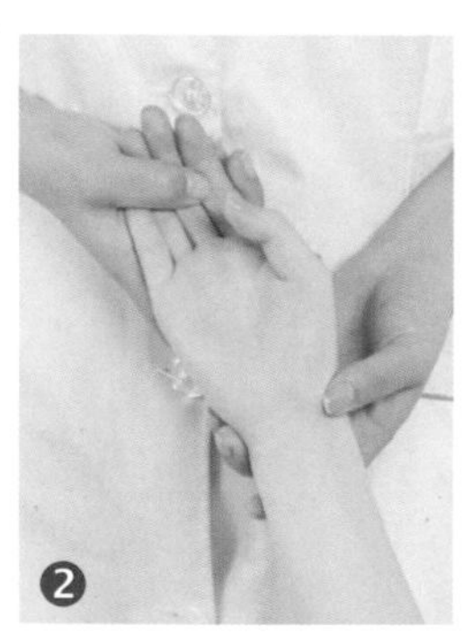

腹股溝反射區

位於雙手掌面腕橫紋的橈側端，橈骨頭凹陷處，相當於太淵穴的位置。

方法：用指揉法按揉腹股溝反射區1～2分鐘。

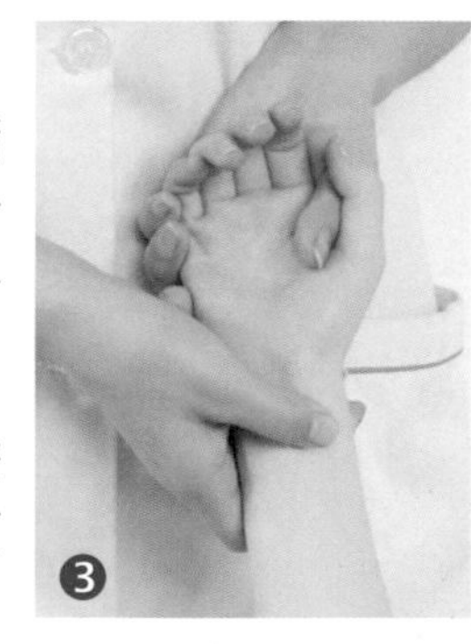

子宮、陰道、尿道反射區

位於雙手掌面，腕橫紋中點兩側的一條帶狀區域。

方法：用指揉法按揉子宮、陰道、尿道反射區1～2分鐘。

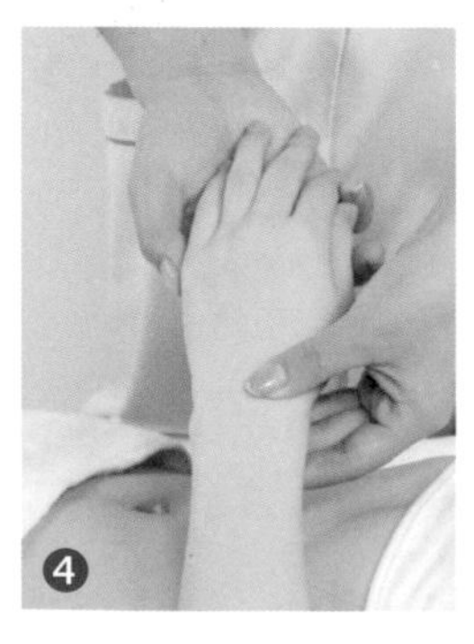

下身淋巴結反射區

位於雙手背部橈側緣，手背腕骨與橈骨之間的凹陷處。

方法：用指揉法按揉下身淋巴結反射區1～2分鐘，以局部有酸痛感為宜。

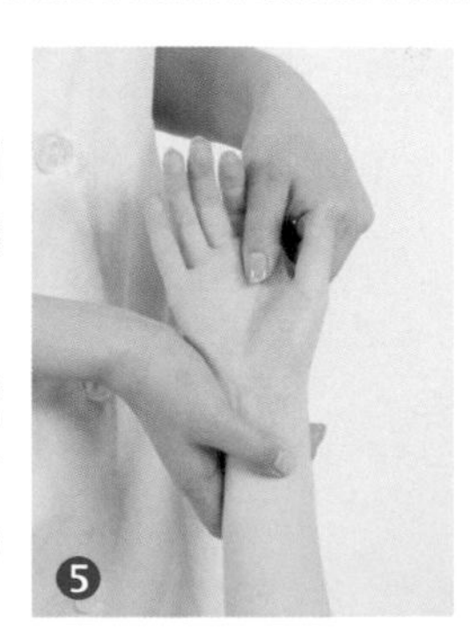

腎上腺反射區

位於雙手掌面第二、第三掌骨之間，距離第二、第三掌骨1.5～2公分處。

方法：用指揉法按揉反射區1～2分鐘。

足 部

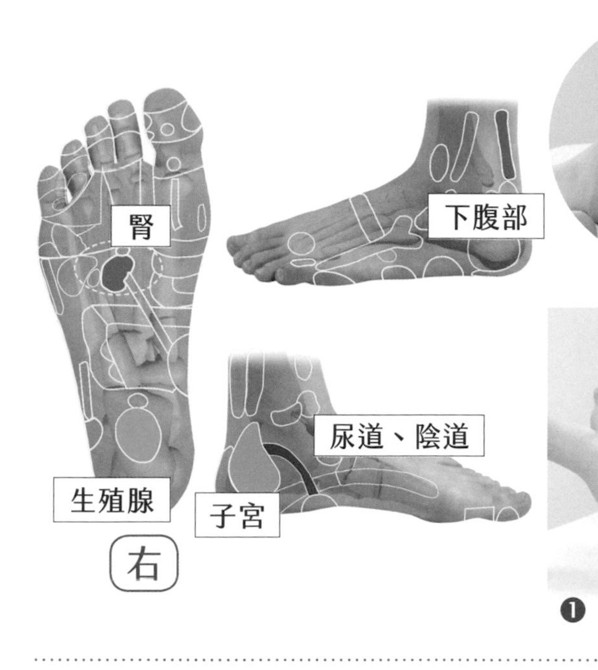

反射區表現

按揉生殖腺及腎反射區時，酸痛感顯著。

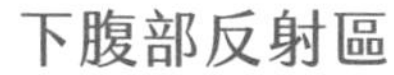

下腹部反射區

位於雙小腿腓骨外側後方，自腳踝骨後方向上延伸四橫指的帶狀區域。

方法：用拇指指腹按壓法按壓2～5分鐘。

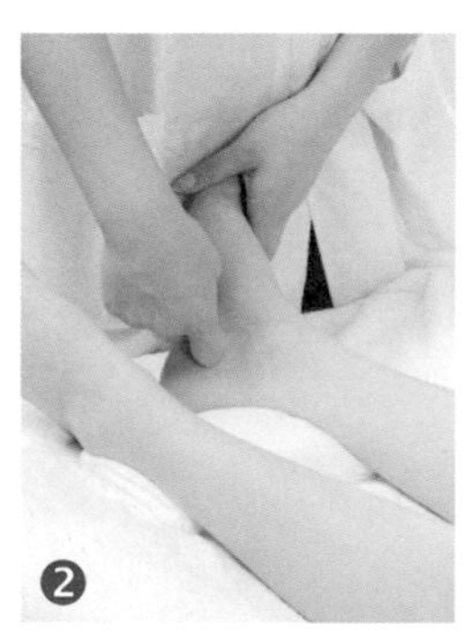

子宮反射區

位於雙腳跟骨內側內踝後下方的類似三角形區域。

方法：用單食指叩拳法頂壓子宮反射區2～5分鐘，以局部有酸痛感為宜。

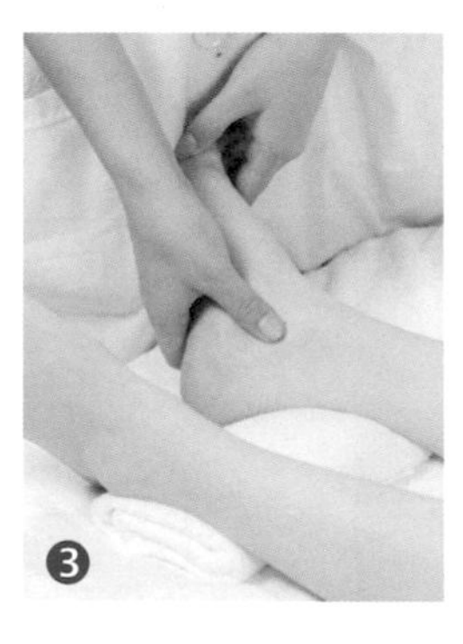

尿道、陰道反射區

位於雙腳跟內側，自膀胱反射區向上斜穿子宮反射區的一條帶狀反射區。

方法：用拇指指腹按壓法按壓反射區2～5分鐘。

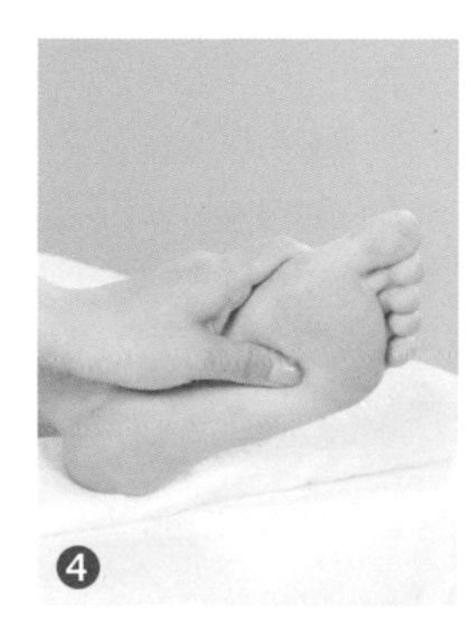

腎反射區

位於雙腳底，第二蹠骨與第三蹠骨體之間，近蹠骨底處，蜷足時中央凹陷處。

方法：用拇指指腹推壓法推按腎反射區2～5分鐘。

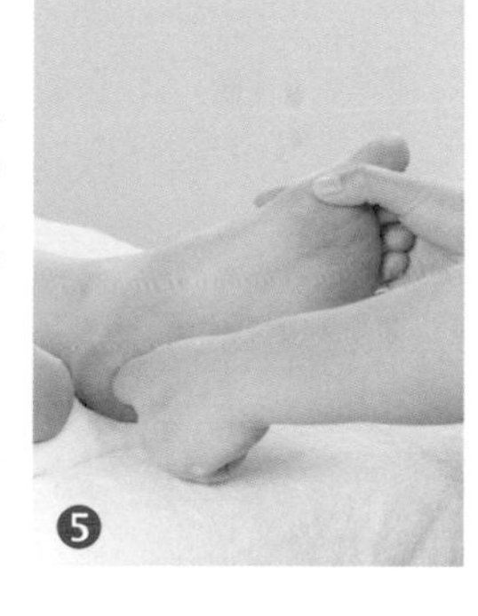

生殖腺反射區

位於雙腳底跟骨中央的區域。

方法：用單食指叩拳法頂壓生殖腺反射區2～5分鐘，以局部有酸痛感為宜。

閉經　調理沖任補氣血

閉經是指婦女應有月經而超過一定時限仍未來潮者。正常女子一般14歲左右月經來潮，凡超過18歲尚未來潮者，為原發性閉經。月經週期建立後，又停經6個月以上者，為繼發性閉經。閉經多為內分泌系統的月經調節功能失常、子宮因素以及全身性疾病所致。

耳　部

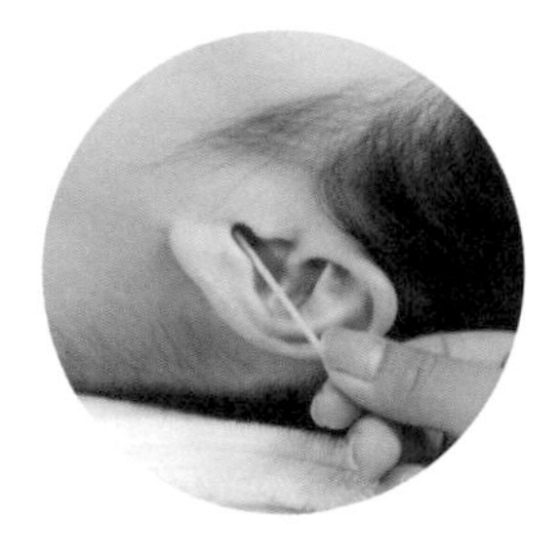

反射區表現

用耳穴探棒或火柴棒探查壓痛點時，內分泌反射區壓痛顯著。

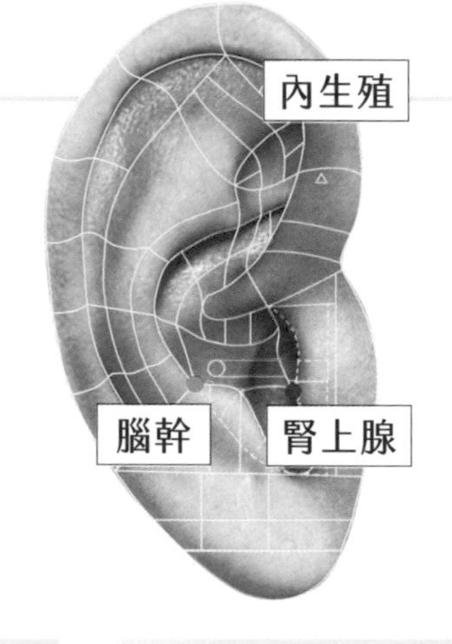

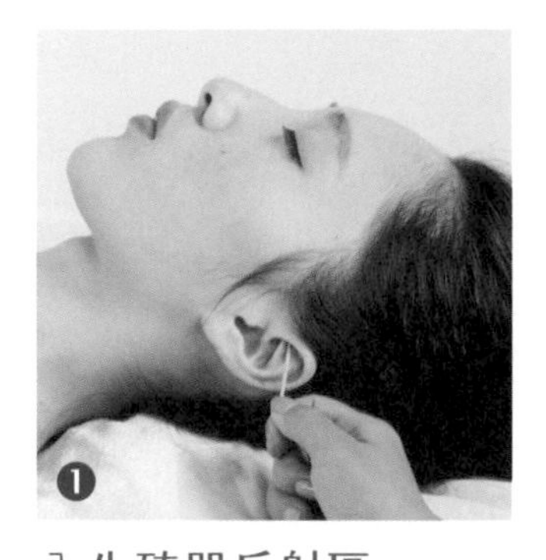

內生殖器反射區

位於三角窩前1／3，即三角窩2區。

方法：用切按法切壓內生殖器反射區1～2分鐘，以按摩部位發紅或有酸脹感為宜。

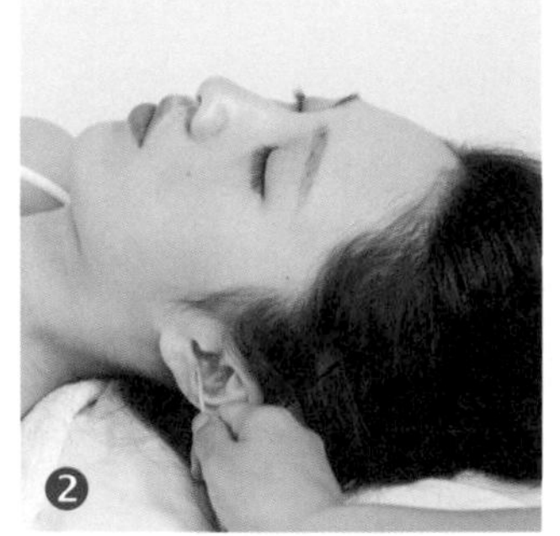

腦幹反射區

位於輪屏切跡處，即對耳屏3、4區之間區域。

方法：用切按法切壓腦幹反射區1～2分鐘，以按摩部位有酸脹感為宜。

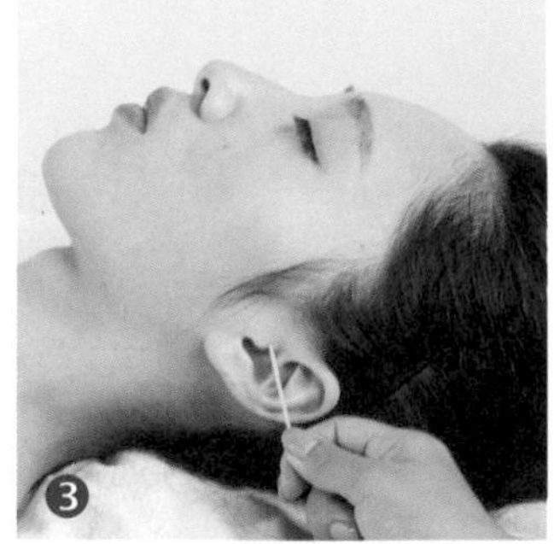

腎上腺反射區

位於耳屏游離緣下部尖端，即耳屏2區後緣處。

方法：用切按法切壓腎上腺反射區1～2分鐘，以按摩部位有酸脹感為宜。

手　部

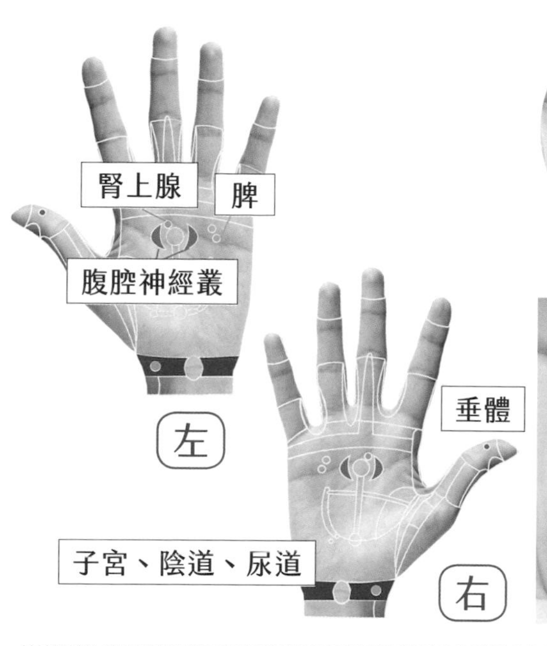

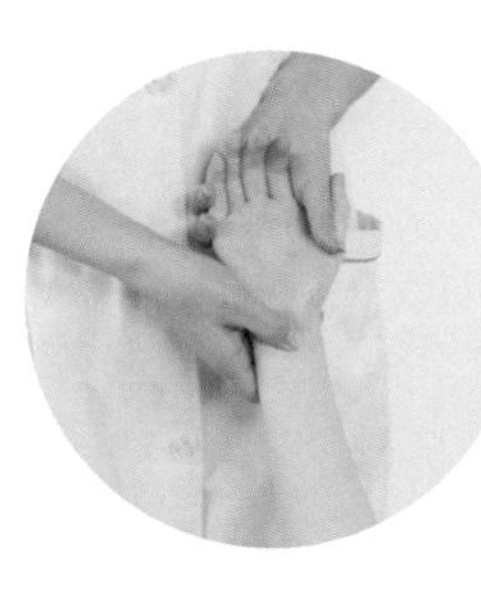

反射區表現

指甲色淡、小魚際平坦。

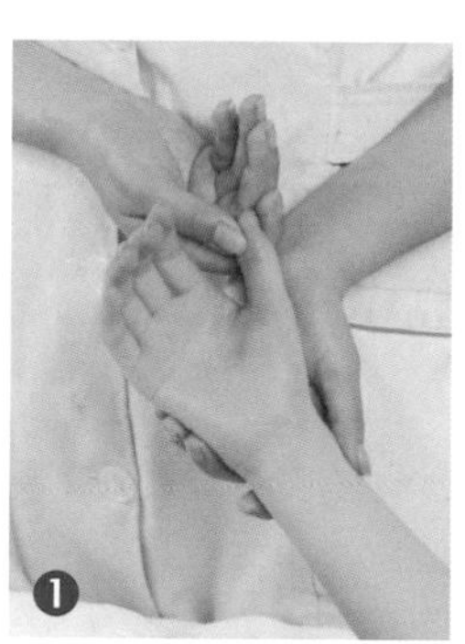

垂體反射區

位於雙手拇指指腹中央，位於大腦反射區深處。

方法：用指揉法揉按垂體反射區1～2分鐘，以局部有酸痛感為宜。

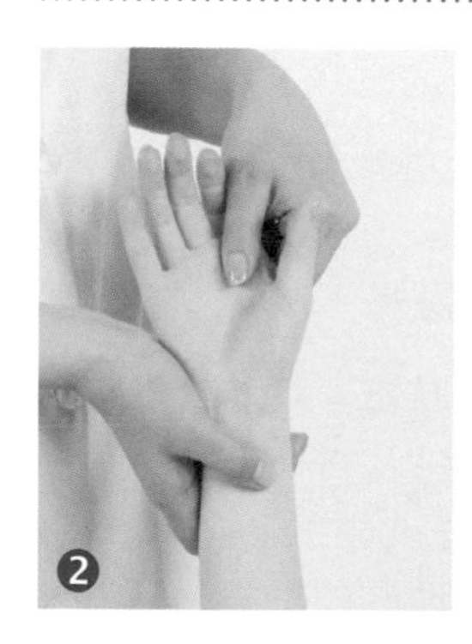

腎上腺反射區

位於雙手掌面第二、三掌骨之間，距離第二、三掌骨1.5～2公分處。

方法：用指揉法按揉腎上腺反射區1～2分鐘。

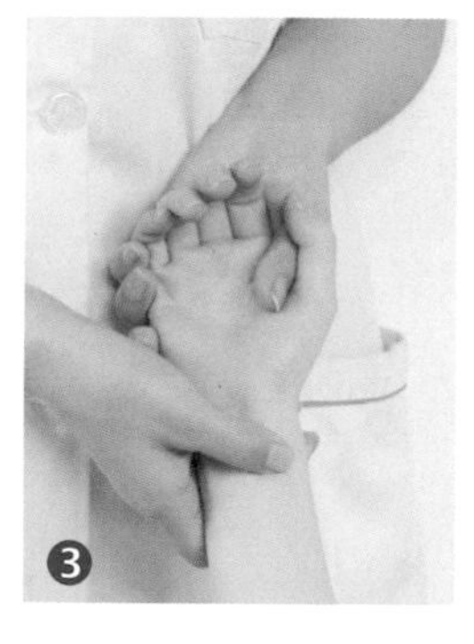

子宮、陰道、尿道反射區

位於雙手掌面腕橫紋中點兩側的一條帶狀區域。

方法：用指揉法按揉子宮、陰道、尿道反射區1～2分鐘。

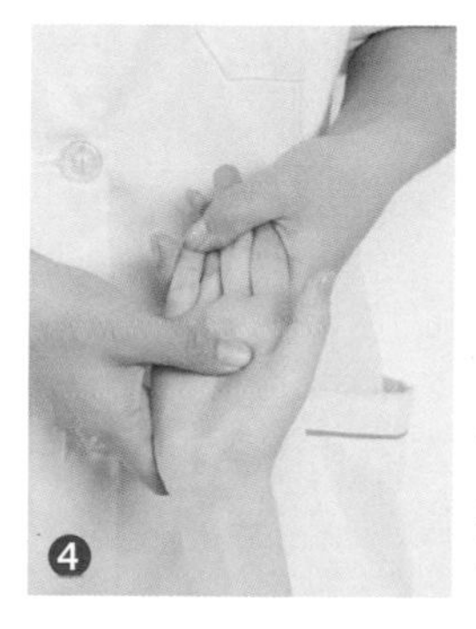

腹腔神經叢反射區

位於雙手掌心第二、三掌骨及第三、四掌骨之間，腎反射區的兩側。

方法：用指揉法按揉腹腔神經叢反射區1～2分鐘。

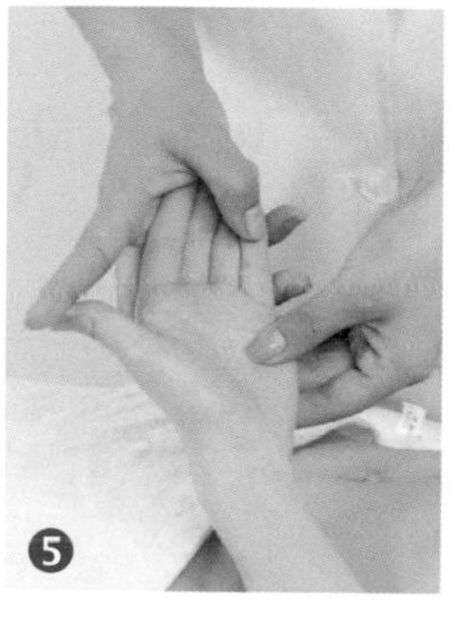

脾反射區

位於左手掌側第四、第五掌骨間，橫膈膜反射區與橫結腸反射區之間。

方法：用指揉法按揉脾反射區1～2分鐘。

足部

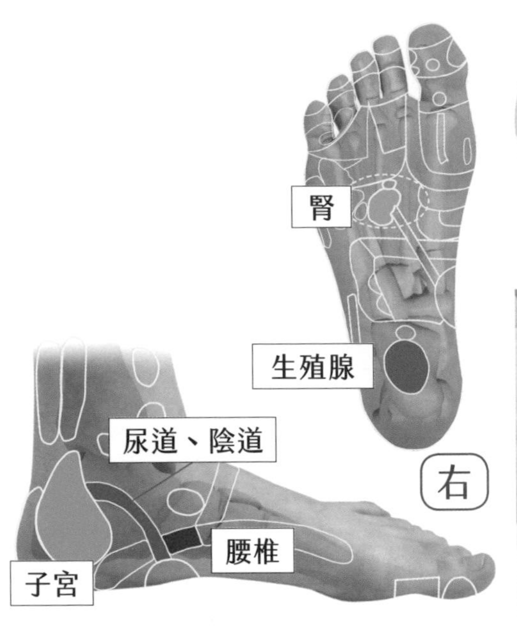

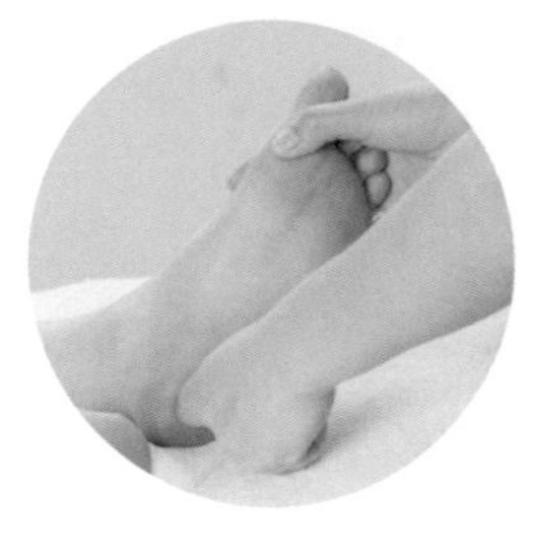

反射區表現

按揉生殖腺及腎反射區時，酸痛感顯著。

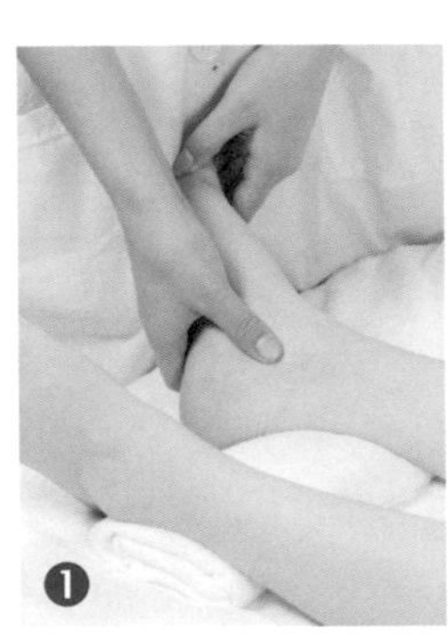

❶

尿道、陰道反射區

位於雙腳跟內側，自膀胱反射區向上斜穿子宮反射區的一條帶狀反射區。

方法：用拇指指腹按壓法按壓2～5分鐘。

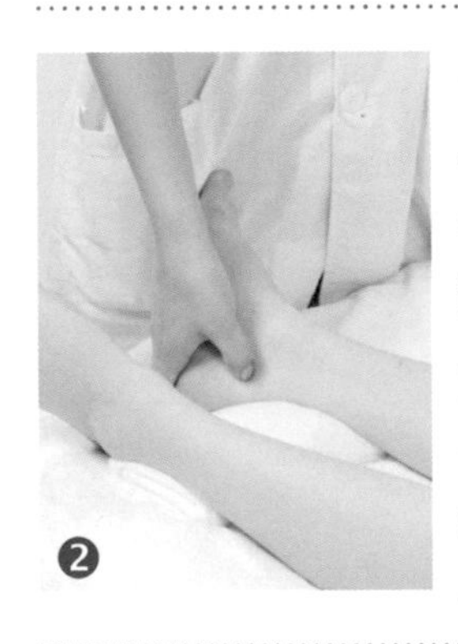

❷

子宮反射區

位於雙腳跟骨內側，內踝後下方的類似三角形區域。

方法：用掐法掐按子宮反射區2～5分鐘，以局部有酸痛感為宜。

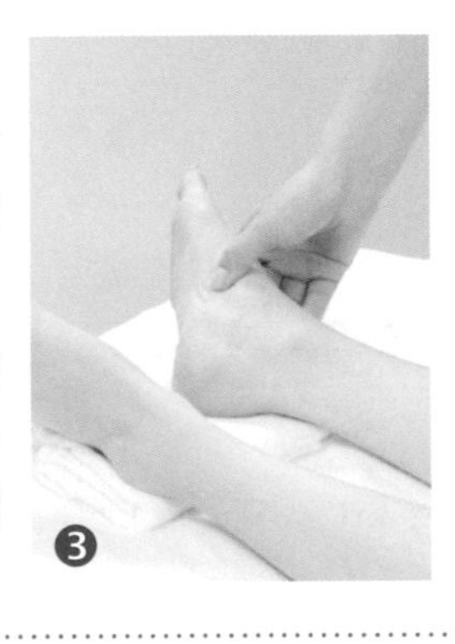

❸

腰椎反射區

位於雙腳足弓內側緣，第一楔骨至舟骨區域。

方法：用拇指指腹按壓法按壓腰椎反射區2～5分鐘，以局部有酸痛感為宜。

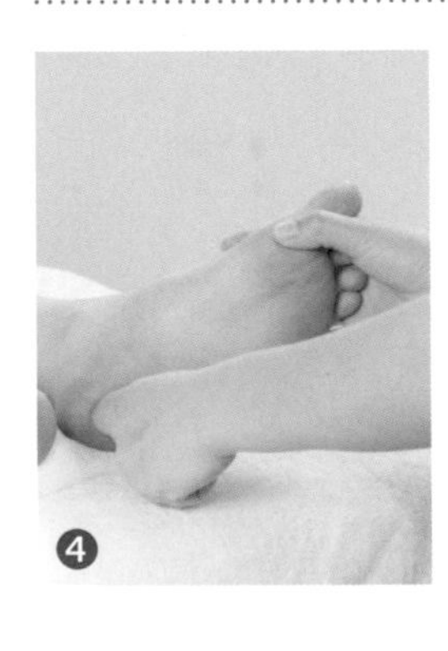

❹

生殖腺反射區

位於雙腳底跟骨中央處。

方法：用單食指叩拳法頂壓生殖腺反射區2～5分鐘，以局部酸痛為宜。

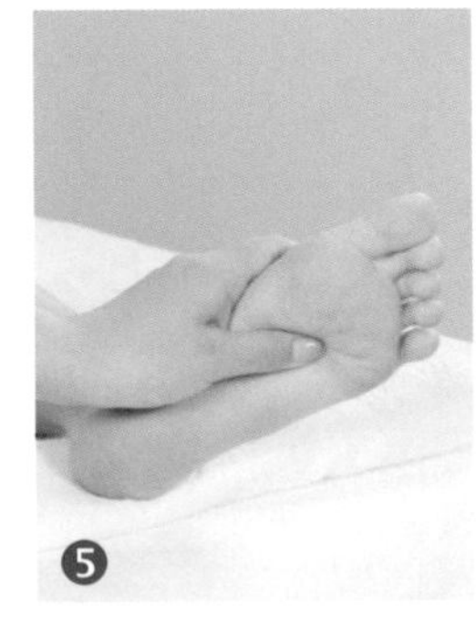

❺

腎反射區

位於雙腳底，第二蹠骨與第三蹠骨體之間，近蹠骨底處，蜷足時中央凹陷處。

方法：用拇指指腹按壓法按壓腎反射區2～5分鐘。

陰道炎　培補元氣防感染

陰道炎是陰道黏膜及黏膜下結締組織的炎症，為婦科常見疾病。陰道炎臨床上以白帶的性狀發生改變以及外陰瘙癢灼痛為主要表現，感染牽涉到尿道時，可有尿痛、尿急等症狀。預防陰道炎，平時就要注意保持外陰清潔乾燥，避免搔抓。勤換內褲，切不可與其他衣物混合洗，避免交叉感染。

耳　部

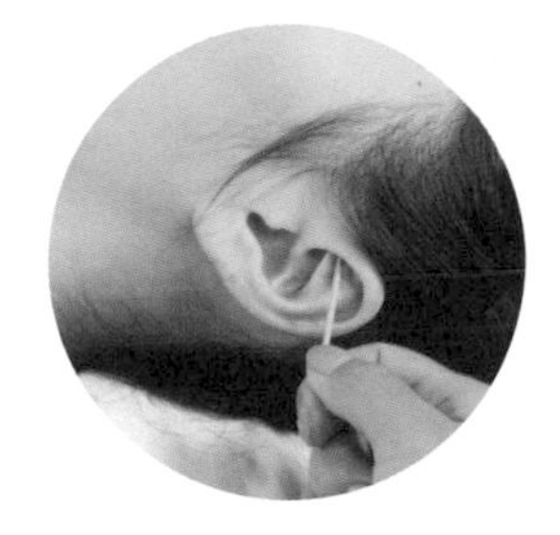

反射區表現

內生殖器反射區見點狀或片狀紅暈、暗紅、暗灰、蒼白或中央蒼白邊緣紅暈。

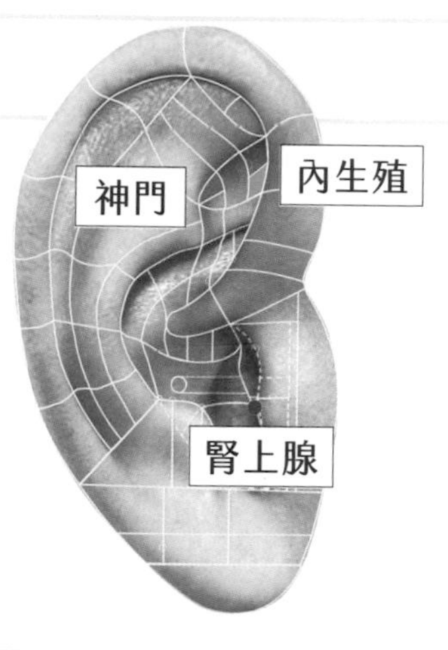

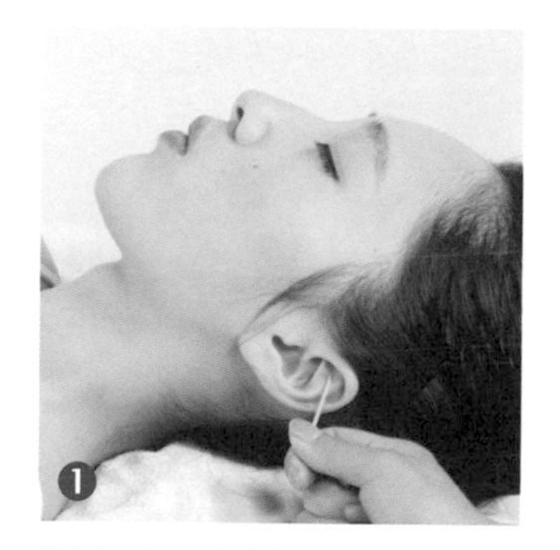

神門穴反射區

位於三角窩後1／3，即三角窩4區。

方法：用切按法切壓反射區1～2分鐘，以按摩部位發紅或有酸脹感為宜。

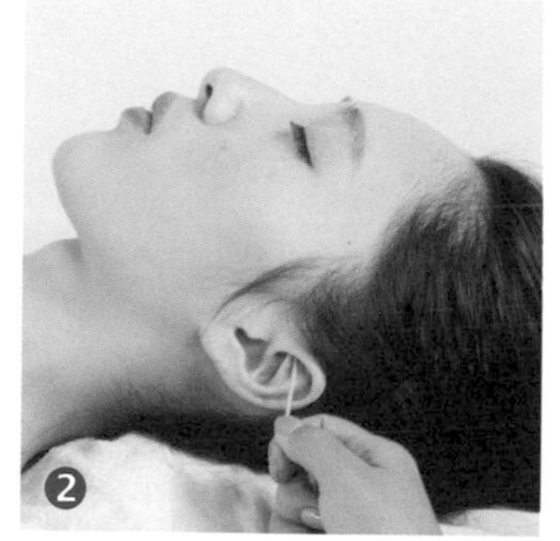

內生殖器反射區

位於三角窩前1／3，即三角窩2區。

方法：用切按法切壓內生殖器反射區1～2分鐘，以按摩部位有酸脹感為宜。

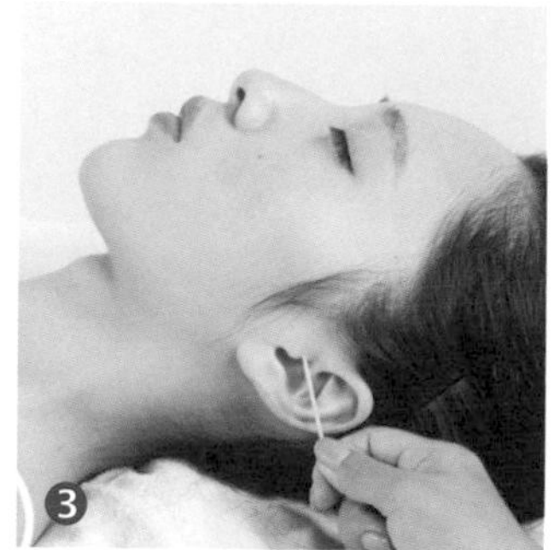

腎上腺反射區

位於耳屏游離緣下部尖端，即耳屏2區後緣處。

方法：用切按法切壓腎上腺反射區1～2分鐘，以按摩部位有酸脹感為宜。

手 部

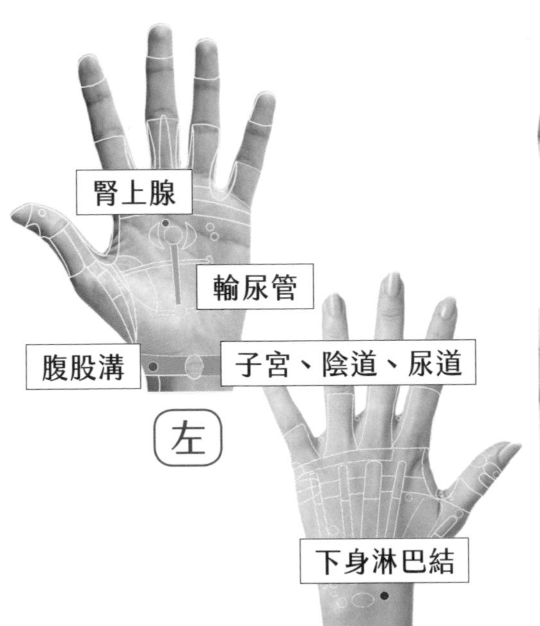

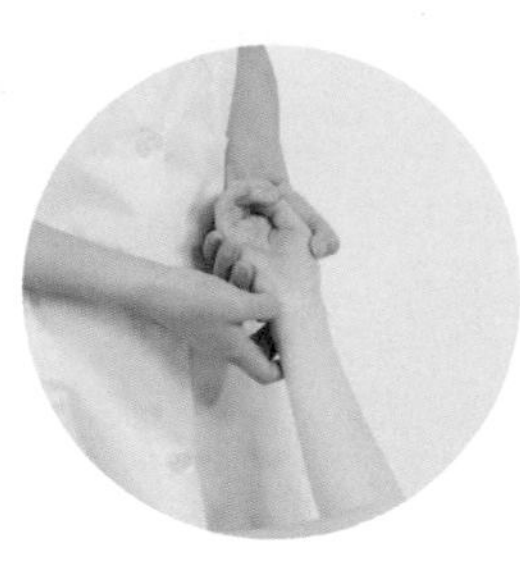

反射區表現

子宮反射區見異常點，掌根偏紅。

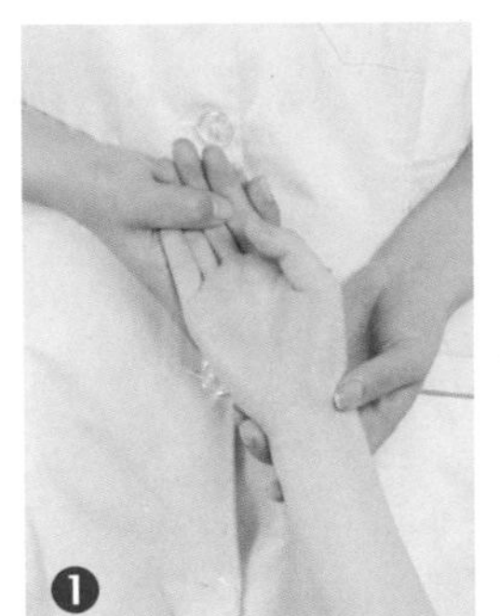

腹股溝反射區

位於雙手掌面腕橫紋的橈側端，橈骨頭凹陷處，相當於太淵穴的位置。

方法：用指揉法按揉反射區1～2分鐘。

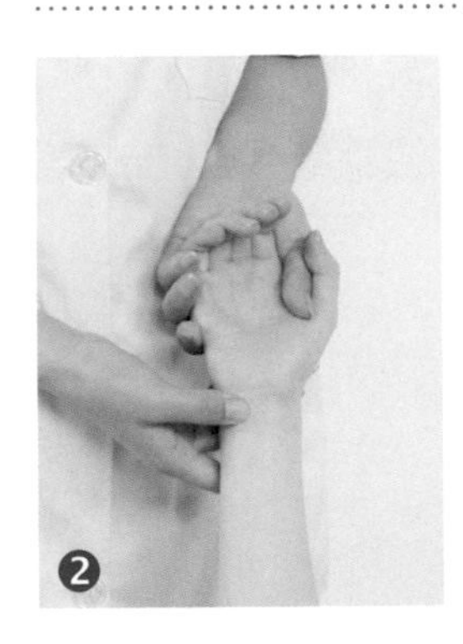

子宮、陰道、尿道反射區

位於雙手掌面腕橫紋中點兩側的帶狀區域。

方法：用指按法按壓反射區1～2分鐘。

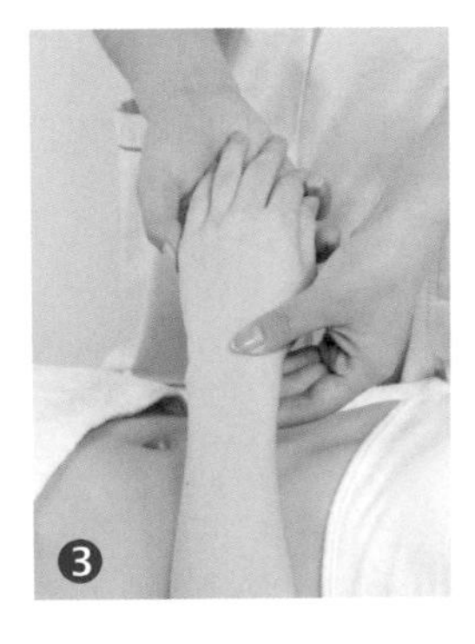

下身淋巴結反射區

位於雙手背部橈側緣，手背腕骨與橈骨之間的凹陷處。

方法：用指揉法按揉下身淋巴結反射區1～2分鐘，以局部有酸痛感為宜。

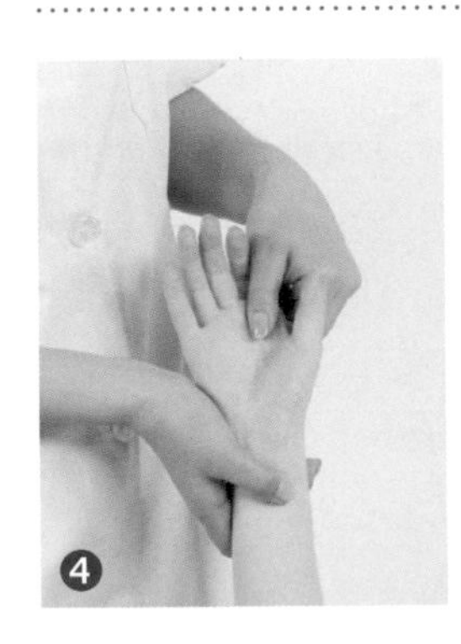

腎上腺反射區

位於雙手掌面第二、三掌骨之間，距離第二、三掌骨1.5～2公分處。

方法：用指揉法按揉腎上腺反射區1～2分鐘。

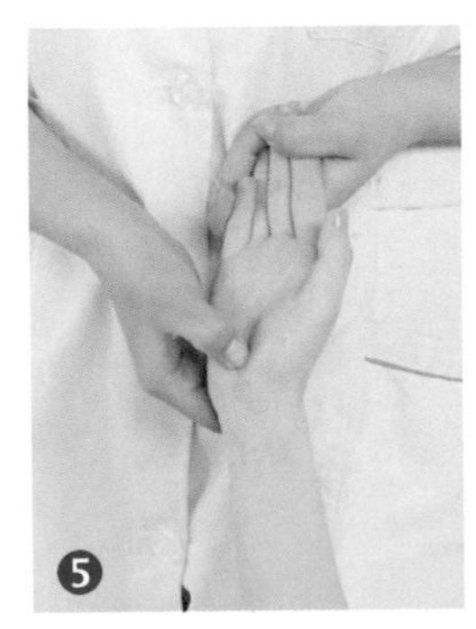

輸尿管反射區

位於雙手掌中部，腎反射區與膀胱反射區之間的帶狀區域。

方法：用掐法掐按輸尿管反射區1～2分鐘，以局部有酸痛感為宜。

足部

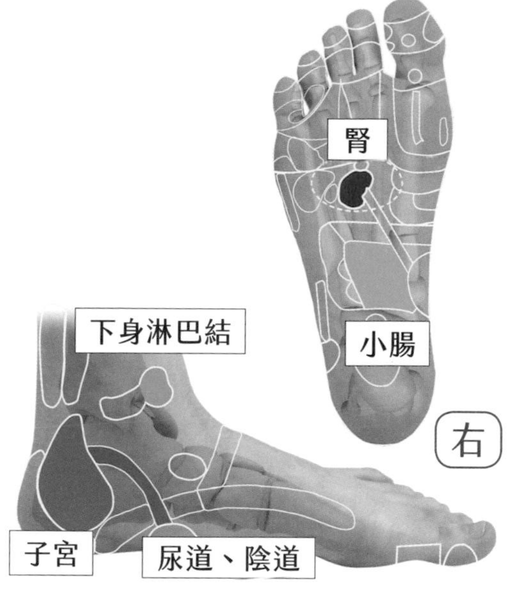

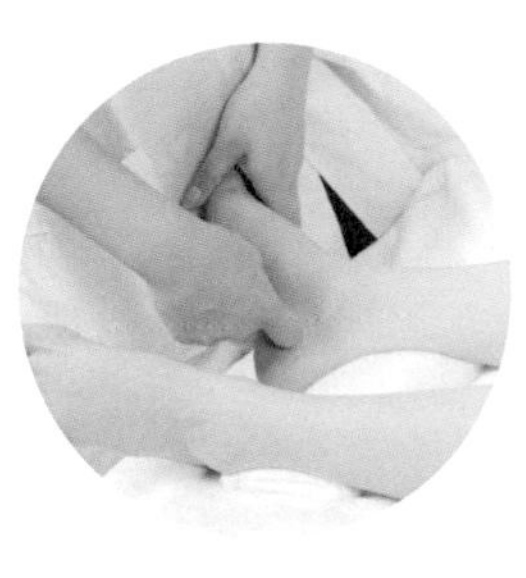

反射區表現

推按子宮反射區時，酸痛感顯著。

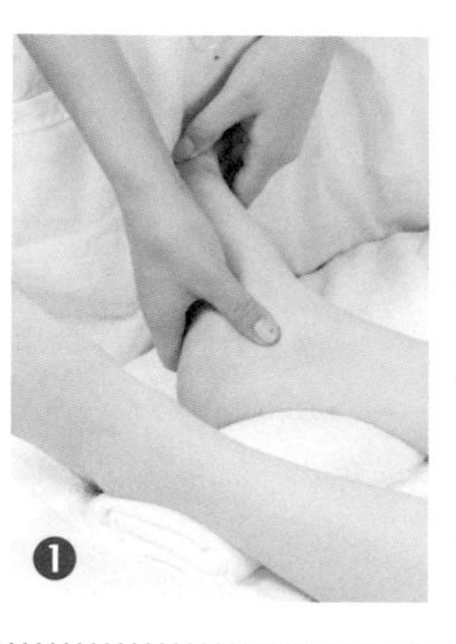

❶

尿道、陰道反射區

位於雙腳跟內側，自膀胱反射區向上斜穿子宮反射區的一條帶狀反射區。

方法：用拇指指腹按壓法按壓反射區2～5分鐘。

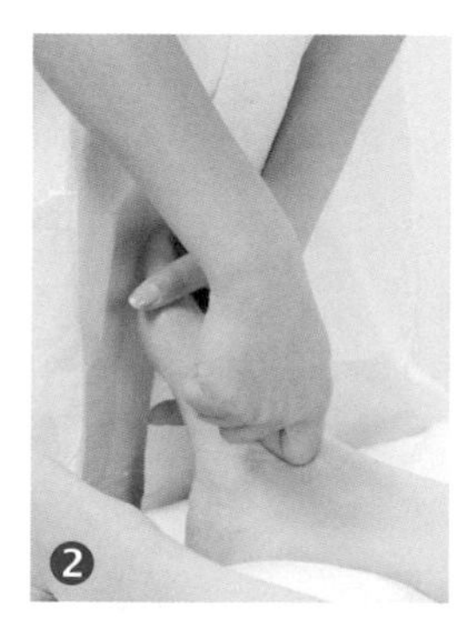

❷

下身淋巴結反射區

位於雙腳背內側踝骨前，由距骨、舟骨構成的凹陷處。

方法：用拇指指腹按壓法按壓結反射區2～5分鐘。

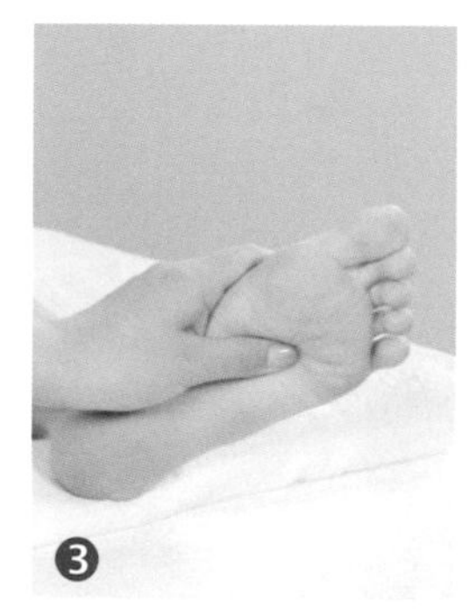

❸

腎反射區

位於雙腳底，第二蹠骨與第三蹠骨體之間，近蹠骨底處，蜷足時中央凹陷處。

方法：用拇指指腹按壓法按壓腎反射區2～5分鐘。

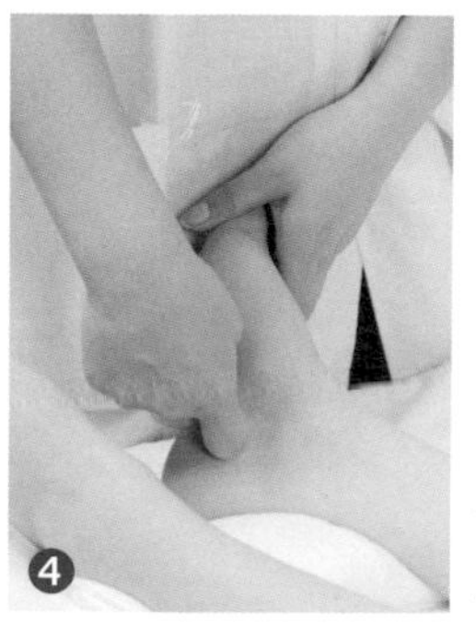

❹

子宮反射區

位於雙腳跟骨內側，內踝後下方的類似三角形區域。

方法：用單食指叩拳法頂壓子宮反射區2～5分鐘，以局部有酸痛感為宜。

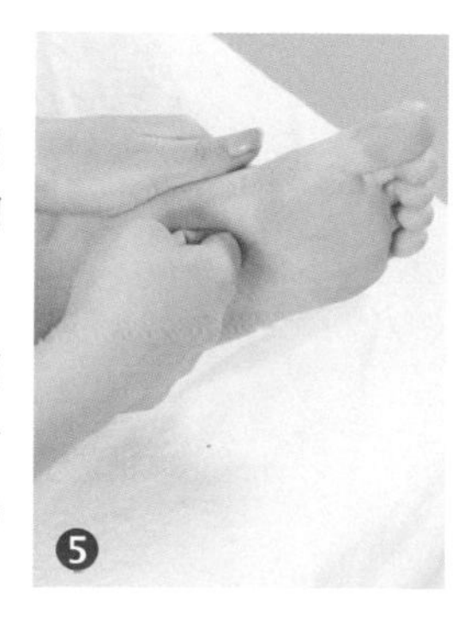

❺

小腸反射區

位於雙腳底中部凹入區域，被升結腸、降結腸、乙狀結腸等反射區所包圍。

方法：用單食指叩拳法頂壓小腸反射區2～5分鐘。

盆腔炎　調理下焦消炎症

盆腔炎指女性上生殖道及其周圍組織的炎症，主要包括子宮內膜炎、輸卵管炎、輸卵管卵巢膿腫、盆腔腹膜炎。經期衛生不良、產後或流產後感染，以及宮腔內手術操作後感染等，這些是引起盆腔炎的常見病因。

耳　部

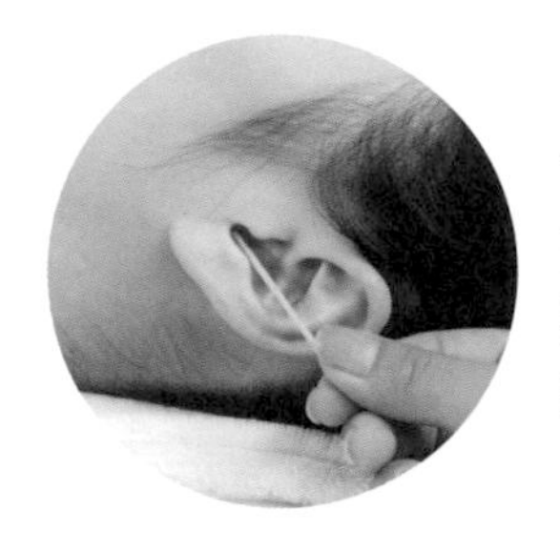

反射區表現

內生殖反射區見點片狀或丘疹樣紅暈，有油脂。

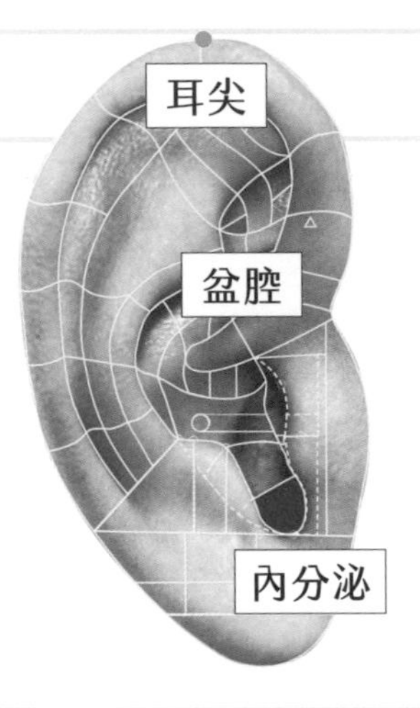

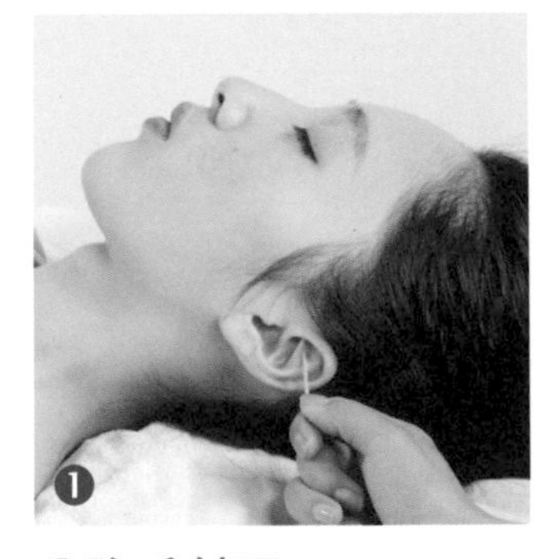

盆腔反射區

位於三角窩後1／3，即三角窩5區。

方法：用切按法切壓反射區1～2分鐘，以按摩部位發紅或有酸脹感為宜。

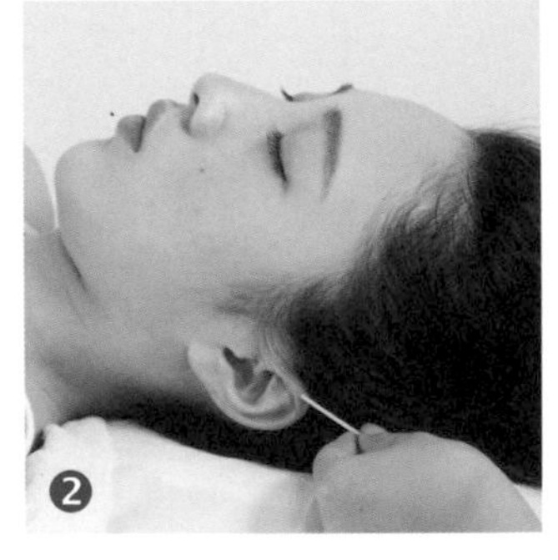

耳尖反射區

位於耳郭向前對折的上部尖端處，即耳輪6、7區交界處。

方法：用切按法切壓耳尖反射區1～2分鐘，以按摩部位有酸脹感為宜。

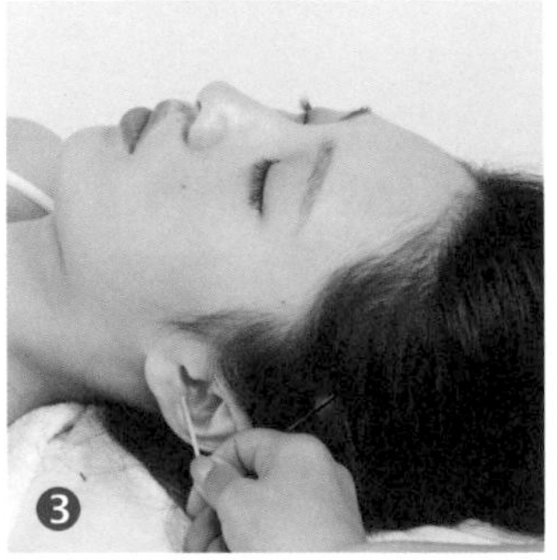

內分泌反射區

位於屏間切跡內，耳甲腔的底部，即耳甲18區。

方法：用切按法切壓內分泌反射區1～2分鐘，以按摩部位有酸脹感為宜。

手部

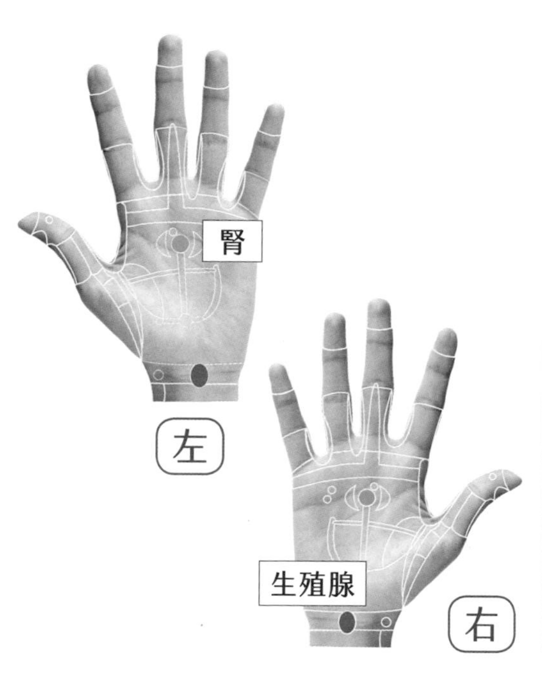

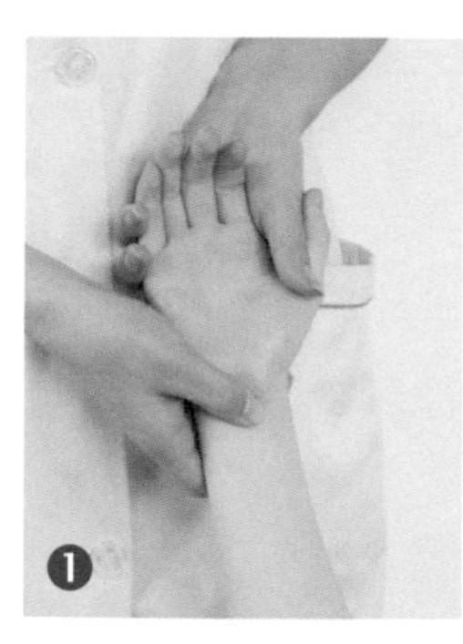

生殖腺反射區

位於雙手掌腕橫紋中點處，相當於心包經的大陵穴的位置。

方法：用指揉法按揉反射區1～2分鐘。

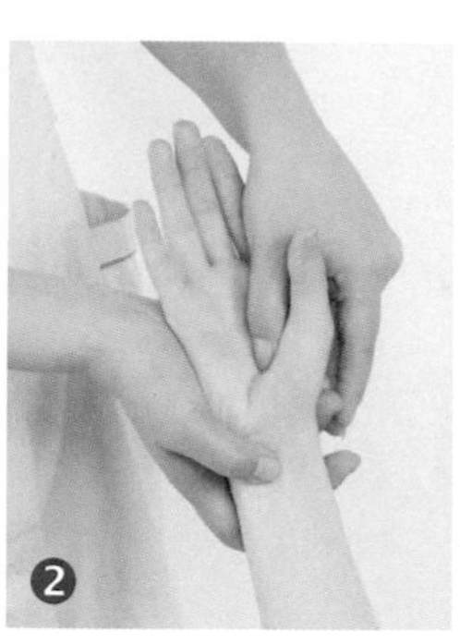

腎反射區

位於雙手中央區域，第三掌骨中點。

方法：用指按法按壓反射區1～2分鐘，以局部有酸痛感為宜。

足部

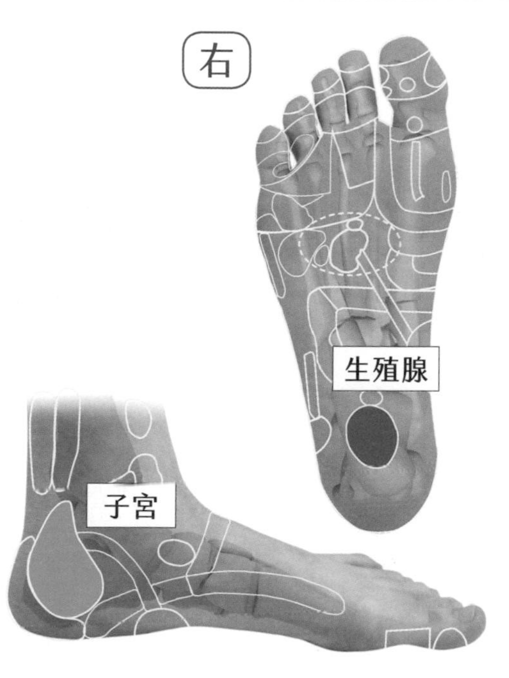

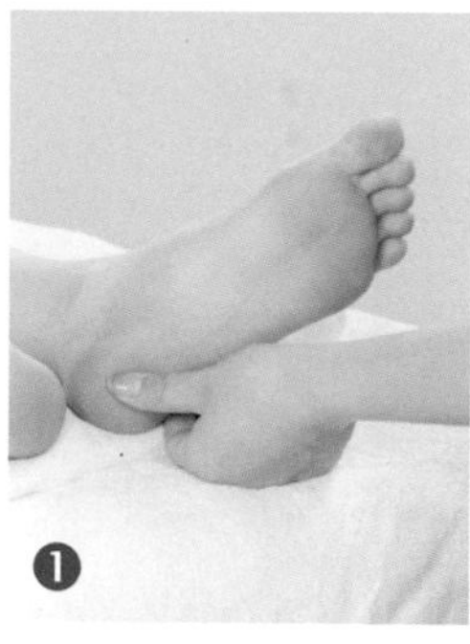
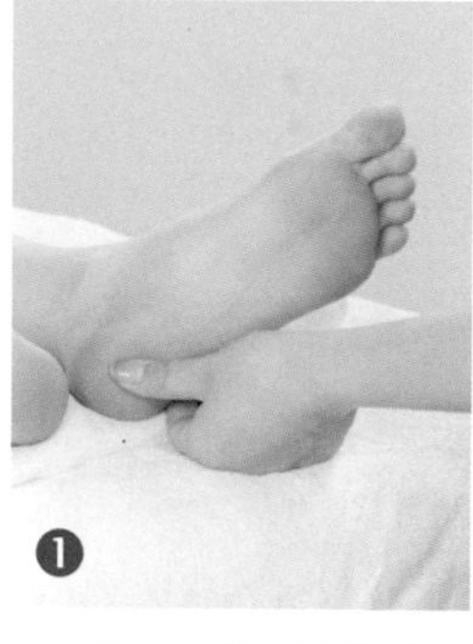

生殖腺反射區

位於雙腳底跟骨中央的位置。

方法：用拇指指腹按壓法按壓生殖腺反射區2～5分鐘。以局部有酸痛感為宜。

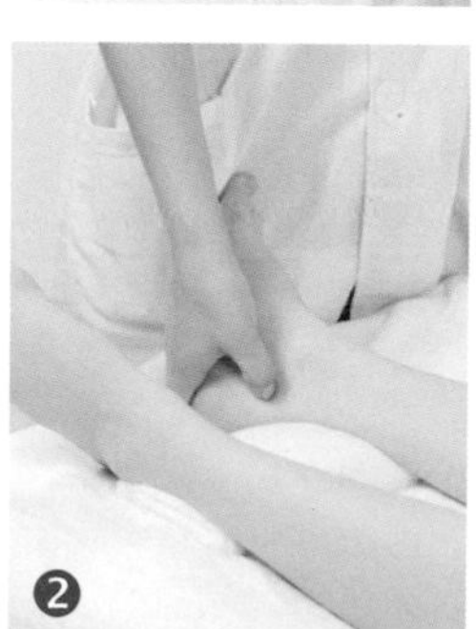

子宮反射區

位於雙腳跟骨內側，內踝後下方的類似三角形區域。

方法：用掐法掐按子宮反射區2～5分鐘。

子宮肌瘤 活血化瘀散結節

子宮肌瘤，又稱子宮平滑肌瘤，是女性生殖器最常見的一種良性腫瘤，症狀主要包括腹痛、月經改變、白帶增多、陰道出血、貧血、低血糖，以及腹部觸及腫物及有壓迫感等。平時要少食高脂食物，忌食用辛辣、冰冷等刺激性的食物。注意保持外陰清潔乾燥，防止感染。

耳 部

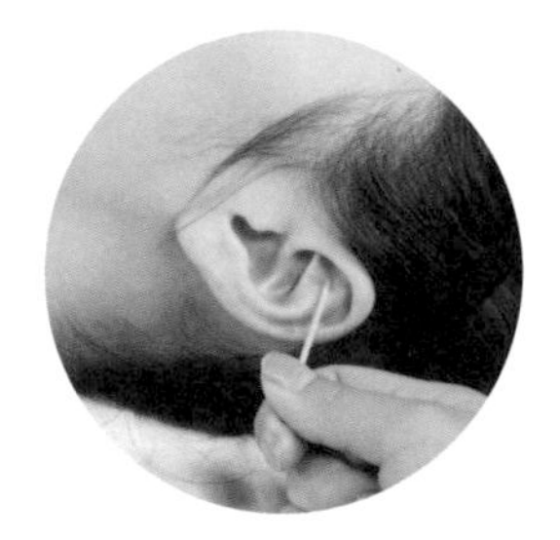

反射區表現

三角窩見點片狀或丘疹樣紅暈，有油脂。

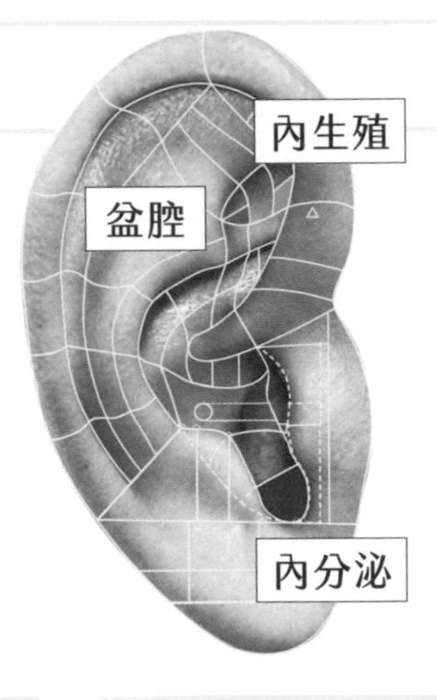

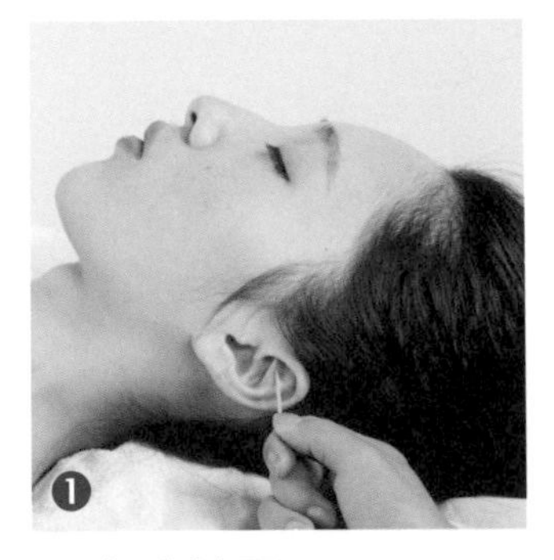

盆腔反射區

位於三角窩後1／3，即三角窩5區。

方法：用切按法切壓反射區1～2分鐘，以按摩部位發紅或有酸脹感為宜。

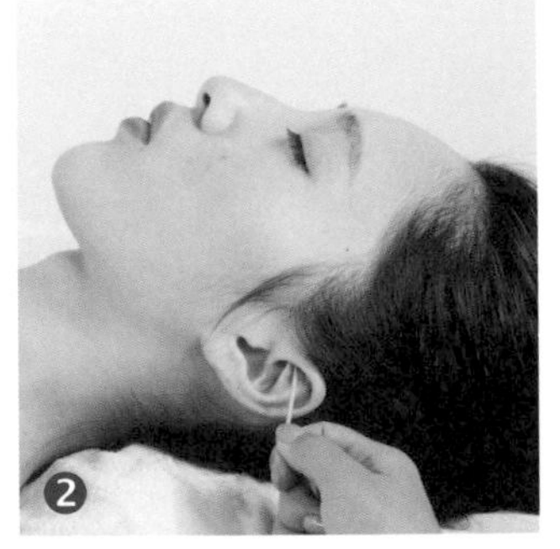

內生殖器反射區

位於三角窩前1／3，即三角窩2區。

方法：用切按法切壓內生殖器反射區1～2分鐘，以按摩部位發紅或有酸脹感為宜。

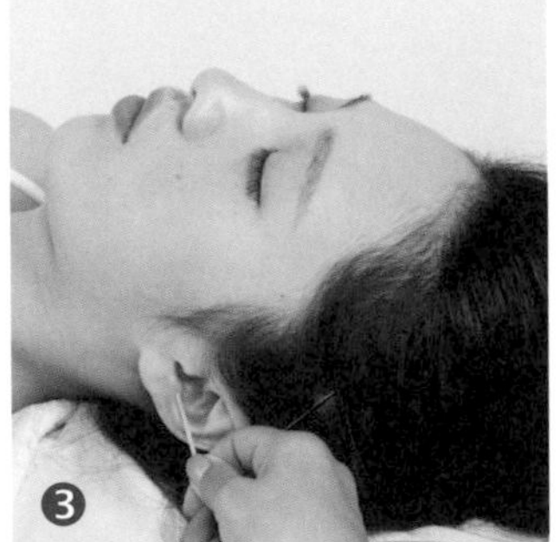

內分泌反射區

位於屏間切跡內，耳甲腔的底部，即耳甲18區。

方法：用切按法切壓內分泌反射區1～2分鐘，以按摩部位有酸脹感為宜。

手　部

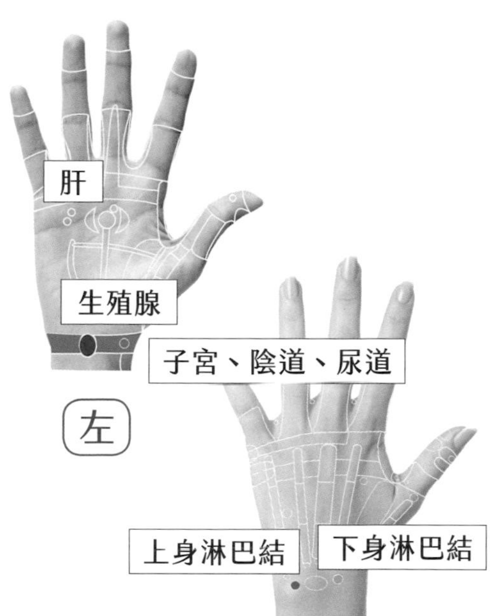

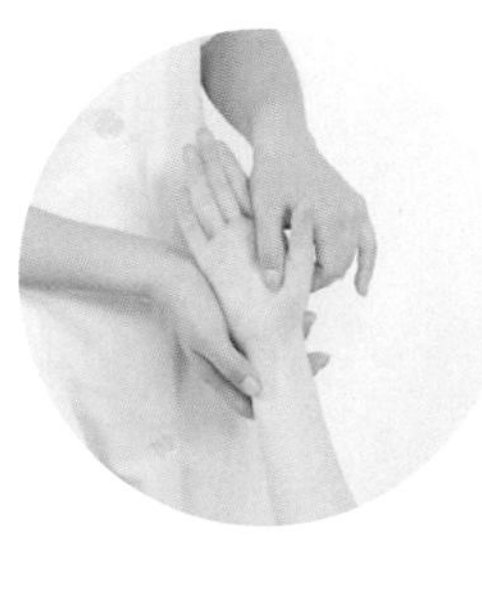

反射區表現

大、小魚際間有紅或暗紅異常點。

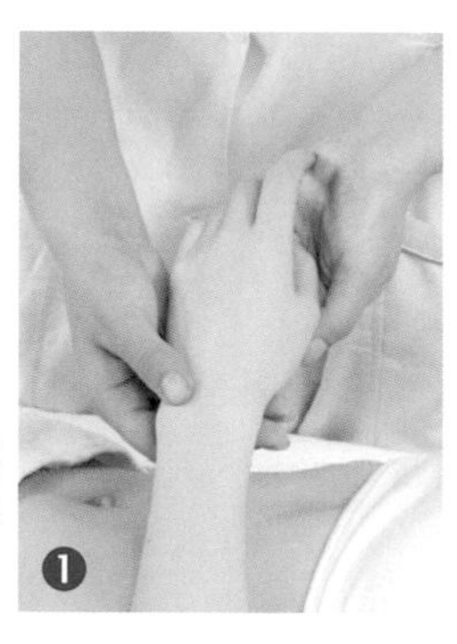

上身淋巴結反射區

位於雙手背部尺側緣，手背腕骨與尺骨之間的凹陷處。

方法：用指揉法按揉上身淋巴結反射區1～2分鐘，以局部有酸痛感為宜。

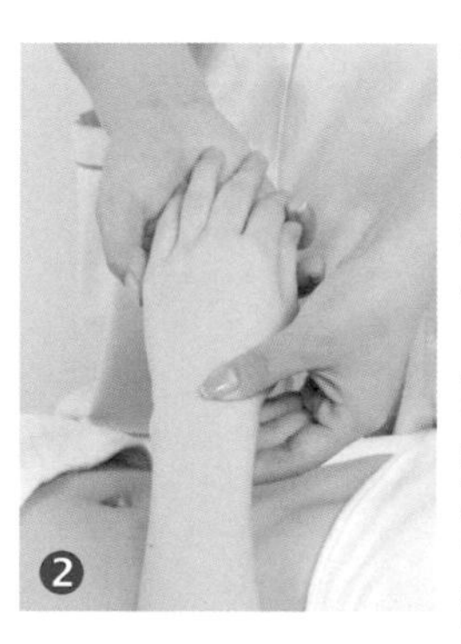

下身淋巴結反射區

位於雙手背部橈側緣，手背腕骨與橈骨之間的凹陷處。

方法：用指揉法按揉下身淋巴結反射區1～2分鐘，以局部有酸痛感為宜。

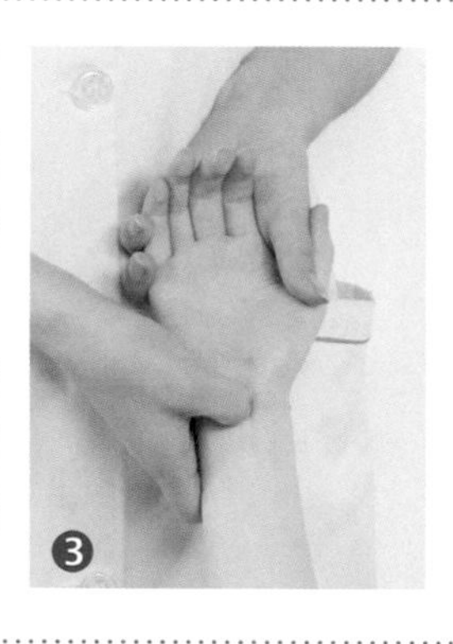

生殖腺反射區

位於雙手掌腕橫紋中點處，相當於心包經的大陵穴位置。

方法：用掐法掐按生殖腺反射區1～2分鐘，以局部有酸痛感為宜。

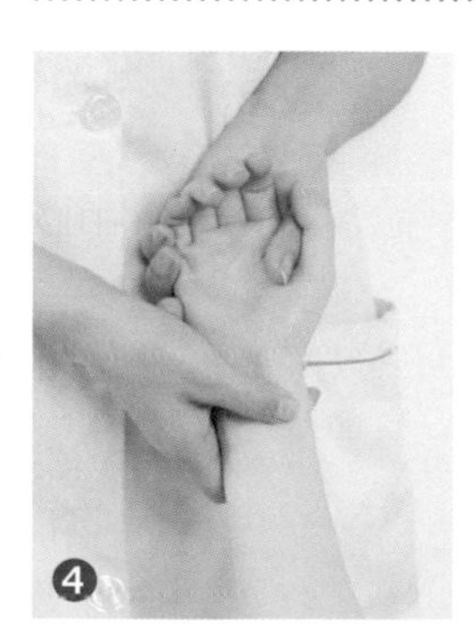

子宮、陰道、尿道反射區

位於雙手掌面腕橫紋中點兩側的帶狀區域。

方法：用指揉法按揉反射區1～2分鐘。

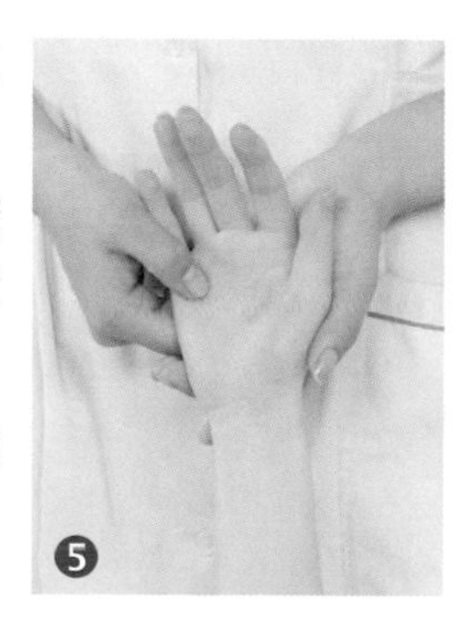

肝反射區

位於右手的掌面，第四、第五掌骨體中點之間近掌骨處。

方法：用指按法按壓肝反射區1～2分鐘，以出現酸脹感為宜。

足 部

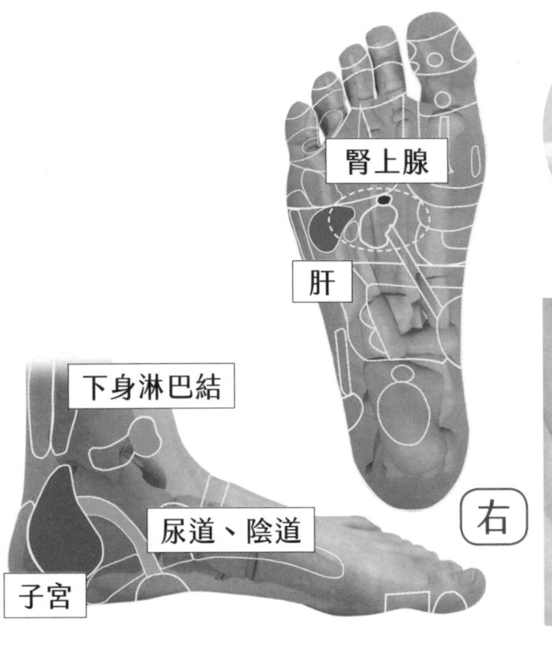

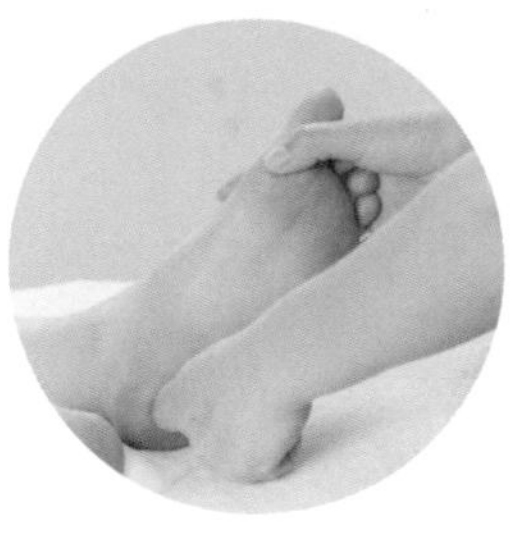

反射區表現

推按下列反射區時，壓痛顯著。

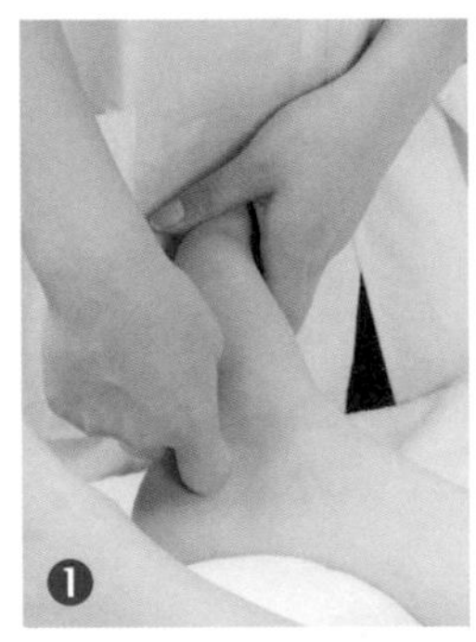

子宮反射區

位於雙腳跟骨內側，內踝後下方的類似三角形區域。

方法：用單食指叩拳法頂壓子宮反射區2～5分鐘，以局部有酸痛感為宜。

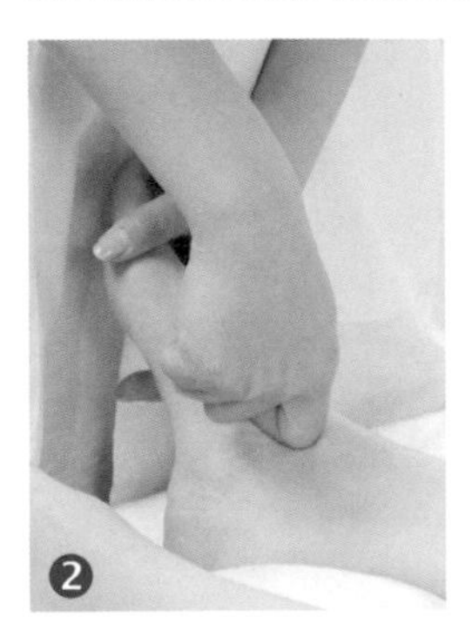

下身淋巴結反射區

位於雙腳背內側踝骨前，由距骨、舟骨構成的凹陷處。

方法：用拇指指腹按壓法按壓反射區2～5分鐘。

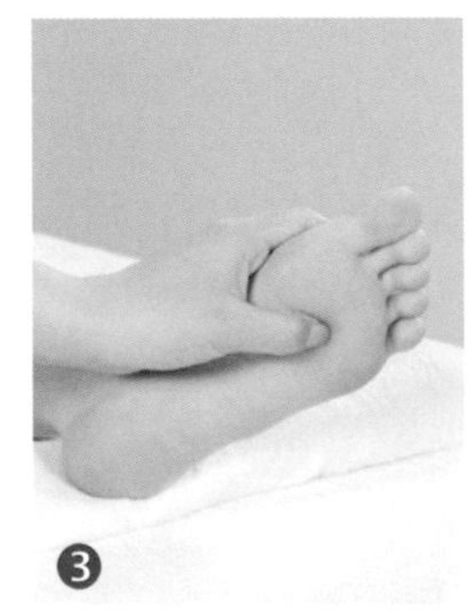

腎上腺反射區

位於雙腳底，第二、第三蹠骨體之間，腎反射區前端。

方法：用拇指指腹按壓法按壓腎上腺反射區2～5分鐘，以局部有酸痛感為宜。

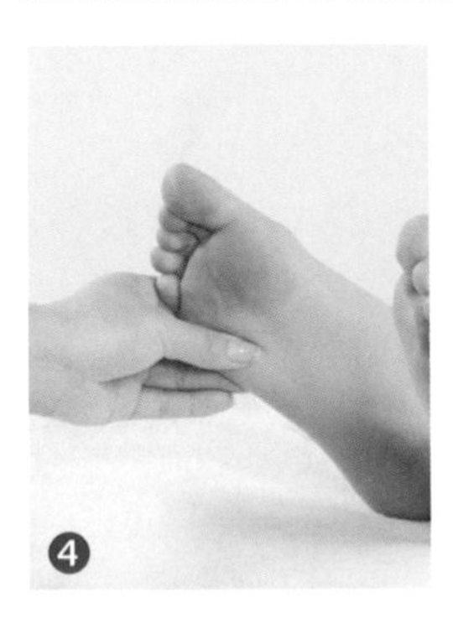

肝反射區

位於右腳底，第四蹠骨與第五蹠骨前段之間區域。

方法：用拇指指腹按壓法按壓肝反射區2～5分鐘，以局部有酸痛感為宜。

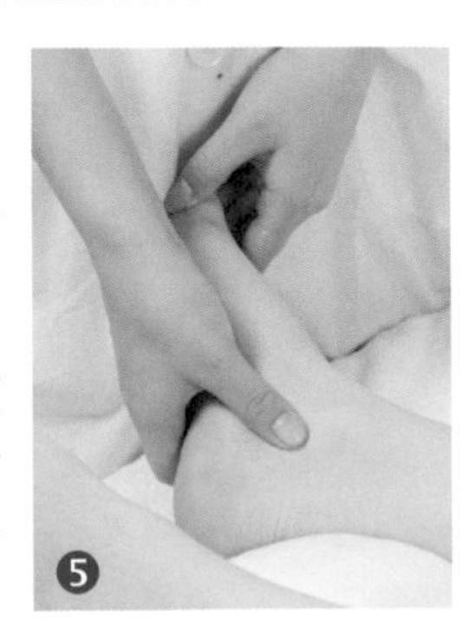

尿道、陰道反射區

位於雙腳跟內側，自膀胱反射區向上斜穿子宮反射區的一條帶狀反射區。

方法：用拇指指腹按壓法按壓2～5分鐘。

不孕症　益腎填精助生化

不孕症是指夫婦同居而未避孕，經過較長時間不懷孕者。臨床上分原發性不孕和繼發性不孕兩種。同居3年以上未受孕者，稱原發性不孕；婚後曾有過妊娠，相距3年以上未受孕者，稱繼發性不孕。由於流產、婦科疾病、壓力過大和減肥等都可能導致不孕。

耳　部

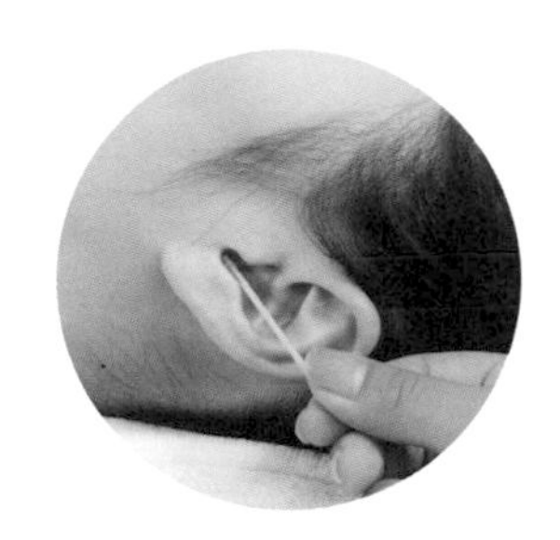

反射區表現

屏間切跡與對耳屏交界處，及內分泌反射區見白色點狀或片狀紅暈。

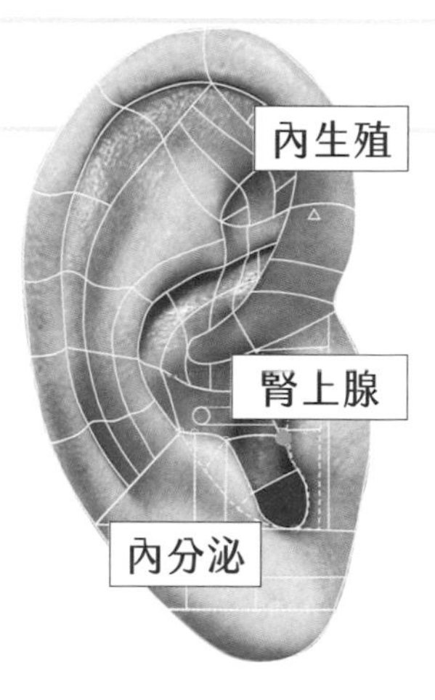

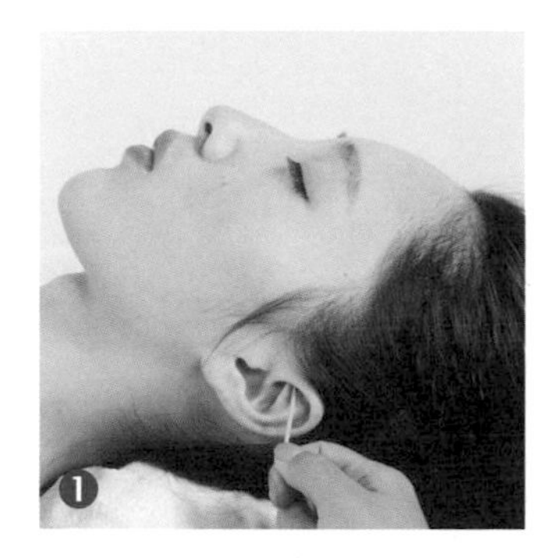

內生殖器反射區

位於三角窩前1／3，即三角窩2區。

方法：用切按法切壓內生殖器反射區1～2分鐘，以按摩部位有酸脹感為宜。

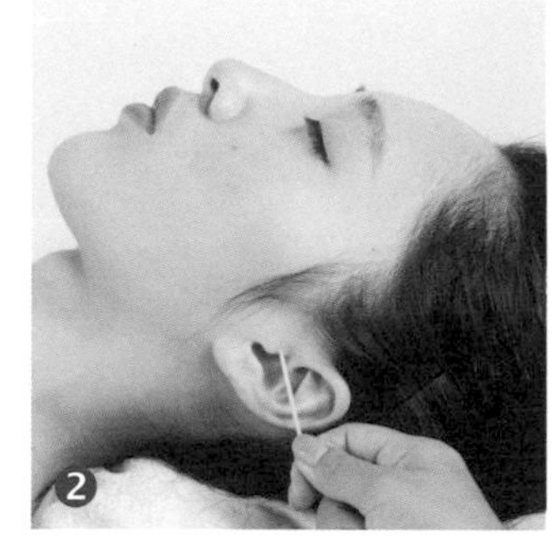

腎上腺反射區

位於耳屏游離緣下部尖端，即耳屏2區後緣處。

方法：用切按法切壓腎反射區1～2分鐘，以按摩部位有酸脹感為宜。

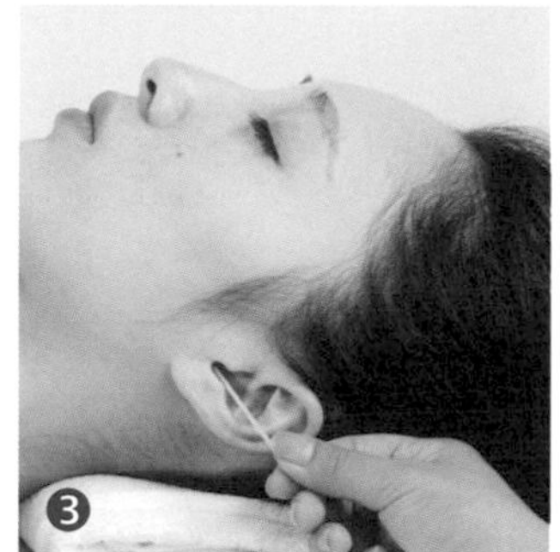

內分泌反射區

位於屏間切跡內，耳甲腔的底部，即耳甲18區。

方法：用切按法切壓內分泌反射區1～2分鐘，以按摩部位有酸脹感為宜。

手　部

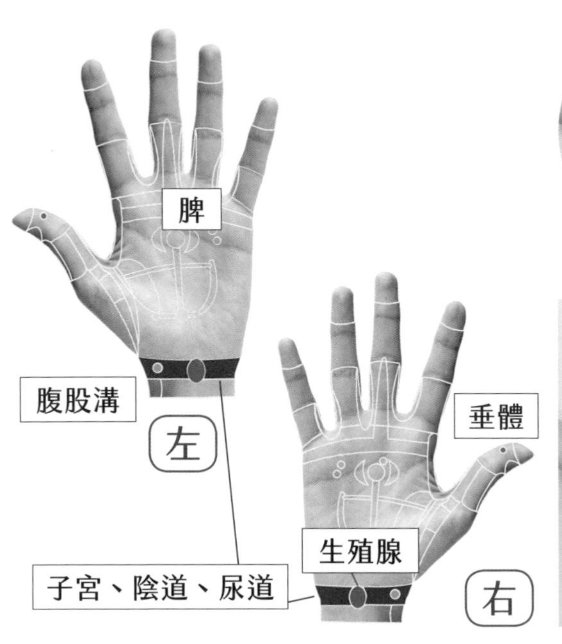

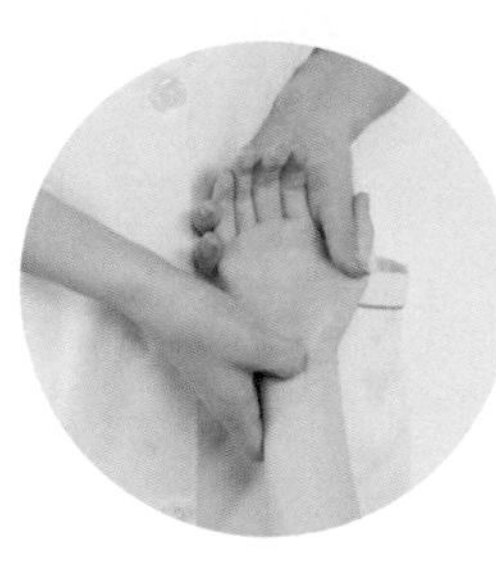

反射區表現

腕橫紋有斷裂或模糊不清，呈八字狀，小魚際平坦。

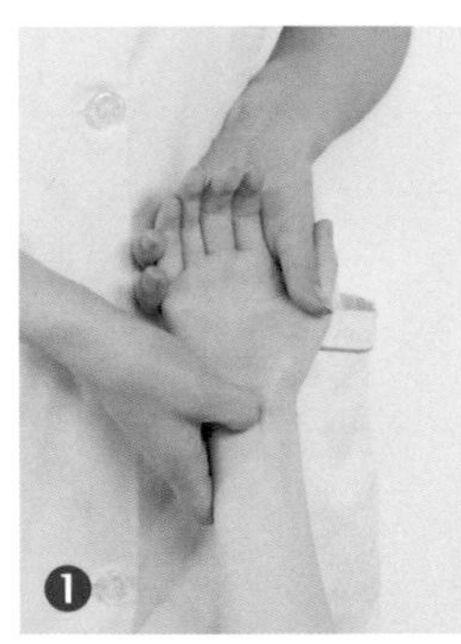

生殖腺反射區

位於雙手掌腕橫紋中點處，相當於心包經的大陵穴的位置。

方法：用指揉法按揉生殖腺反射區1～2分鐘，以局部有酸痛感為宜。

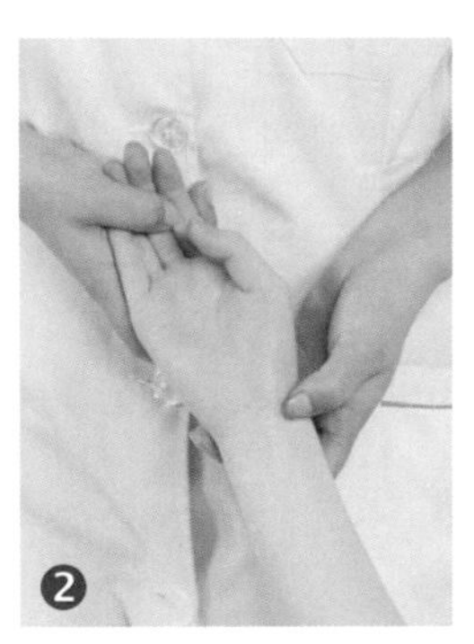

腹股溝反射區

位於雙手掌面腕橫紋的橈側端，橈骨頭凹陷處，相當於太淵穴的位置。

方法：用指揉法按揉腹股溝反射區1～2分鐘。

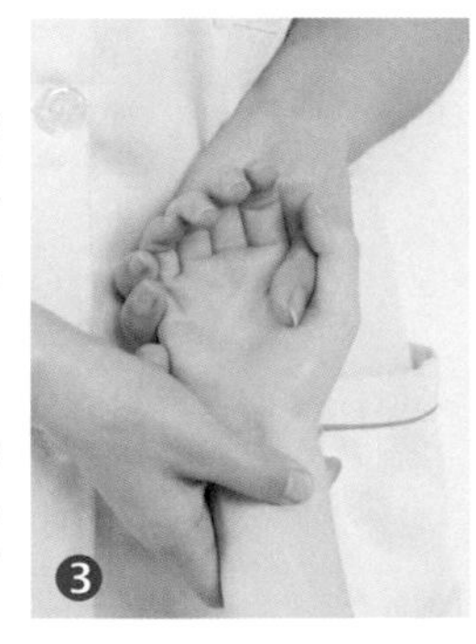

子宮、陰道、尿道反射區

位於雙手掌面，腕橫紋中點兩側的一條帶狀區域。

方法：用指揉法按揉子宮、陰道、尿道反射區1～2分鐘。

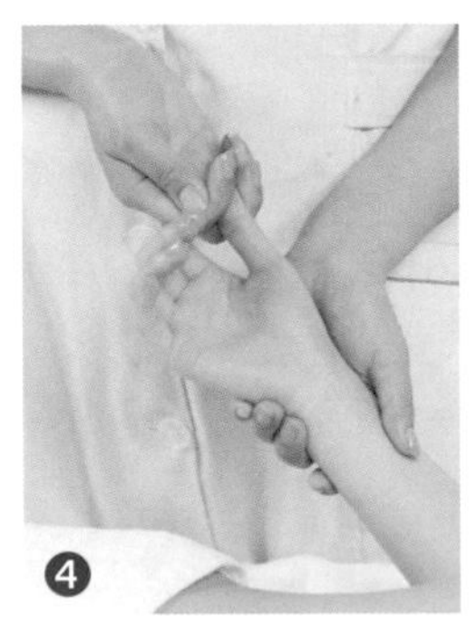

垂體反射區

位於雙手拇指指腹中央，位於大腦反射區深處。

方法：用掐法掐按垂體反射區1～2分鐘，以局部有酸痛感為宜。

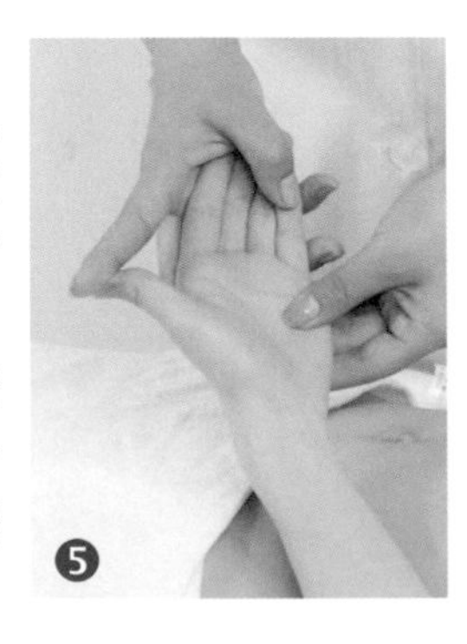

脾反射區

位於左手掌側第四、第五掌骨間橫膈膜反射區與橫結腸反射區之間。

方法：用指按法按壓脾反射區1～2分鐘。

足部

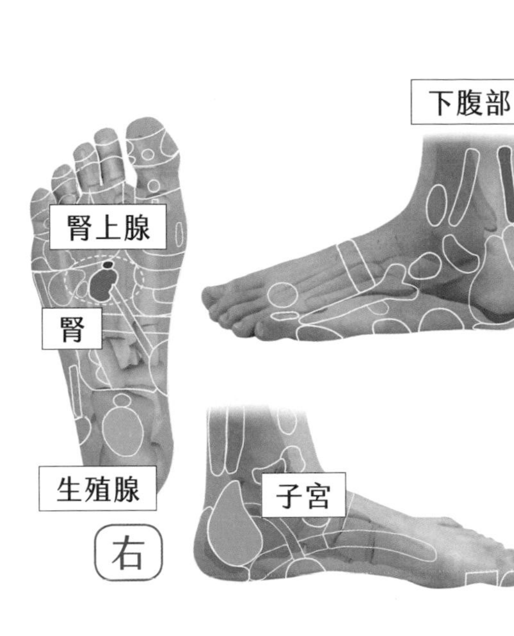

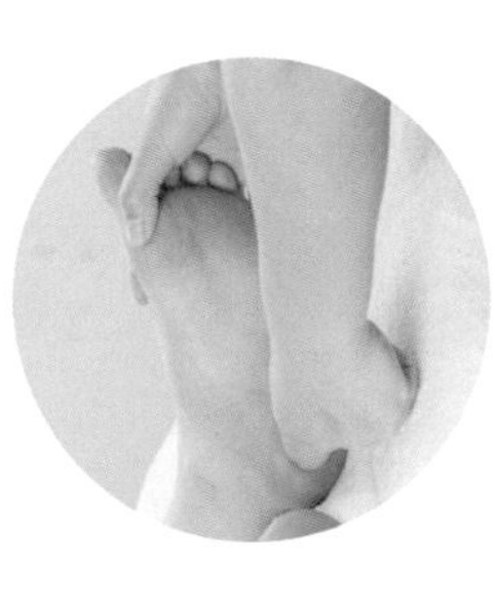

反射區表現

推按生殖腺反射區時，酸痛敏感。

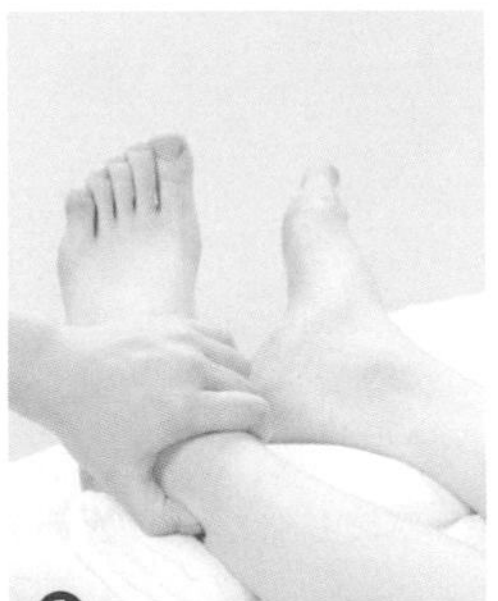

下腹部反射區

位於雙小腿腓骨外側後方，自腳踝骨後方向上延伸四橫指的帶狀區域。

方法：用掐法掐按反射區2～5分鐘。

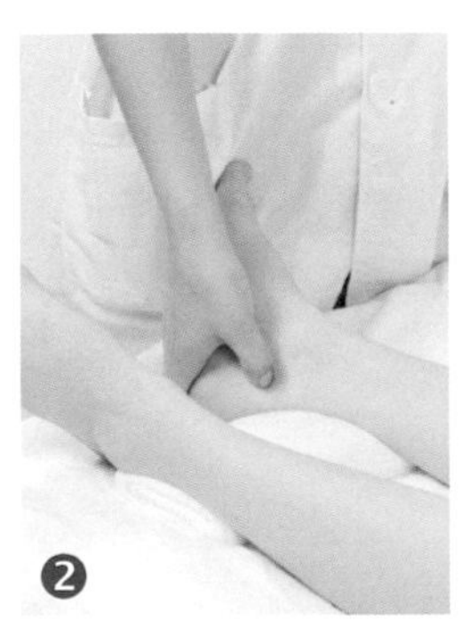

子宮反射區

位於雙腳跟骨內側，內踝後下方的類似三角形區域。

方法：用單食指叩拳法頂壓子宮反射區2～5分鐘，以局部有酸痛感為宜。

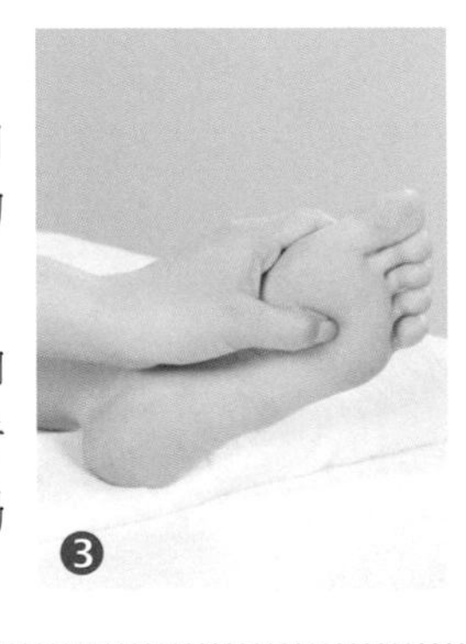

腎上腺反射區

位於雙腳底，第二、三蹠骨體之間，腎反射區前端。

方法：用單食指叩拳法頂壓腎上腺反射區2～5分鐘，以局部有酸痛感為宜。

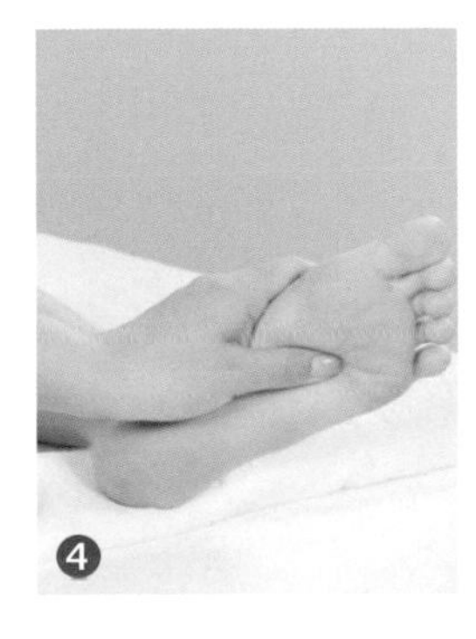

腎反射區

位於雙腳底，第二蹠骨與第三蹠骨體之間，近蹠骨底處，蜷足時中央凹陷處。

方法：用拇指指腹按壓法按壓腎反射區2～5分鐘。

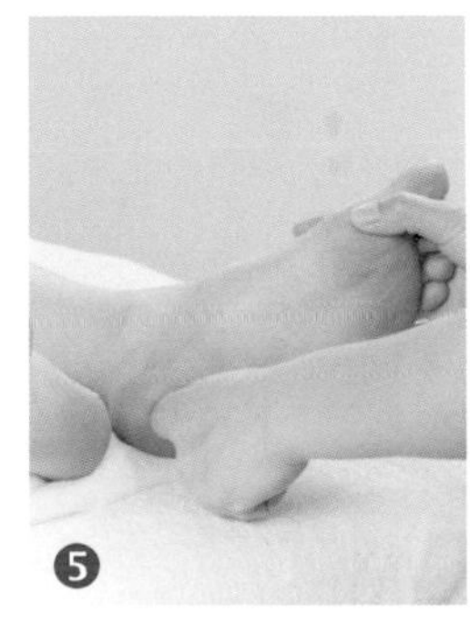

生殖腺反射區

位於雙腳底跟骨中央的位置。

方法：用單食指叩拳法頂壓生殖腺反射區2～5分鐘，以局部有酸痛感為宜。

乳腺增生　活血理氣消腫塊

乳腺增生是女性最常見的乳房疾病，其發病率占乳腺疾病的首位。乳腺增生是指正常乳腺小葉生理性增生與復舊不全，乳腺正常結構出現紊亂，它是既非炎症又非腫瘤的一類病症。臨床表現為乳房疼痛、乳房腫塊及乳房溢液等。本病多由內分泌失調、精神、環境因素、服用激素保健品等所致。

耳　部

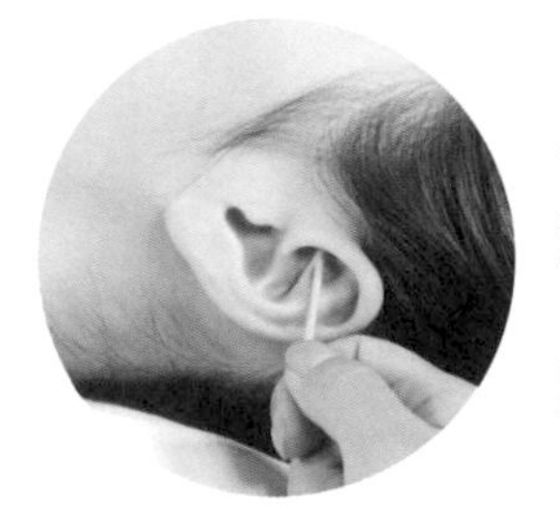

反射區表現

對耳輪隆起兩側有白色點狀或片狀凹陷或隆起。

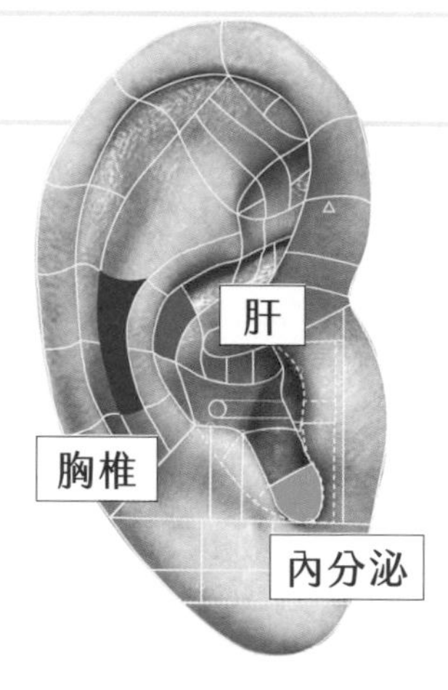

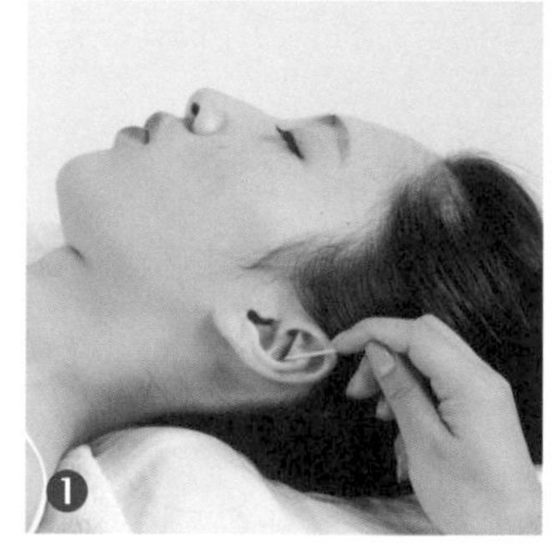

肝反射區

位於耳甲艇的後下部，即耳甲12區。

方法：用切按法切壓肝反射區1～2分鐘，以按摩部位發紅或有酸脹感為宜。

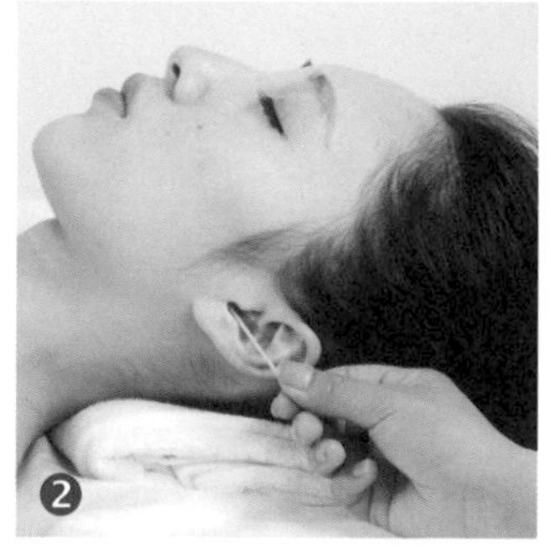

內分泌反射區

位於屏間切跡內，耳甲腔的底部，即耳甲18區。

方法：用切按法切壓內分泌反射區1～2分鐘，以按摩部位有酸脹感為宜。

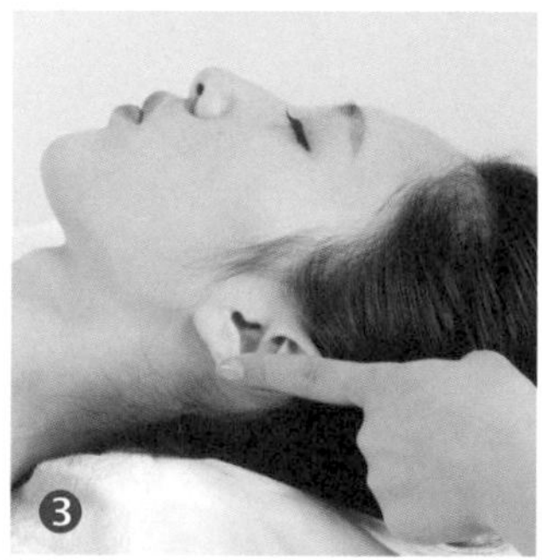

胸椎反射區

位於胸區後方，即對耳輪11區。

方法：用指摩法搓摩反射區1～2分鐘，以按摩部位發紅或有酸脹感為宜。

手　部

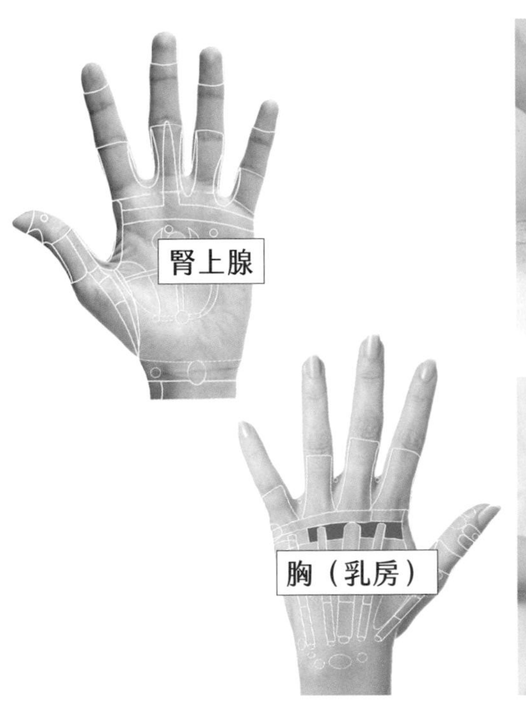

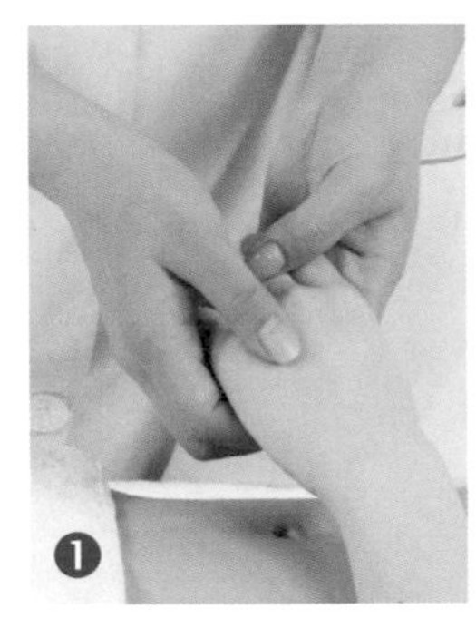

胸（乳房）反射區

位於雙手手背第二、三、四掌骨的遠端。

方法：用指揉法按揉胸（乳房）反射區1～2分鐘。

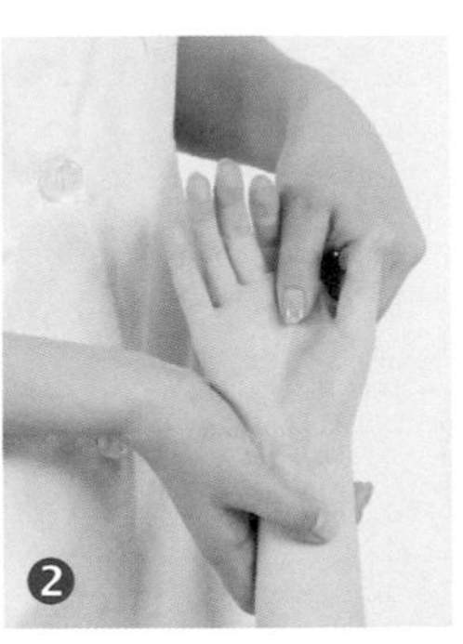

腎上腺反射區

位於雙手掌面距離第二、第三掌骨1.5～2公分處。

方法：用指揉法按揉反射區1～2分鐘。

足　部

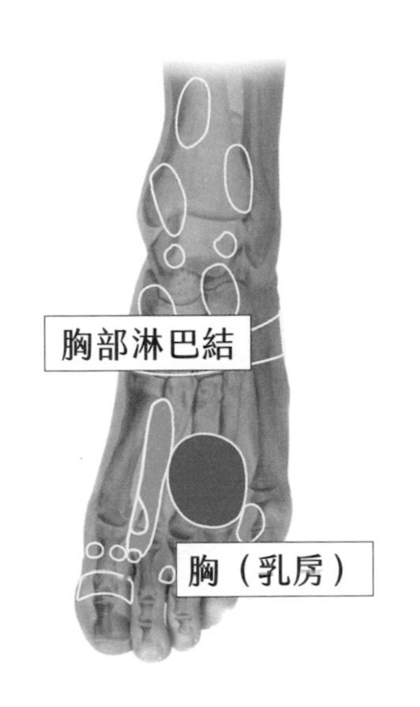

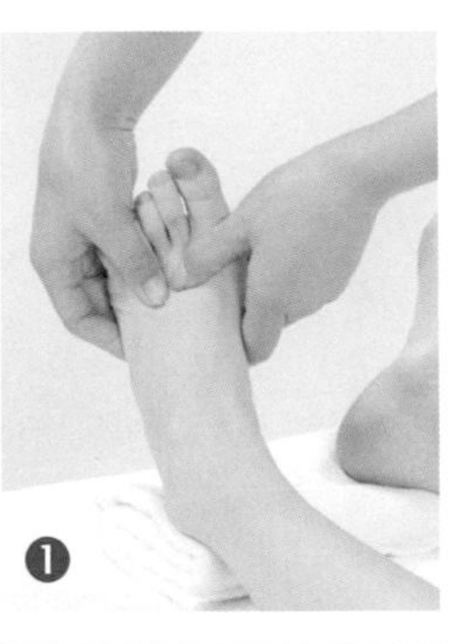

胸（乳房）反射區

位於雙腳背第二、第三、第四蹠骨所形成的帶狀區域。

方法：用拇指指腹按壓法按壓2～5分鐘。

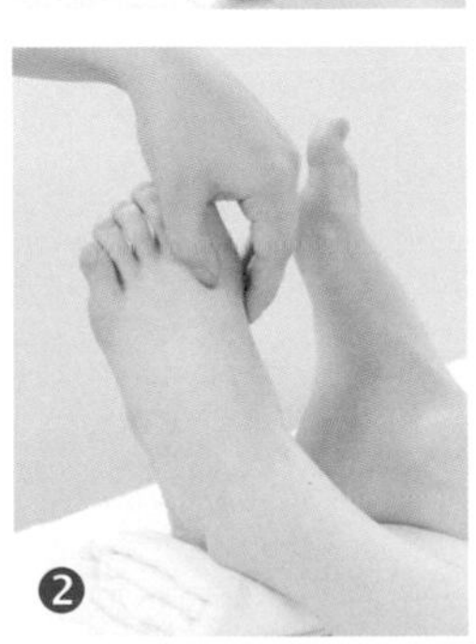

胸部淋巴結反射區

位於雙腳背第一蹠骨及第二蹠骨間縫處。

方法：用掐法掐按胸部淋巴結反射區2～5分鐘。

性冷淡　調和陰陽氣血和

性冷淡是指由於疾病、精神、年齡等因素導致的性欲缺乏，即對性生活缺乏興趣。性冷淡的主要症狀有：對性愛撫無反應或快感反應不足；無性愛快感或快感不足，遲鈍，缺乏性高潮；性器官發育不良或性器官萎縮，老化，細胞缺水，活性不足等。心理症狀主要是對性愛恐懼，厭惡及心裡抵觸等。

耳　部

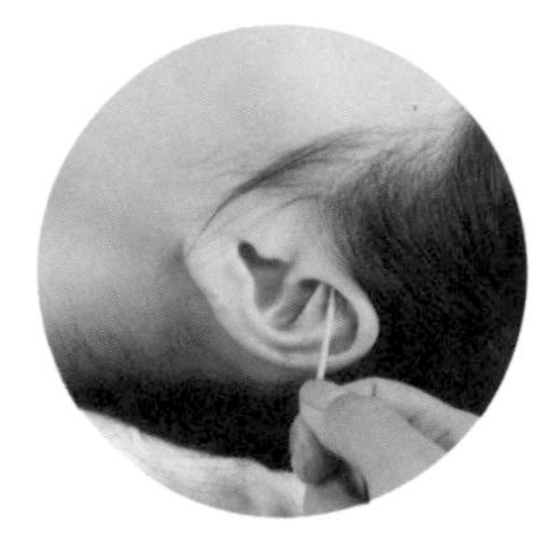

反射區表現

用耳穴探棒或火柴棒探查壓痛點時，內生殖器反射區壓痛顯著。

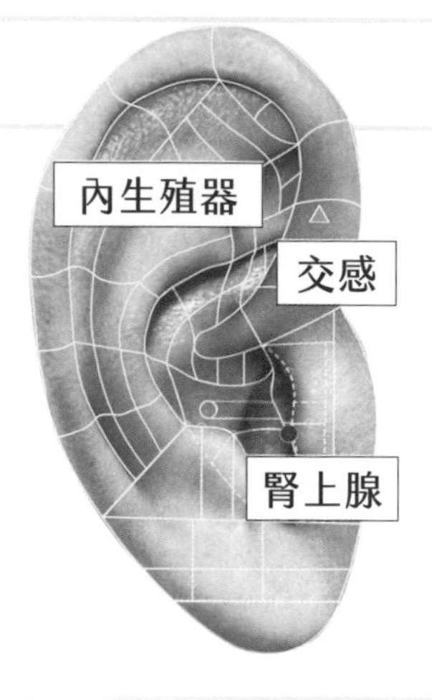

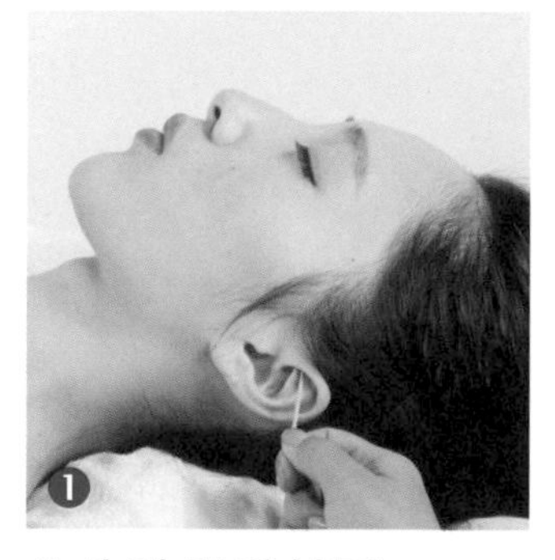

內生殖器反射區

位於三角窩前1／3，即三角窩2區。

方法：用切按法切壓內生殖器反射區1～2分鐘，以按摩部位發紅或有酸脹感為宜。

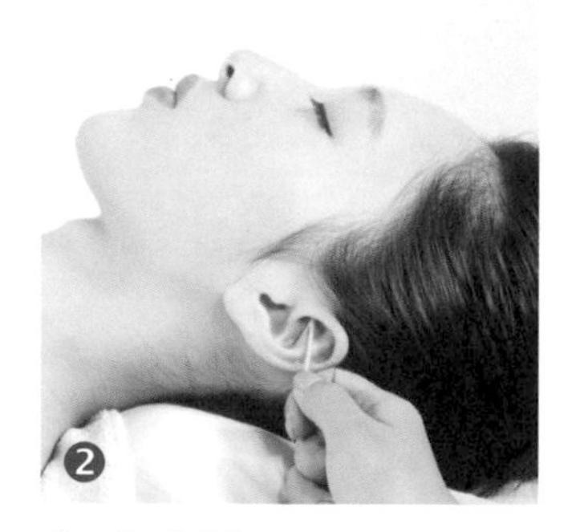

交感反射區

位於對耳輪下腳前端與耳輪內緣交界處，即對耳輪6區前端。

方法：用切按法切壓交感神經反射區1～2分鐘，以按摩部位有酸脹感為宜。

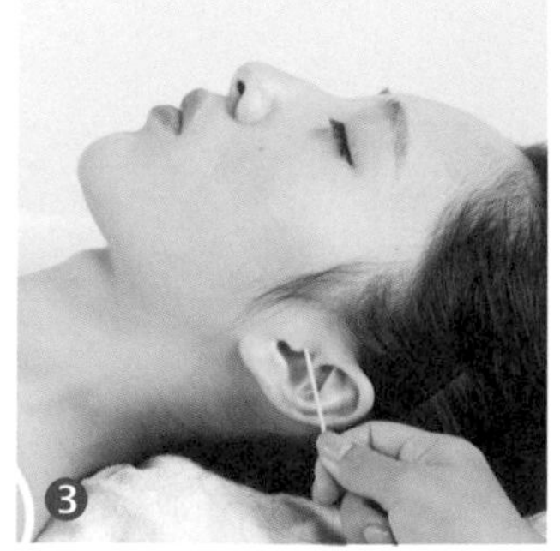

腎上腺反射區

位於耳屏游離緣下部尖端，即耳屏2區後緣處。

方法：用切按法切壓腎反射區1～2分鐘，以按摩部位有酸脹感為宜。

手　部

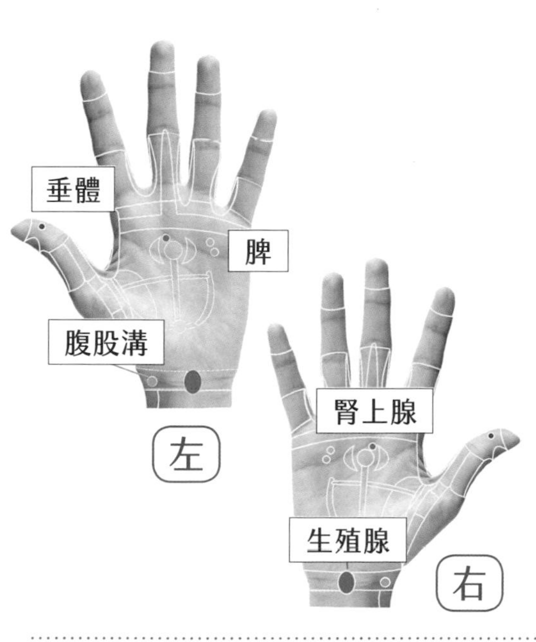

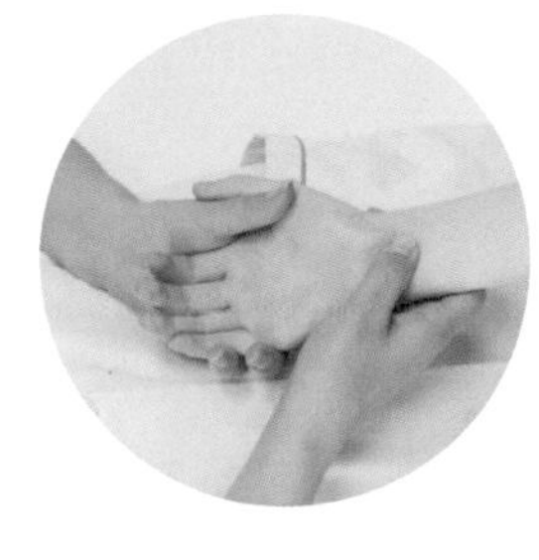

反射區表現

腕橫紋有斷裂或模糊不清，呈八字狀，小魚際平坦。

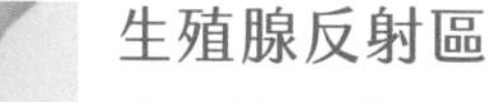

生殖腺反射區

位於雙手掌腕橫紋中點處，相當於心包經的大陵穴的位置。

方法：用指揉法按揉生殖腺反射區1～2分鐘，以局部有酸痛感為宜。

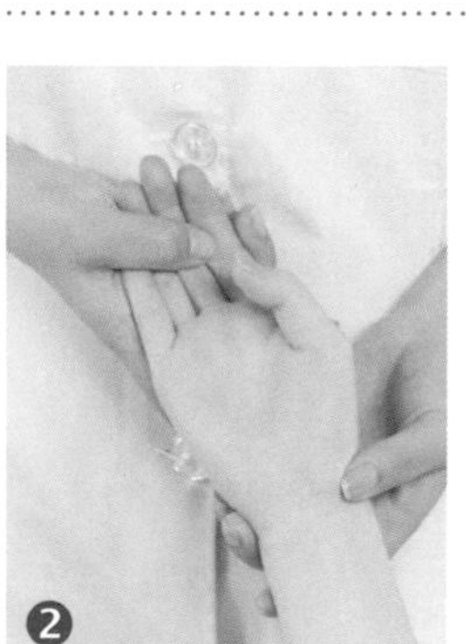

腹股溝反射區

位於雙手掌面腕橫紋的橈側端，橈骨頭凹陷處，相當於太淵穴的位置。

方法：用指揉法按揉腹股溝反射區1～2分鐘。

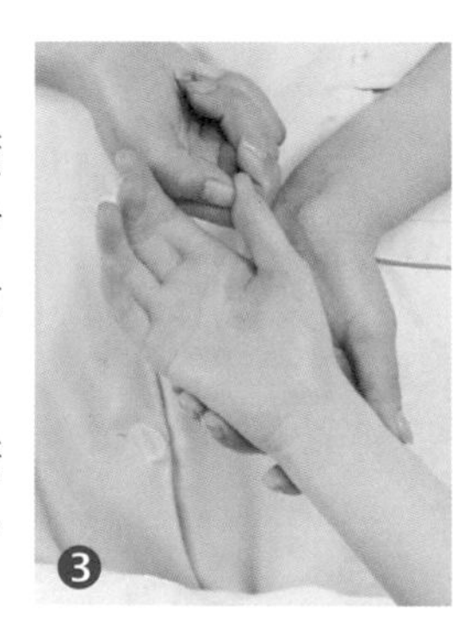

垂體反射區

位於雙手拇指指腹中央，位於大腦反射區深處。

方法：用掐法掐按反射區1～2分鐘，以局部有酸痛感為宜。

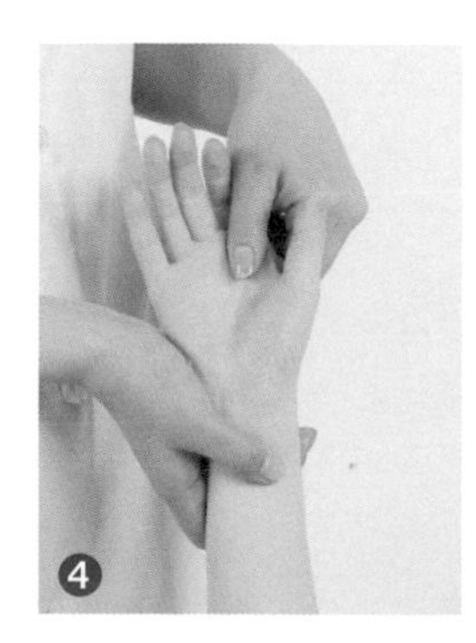

腎上腺反射區

位於雙手掌面第二、三掌骨之間，距離第二、三掌骨1.5～2公分處。

方法：用指揉法按揉腎上腺反射區1～2分鐘。

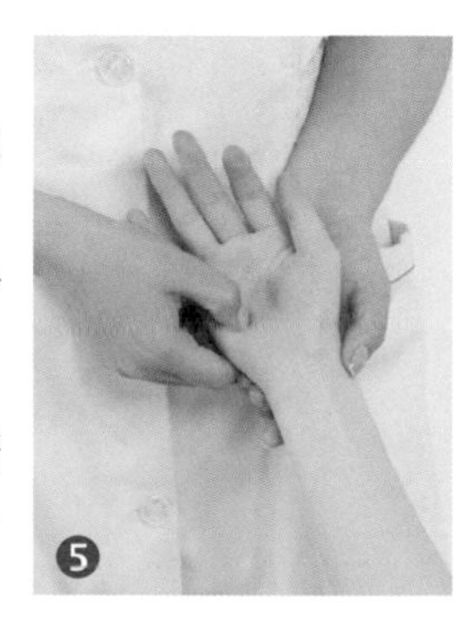

脾反射區

位於左手掌側第四、第五掌骨間，橫膈膜反射區與橫結腸反射區之間。

方法：用掐法掐按脾反射區1～2分鐘。

足部

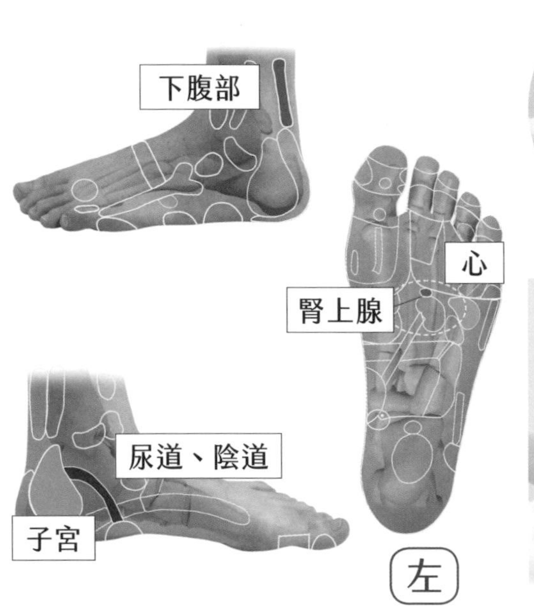

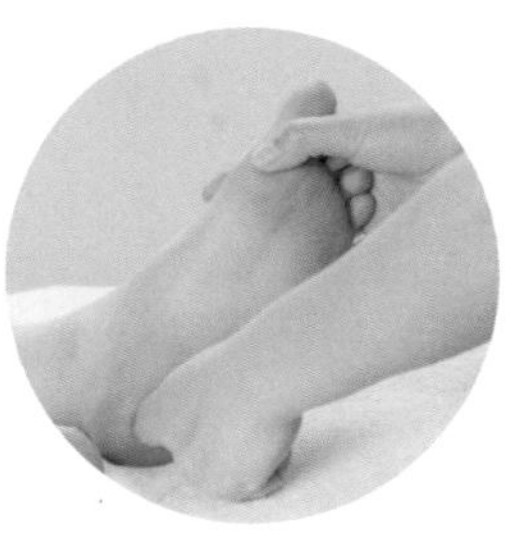

反射區表現

推按生殖腺反射區時，酸痛敏感。

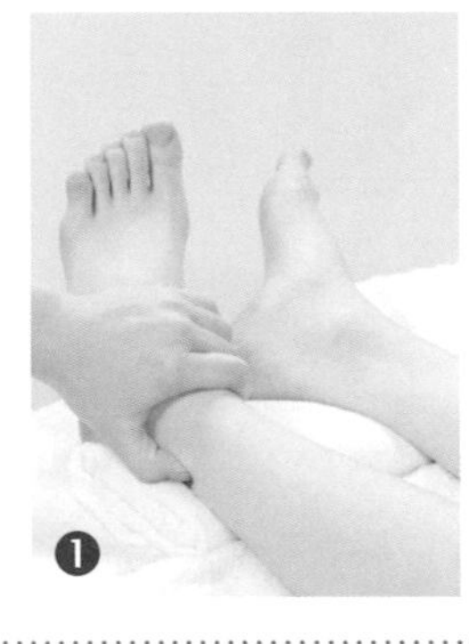

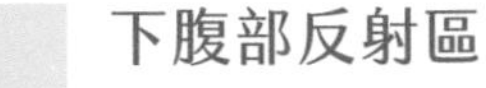

下腹部反射區

位於雙小腿腓骨外側後方，自腳踝骨後方向上延伸四橫指的帶狀區域。

方法：用掐法掐按反射區2～5分鐘。

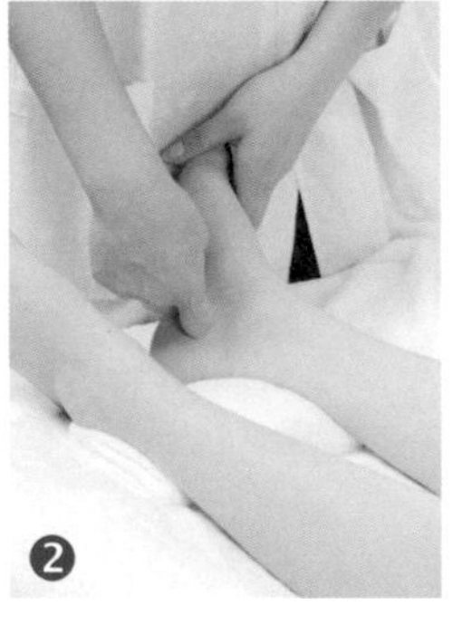

子宮反射區

位於雙腳跟骨內側，內踝後下方的類似三角形區域。

方法：用單食指叩拳法頂壓子宮反射區2～5分鐘，以局部有酸痛感為宜。

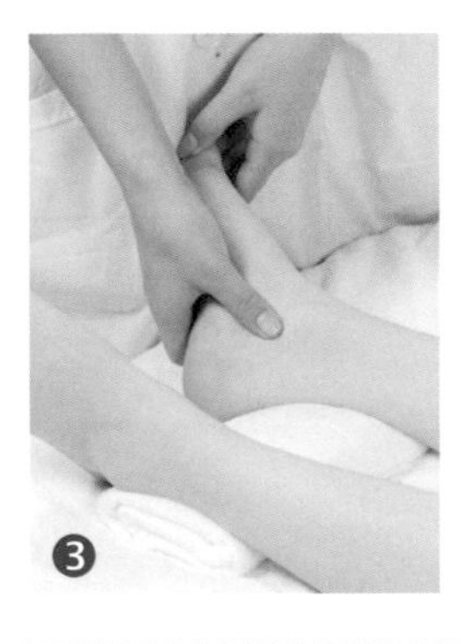

尿道、陰道反射區

位於雙腳跟內側，自膀胱反射區向上斜穿子宮反射區的一條帶狀反射區。

方法：用拇指指腹按壓法按壓2～5分鐘。

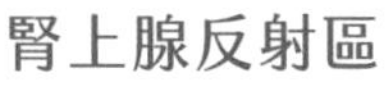

腎上腺反射區

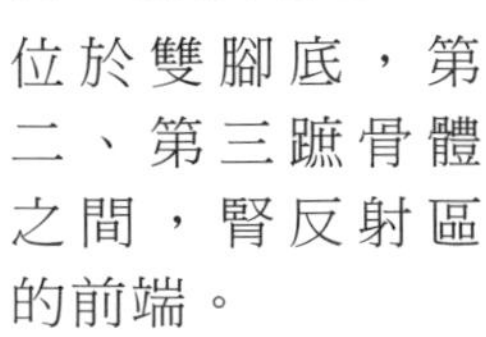

位於雙腳底，第二、第三蹠骨體之間，腎反射區的前端。

方法：用單食指叩拳法頂壓反射區2～5分鐘，以局部有酸痛感為宜。

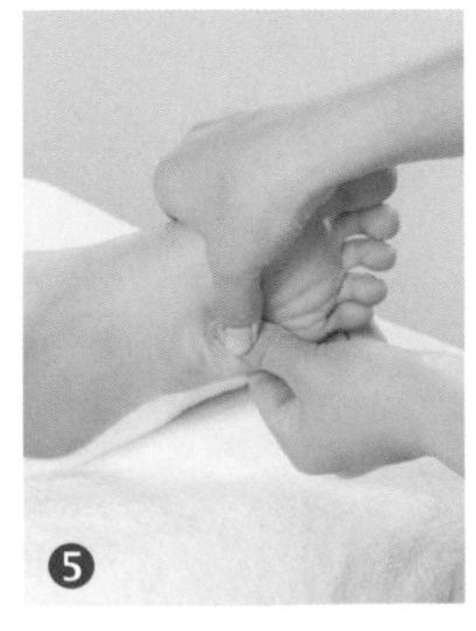

心反射區

位於左腳底，第四與第五蹠骨前段之間。

方法：用拇指指腹按壓法按壓心反射區2～5分鐘，以局部有酸痛感為宜。

更年期綜合症　調理肝腎暢情志

更年期綜合症是指女性從生育期向老年期過渡期間，因卵巢功能逐漸衰退，導致人體雌激素分泌量減少，從而引起自主神經功能失調，以代謝障礙為主的一系列病症，稱更年期綜合症。多發於45歲以上的女性，其主要臨床表現有月經紊亂、不規則，伴潮熱、心悸、胸悶、煩躁不安、失眠、小便失禁等症狀。

耳　部

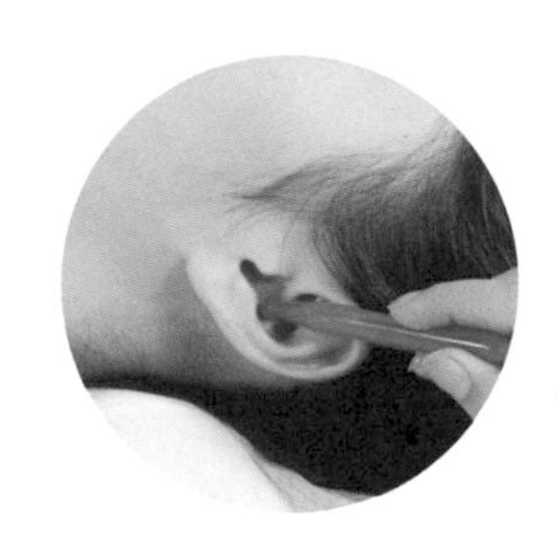

反射區表現

肺反射區見糠皮樣脫屑，不易擦去。

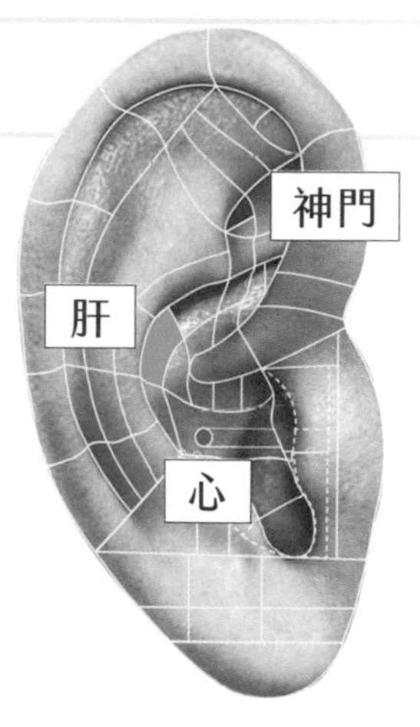

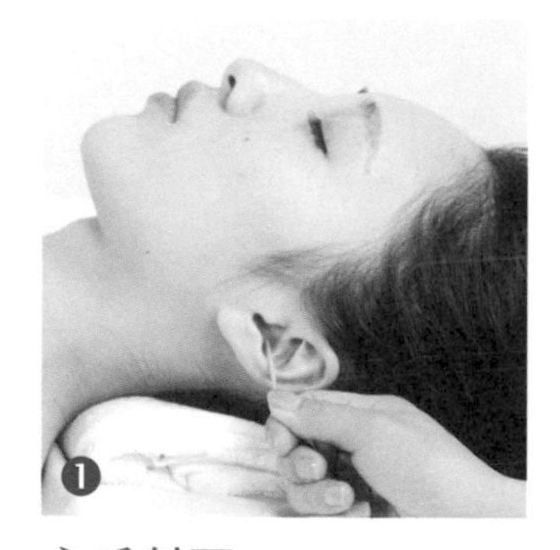

心反射區

位於耳甲腔正中凹陷處，即耳甲15區。

方法：用切按法切壓心反射區1～2分鐘，以按摩部位發紅或有酸脹感為宜。

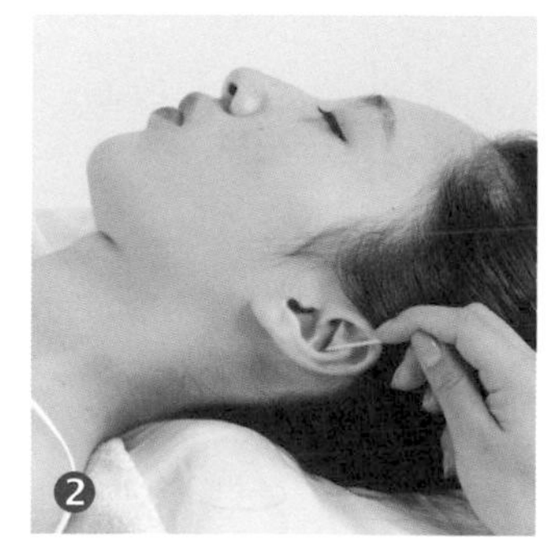

肝反射區

位於耳甲艇的後下部，即耳甲12區。

方法：用切按法切壓肝反射區1～2分鐘，以按摩部位發紅或有酸脹感為宜。

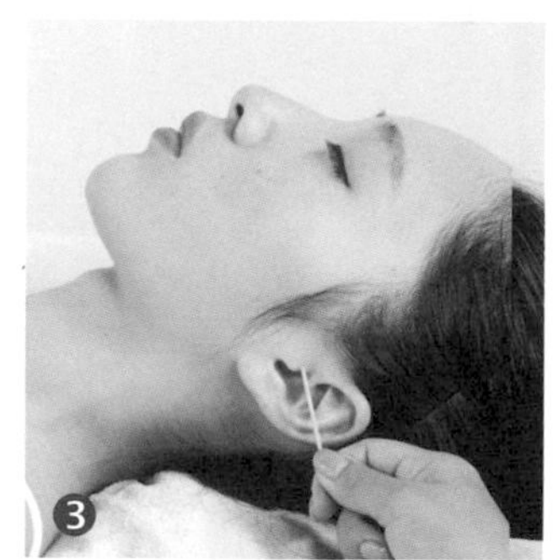

神門反射區

位於三角窩後1／3，即三角窩4區。

方法：用捏揉法揉動神門穴反射區1～2分鐘，以按摩部位有酸脹感為宜。

手　部

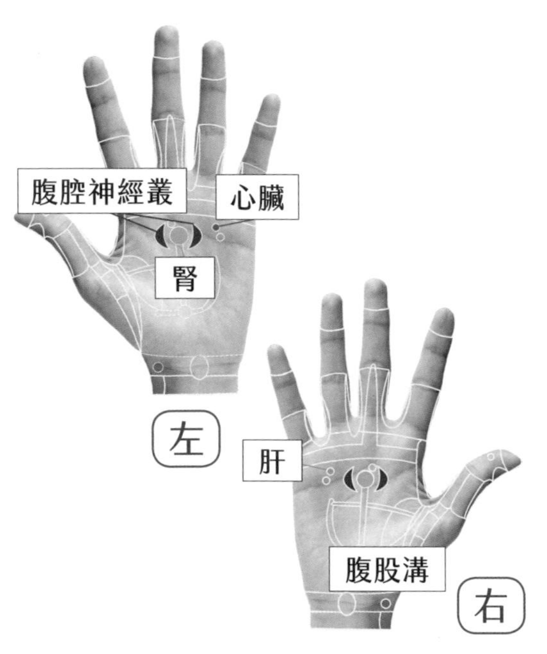

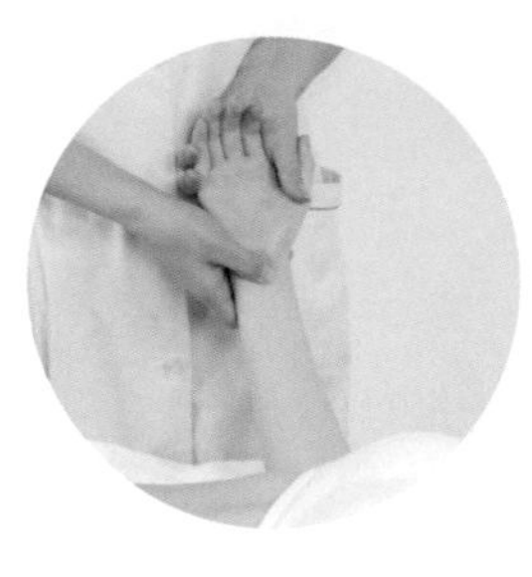

反射區表現

各主線干擾紋，小魚際外緣呈圓弧狀。

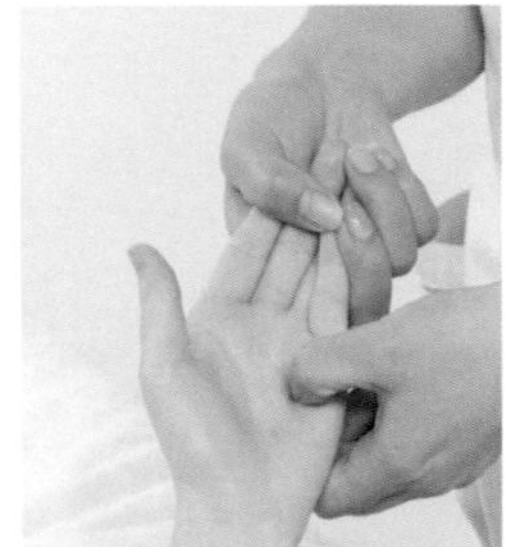

心反射區

位於左手尺側，手掌及手背第四、第五掌骨之間。

方法：用掐法掐按心反射區1～2分鐘，以局部有酸痛感為宜。

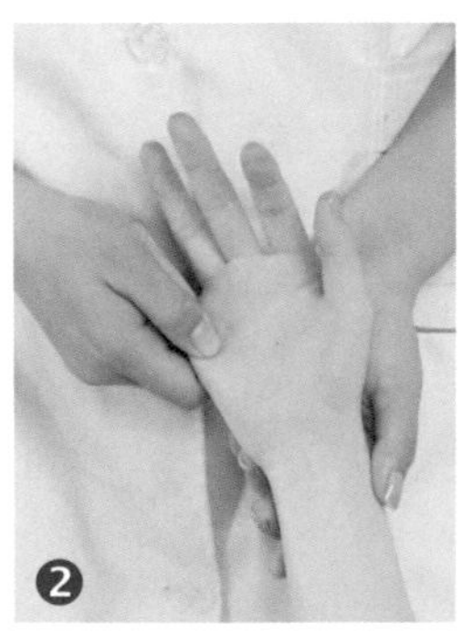

肝反射區

位於右手的掌面，第四、第五掌骨體之間近掌骨處。

方法：用指揉法按揉肝反射區1～2分鐘，以局部有酸痛感為宜。

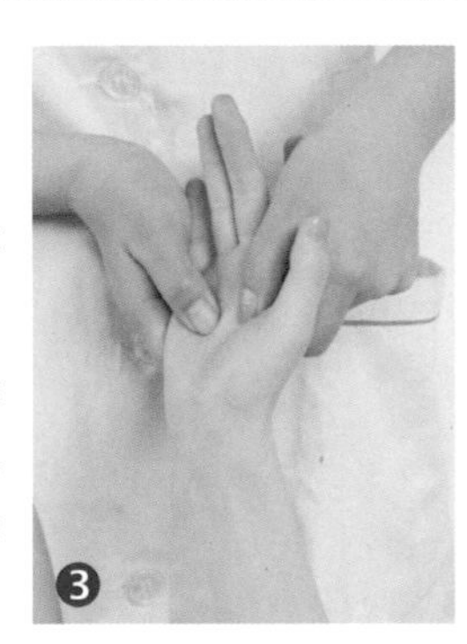

腹腔神經叢反射區

位於雙手掌心第二、第三掌骨及第三、第四掌骨之間，腎反射區的兩側。

方法：用指按法按壓腹腔神經叢反射區1～2分鐘。

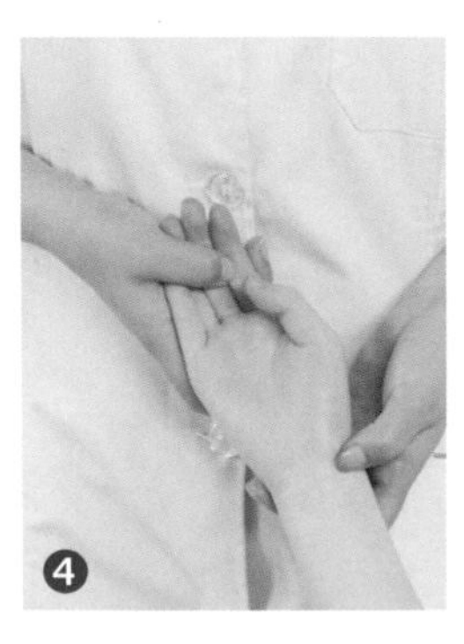

腹股溝反射區

位於雙手掌面腕橫紋的橈側端，橈骨頭凹陷處，相當於太淵穴的位置。

方法：用掐法掐按腹股溝反射區1～2分鐘。

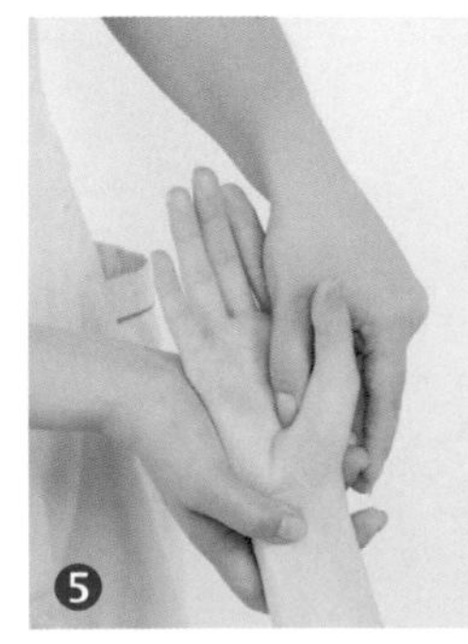

腎反射區

位於雙手中央區域，第三掌骨中點。

方法：用指按法按壓反射區1～2分鐘，以局部有酸痛感為宜。

足部

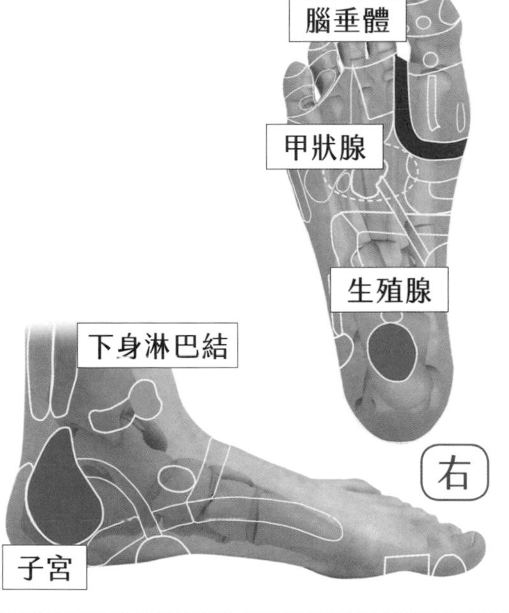

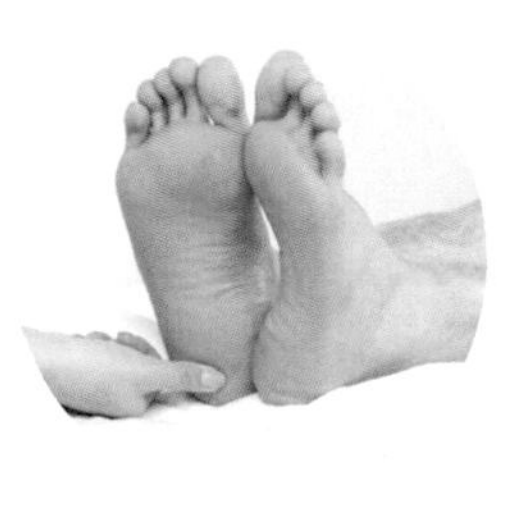

反射區表現

足後跟疼痛或乾裂。

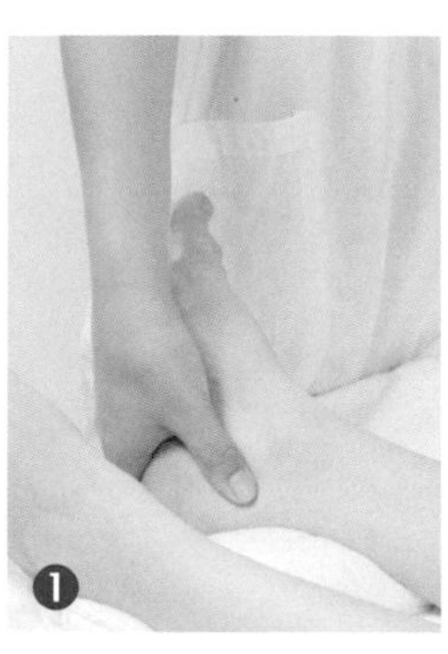

子宮反射區

位於雙腳跟骨內側，內踝後下方的類似三角形區域。

方法：用拇指指腹按壓法按壓子宮反射區2～5分鐘，以局部有酸痛感為宜。

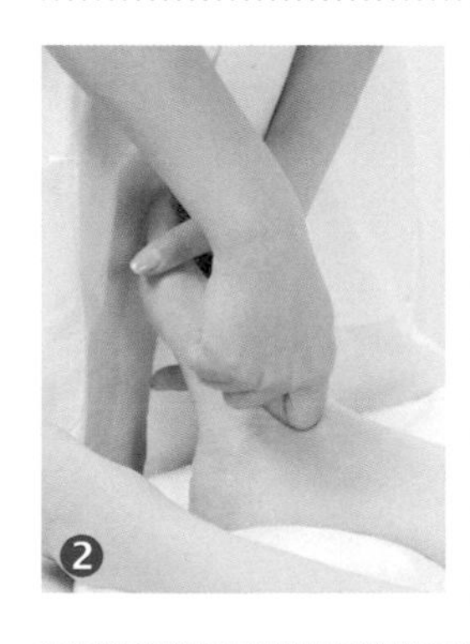

下身淋巴結反射區

位於雙腳腳背內側踝骨前，由距骨、舟骨所構成的凹陷區域。

方法：用單食指叩拳法頂壓反射區2～5分鐘。

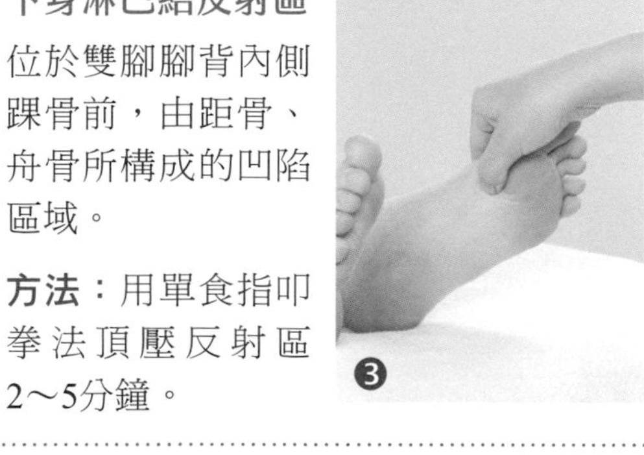

甲狀腺反射區

位於腳底第一蹠骨與第二蹠骨之間前半部，並轉而橫跨第一蹠骨中部。

方法：用拇指指腹按壓法按壓甲狀腺反射區2～5分鐘。

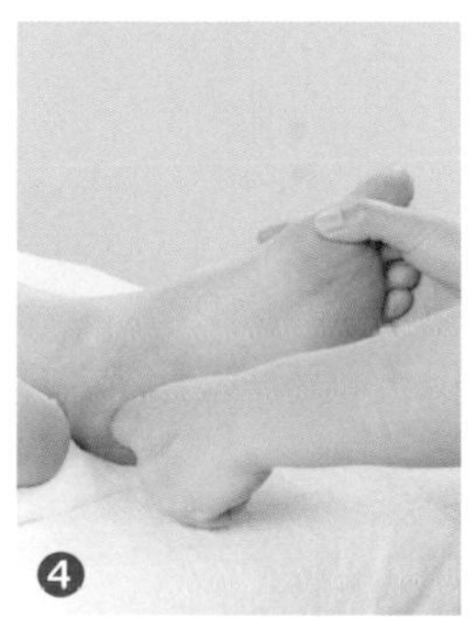

生殖腺反射區

位於雙腳底跟骨中央處。

方法：用單食指叩拳法頂壓生殖腺反射區2～5分鐘，以局部有酸痛感為宜。

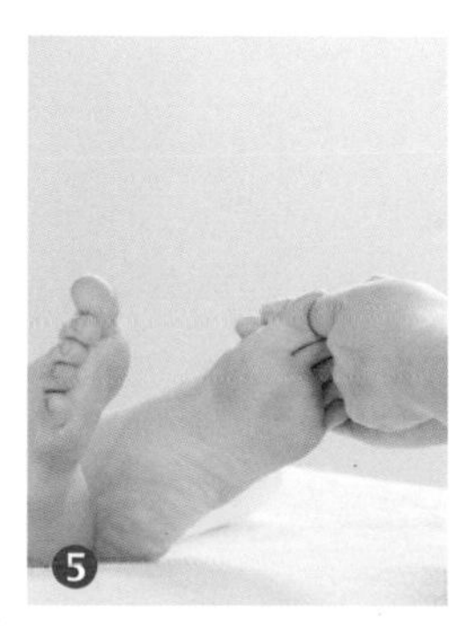

腦垂體反射區

位於雙拇趾趾腹中央隆起部位，在腦反射區深處。

方法：用單食指叩拳法壓腦垂體反射區2～5分鐘，以局部有酸痛感為宜。

遺精 陰陽同補氣血調

遺精是指無性交而精液自行外泄的一種男性疾病。睡眠時精液外泄者為夢遺；清醒時精液外泄者為滑精。一般成年男性遺精一周不超過1次屬正常的生理現象；如果一周數次或一日數次，並伴隨精神萎靡、腰酸腿軟、心慌氣喘，則屬於病理性遺精。

耳 部

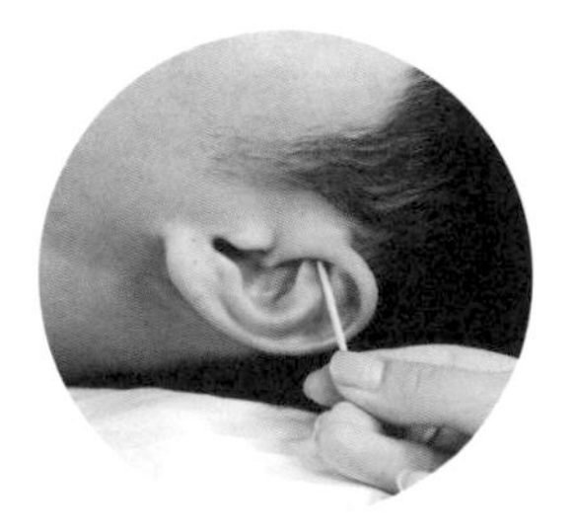

反射區表現

用耳穴探棒或火柴棒探查壓痛點時，內生殖器反射區壓痛顯著。

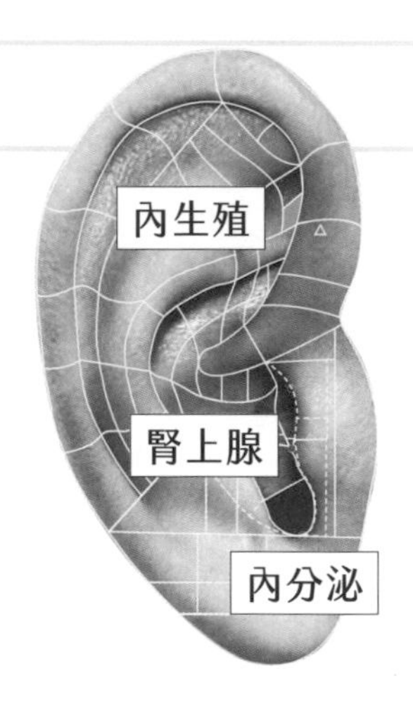

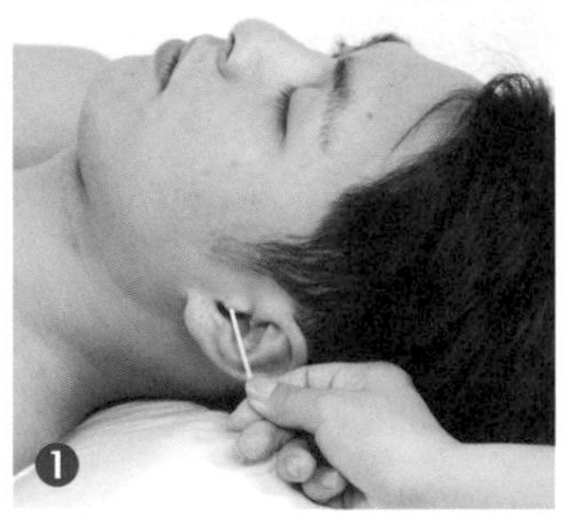

腎上腺反射區

位於耳屏游離緣下部尖端，即耳屏2區後緣處。

方法：用切按法切壓腎上腺反射區1～2分鐘，以按摩部位有酸脹感為宜。

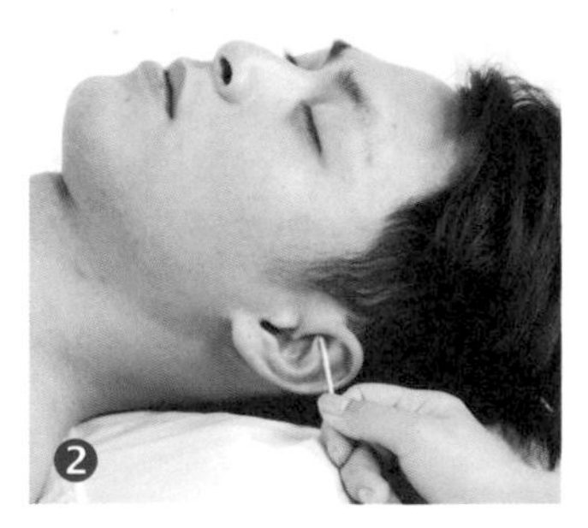

內生殖器反射區

位於三角窩前1／3，即三角窩2區。

方法：用搓摩法搓摩內生殖器反射區1～2分鐘，以局部有酸脹感為宜。

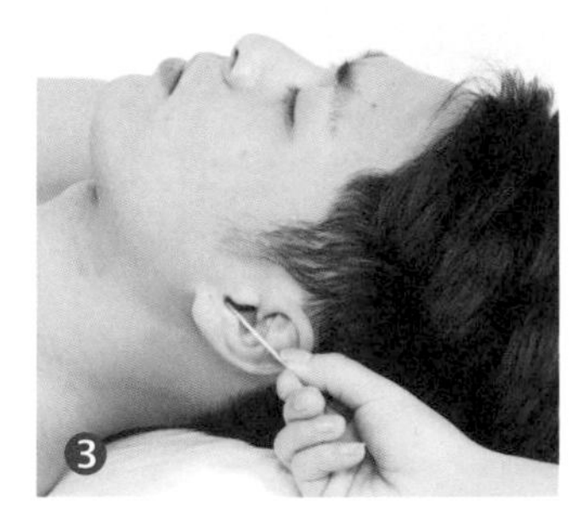

內分泌反射區

位於屏間切跡內，耳甲腔的底部，即耳甲18區。

方法：用切按法切壓內分泌反射區1～2分鐘，以按摩部位有酸脹感為宜。

手部

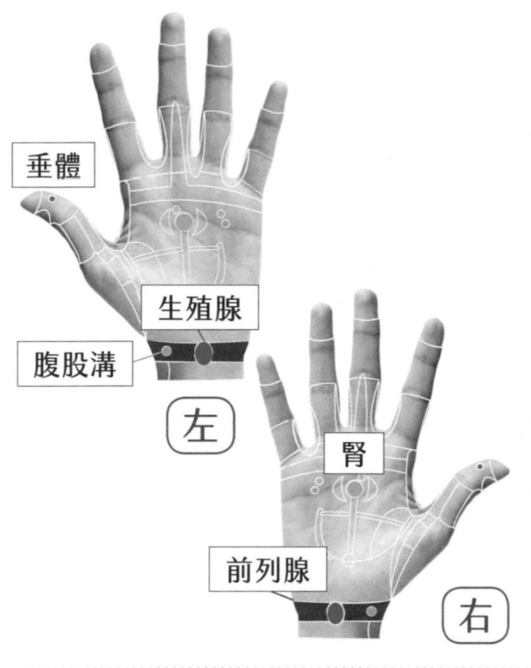

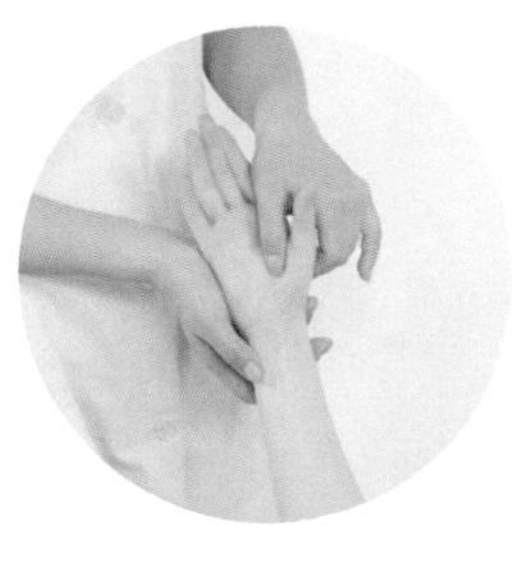

反射區表現

大、小魚際間平坦。

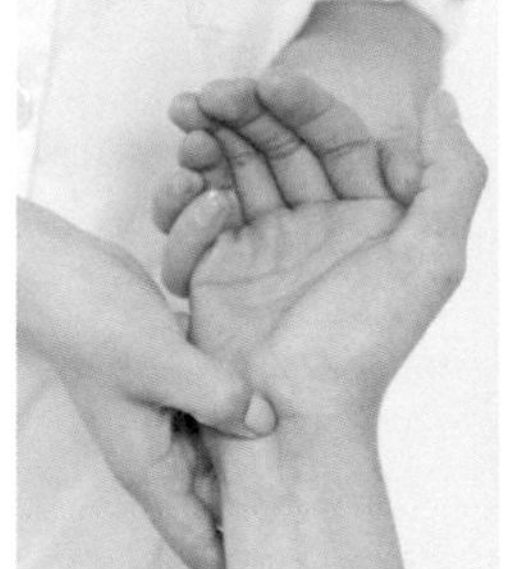

生殖腺反射區

位於雙手掌腕橫紋中點處，相當於心包經的大陵穴的位置。

方法：用掐法掐按生殖腺反射區1～2分鐘，以局部有酸痛感為宜。

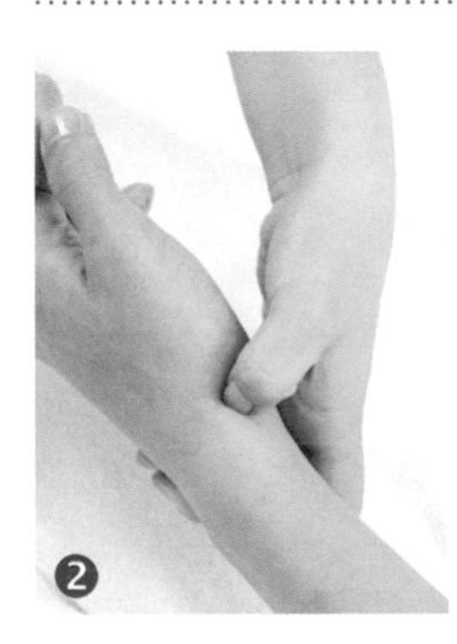

腹股溝反射區

位於雙手掌面腕橫紋的橈側端，橈骨頭凹陷處，相當於太淵穴的位置。

方法：用掐法掐按腹股溝反射區1～2分鐘。

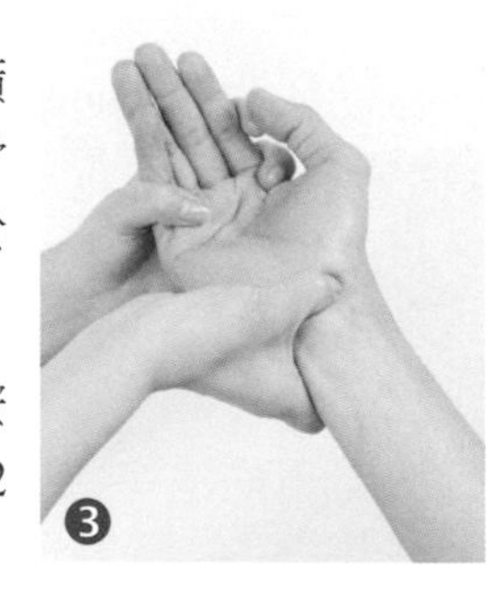

前列腺反射區

位於雙手掌面腕橫紋中點兩側的一條帶狀區域。

方法：用掐法掐按前列腺反射區1～2分鐘，以局部有酸痛感為宜。

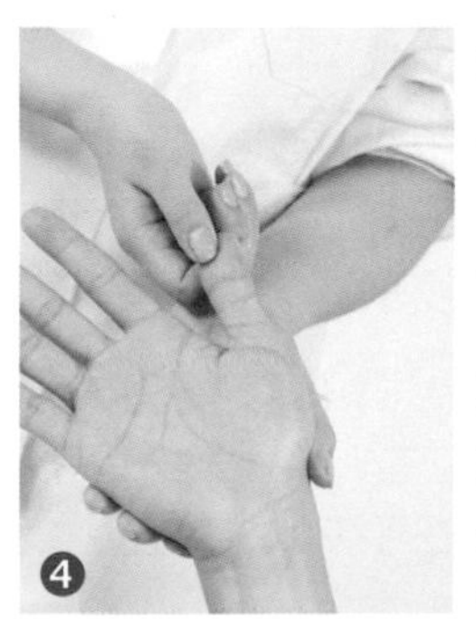

垂體反射區

位於雙手拇指指腹中央，在大腦反射區深處。

方法：用指揉法揉按垂體反射區1～2分鐘，以局部有酸痛感為宜。

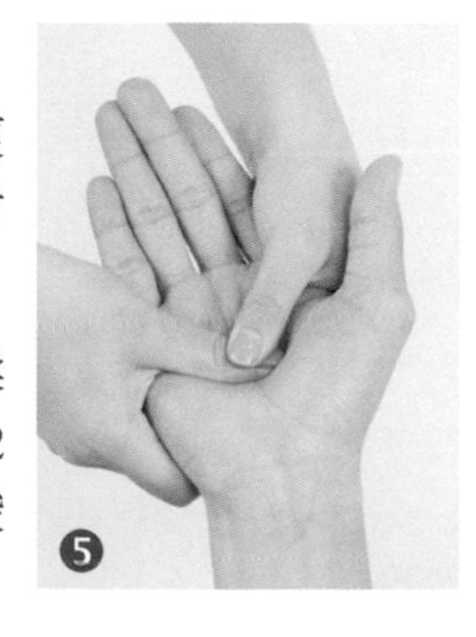

腎反射區

位於雙手中央區域，第三掌骨中點。

方法：用指按法按壓反射區1～2分鐘，以局部有酸痛感為宜。

足 部

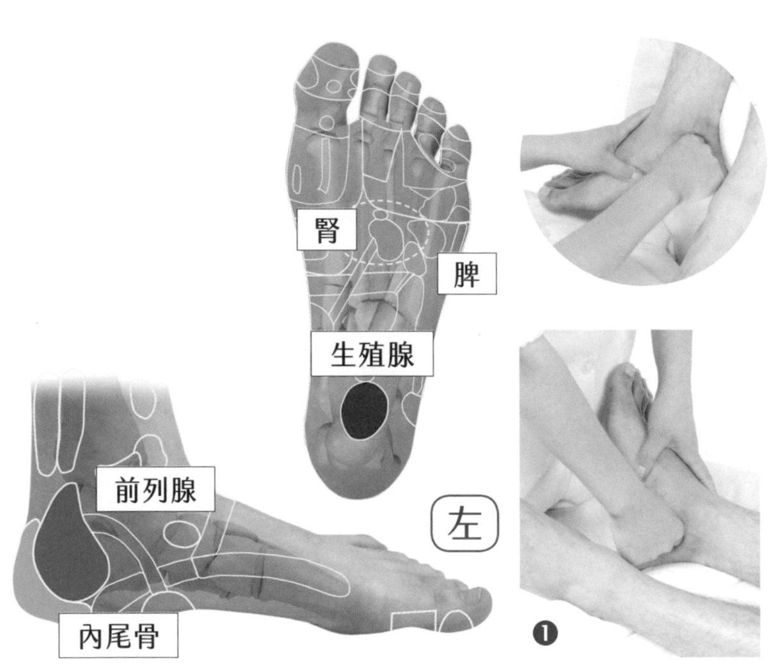

反射區表現

推按前列腺及腎反射區時，酸痛感顯著。

前列腺反射區

位於雙腳跟骨內側，內踝後下方的類似三角形區域。

方法：用單食指叩拳法頂壓前列腺反射區2～5分鐘，以局部有酸痛感為宜。

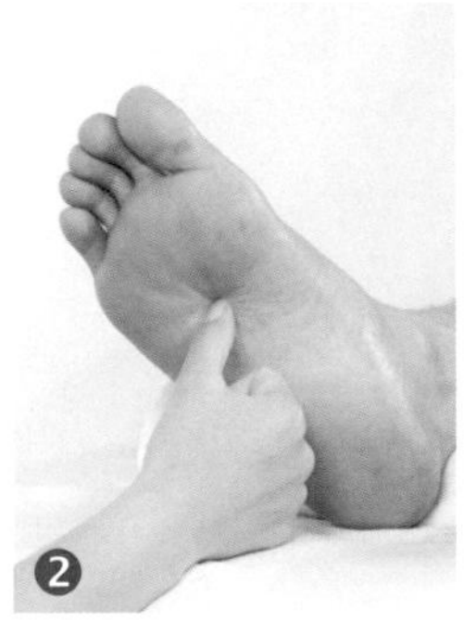

腎反射區

位於雙腳底，第二蹠骨與第三蹠骨體之間，近蹠骨底處，蜷足時中央凹陷處。

方法：用掐法掐按反射區2～5分鐘。

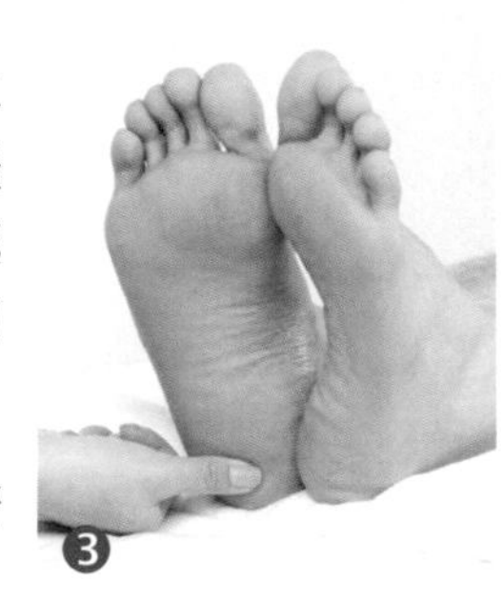

生殖腺反射區

位於雙腳底跟骨中央的位置。

方法：用拇指指腹按壓法按壓生殖腺反射區2～5分鐘，以按摩部位酸痛為宜。

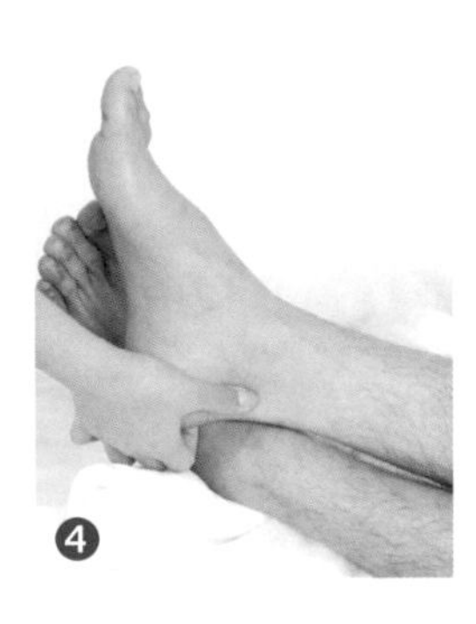

內尾骨反射區

位於雙腳跟內側，沿跟骨結節向後內側呈「L」形區域。

方法：用拇指指腹按壓法按壓反射區2～5分鐘，以局部有酸痛感為宜。

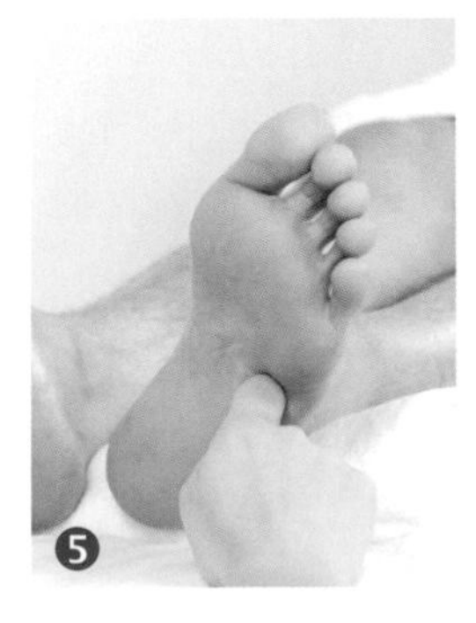

脾反射區

位於左腳底第四、第五蹠骨之間，距離心反射區下方約一條橫指處。

方法：用單食指叩拳法頂壓脾反射區2～5分鐘。

早洩　培元固本強肝腎

早洩是指性交時間極短，或陰莖插入陰道就射精，隨後陰莖即疲軟，不能正常進行性交的一種病症，是一種最常見的男性性功能障礙。中醫認為多由於房勞過度或頻犯手淫，導致腎精虧耗，腎陰不足，相火偏亢，或體虛羸弱，虛損遺精日久，腎氣不固，導致腎陰陽俱虛所致。

耳　部

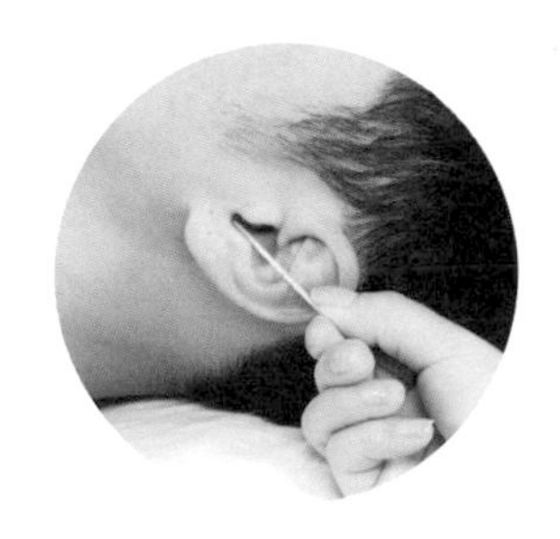

反射區表現

用耳穴探棒或火柴棒探查壓痛點時，內分泌及腎反射區壓痛顯著。

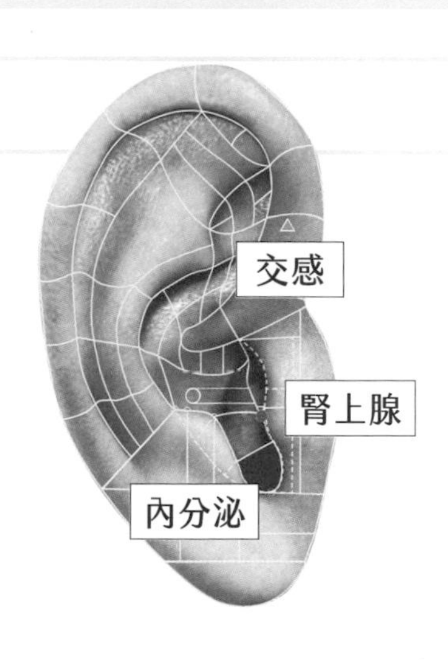

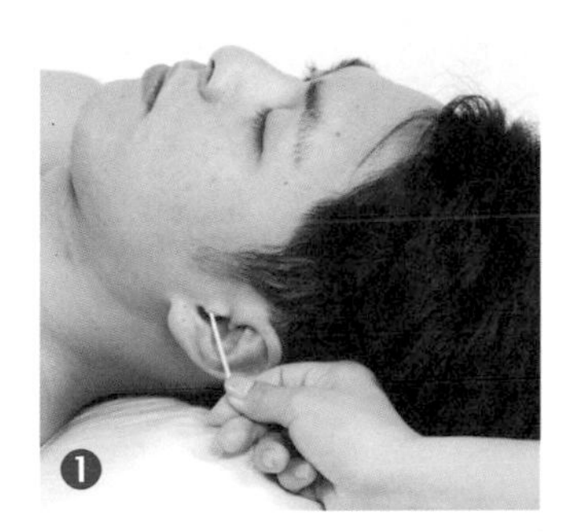

腎上腺反射區

位於耳屏游離緣下部尖端，即耳屏2區後緣處。

方法：用切按法切壓腎上腺反射區1～2分鐘，以按摩部位有酸脹感為宜。

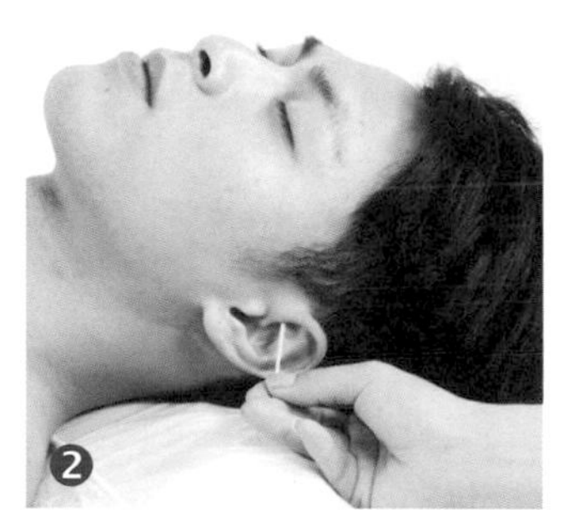

交感反射區

位於對耳輪下腳前端與耳輪內緣交界處，即對耳輪6區前端。

方法：用切按法切壓交感神經反射區1～2分鐘，以按摩部位有酸脹感為宜。

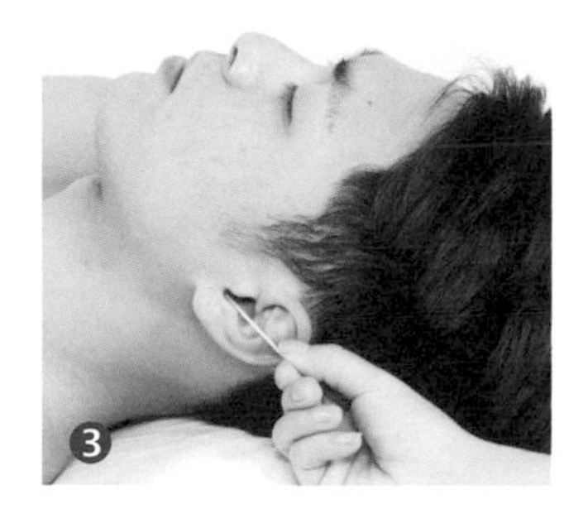

內分泌反射區

位於屏間切跡內，耳甲腔的底部，即耳甲18區。

方法：用切按法切壓內分泌反射區1～2分鐘，以按摩部位有酸脹感為宜。

手　部

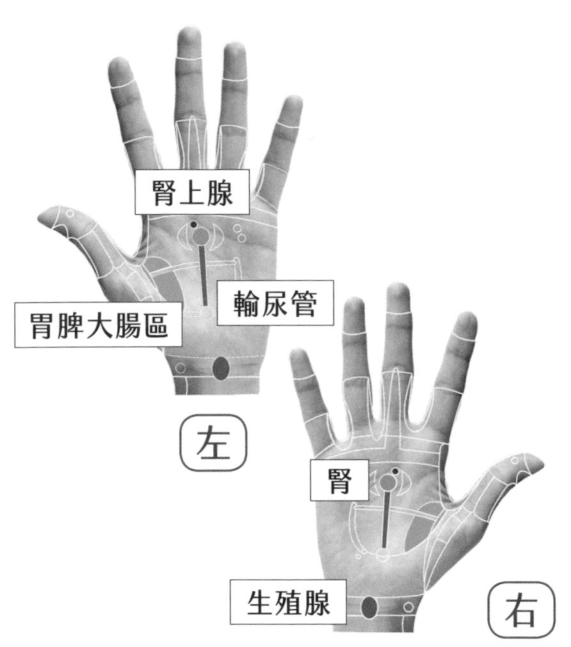

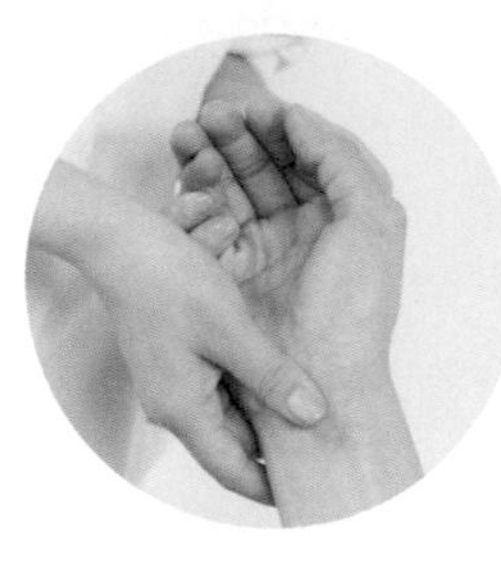

反射區表現

生殖腺反射區色白，或潮紅。

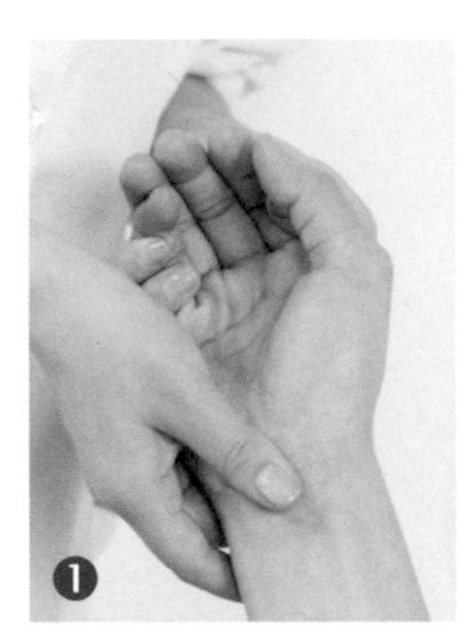

生殖腺反射區

位於雙手掌腕橫紋中點處，相當於包經的大陵穴的位置。

方法：用指揉法按揉生殖腺反射區1～2分鐘，以局部有酸痛感為宜。

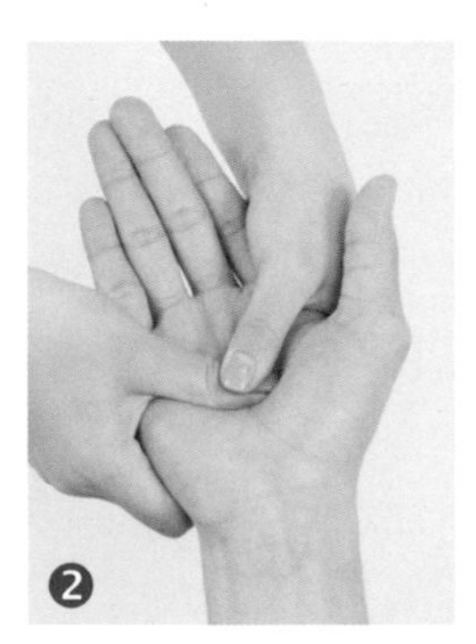

腎反射區

位於雙手中央處 ，第三掌骨中點。

方法：用指按法按壓腎反射區1～2分鐘，以局部有酸痛感為宜。

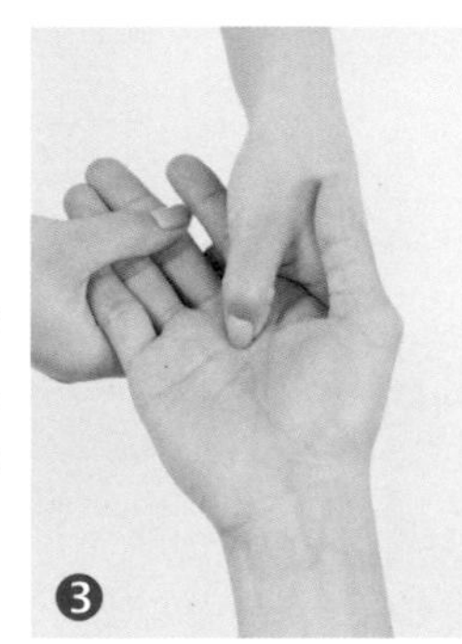

腎上腺反射區

位於雙手掌面第二、第三掌骨之間，距離第二、第三掌骨1.5～2公分處。

方法：用掐法掐按反射區1～2分鐘。

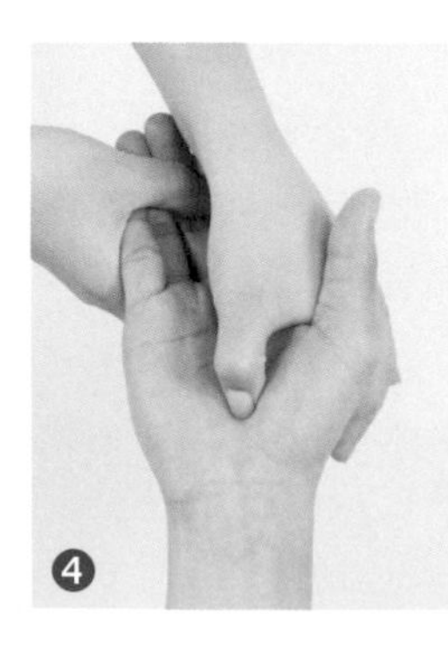

輸尿管反射區

位於雙手掌中部，腎反射區與膀胱反射區之間的一條帶狀區域。

方法：用掐法掐按輸尿管反射區1～2分鐘，以局部有酸痛感為宜。

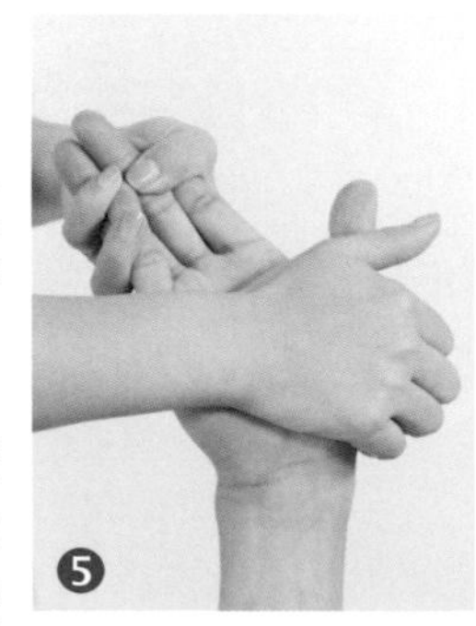

胃脾大腸區反射區

位於手掌面，第一、第二掌骨之間的橢圓形區域。

方法：用擦法推擦胃脾大腸區反射區1～2分鐘，以局部有酸痛感為宜。

足部

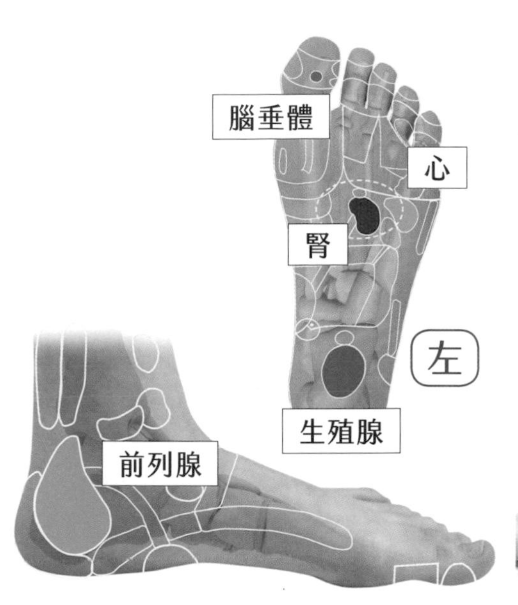

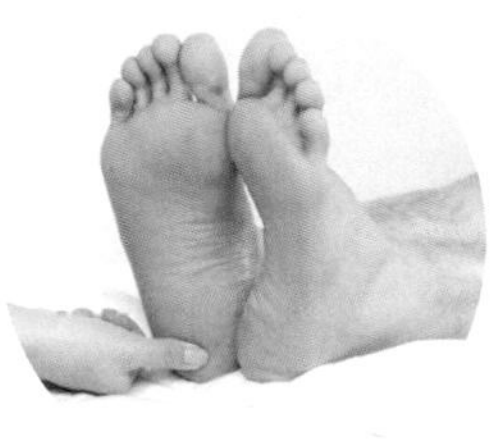

反射區表現

推按生殖腺及腎反射區時，酸痛感顯著。

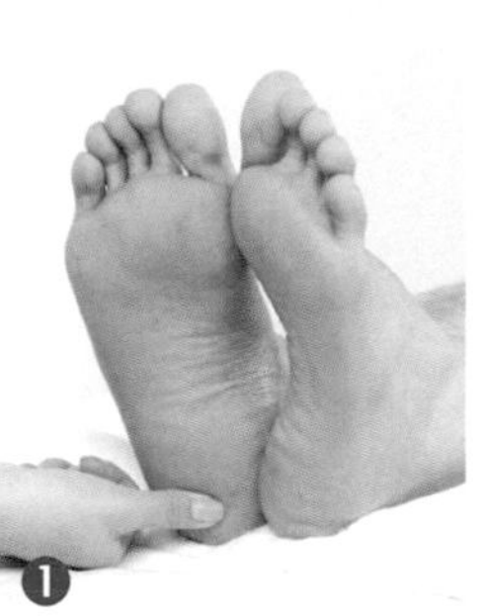

生殖腺反射區

位於雙腳底跟骨中央的區域。

方法：用拇指指腹按壓法按壓生殖腺反射區2～5分鐘，以按摩部位酸痛為宜。

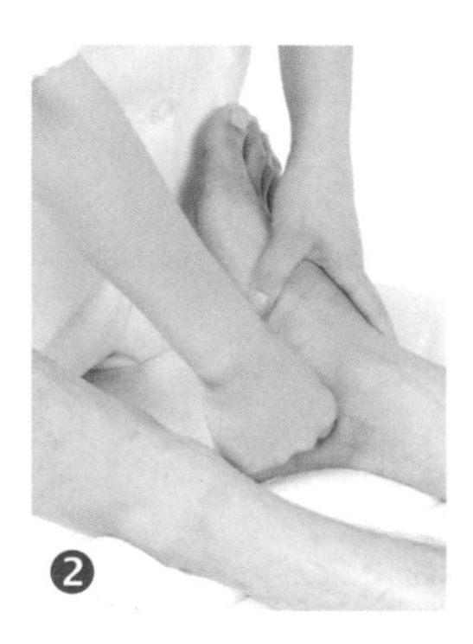

前列腺反射區

位於雙腳跟骨內側，內踝後下方的類似三角形區域。

方法：用單食指叩拳法頂壓反射區2～5分鐘，以局部有酸痛感為宜。

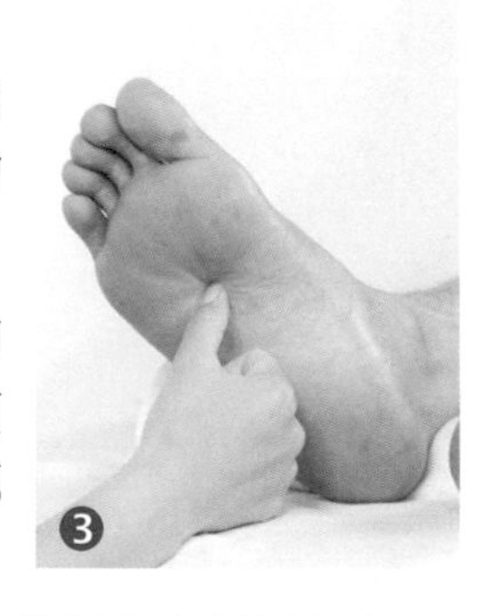

腎反射區

位於雙腳底，第二蹠骨與第三蹠骨體之間，近蹠骨底處，蜷足時中央凹陷處。

方法：用掐法掐按腎反射區2～5分鐘。

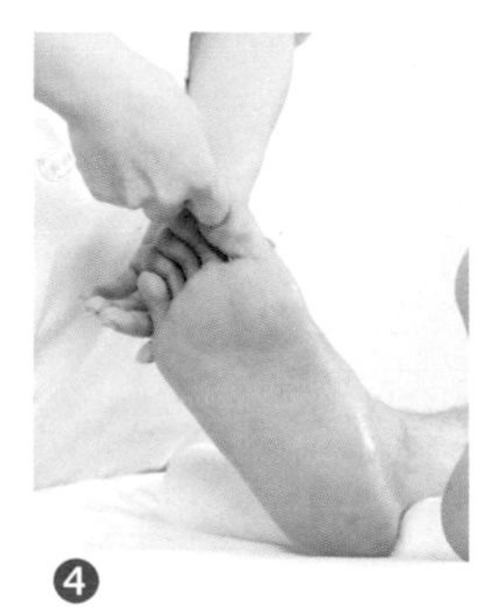

腦垂體反射區

位於雙拇趾趾腹中央隆起部位，在腦反射區深處。

方法：用單食指叩拳法頂壓反射區2～5分鐘，以局部有酸痛感為宜。

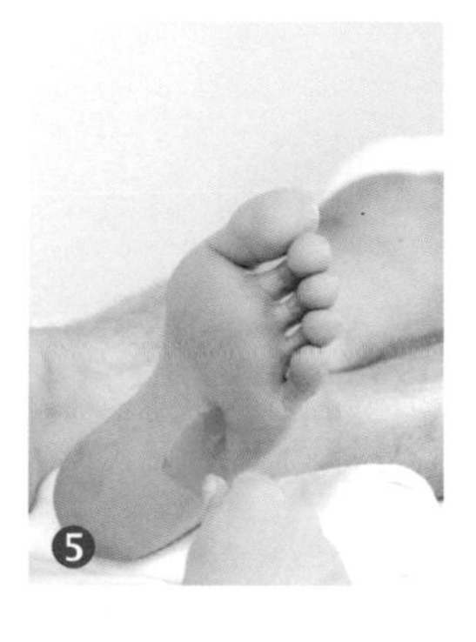

心反射區

位於左腳底，第四蹠骨與第五蹠骨前段之間，肺反射區後方。

方法：用刮壓法刮壓心反射區2～5分鐘。

陽痿　疏通經脈壯陽氣

陽痿即勃起功能障礙，是指在企圖性交時，陰莖勃起硬度不足以插入陰道，或陰莖勃起硬度維持時間不足以完成滿意性生活的病症。男性陰莖勃起是一個複雜的過程，與大腦、激素、情感、神經、肌肉和血管等都有關聯。前面一個或多個原因都有可能導致男性勃起功能障礙。

耳部

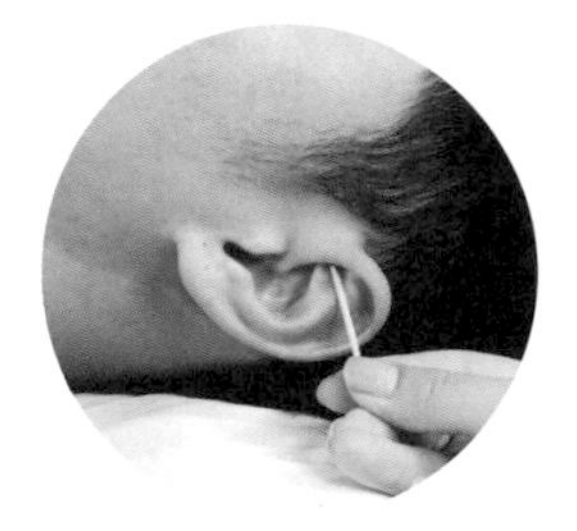

反射區表現

用耳穴探棒或火柴棒探查壓痛點時，內生殖及腎反射區壓痛顯著。

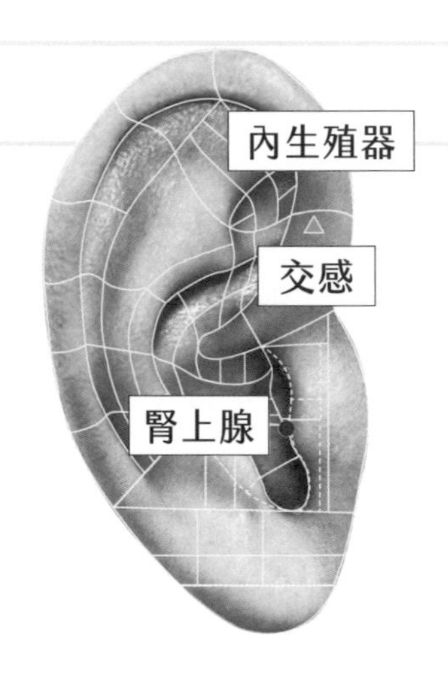

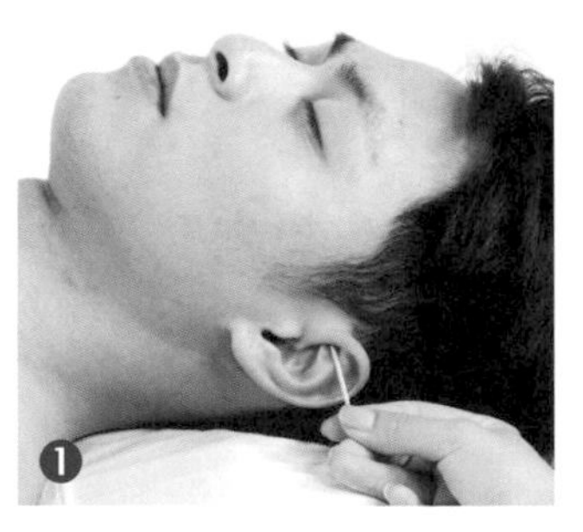

內生殖器反射區

位於三角窩前1／3，即三角窩2區。

方法：用切按法切壓內生殖器反射區1～2分鐘，以按摩部位發紅或有酸脹感為宜。

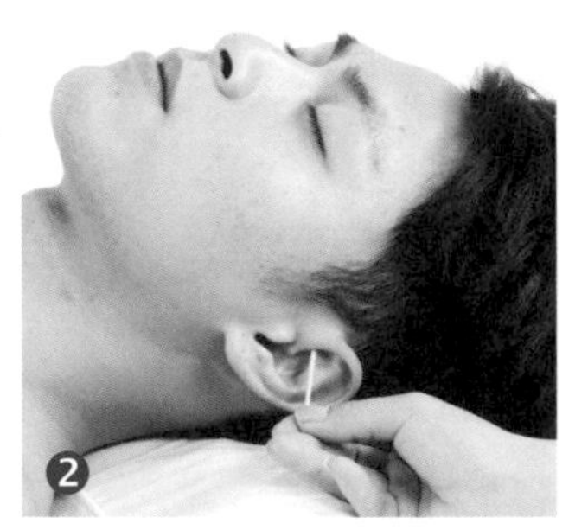

交感反射區

位於對耳輪下腳前端與耳輪內緣交界處，即對耳輪6區前端。

方法：用切按法切壓交感神經反射區1～2分鐘，以按摩部位有酸脹感為宜。

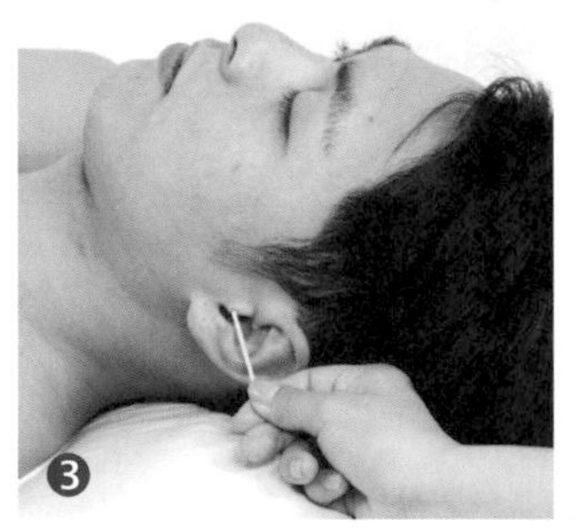

腎上腺反射區

位於耳屏游離緣下部尖端，即耳屏2區後緣處。

方法：用切按法切壓腎上腺反射區1～2分鐘，以按摩部位有酸脹感為宜。

手部

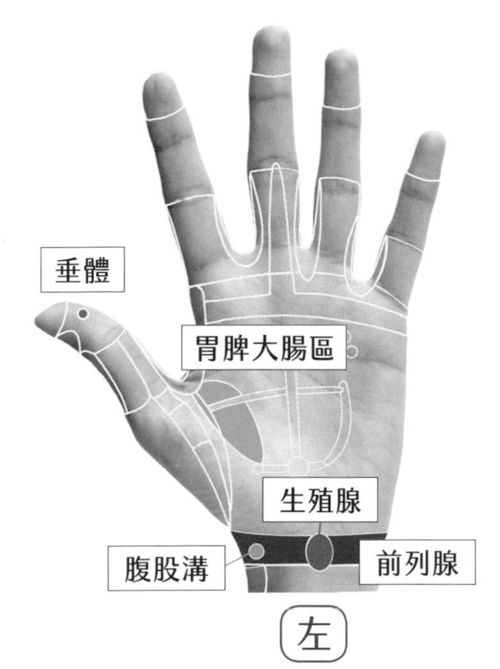

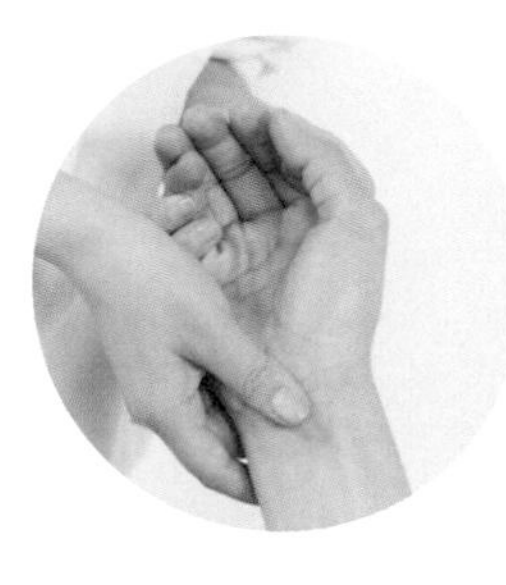

反射區表現

大、小魚際間平坦。

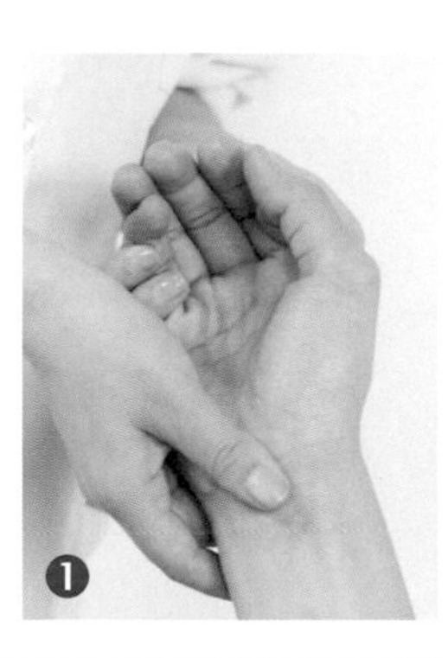

生殖腺反射區

位於雙手掌腕橫紋中點處，相當於心包經的大陵穴的位置。

方法：用指揉法按揉生殖腺反射區1～2分鐘，以局部有酸痛感為宜。

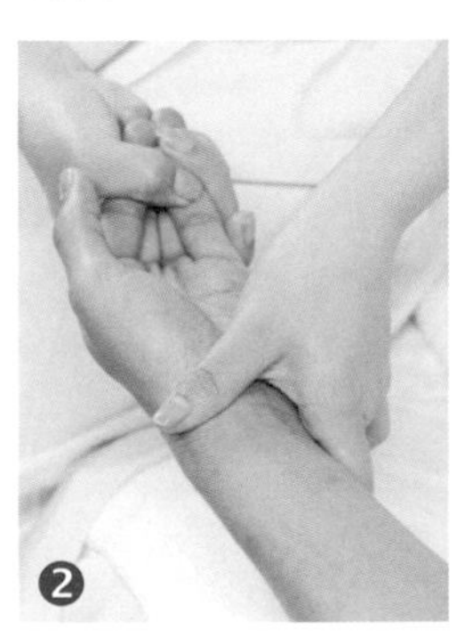

腹股溝反射區

位於雙手掌面腕橫紋的橈側端，橈骨頭凹陷處，相當於太淵穴的位置。

方法：用指揉法按揉腹股溝反射區1～2分鐘。

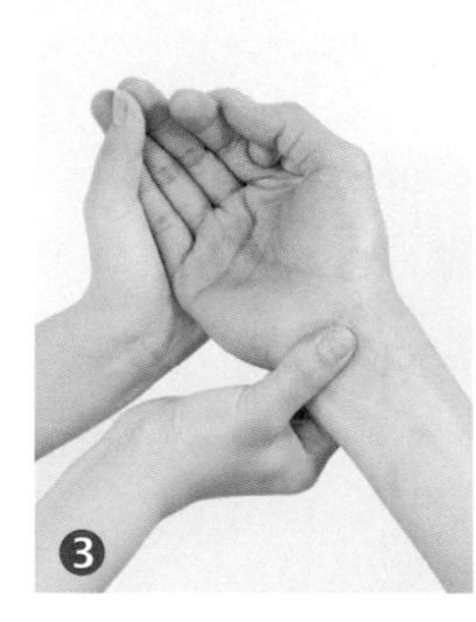

前列腺反射區

位於雙手掌面，腕橫紋中點兩側的一條帶狀區域。

方法：用指按法按壓前列腺反射區1～2分鐘，以局部有酸痛感為宜。

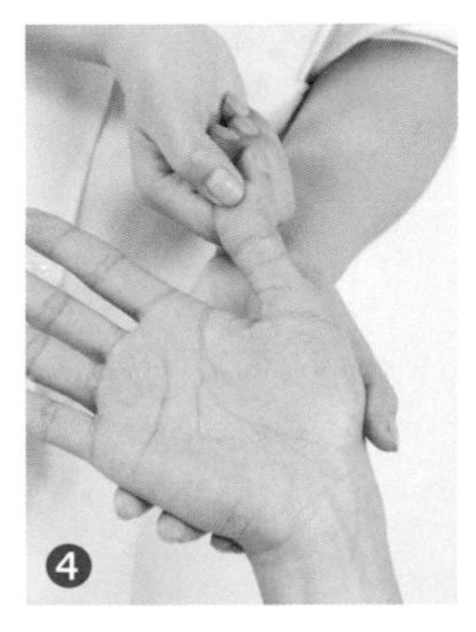

垂體反射區

位於雙手拇指指腹中央，在大腦反射區深處。

方法：用掀法掀垂體反射區1～2分鐘，以按摩部位酸痛為宜。

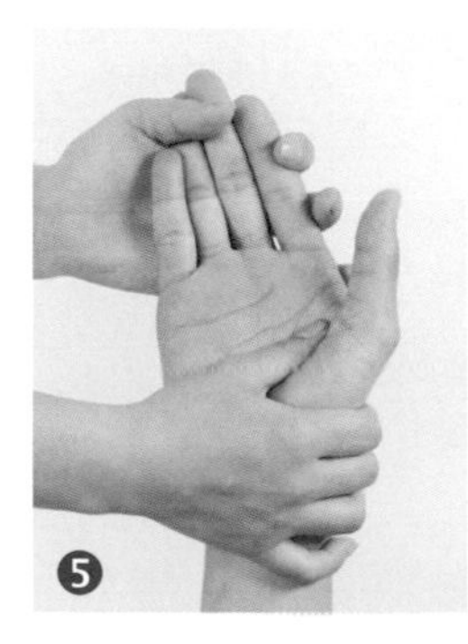

胃脾大腸區反射區

位於手掌面，第一、第二掌骨之間的橢圓形區域。

方法：用指按法按壓胃脾大腸區反射區1～2分鐘，以局部有酸痛感為宜。

足 部

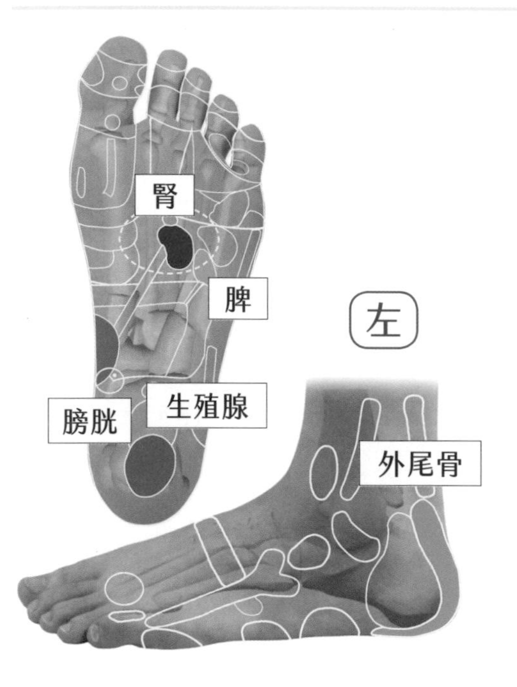

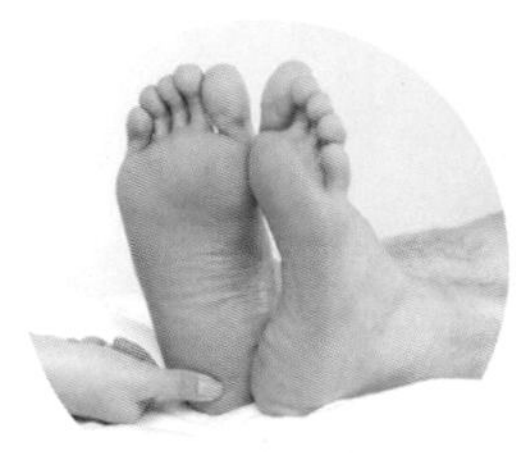

反射區表現

推按生殖腺及外尾骨反射區時，酸痛顯著。

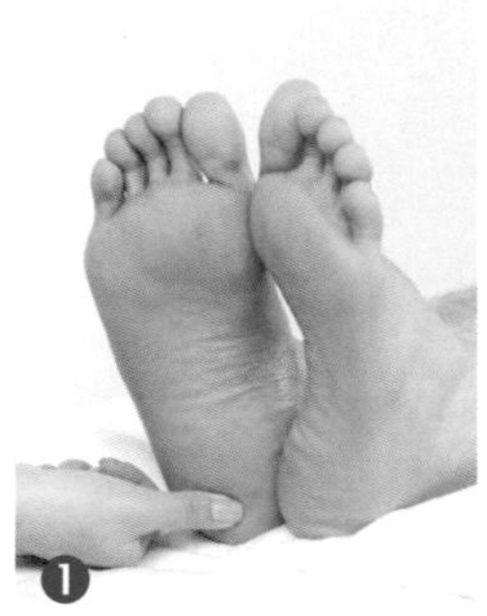

生殖腺反射區

位於雙腳底跟骨中央的區域。

方法：用拇指指腹按壓法按壓生殖腺反射區2～5分鐘，以按摩部位酸痛為宜。

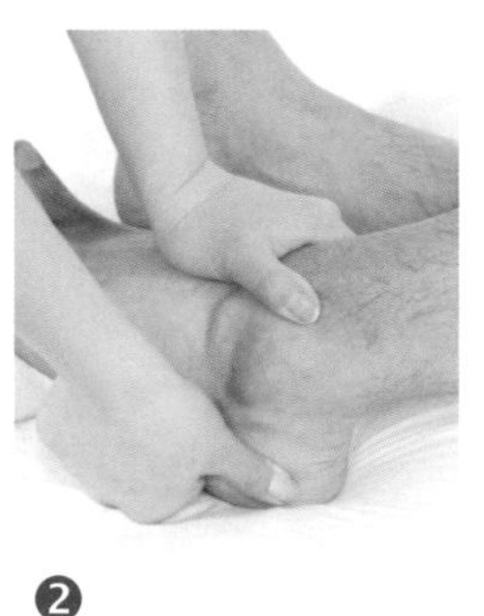

外尾骨反射區

位於雙腳外側，沿跟骨結節向後方外側的帶狀區域。

方法：用拇指指腹按壓法按壓反射區2～5分鐘，以局部有酸痛感為宜。

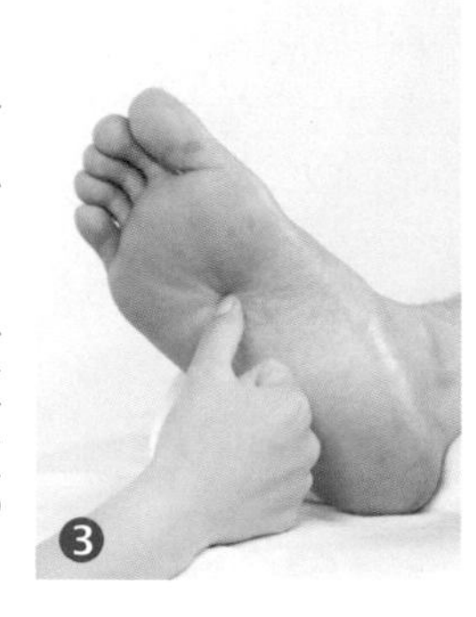

腎反射區

位於雙腳底，第二蹠骨與第三蹠骨體之間，近蹠骨底處，蜷足時中央凹陷處。

方法：用掐法掐按腎反射區2～5分鐘。

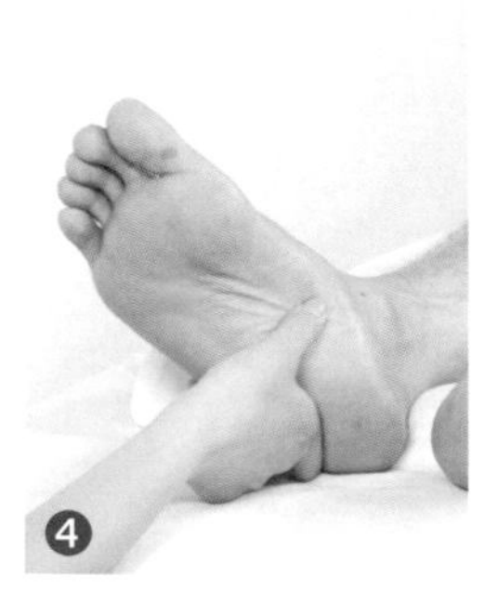

膀胱反射區

位於雙腳掌底面與腳掌內側交界處，腳跟前方。

方法：用拇指指腹按壓法，按壓反射區2～5分鐘，以局部有酸痛感為宜。

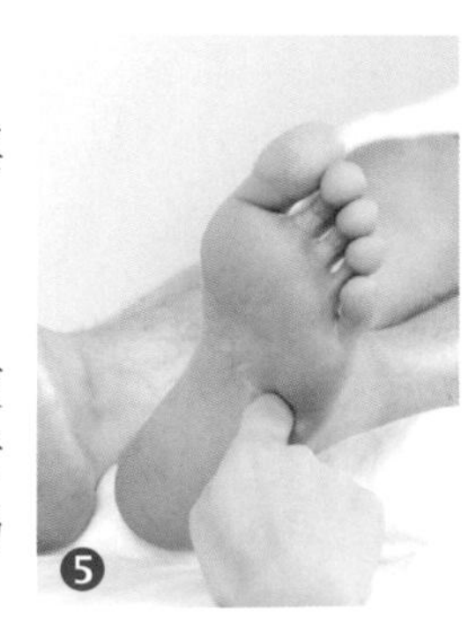

脾反射區

位於左腳底第四、五蹠骨間，距心反射區下方約一條橫指處。

方法：用單食指叩拳法，頂壓脾反射區2～5分鐘，以局部有酸痛感為宜。

前列腺炎　滋腎養陰消炎症

前列腺炎是現在社會上成年男性常見病之一，是由多種原因引起的前列腺的炎症。前列腺炎的臨床表現多樣，尿道刺激症狀和慢性盆腔疼痛為其主要表現。其中尿道症狀表現為尿急、頻尿，排尿時有燒灼感，排尿疼痛，可伴隨排尿後半段時血尿或尿道膿性分泌物等。

耳　部

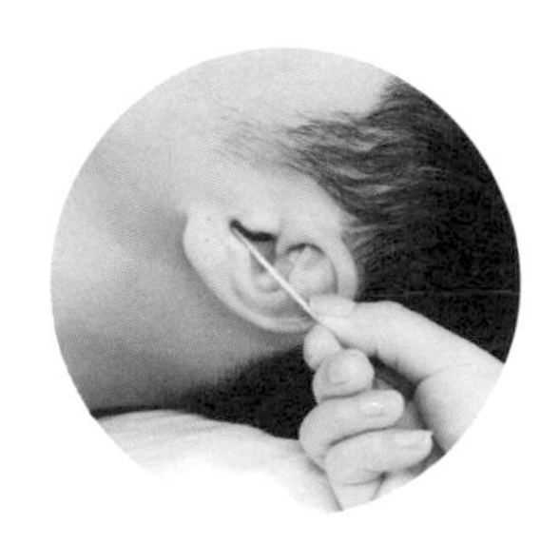

反射區表現

用耳穴探棒或火柴棒探查壓痛點時，內分泌及三焦經反射區壓痛顯著。

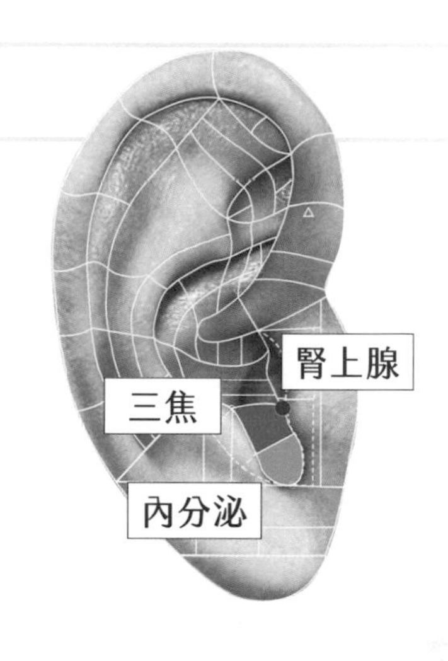

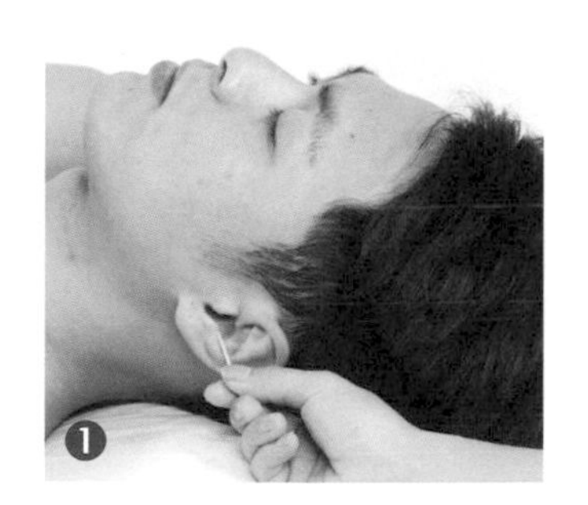

❶

三焦反射區

位於外耳門後下，肺與內分泌反射區之間，即耳甲17區。

方法：用切按法切壓三焦經反射區1～2分鐘，以按摩部位有酸脹感為宜。

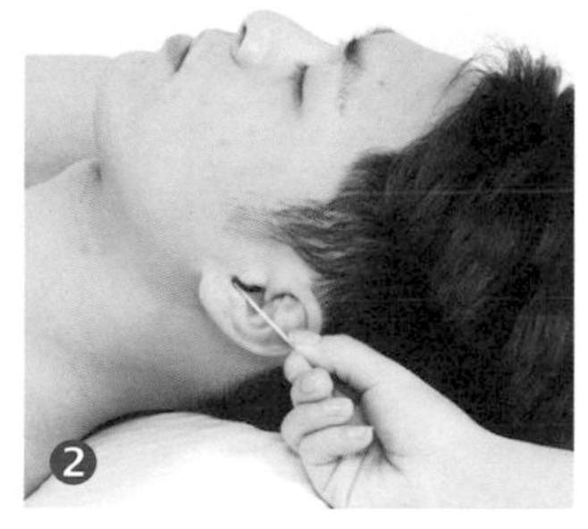

❷

內分泌反射區

位於屏間切跡內，耳甲腔的底部，即耳甲18區。

方法：用切按法切壓內分泌反射區1～2分鐘，以按摩部位有酸脹感為宜。

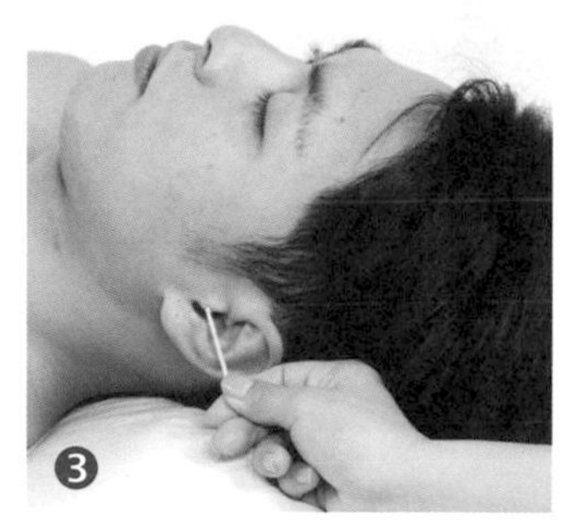

❸

腎上腺反射區

位於耳屏游離緣下部尖端，即耳屏2區後緣處。

方法：用切按法切壓腎上腺反射區1～2分鐘，以按摩部位有酸脹感為宜。

手　部

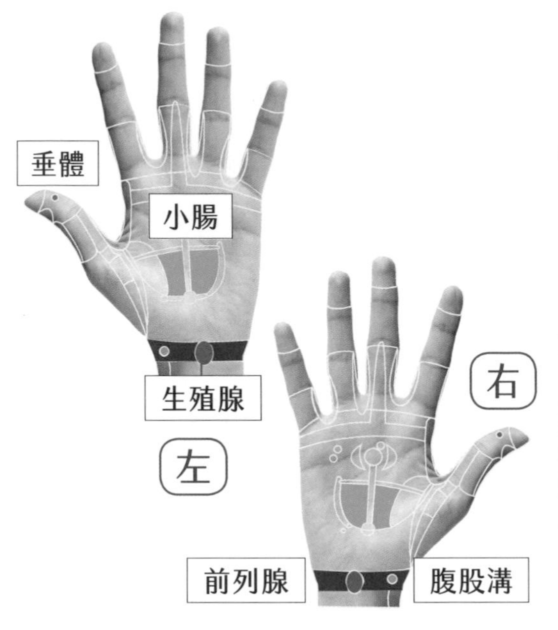

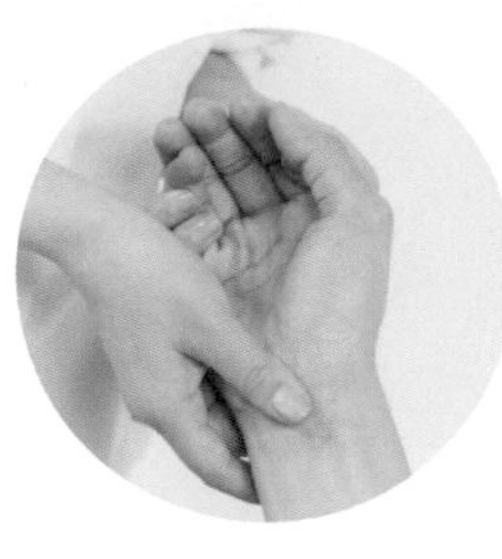

反射區表現

前列腺區有異常斑點，斑點發暗，或發黃。

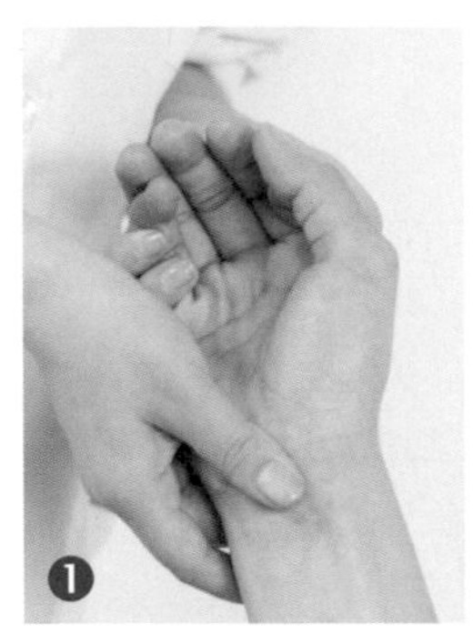

生殖腺反射區

位於雙手掌腕橫紋中點處，相當於心包經的大陵穴的位置。

方法：用指揉法按揉生殖腺反射區1～2分鐘，以局部有酸痛感為宜。

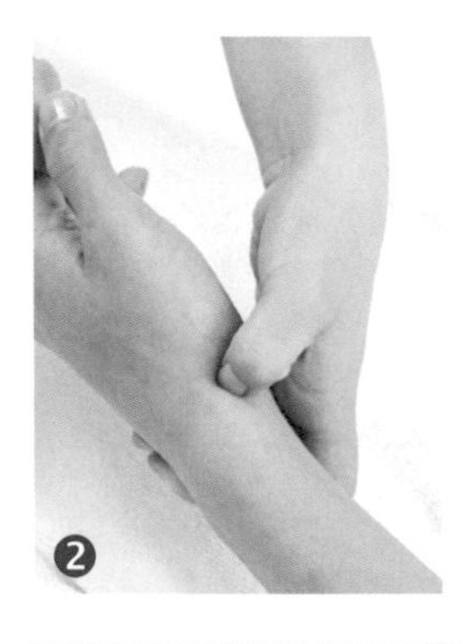

腹股溝反射區

位於雙手掌面腕橫紋的橈側端，橈骨頭凹陷處，相當於太淵穴的位置。

方法：用指揉法按揉腹股溝反射區1～2分鐘。

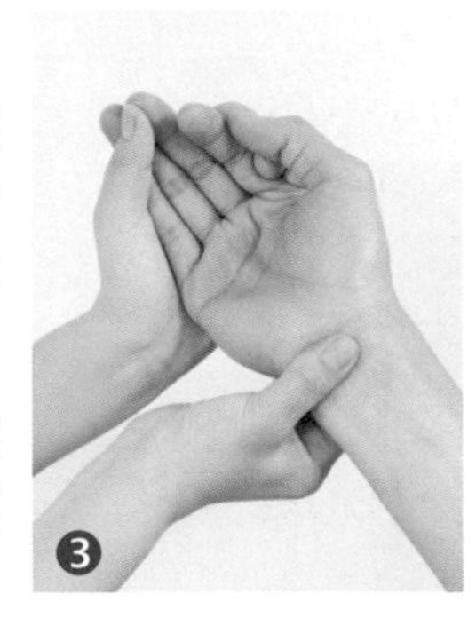

前列腺反射區

位於雙手掌面腕橫紋中點兩側的一條帶狀區域。

方法：用指按法按壓前列腺反射區1～2分鐘，以局部有酸痛感為宜。

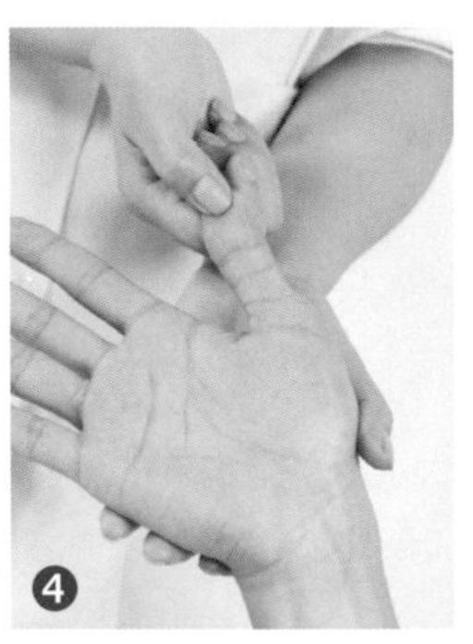

垂體反射區

位於雙手拇指指腹中央，在大腦反射區深處。

方法：用揪法揪垂體反射區1～2分鐘，以按摩部位酸痛為宜。

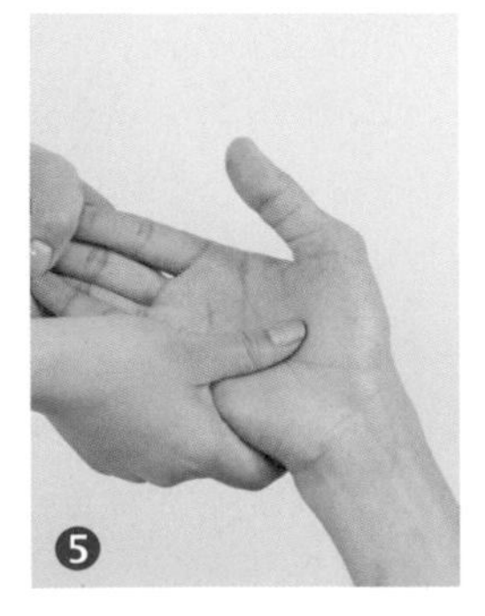

小腸反射區

位於雙手掌心中部凹陷處，各結腸反射區所包圍的區域。

方法：用指揉法按揉小腸反射區1～2分鐘，以局部有酸痛感為宜。

足部

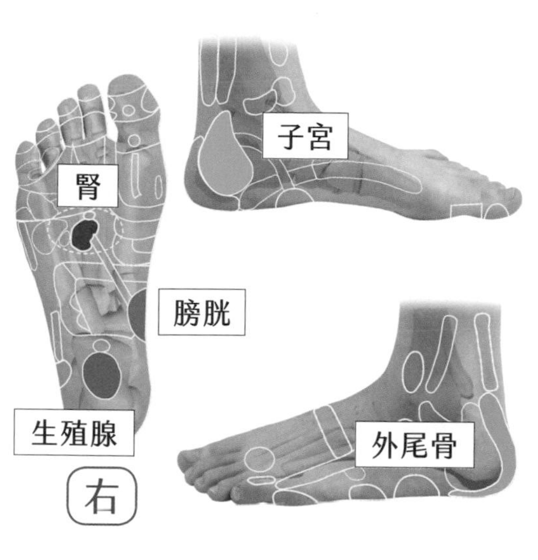

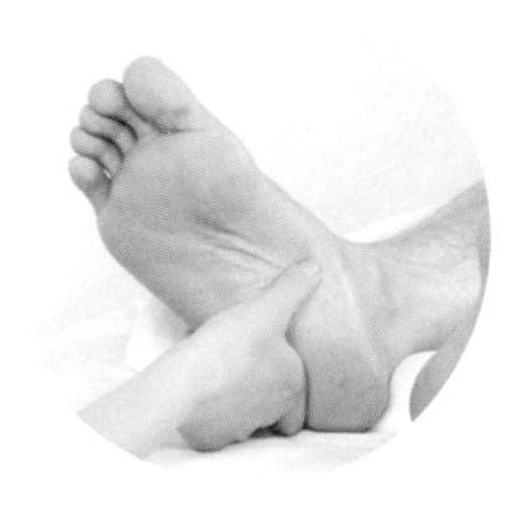

反射區表現

推按生殖腺及腎反射區時，酸痛感顯著。

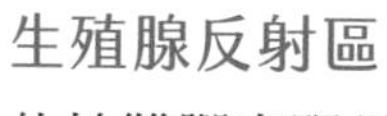

生殖腺反射區

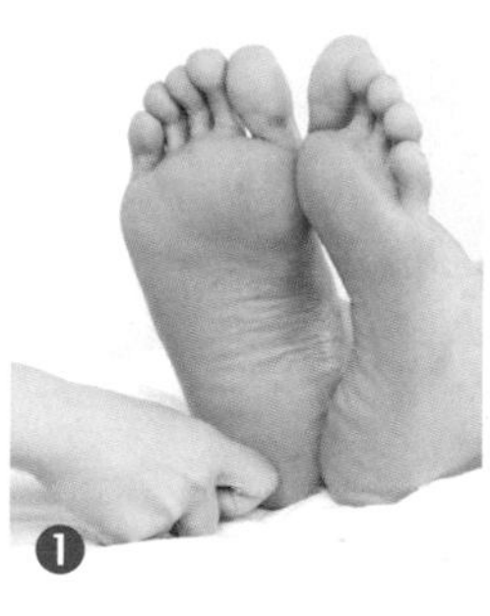

❶

位於雙腳底跟骨中央的位置。

方法：用單食指叩拳法頂按生殖腺反射區2～5分鐘，以局部有酸痛感為宜。

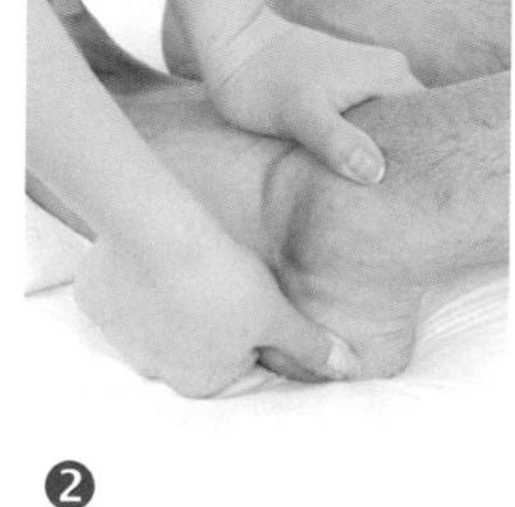

❷

外尾骨反射區

位於雙腳外側，沿跟骨結節向後方外側的帶狀區域。

方法：用拇指指腹按壓法按壓反射區2～5分鐘，以局部有酸痛感為宜。

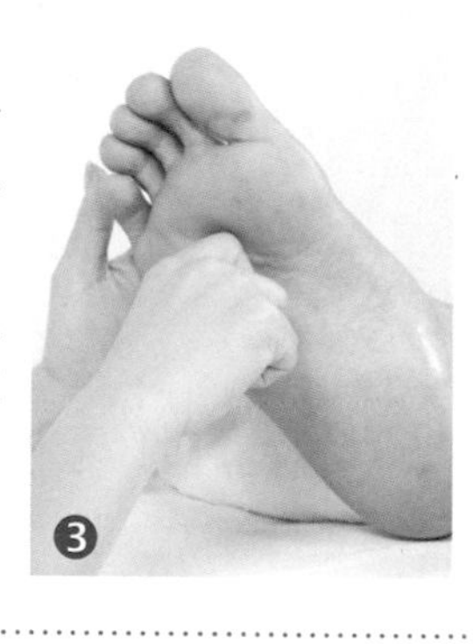

❸

腎反射區

位於雙腳底，第二蹠骨與第三蹠骨體之間，近蹠骨底處，蜷足時中央凹陷處。

方法：用單食指叩拳法頂按腎反射區2～5分鐘。

❹

膀胱反射區

位於雙腳掌底面與腳掌內側交界處，腳跟前方。

方法：用刮壓法刮壓膀胱反射區2～5分鐘，以局部有酸痛感為宜。

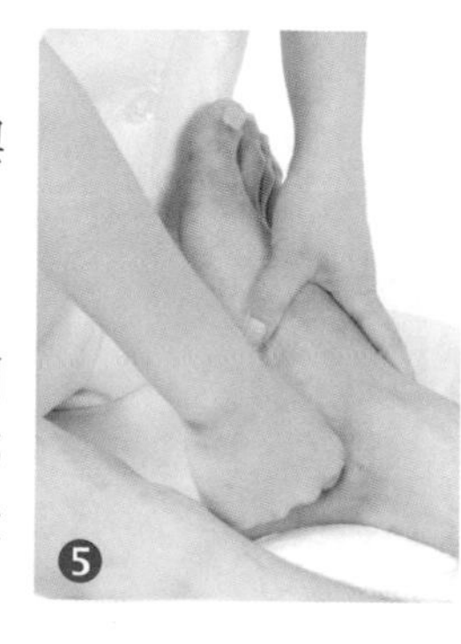

❺

前列腺反射區

位於雙腳跟骨內側內踝後下方的類似三角形區域。

方法：用單食指叩拳法頂壓前列腺反射區2～5分鐘，以局部有酸痛感為宜。

尿道炎　清熱利濕助小便

尿道炎是由尿道損傷、尿道內有異物、尿道梗阻、鄰近器官出現炎症或性生活不潔等原因引起的尿道細菌感染。患有尿道炎的人常會有頻尿、尿急、排尿時有燒灼感以致排尿困難的症狀，而且有的還有較多尿道分泌物，開始為黏液性，逐漸變為膿性。

耳　部

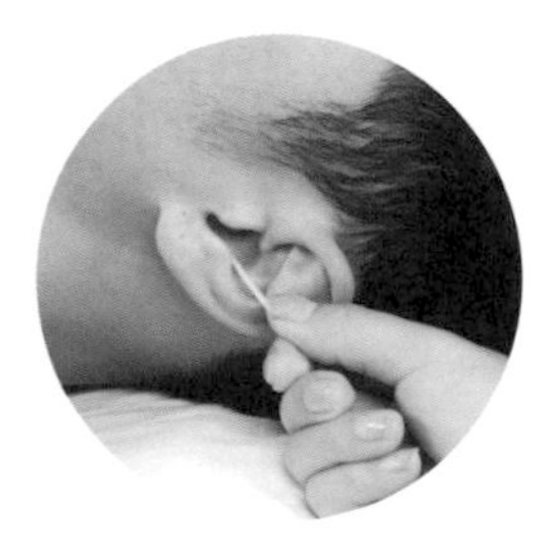

反射區表現

三焦經反射區見點狀或片狀紅暈、暗紅、暗灰、蒼白或中央蒼白邊緣紅暈。

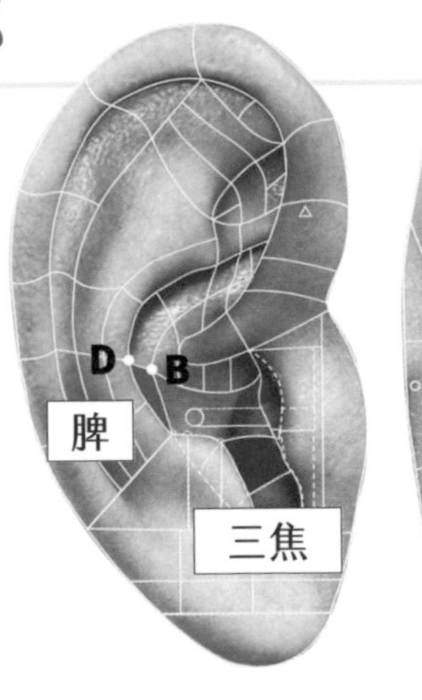

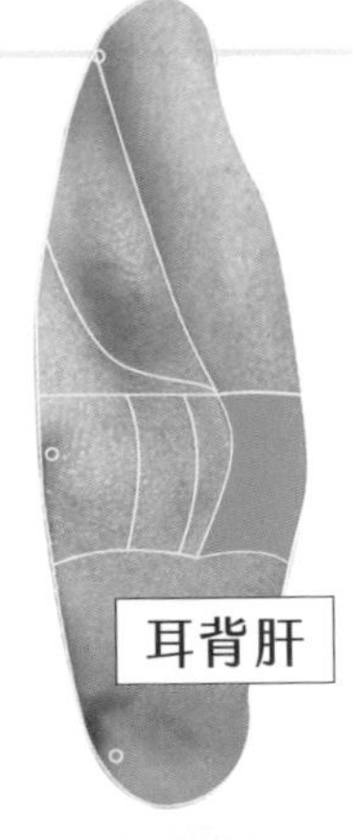

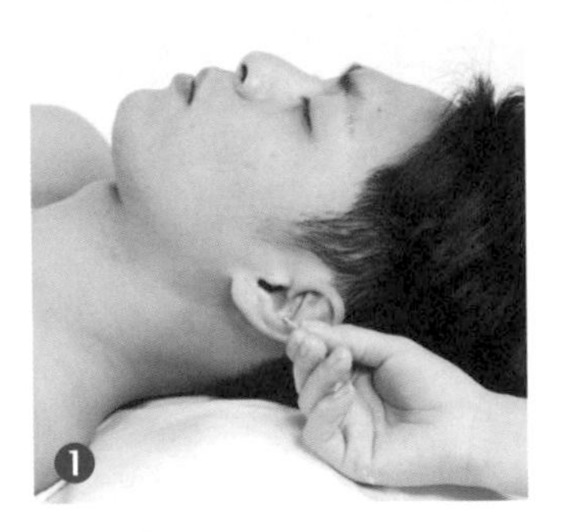

脾反射區

位於BD線下方，即耳甲腔後上部，即耳甲13區。

方法：用切按法切壓脾反射區1～2分鐘，以按摩部位有酸脹感為宜。

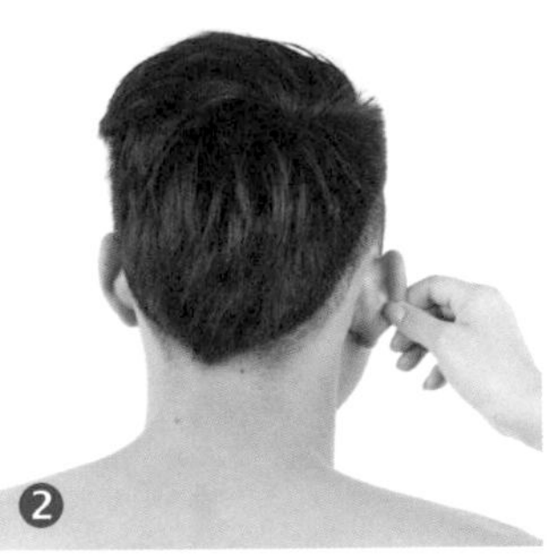

耳背肝反射區

位於耳背中外部，即耳背4區。

方法：用捏揉法揉動反射區1～2分鐘，以按摩部位發紅或有酸脹感為宜。

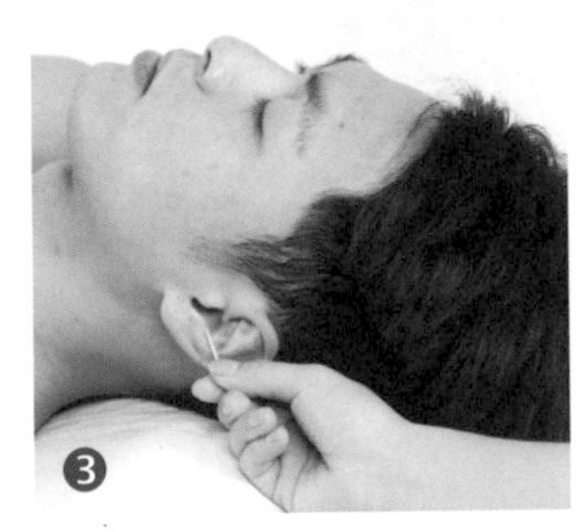

三焦反射區

位於外耳門後下方的位置，肺與內分泌區之間，即耳甲17區。

方法：用切按法切壓三焦經反射區1～2分鐘，以按摩部位有酸脹感為宜。

手部

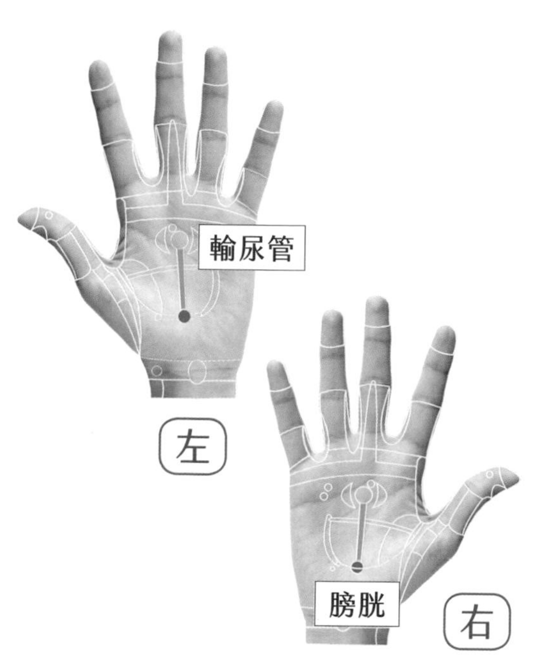

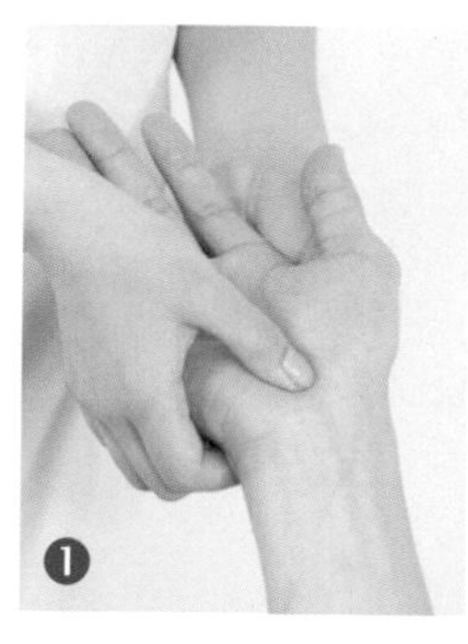

膀胱反射區

位於手掌下方，大小魚際交接處的凹陷中區域。

方法：用指按法按壓反射區1～2分鐘。

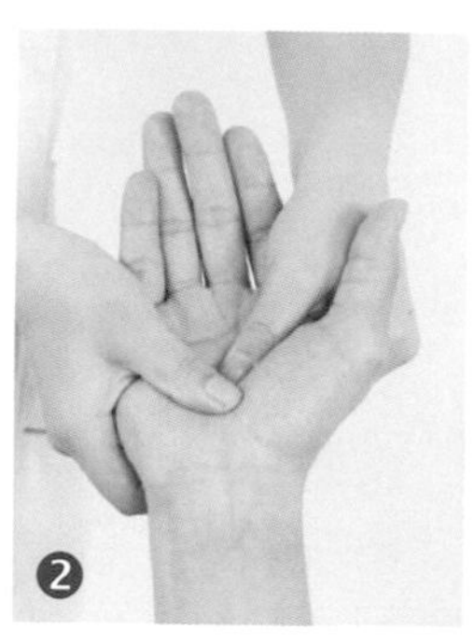

輸尿管反射區

位於雙手掌中部，腎反射區與膀胱反射區之間的帶狀區域。

方法：用指按法按壓反射區1～2分鐘。

足部

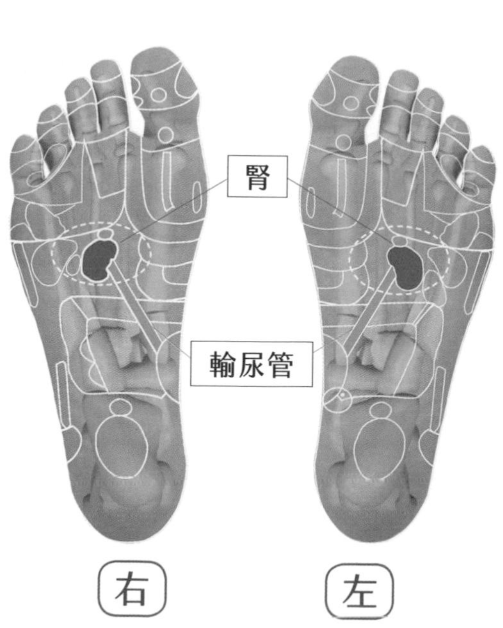

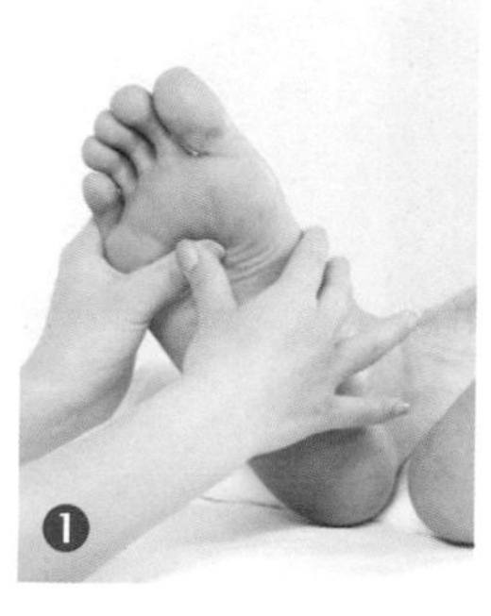

腎反射區

位於腳底部，第二蹠骨與第三蹠骨體之間，蜷足時凹陷處。

方法：用拇指指腹按壓法按壓腎反射區2～5分鐘。

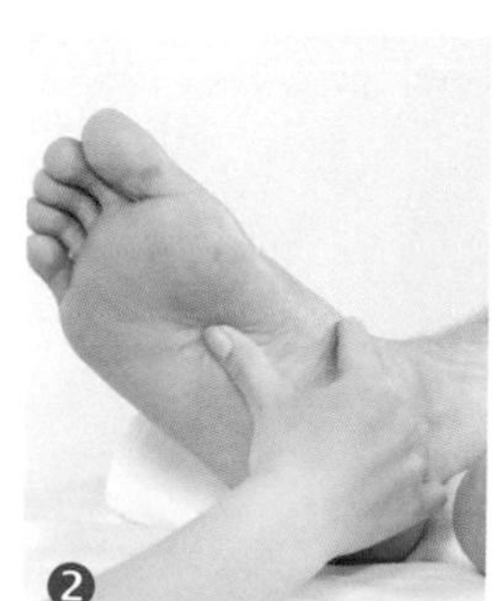

輸尿管反射區

位於腳底自腎臟反射區，斜向內後方至足舟狀骨內下方。

方法：用拇指指腹按壓法按壓輸尿管反射區2～5分鐘。

頸椎病　疏經通絡強肩頸

頸椎病多因頸椎骨、椎間盤及其周圍纖維結構損害，致使頸椎間隙變窄，關節囊鬆弛，內平衡失調所致。主要臨床表現為頭、頸、肩、臂、上胸背疼痛或麻木、酸沉、放射性痛、頭暈、無力，上肢及手感覺明顯減退，部分患者有明顯的肌肉萎縮。

耳　部

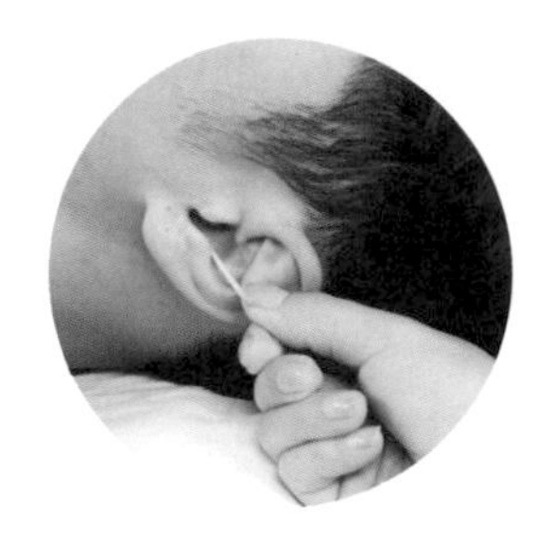

反射區表現

用耳穴探棒或火柴棒探查壓痛點時，對耳輪處壓痛顯著。

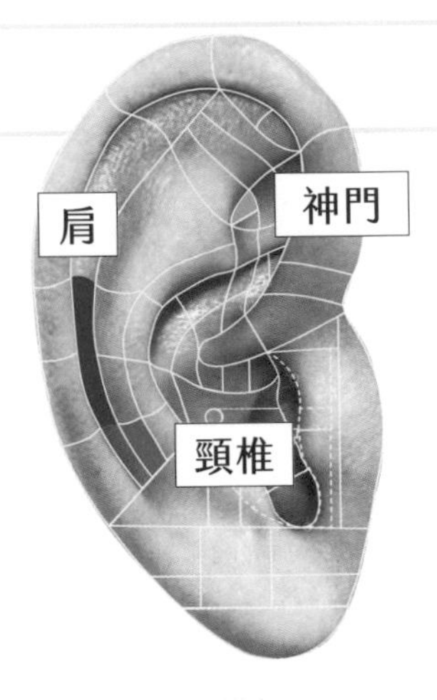

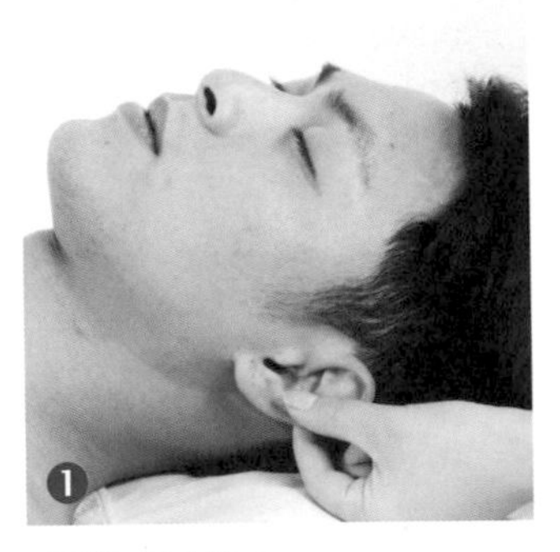

頸椎反射區

位於頸區後方，即對耳輪13區。

方法：用捏揉法揉動反射區1～2分鐘，以按摩部位發紅或有酸脹感為宜。

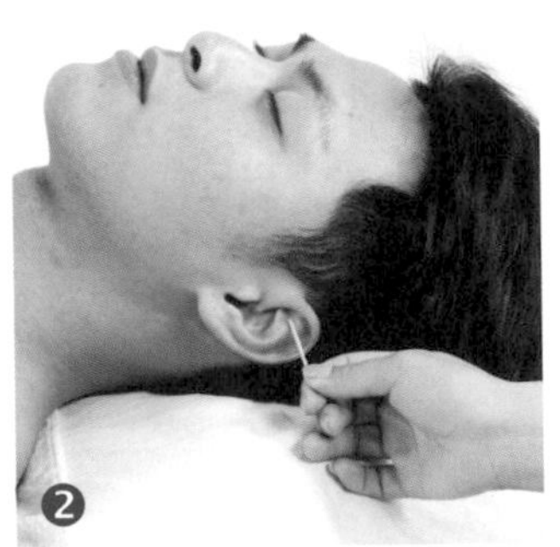

神門反射區

位於三角窩後1／3的上部，即三角窩4區。

方法：用切按法切壓神門穴反射區1～2分鐘，以按摩部位有酸脹感為宜。

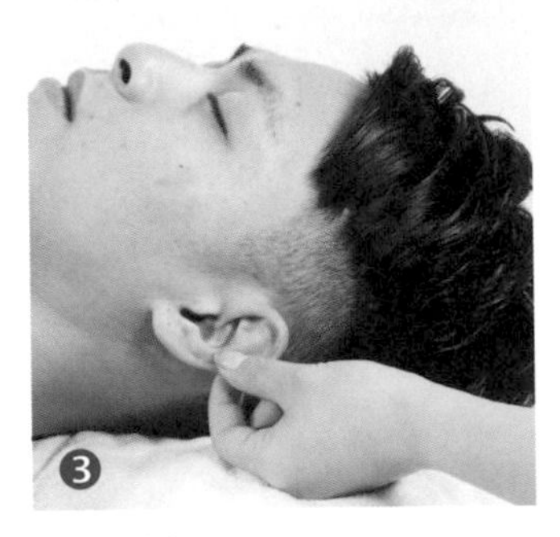

肩反射區

位於肘區的下方處，即耳舟4、5區。

方法：用捏揉法揉動肩反射區1～2分鐘，以按摩部位發紅或有酸脹感為宜。

手部

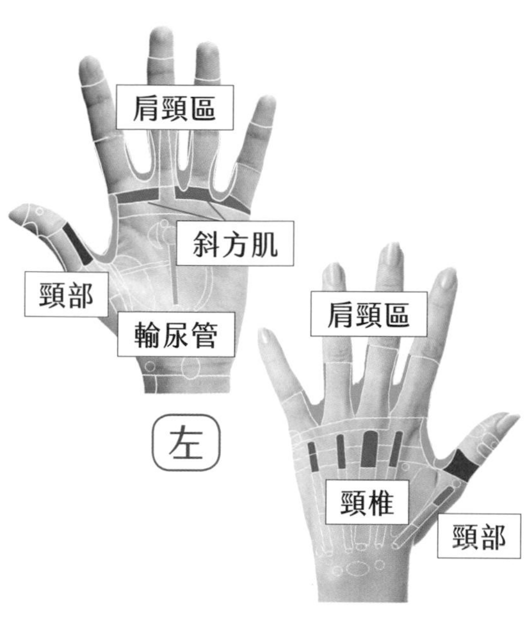

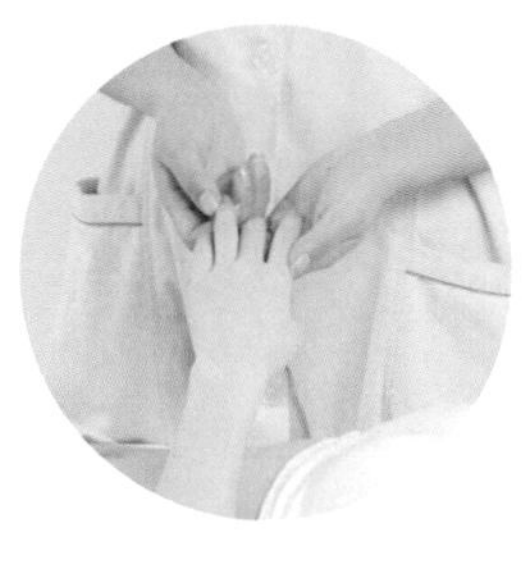

反射區表現

頸椎及肩頸區反射區壓痛顯著。

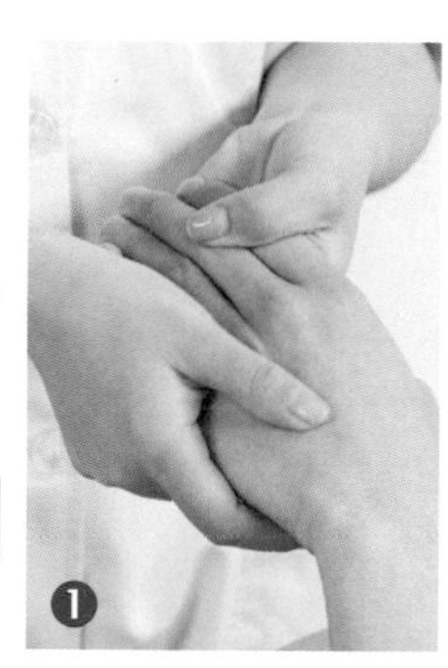

頸椎反射區

位於手背部，各掌骨背側遠端1／5處。

方法：用指按法按壓頸椎反射區1～2分鐘，以局部有酸痛感為宜。

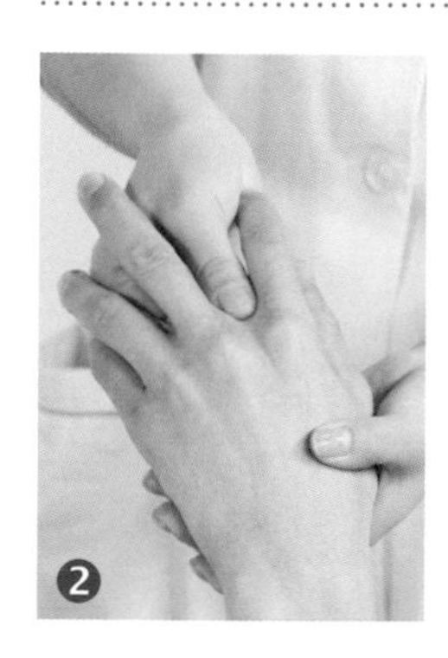

肩頸區反射區

位於雙手各指根部，近節指骨的兩側及各掌指關節結合部。

方法：用指揉法按揉反射區1～2分鐘，以局部有酸痛感為宜。

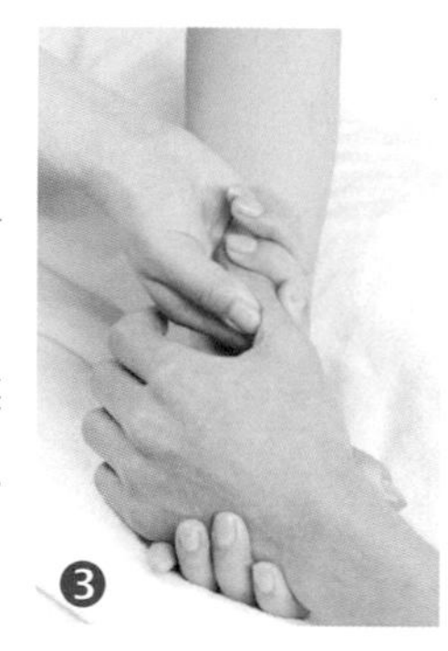

頸部反射區

位於雙手拇指近節掌面和背側。

方法：用指按法按壓頸部反射區1～2分鐘，以局部有酸痛感為宜。

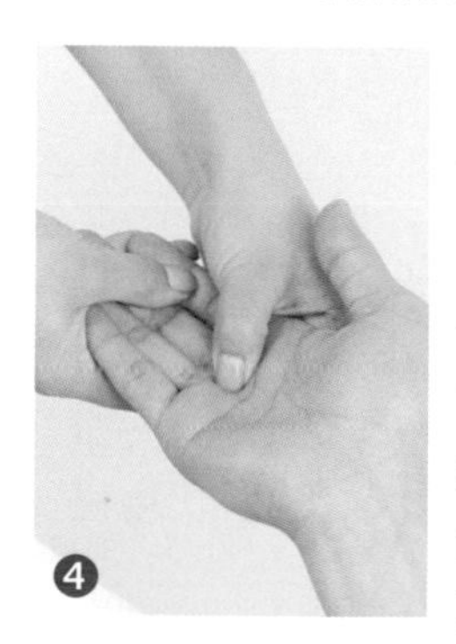

斜方肌反射區

位於手掌正面，在眼、耳反射區下方，呈一條橫帶狀區域。

方法：用指按法按壓斜方肌反射區1～2分鐘，以局部有酸痛感為宜。

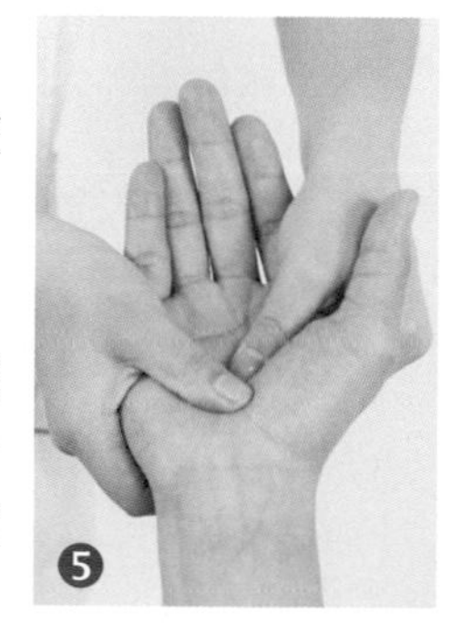

輸尿管反射區

位於雙掌中部，腎反射區與膀胱反射區間的一條帶狀區域。

方法：用指按法按壓輸尿管反射區1～2分鐘，以局部有酸痛感為宜。

足部

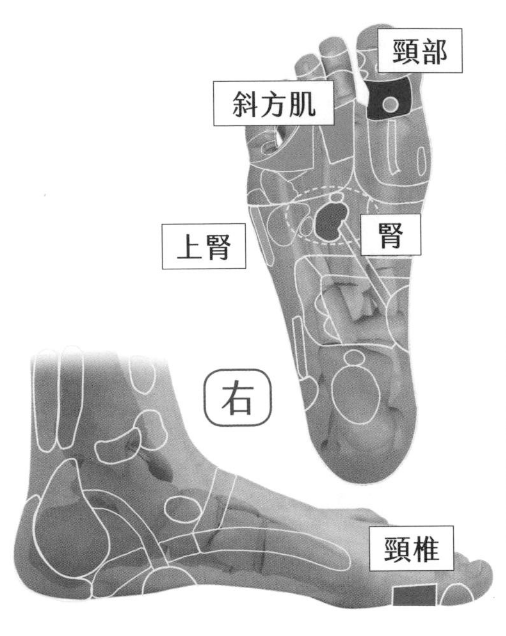

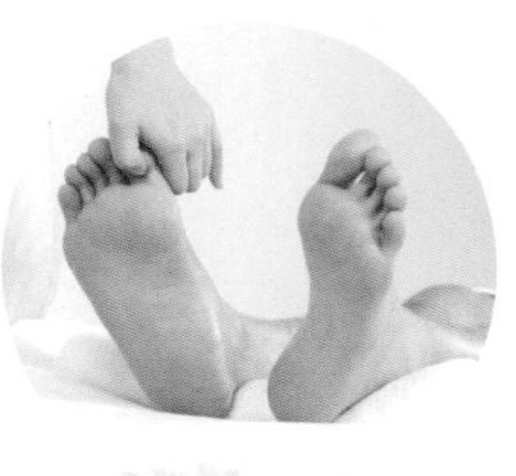

反射區表現

頸部反射區壓痛顯著。

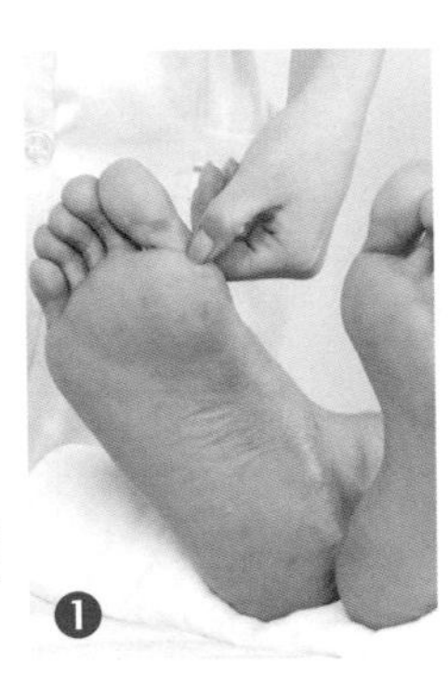
❶

頸椎反射區

位於雙腳拇趾根部內側橫紋盡頭。

方法：用掐法掐按頸椎反射區2～5分鐘，以局部酸痛為宜。

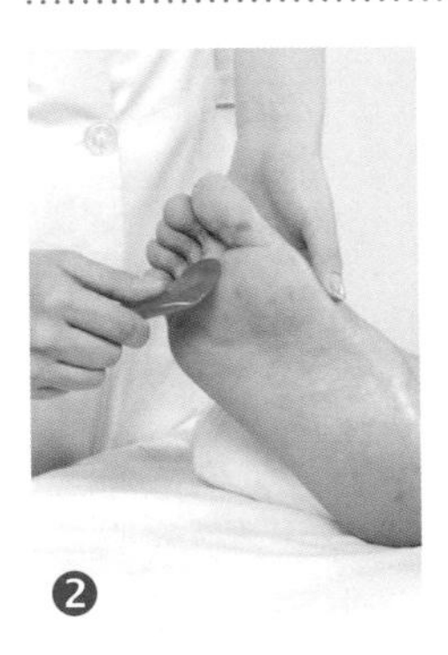
❷

斜方肌反射區

位於雙腳底眼、耳反射區近心端，一條橫指寬的帶狀區。

方法：用刮壓法刮壓反射區2～5分鐘，以局部有酸痛感為宜。

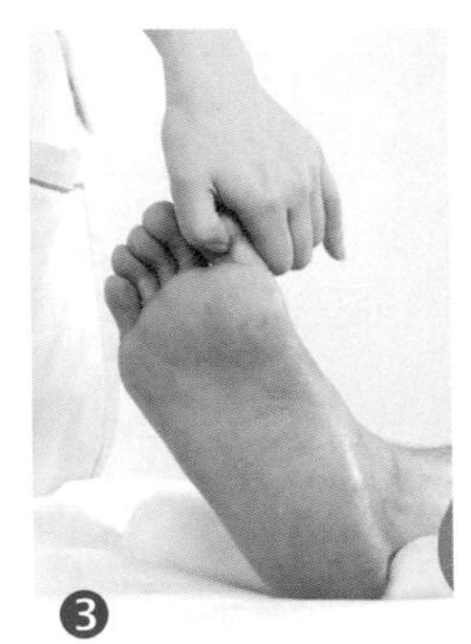
❸

頸部反射區

位於雙腳拇趾根部橫紋處。

方法：用拇指指腹按壓法按壓頸部反射區2～5分鐘，以局部有酸痛感為宜。

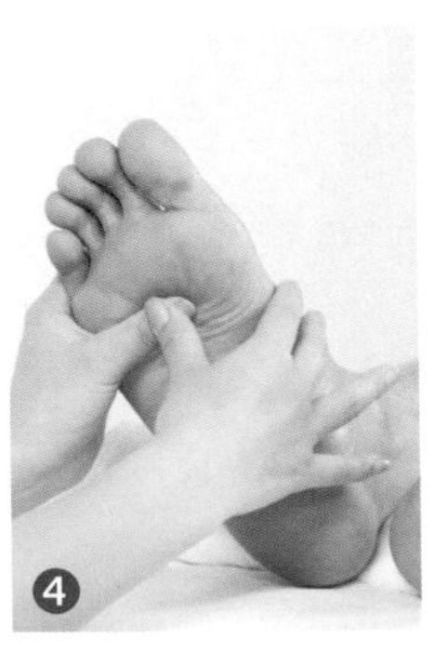
❹

腎反射區

位於雙腳底，第二蹠骨與第三蹠骨體之間，近蹠骨底處，蜷足時中央凹陷處。

方法：用拇指指腹按壓法按壓腎反射區2～5分鐘。

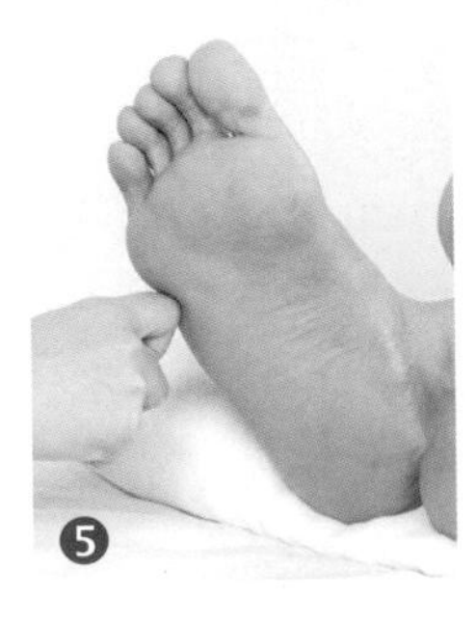
❺

上臂反射區

位於雙腳底，外緣腋窩反射區的下方，第五蹠骨外側的帶狀形區域。

方法：用單食指叩拳法頂壓上臂反射區2～5分鐘。

肩周炎 疏經活血疼痛減

肩周炎是肩部關節囊和關節周圍軟組織的一種退化性、炎症性慢性疾病。主要臨床表現為患有肢肩關節疼痛，晝輕夜重，活動受限，日久肩關節肌肉可出現失用性萎縮。中醫認為本病多由氣血不足，營衛不固，風、寒、濕之邪侵襲肩部經絡，致使筋脈收引，氣血運行不暢而成，或因外傷勞損，經脈滯澀所致。

耳 部

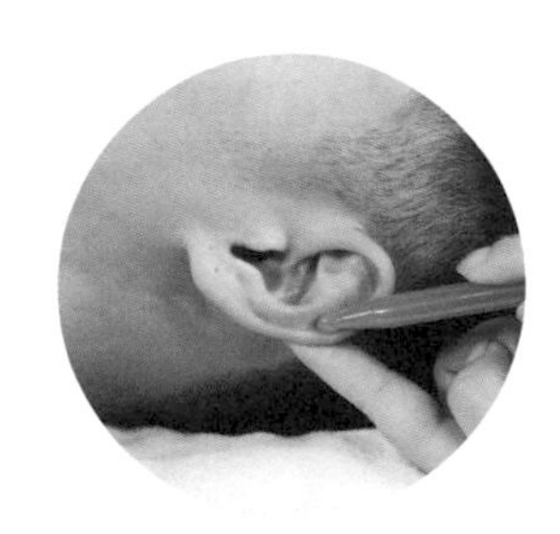

反射區表現

肩反射區膚色暗青，壓痛顯著。

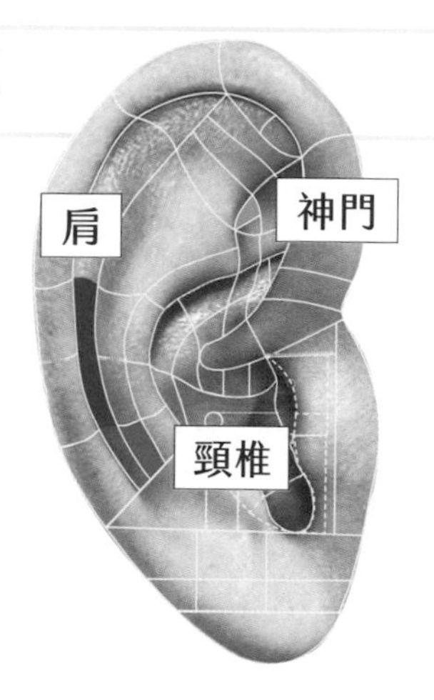

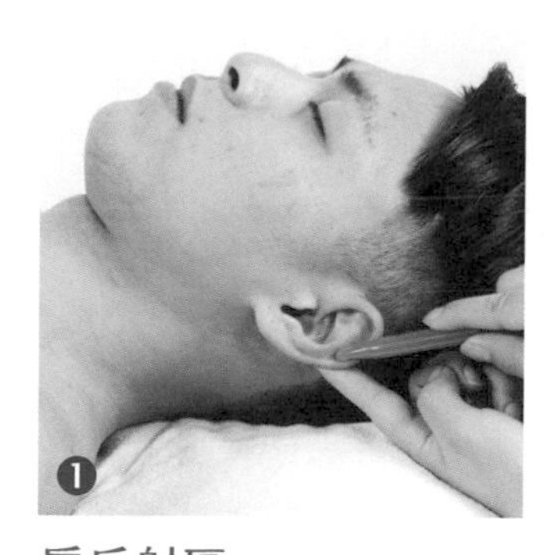

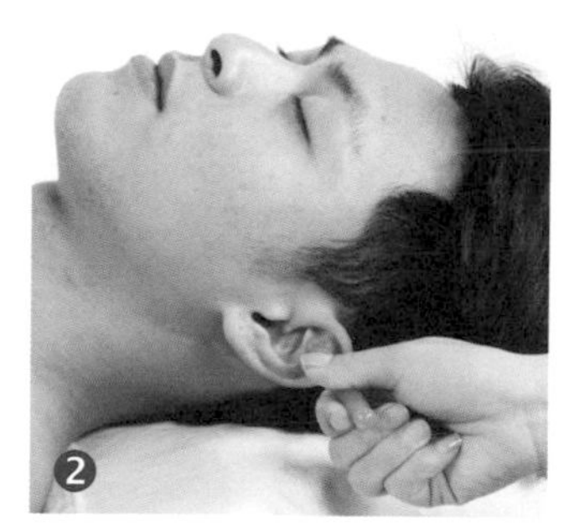

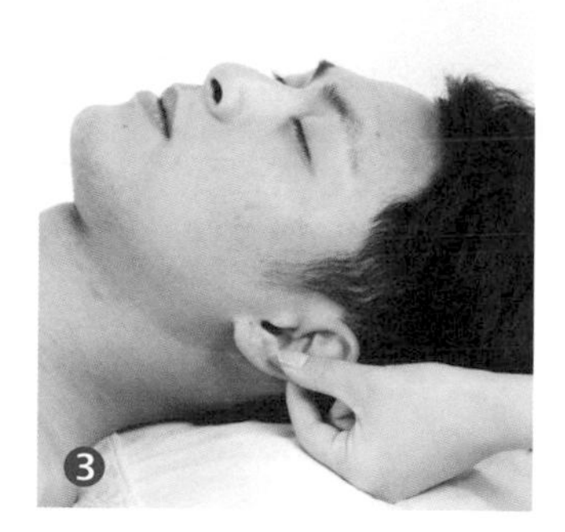

肩反射區

位於肘區的下方處，即耳舟4、5區。

方法：用搓摩法搓摩肩反射區1～2分鐘，以按摩部位發紅或有酸脹感為宜。

神門反射區

位於三角窩後1／3的上部，即三角窩4區。

方法：用搓摩法搓摩神門穴反射區1～2分鐘，以按摩部位有酸脹感為宜。

頸椎反射區

位於頸區後方，即對耳輪13區。

方法：用捏揉法揉動反射區1～2分鐘，以按摩部位發紅或有酸脹感為宜。

手　部

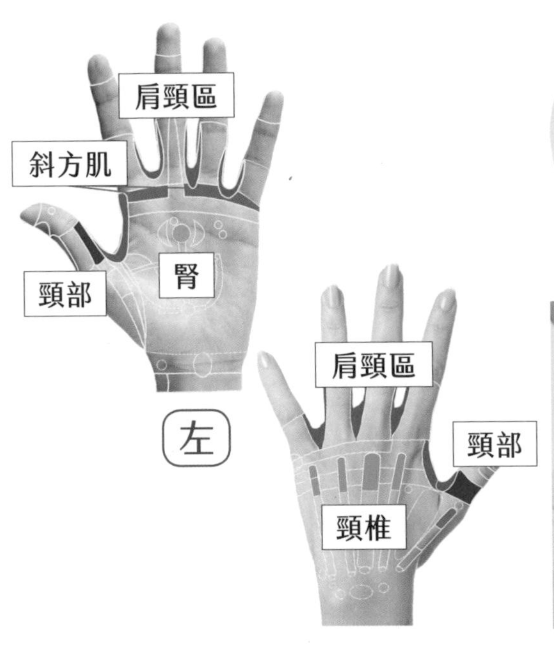

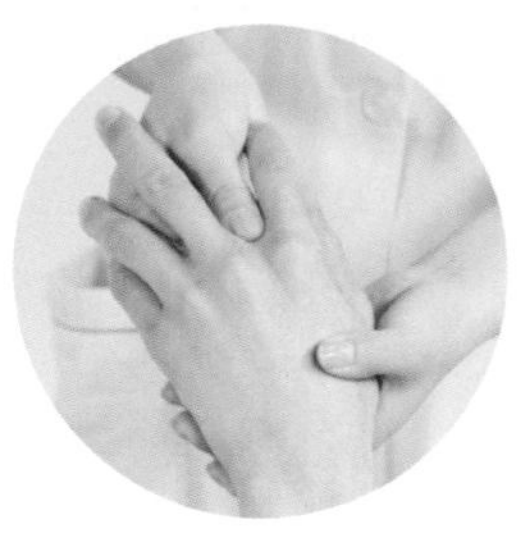

反射區表現

推按下列反射區時，壓痛顯著。

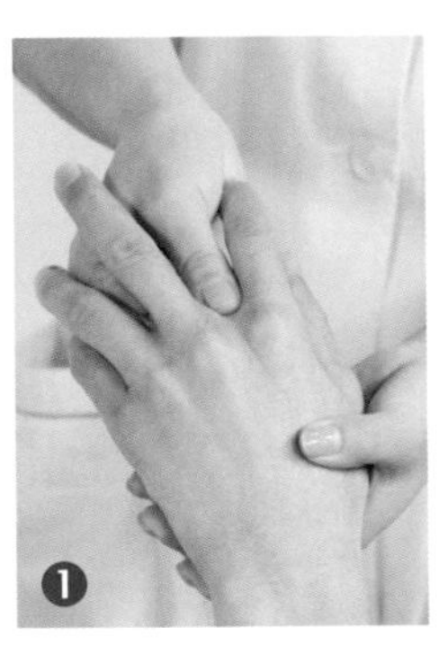

肩頸區反射區

位於雙手各指根部，近節指骨的兩側及各掌指關節結合部。

方法：用指揉法按揉反射區1～2分鐘，以局部有酸痛感為宜。

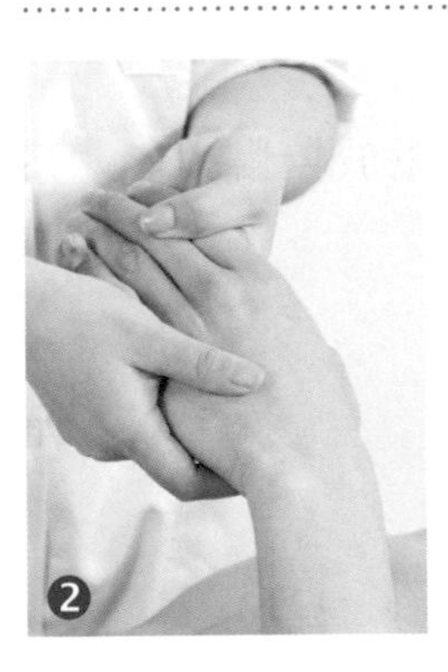

頸椎反射區

位於手背部，各掌骨背側遠端1／5的位置。

方法：用指揉法按揉頸椎反射區1～2分鐘，以局部有酸痛感為宜。

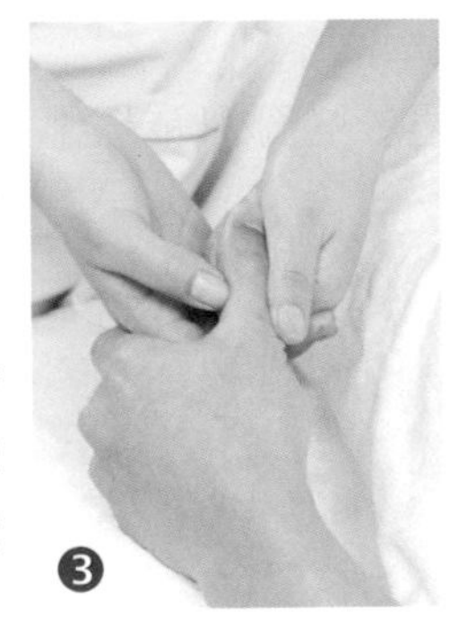

頸部反射區

位於雙手拇指近節掌面和背側。

方法：用掐法掐按頸部反射區1～2分鐘，以局部有酸痛感為宜。

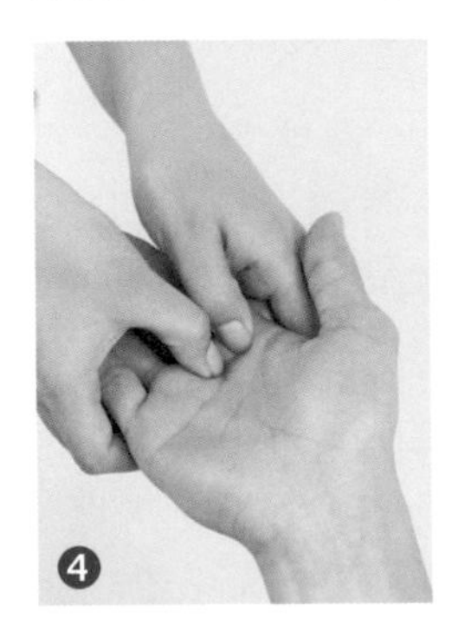

斜方肌反射區

位於手掌正面，在眼、耳反射區下方，呈一條橫帶狀區域。

方法：用掐法掐按斜方肌反射區1～2分鐘，以局部有酸痛感為宜。

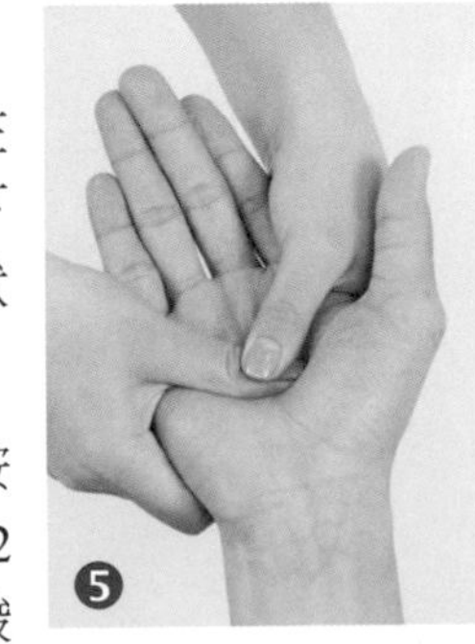

腎反射區

位於雙手中央處，第三掌骨中點。

方法：用指按法按壓腎反射區1～2分鐘，以局部有酸痛感為宜。

足部

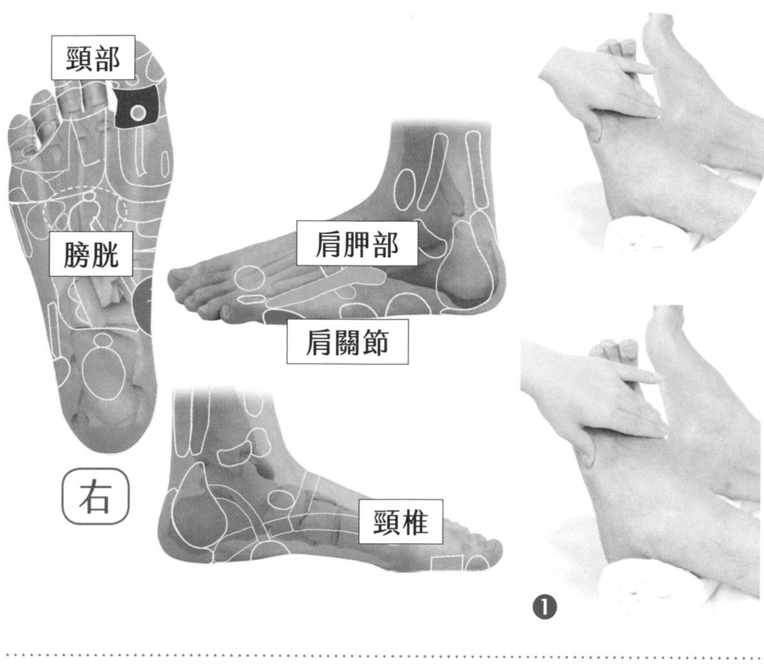

反射區表現

推按下列反射區時，壓痛顯著。

肩關節反射區

位於小趾骨與蹠骨關節，及腳背小趾骨外緣與凸起趾骨與蹠骨關節處。

方法：用拇指指腹按壓法按壓肩關節反射區2～5分鐘。

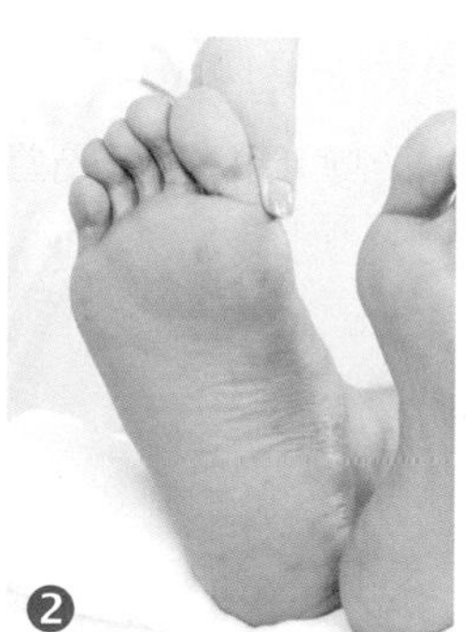

頸椎反射區

位於雙腳拇趾根部內側橫紋盡頭。

方法：用拇指指腹按壓法按壓反射區2～5分鐘，以局部有酸痛感為宜。

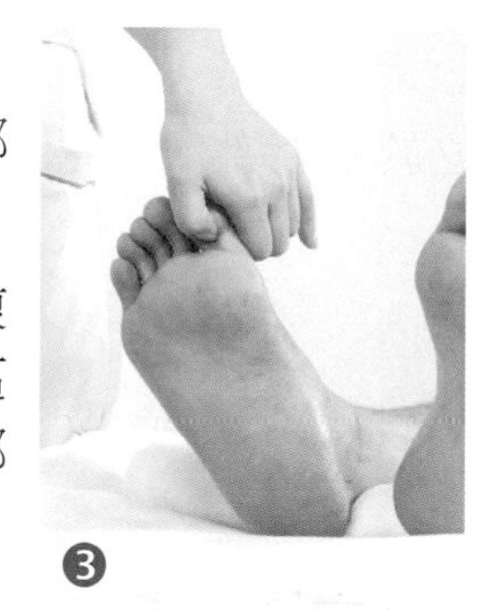

頸部反射區

位於雙腳拇趾根部橫紋處。

方法：用拇指指腹按壓法按壓頸部反射區2～5分鐘，以局部有酸痛感為宜。

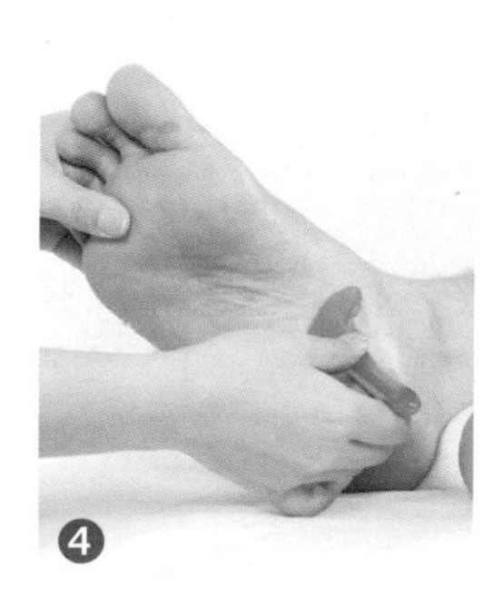

膀胱反射區

位於雙腳掌底面與腳掌內側交界處，腳跟前方。

方法：用刮壓法刮壓膀胱反射區2～5分鐘，以局部有酸痛感為宜。

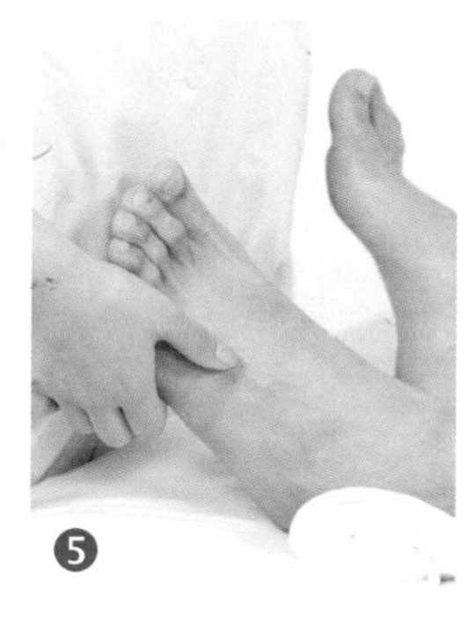

肩胛部反射區

位於雙腳背沿第四、五蹠骨的近端1／2的帶狀區域。

方法：用拇指指腹按壓法按壓肩胛部反射區2～5分鐘，以局部有酸痛感為宜。

急性腰扭傷　行氣活血緩疼痛

急性腰扭傷是由於腰部的肌肉、筋膜、韌帶等部分軟組織突然受到外力的作用過度牽拉所引起的急性損傷，主要原因有肢體姿勢不正確、動作不協調、用力過猛、活動時無準備、活動範圍大等。臨床表現有：傷後立即出現劇烈疼痛，腰部無力，疼痛為持續性的，嚴重者可造成關節突骨折和隱性脊椎裂等。

耳　部

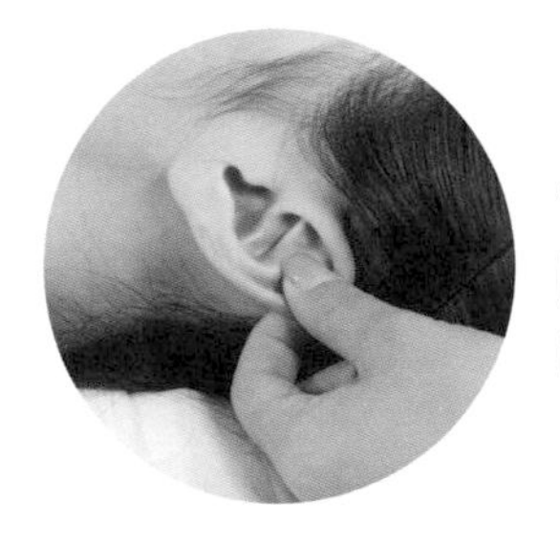

反射區表現

腰骶椎反射區膚色暗青。

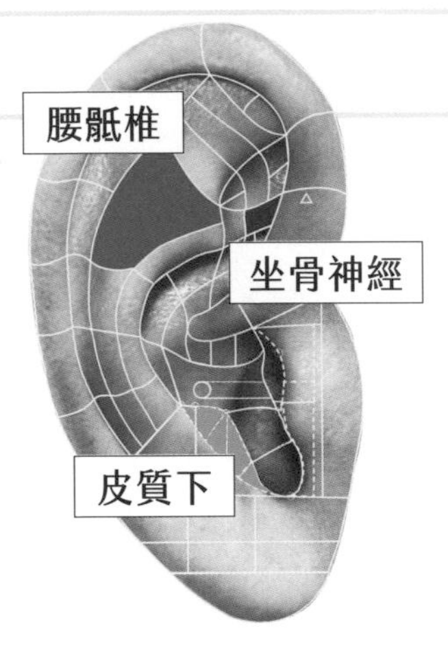

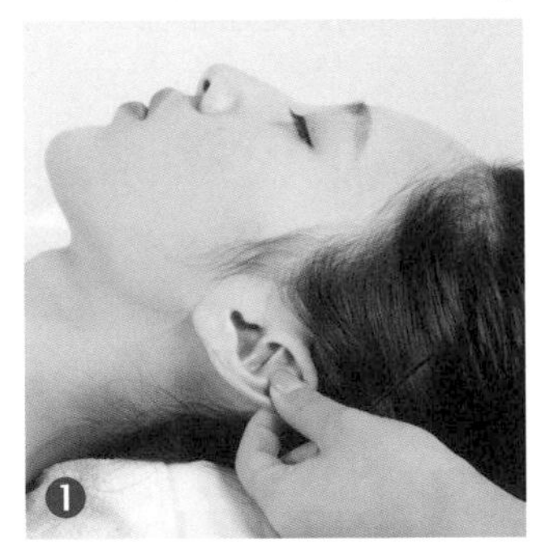

腰骶椎反射區

位於腹區後方，即對耳輪9區。

方法：用捏揉法揉動反射區1～2分鐘，以按摩部位發紅或有酸脹感為宜。

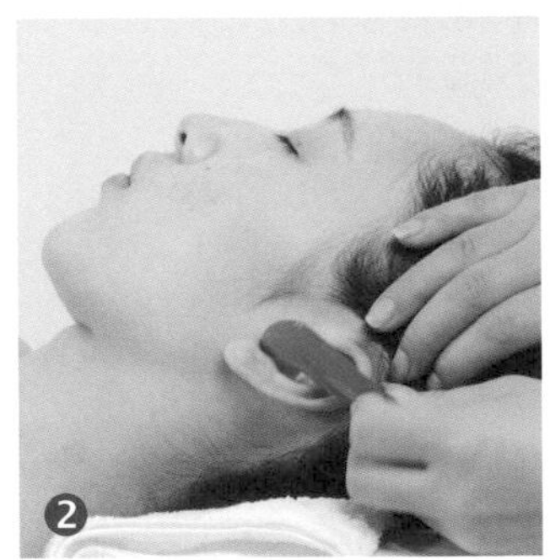

皮質下反射區

位於對耳屏內側面，即對耳屏4區。

方法：用刮拭法刮拭反射區1～2分鐘，以按摩部位發紅或有酸脹感為宜。

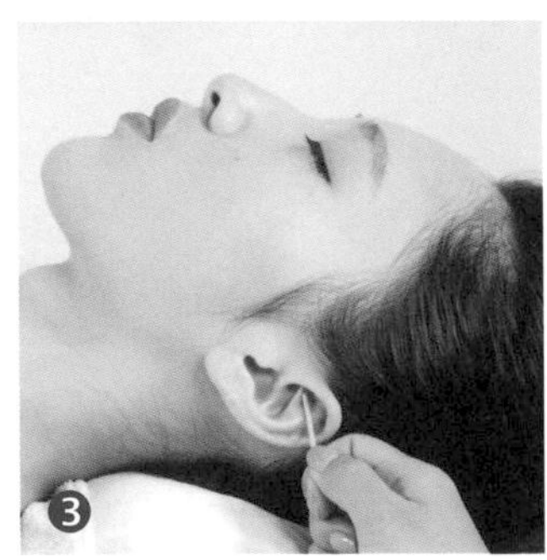

坐骨神經反射區

位於對耳輪下腳的前2／3處，即對耳輪6區。

方法：用切按法切壓坐骨神經反射區1～2分鐘，以局部酸脹為宜。

手部

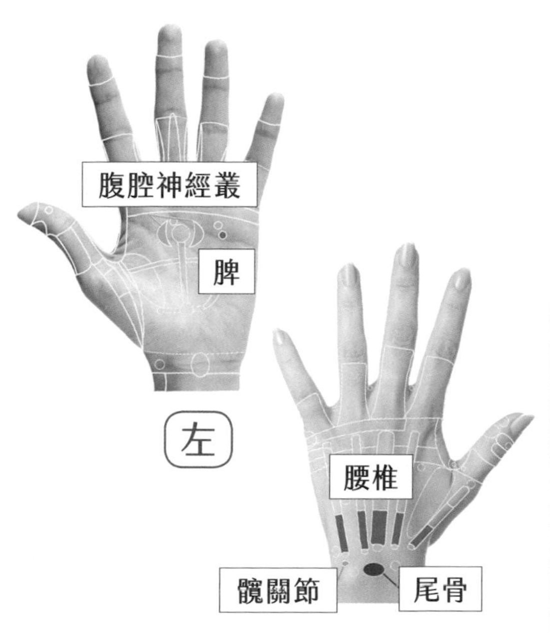

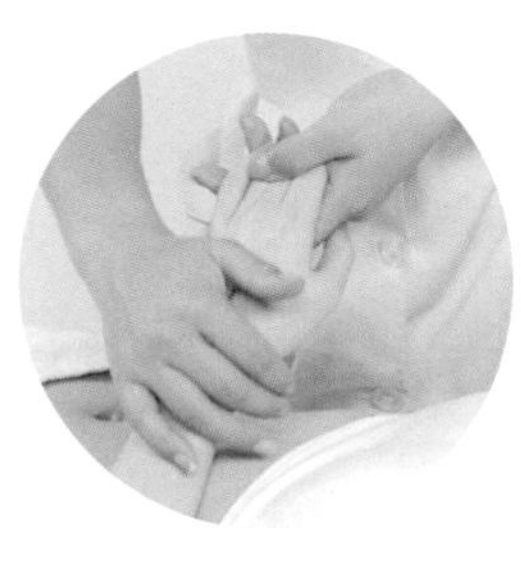

反射區表現

腰椎反射區膚色暗青，伴下列反射區壓痛顯著。

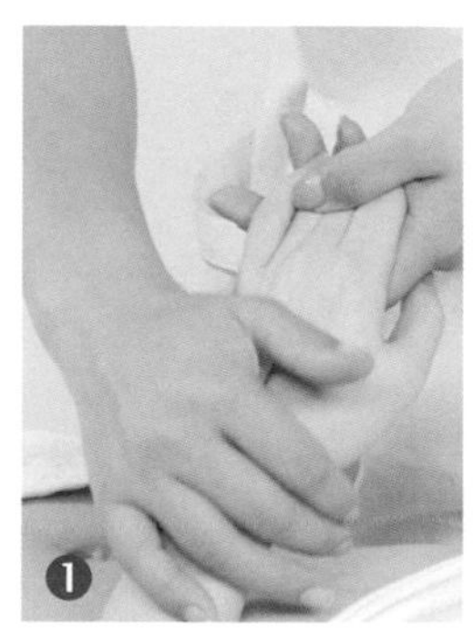

腰椎反射區

位於雙手背側，各掌骨近端，約占整個掌骨體的2／5。

方法：用擦法推擦腰椎反射區1～2分鐘，以局部有酸痛感為宜。

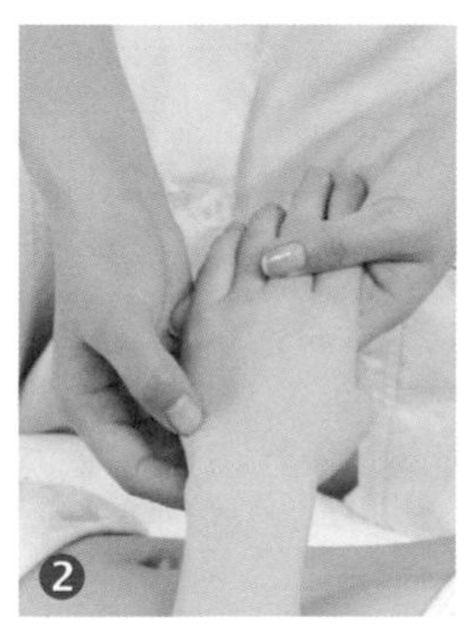

髖關節反射區

位於雙手背側，尺骨和橈骨莖突骨面的周圍。

方法：用掐法掐按髖關節反射區1～2分鐘，以局部有酸痛感為宜。

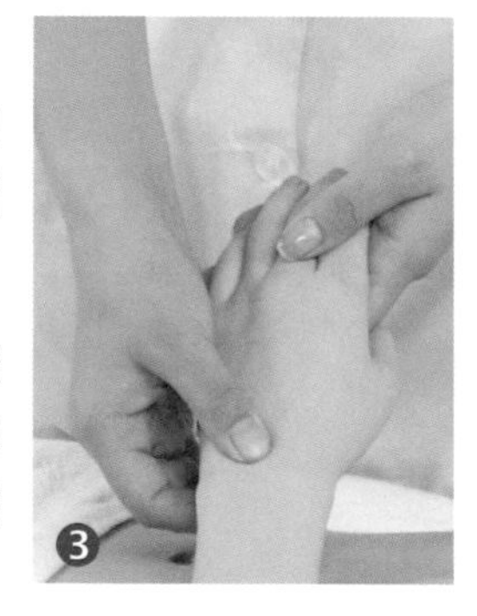

尾骨反射區

位於雙手背側，腕背橫紋區域。

方法：用指按法按壓尾骨反射區1～2分鐘，以局部有酸痛感為宜。

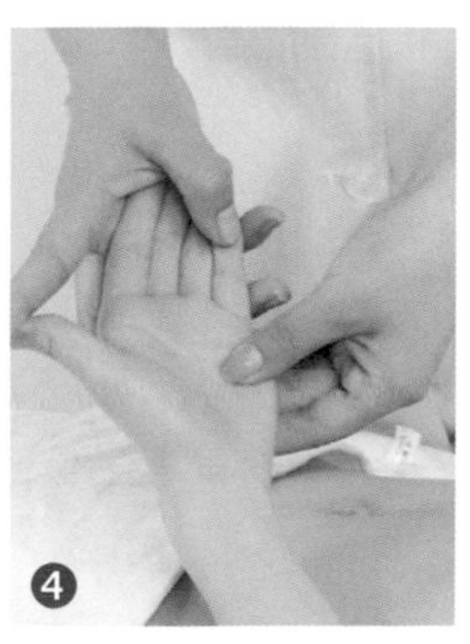

脾反射區

位於左手掌側第四、第五掌骨間（中段遠端）。

方法：用指揉法按揉脾反射區1～2分鐘，以出現酸脹感為宜。

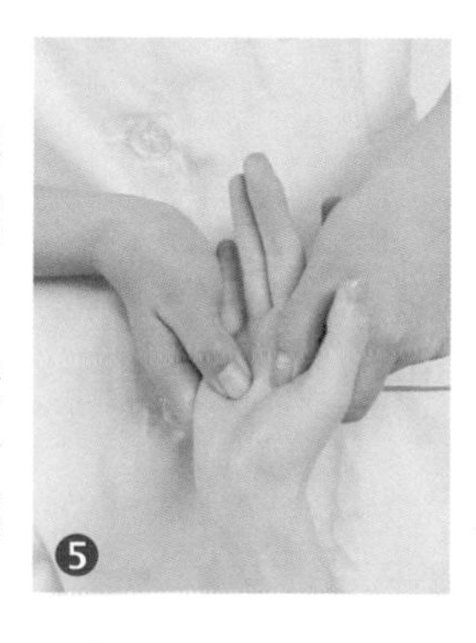

腹腔神經叢反射區

位於雙手掌心第二、三掌骨及第三、四掌骨之間，腎反射區的兩側。

方法：用指按法按壓腹腔神經叢反射區1～2分鐘。

足部

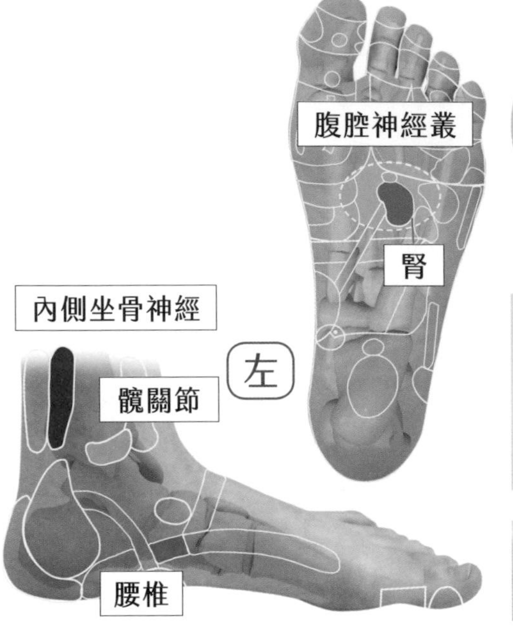

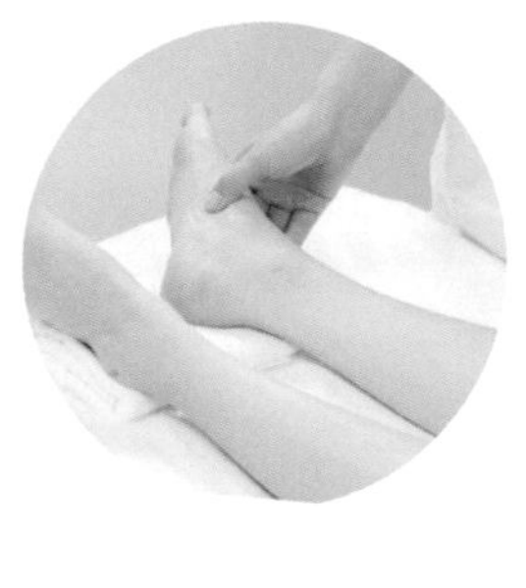

反射區表現

推按下列反射區時，壓痛顯著。

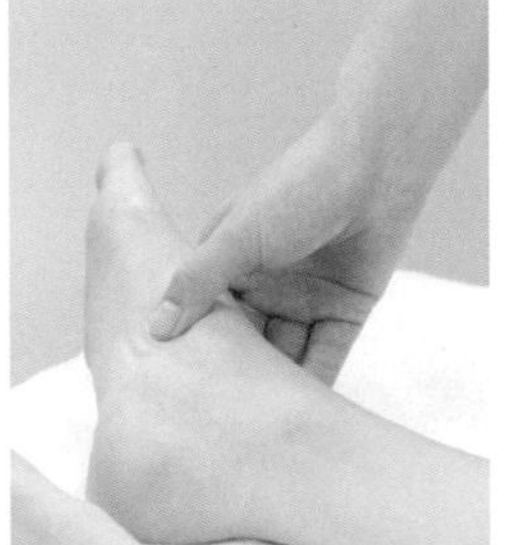

腰椎反射區

位於雙足弓內側緣第一楔骨至舟骨，前接胸椎反射區，後連骶骨反射區。

方法：用拇指指腹按壓法按壓腰椎反射區2～5分鐘。

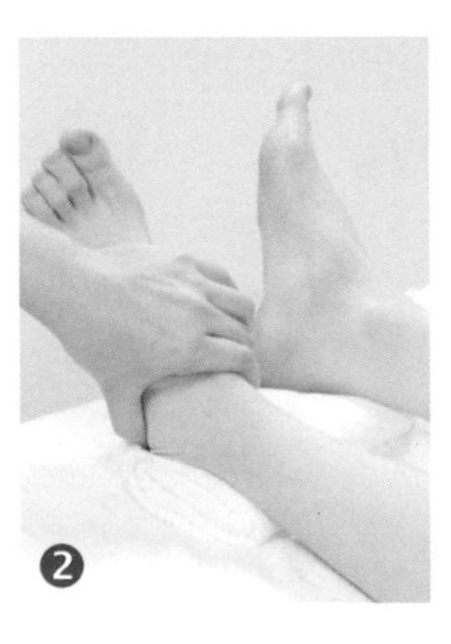

髖關節反射區

位於雙腳內踝下緣及外踝下緣，呈弧形區域。

方法：用拇指指腹推壓法推壓髖關節反射區2～5分鐘，以局部有酸痛感為宜。

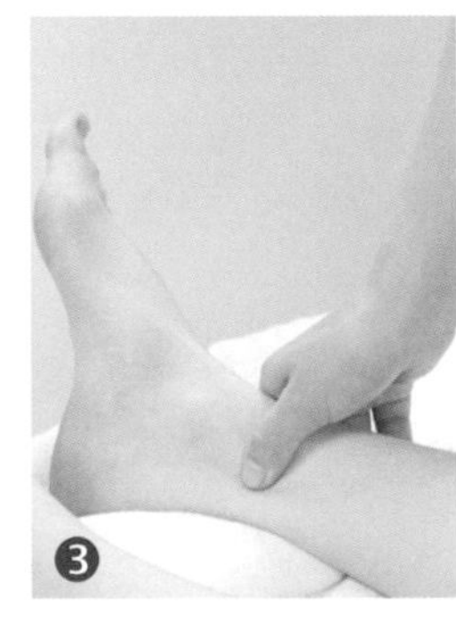

內側坐骨神經反射區

位於內踝關節後上方起，沿脛骨後緣上至脛骨內側下。

方法：用拇指指腹按壓法按壓反射區2～5分鐘。

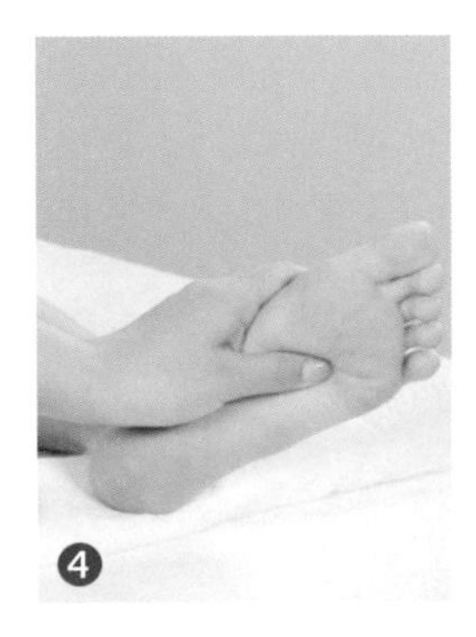

腎反射區

位於雙腳底，第二蹠骨與第三蹠骨體之間，近蹠骨底處，蜷足時中央凹陷處。

方法：用拇指指腹按壓法按壓腎反射區2～5分鐘。

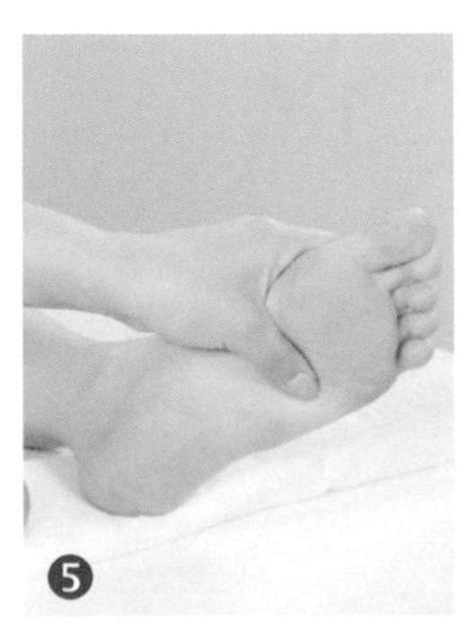

腹腔神經叢反射區

位於雙腳底，第二至第四蹠骨體處的橢圓區域。

方法：用拇指指腹按壓法按壓反射區2～5分鐘。

腰痛　行氣通陽強腰脊

腰痛是指腰椎和關節及其周圍軟組織等病損出現腰部疼痛的一種症狀。常用以形容勞累過度。日間勞累加重，休息後可減輕，日積月累，可使肌纖維變性，甚而少量撕裂，形成疤痕或纖維索條或粘連，進而造成長期慢性腰背痛，而粘連是指身體內的黏膜或漿膜，由於炎症病變而粘在一起。中醫認為本病因感受寒濕、濕熱、氣滯血瘀、腎虧體虛或跌僕外傷等所致。

耳部

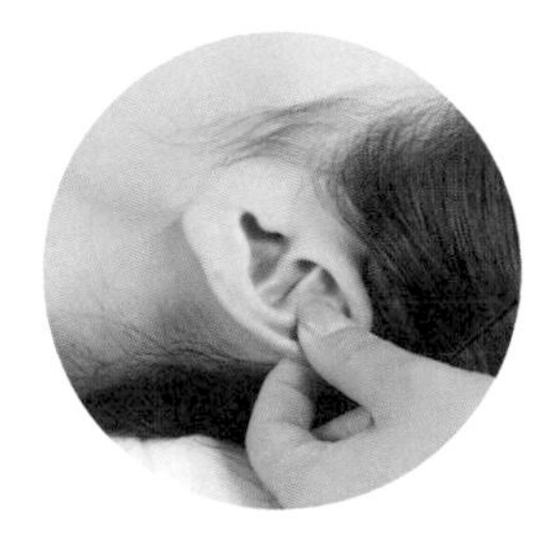

反射區表現

用耳穴探棒或火柴棒探查下列反射區時，壓痛顯著。

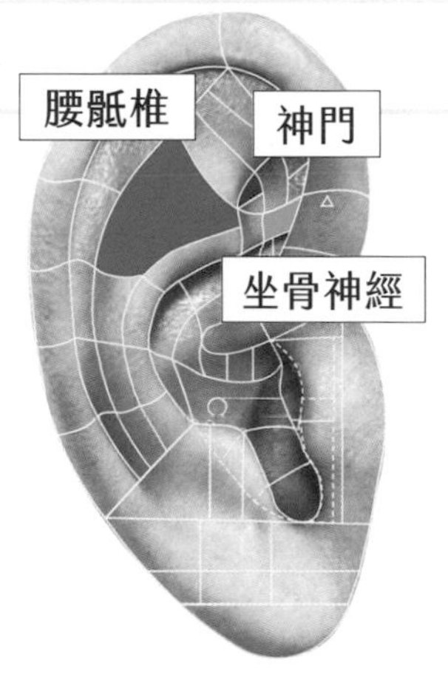

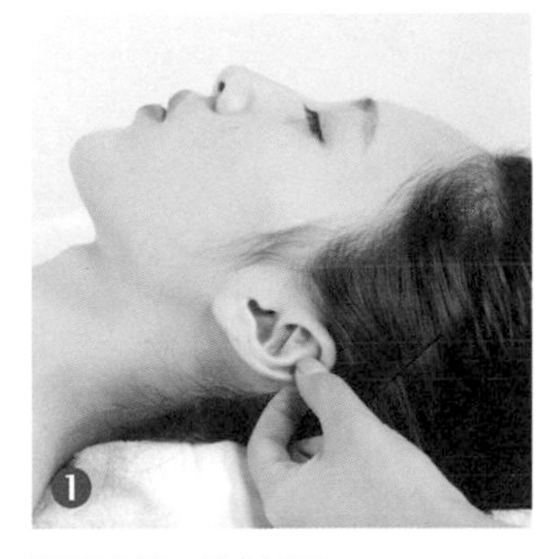

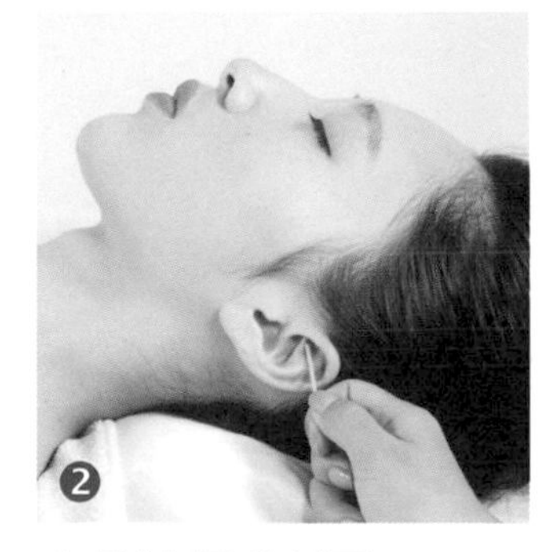

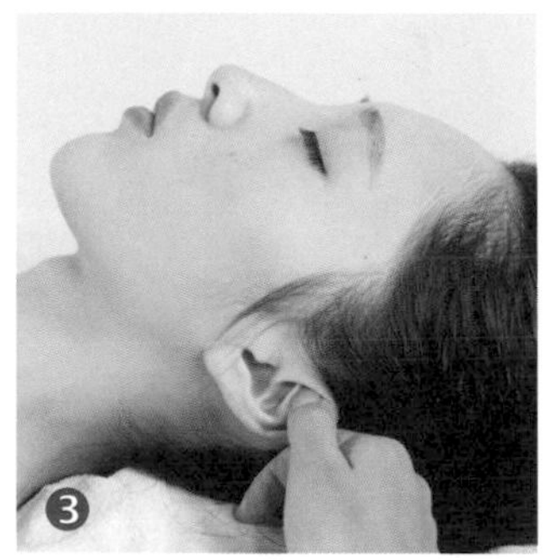

腰骶椎反射區

位於腹區後方，即對耳輪9區。

方法：用切按法切壓反射區1～2分鐘，以按摩部位發紅或有酸脹感為宜。

坐骨神經反射區

位於對耳輪下腳的前2／3處，即對耳輪6區。

方法：用切按法切壓坐骨神經反射區1～2分鐘，以局部酸脹為宜。

神門反射區

位於三角窩後1／3的上部，即三角窩4區。

方法：用捏揉法捏揉反射區1～2分鐘，以按摩部位發紅或有酸脹感為宜。

手　部

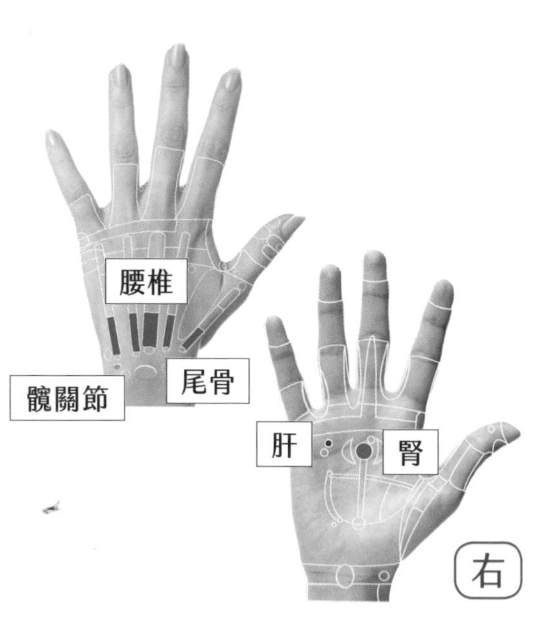

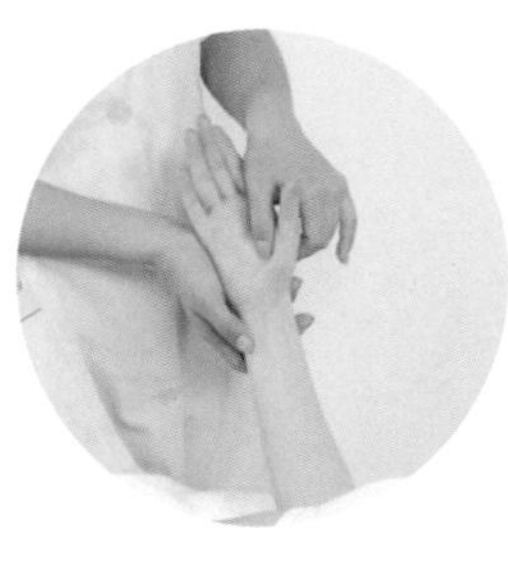

反射區表現

腎反射區及大魚際肉膚色暗青。

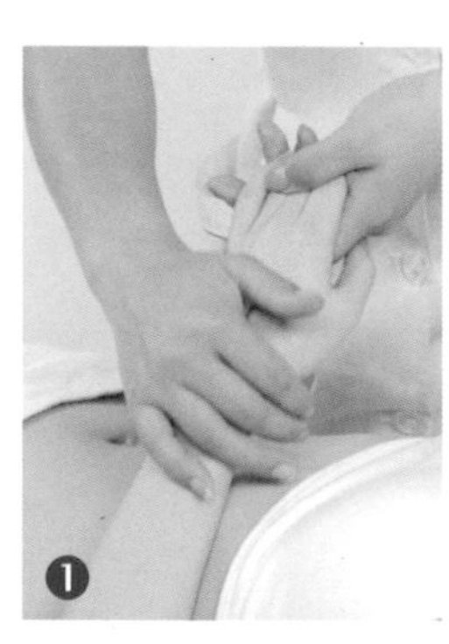

腰椎反射區

位於雙手背側，各掌骨近端，約占整個掌骨體的2／5。

方法：用擦法推擦腰椎反射區1～2分鐘，以局部有酸痛感為宜。

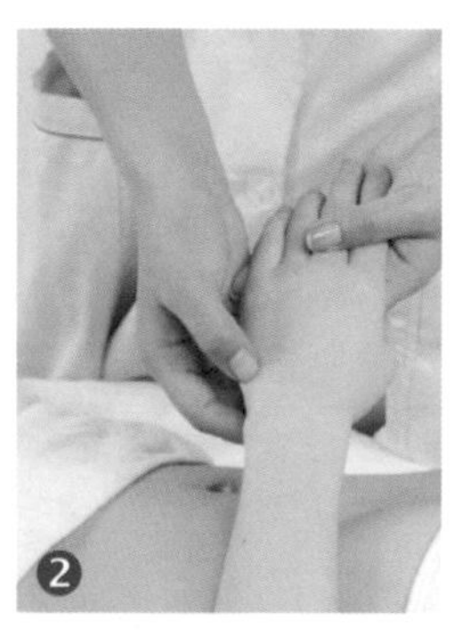

髖關節反射區

位於雙手背側，尺骨和橈骨莖突骨面的周圍。

方法：用掐法掐按髖關節反射區1～2分鐘，以局部有酸痛感為宜。

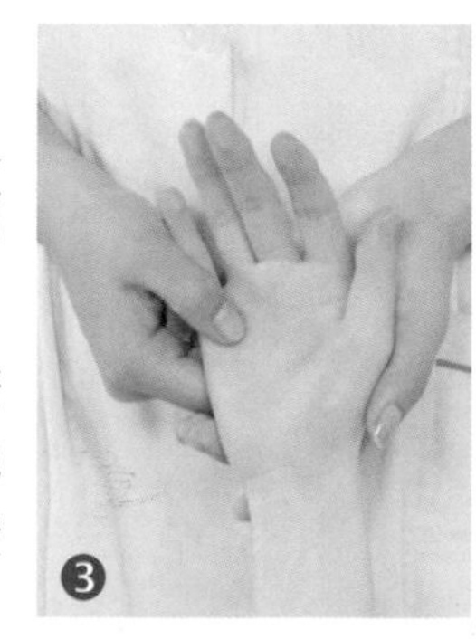

肝反射區

位於右手的掌面，第四、第五掌骨體之間近掌骨處。

方法：用指按法按壓肝反射區1～2分鐘，以局部有酸痛感為宜。

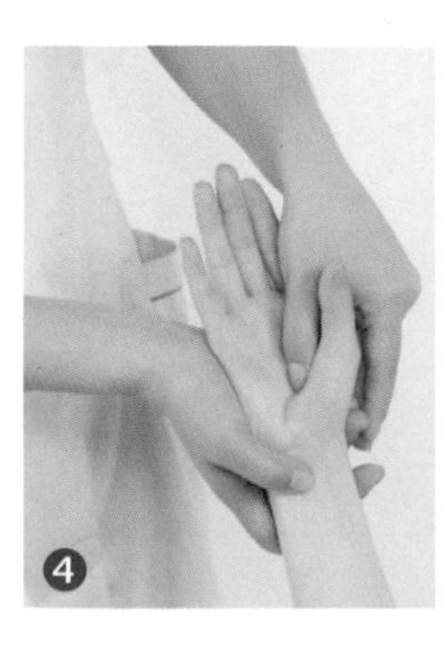

腎反射區

位於雙手的中央區域，第三掌骨中點，相當於勞宮穴的位置。

方法：用指按法按反射區1~2分鐘。

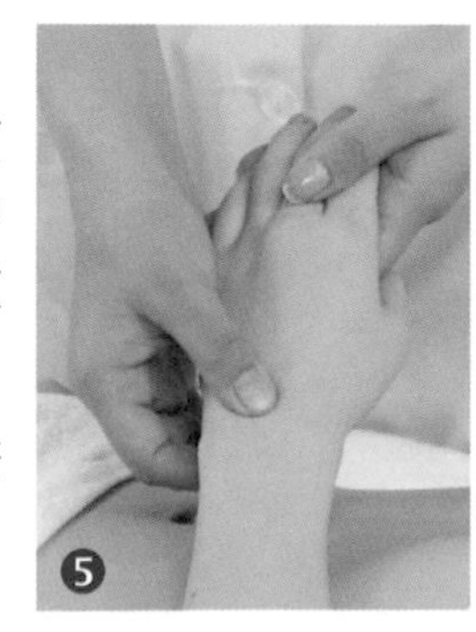

尾骨反射區

位於雙手背側，腕背橫紋區域。

方法：用指按法按壓尾骨反射區1～2分鐘，以局部有酸痛感為宜。

足部

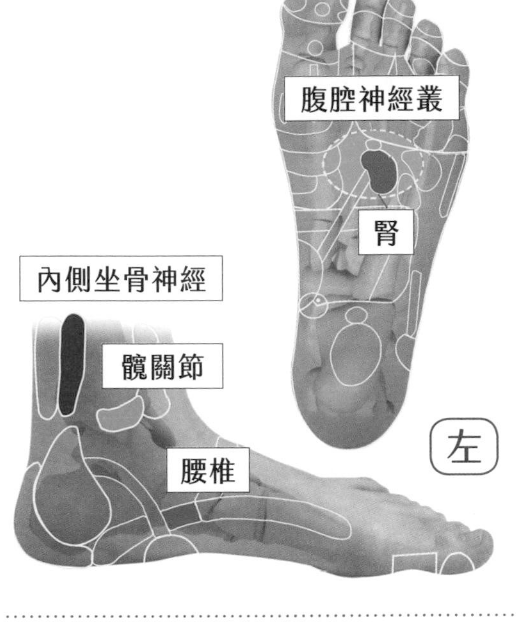

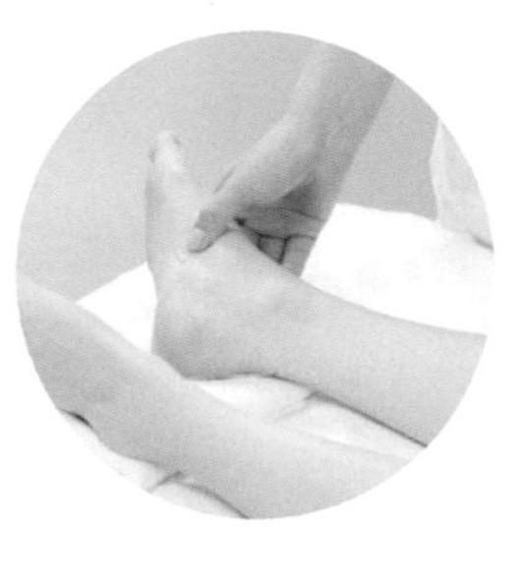

反射區表現

推按下列反射區時，壓痛顯著。

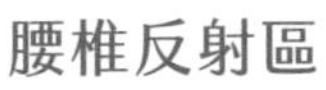

腰椎反射區

位於雙足弓內側緣第一楔骨至舟骨，前接胸椎反射區，後連骶骨反射區。

方法：用拇指指腹按壓法按壓腰椎反射區2～5分鐘。

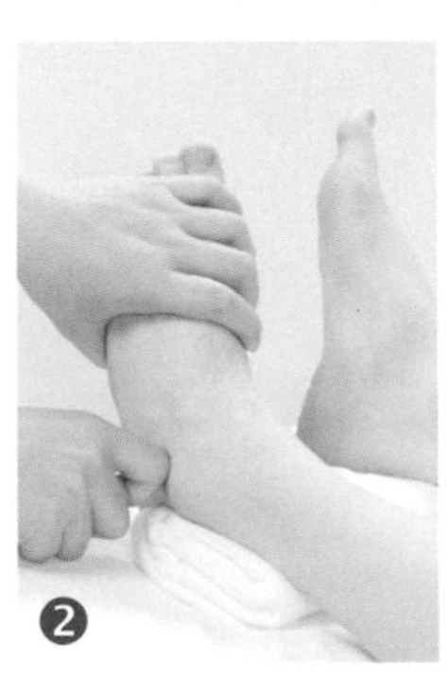

髖關節反射區

位於雙腳內踝下緣及外踝下緣，一塊呈現弧形的區域。

方法：用單食指叩拳法頂壓髖關節反射區2～5分鐘，以局部有酸痛感為宜。

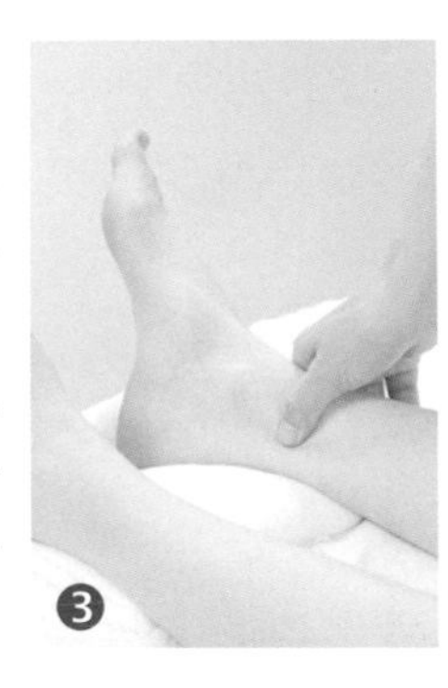

內側坐骨神經反射區

位於內踝關節後上方起，沿脛骨後緣上至脛骨內側下。

方法：用拇指指腹按壓法按壓反射區2～5分鐘。

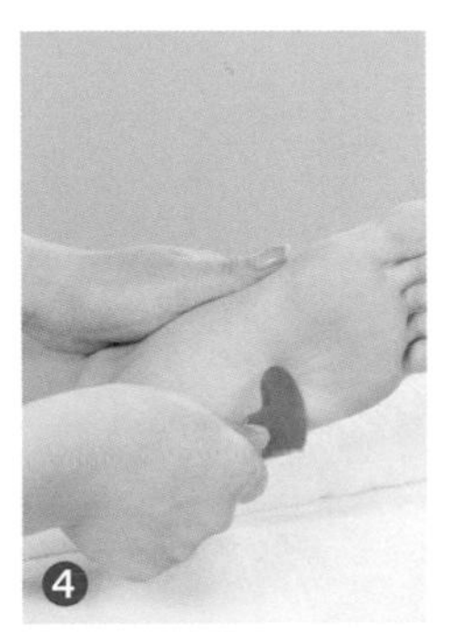

腎反射區

位於雙腳底，第二、三蹠骨體之間，近蹠骨底處，蜷足時中央凹陷處。

方法：用刮壓法刮壓腎反射區2～5分鐘。

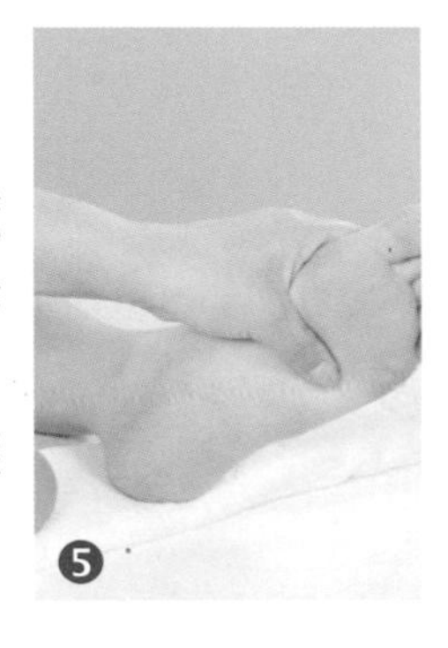

腹腔神經叢

位於雙腳底第二至第四蹠骨體處，分佈在腎反射區周圍的橢圓區域。

方法：用拇指指腹按壓法按壓反射區2～5分鐘。

腰椎骨質增生　疏經通絡強椎骨

腰椎骨質增生是一種慢性、進展性關節病變，以腰三、腰四最為常見。如壓迫坐骨神經可引起坐骨神經炎，出現患肢劇烈麻痛、灼痛、抽痛、串痛、向整個下肢放射。如果是急性期，病人應避免過度勞累，必要時可適當臥床休息，透過休息來減少受累關節的機械性刺激。

耳　部

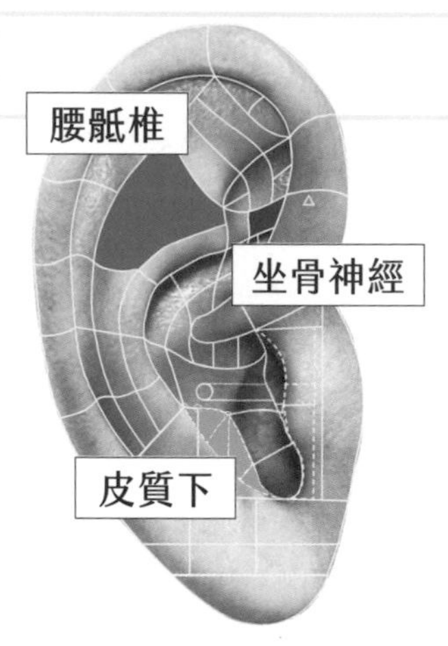

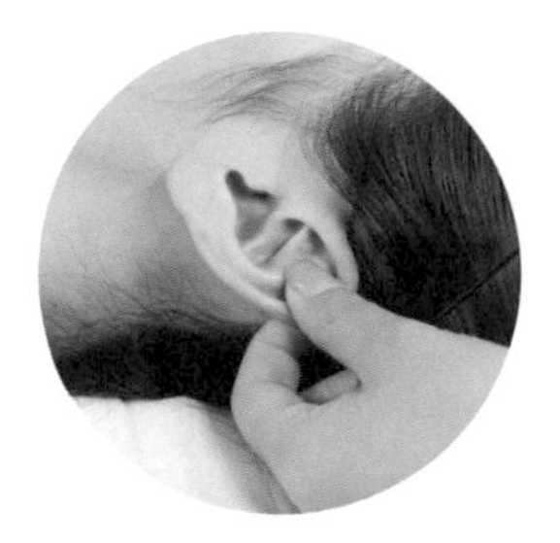

反射區表現

用耳穴探棒或火柴棒探查下列反射區時，壓痛顯著。

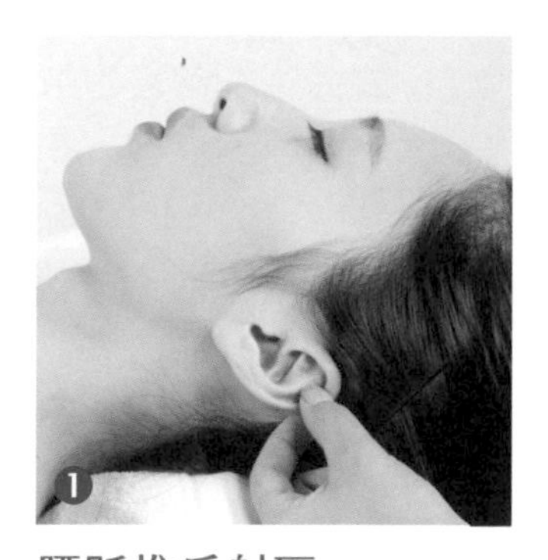

腰骶椎反射區

位於腹區後方，即對耳輪9區。

方法：用切按法切壓反射區1～2分鐘，以按摩部位發紅或有酸脹感為宜。

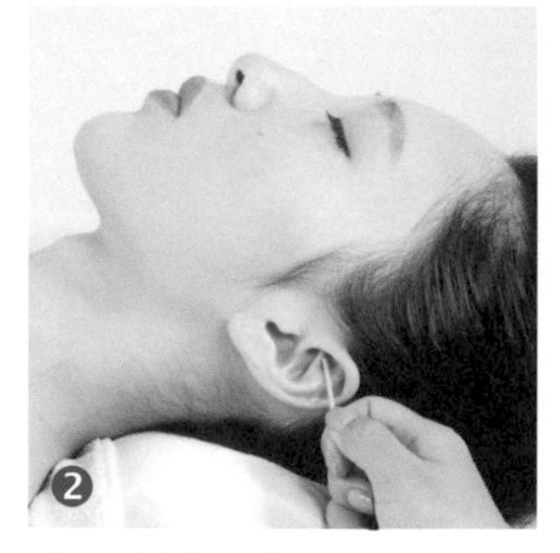

坐骨神經反射區

位於對耳輪下腳的前2／3處，即對耳輪6區。

方法：用切按法切壓坐骨神經反射區1～2分鐘，以按摩部位酸脹為宜。

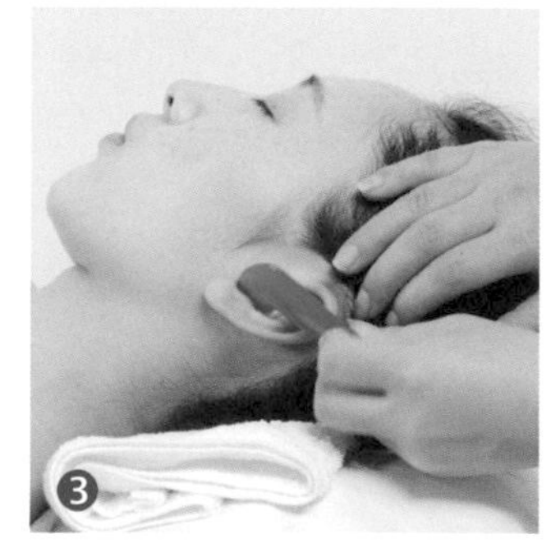

皮質下反射區

位於對耳屏內側面，即對耳屏4區。

方法：用刮拭法刮拭反射區1～2分鐘，以按摩部位發紅或有酸脹感為宜。

手　部

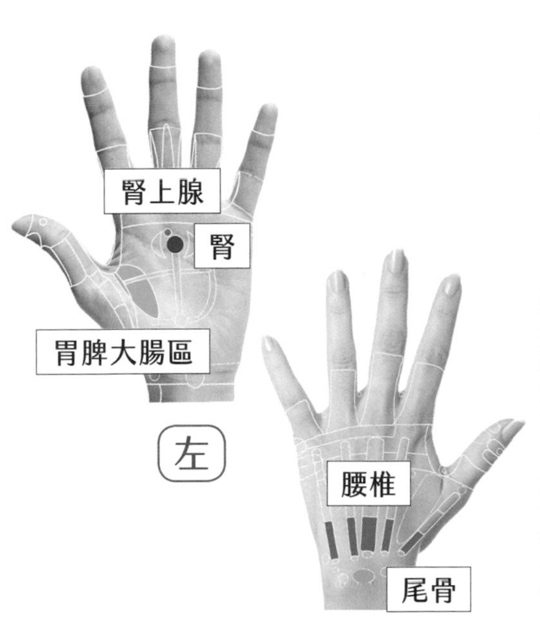

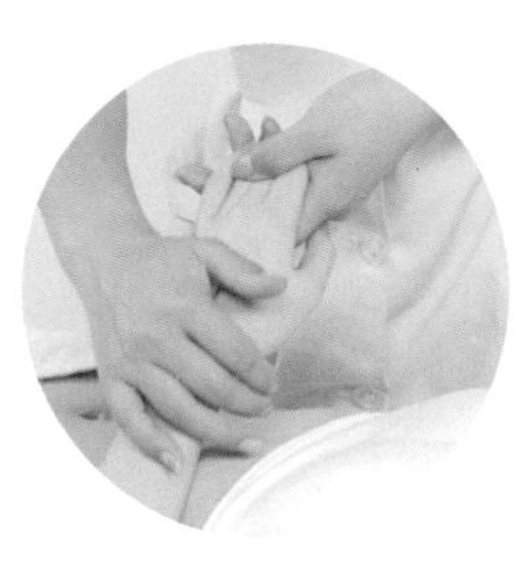

反射區表現

推按下列反射區時，壓痛顯著。

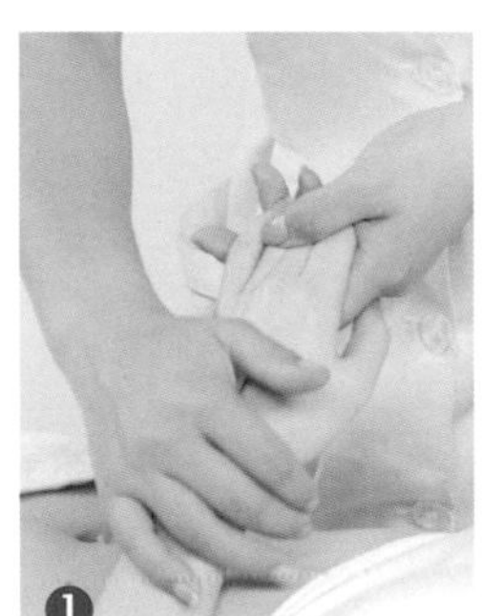

腰椎反射區

位於雙手背側，各掌骨近端，約占整個掌骨體的2／5。

方法：用擦法推擦腰椎反射區1～2分鐘，以局部有酸痛感為宜。

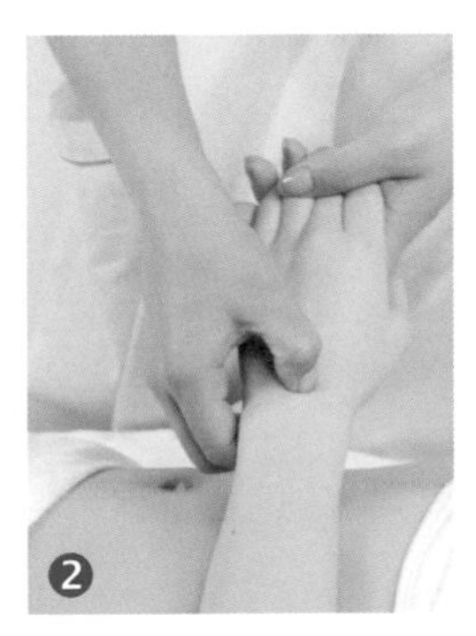

尾骨反射區

位於雙手背側，腕背橫紋區域。

方法：用掐法掐按尾骨反射區1～2分鐘，以局部有酸痛感為宜。

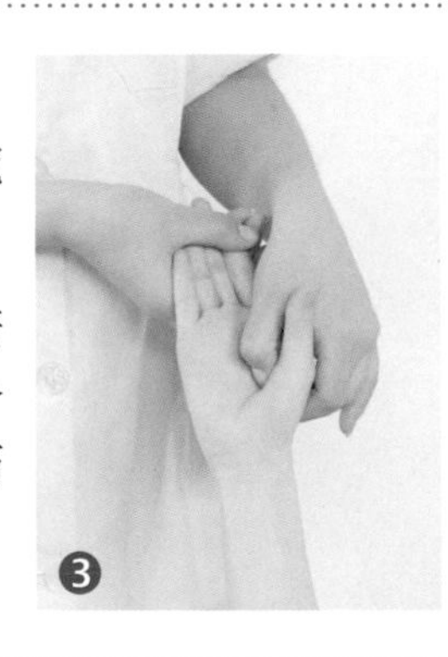

腎反射區

位於雙手中央處，第三掌骨中點。

方法：用掐法掐按腎反射區1～2分鐘，以局部有酸痛感為宜。

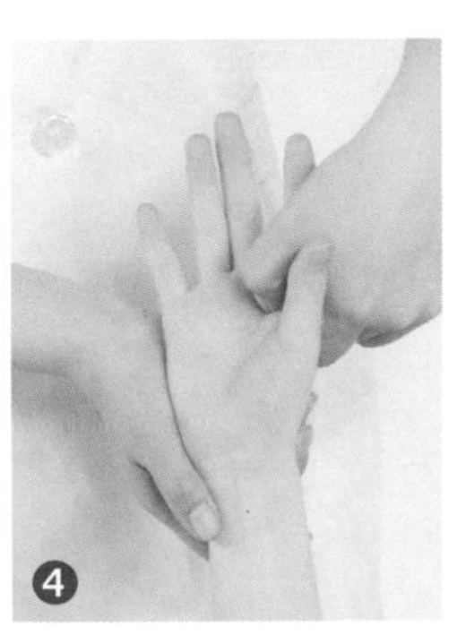

腎上腺反射區

位於雙手掌面第二、三掌骨之間，距離第二、三掌骨1.5～2公分處。

方法：用掐法掐按腎上腺反射區1～2分鐘。

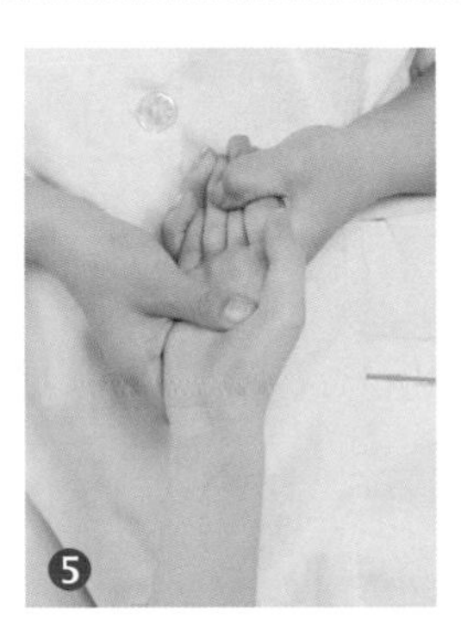

胃脾大腸區反射區

位於手掌面，第一、第二掌骨之間的橢圓形區域。

方法：用指揉法按揉胃脾大腸區反射區1～2分鐘，以局部有酸痛感為宜。

足　部

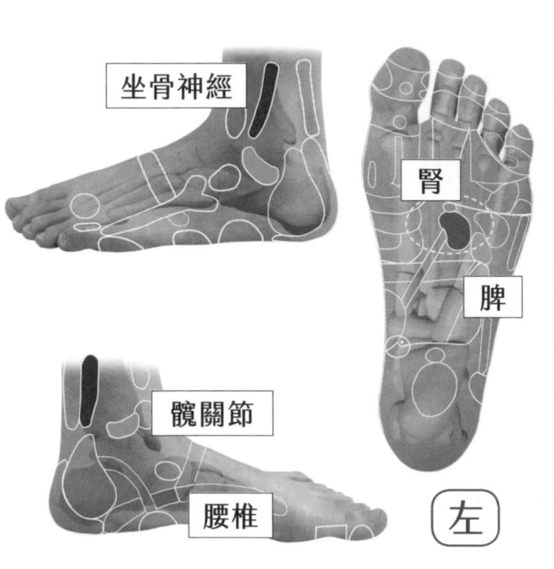

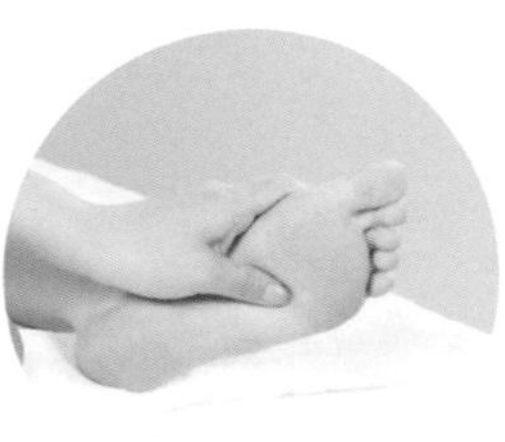

反射區表現

按揉腎及腰椎反射區時，壓痛顯著。

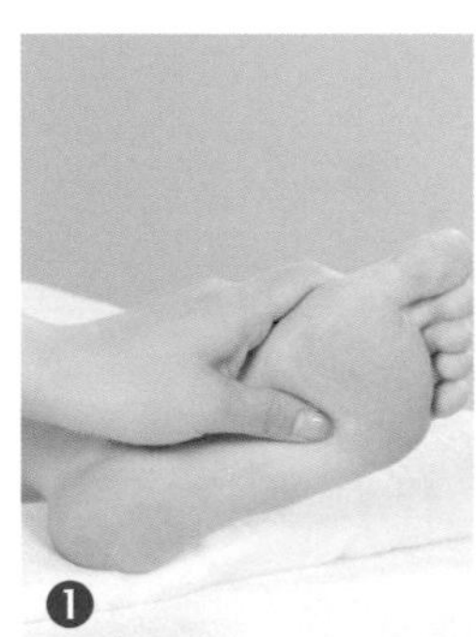

腎反射區

位於雙腳底，第二、三蹠骨體之間，近蹠骨底，蜷足時中央凹陷處。

方法：用拇指指腹推壓法按壓腎反射區2～5分鐘。

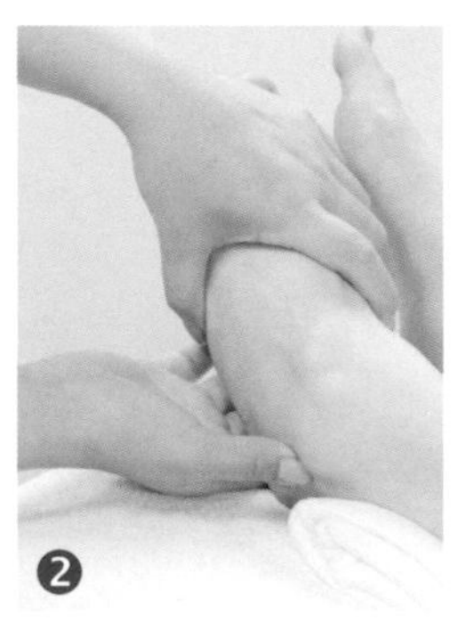

髖關節反射區

位於雙腳內踝下緣及外踝下緣，呈弧形區域。

方法：用拇指指腹按壓法按壓髖關節反射區2～5分鐘，以局部酸痛為度。

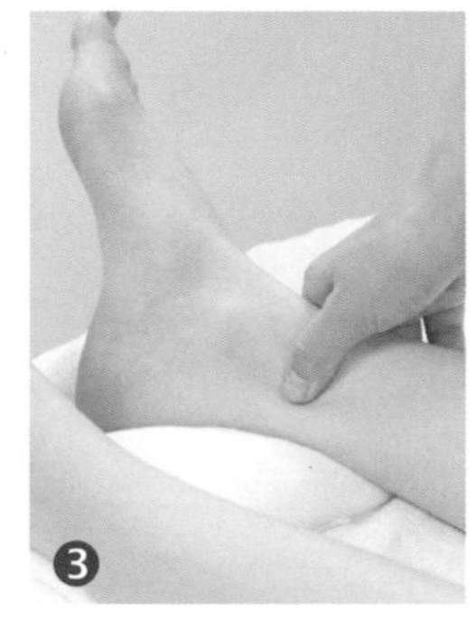

內側坐骨神經反射區

位於內踝關節後上方起，沿脛骨後緣上至脛骨內側下。

方法：用拇指指腹按壓法按壓反射區2～5分鐘。

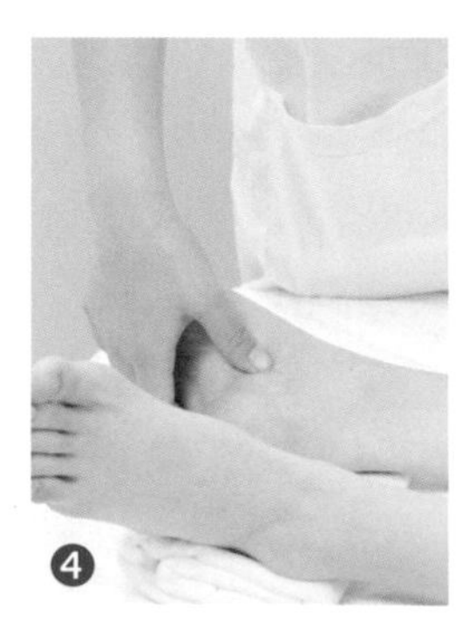

腰椎反射區

位於雙腳足弓內側緣，第一楔骨至舟骨區域。

方法：用拇指指腹推壓法推按腰椎反射區2～5分鐘，以局部有酸痛感為宜。

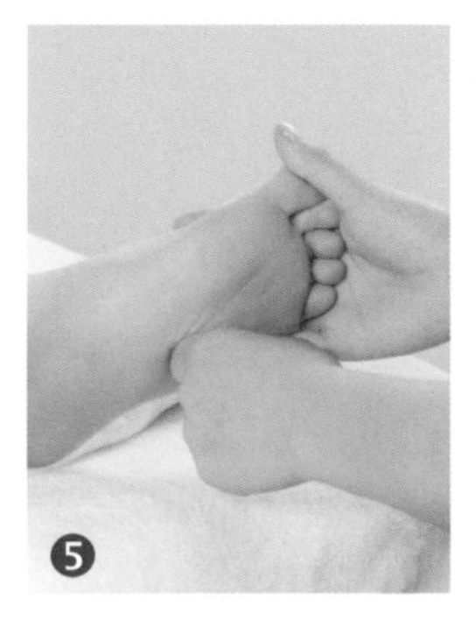

脾反射區

位於左腳底第四、第五蹠骨之間，距心反射區下方約一條橫指處。

方法：用單食指叩拳法頂壓脾反射區2～5分鐘。

膝關節痛　消炎止痛有良方

膝關節疼痛是指由各種原因引起的膝關節部位疼痛的一種病症。膝關節發生病變，膝關節受寒冷刺激，運動不當造成扭傷，走路習慣不良等，都會引起膝關節疼痛。患者膝關節一般會出現鈍痛，並伴隨沉重感、酸脹感、淤滯感、活動不適等，可能還會牽涉到膕窩、小腿以及踝關節等部位。

耳　部

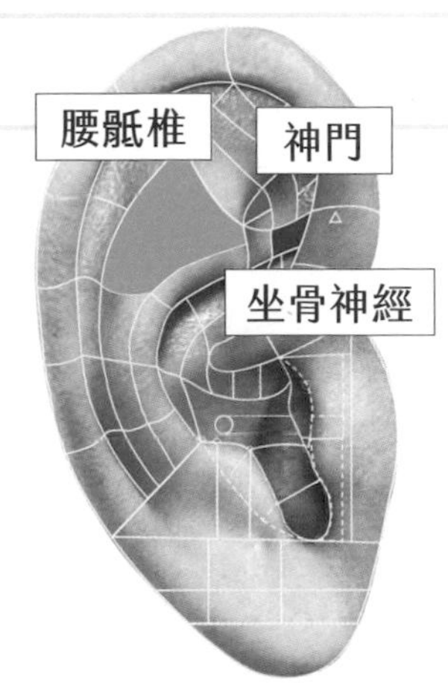

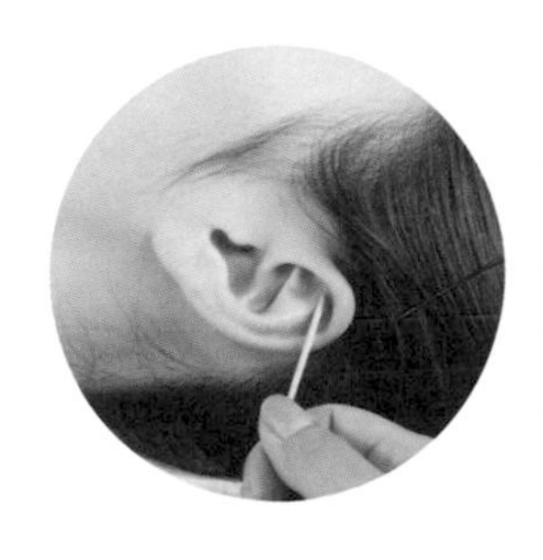

反射區表現

用耳穴探棒或火柴棒探查壓痛點時，膝反射區壓痛顯著。

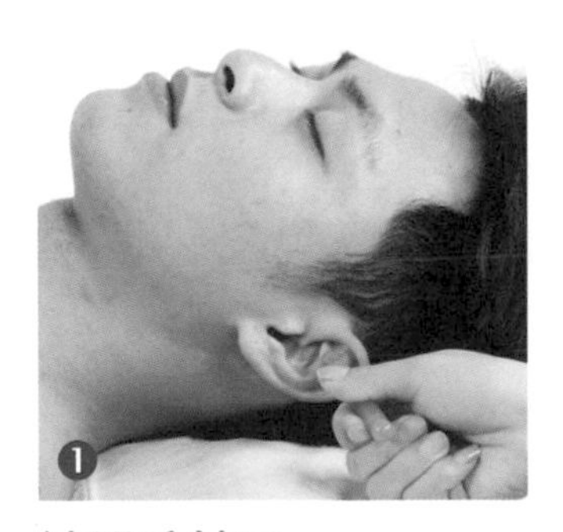

神門反射區

位於三角窩後1／3的上部，即三角窩4區。

方法：用搓摩法搓摩反射區1～2分鐘，以按摩部位發紅或有酸脹感為宜。

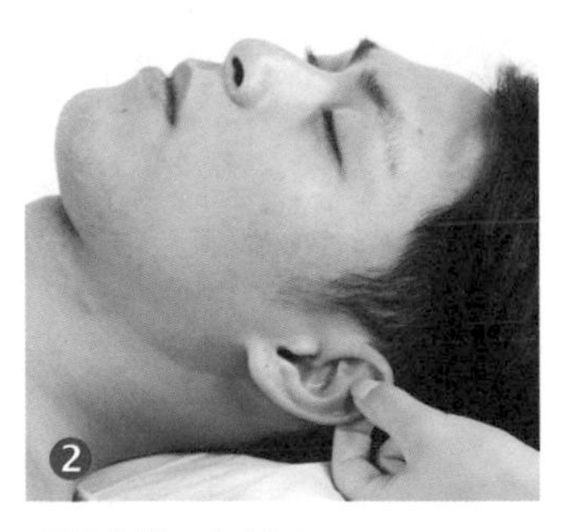

腰骶椎反射區

位於腹區後方，即對耳輪9區。

方法：用切按法切壓反射區1～2分鐘，以按摩部位發紅或有酸脹感為宜。

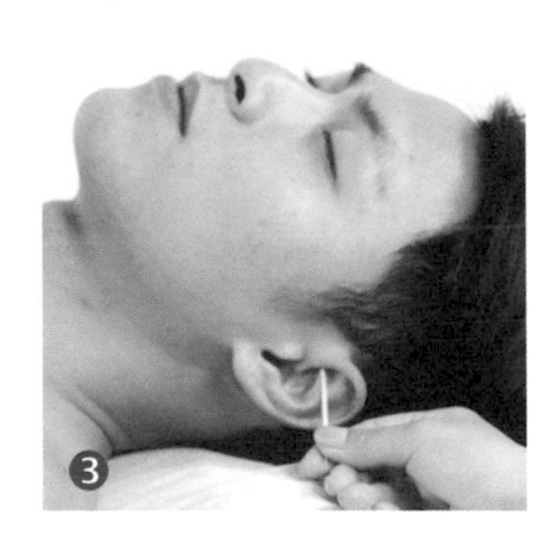

坐骨神經反射區

位於對耳輪下腳的前2／3處，即對耳輪6區。

方法：用切按法切壓坐骨神經反射區1～2分鐘，以按摩部位酸脹為宜。

手　部

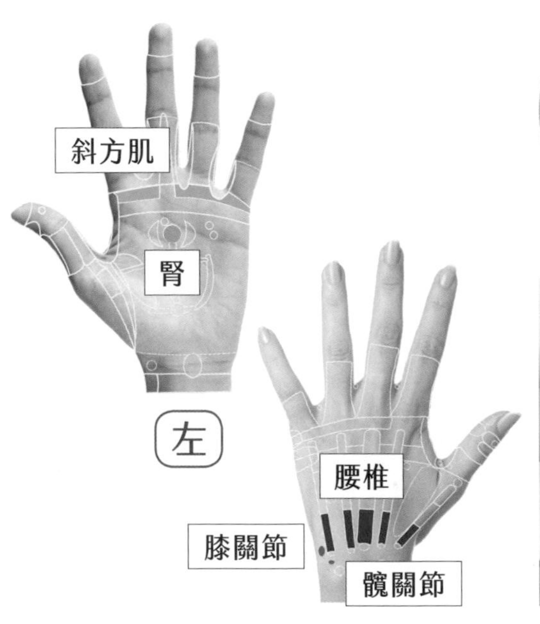

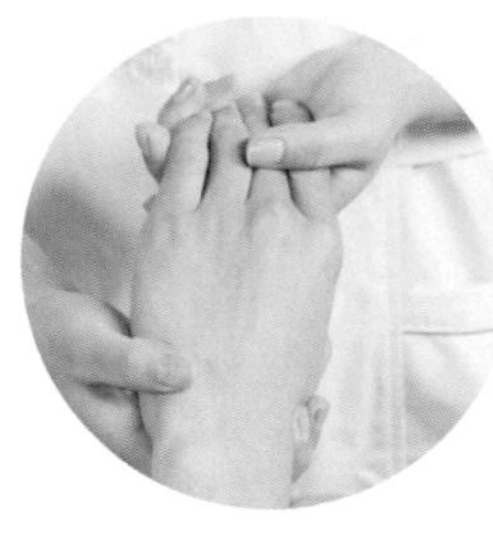

反射區表現

按揉膝關節反射區時，酸痛顯著。

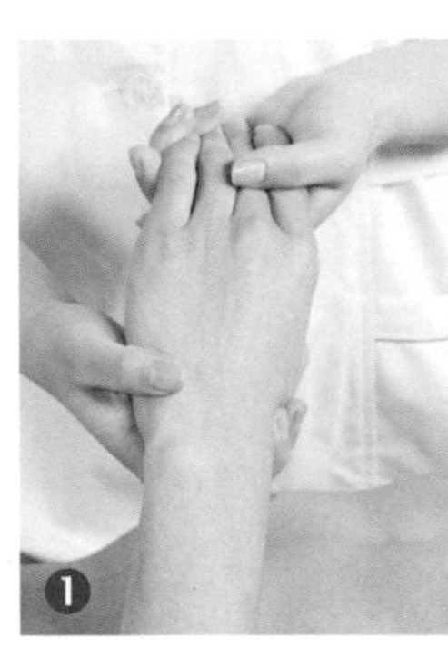

膝關節反射區

位於第五掌骨近端尺側緣與腕骨所形成的凹陷處。

方法：用指按法按壓膝關節反射區1～2分鐘，以局部有酸痛感為宜。

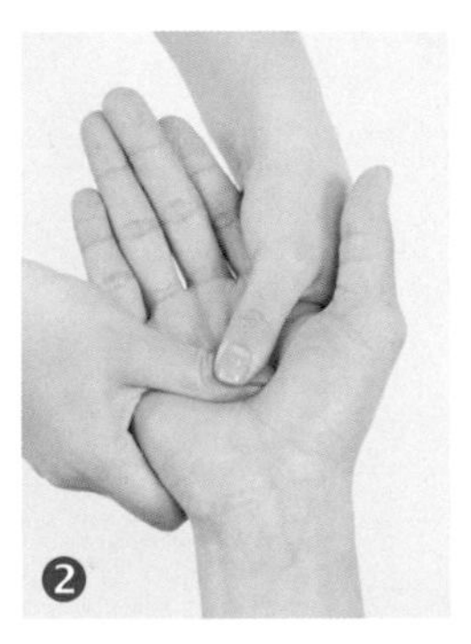

腎反射區

位於雙手中央處，第三掌骨中點。

方法：用指按法按壓腎反射區1～2分鐘，以局部有酸痛感為宜。

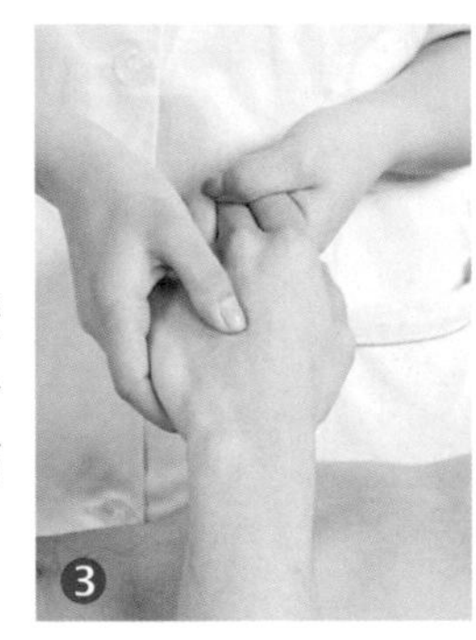

腰椎反射區

位於雙手背側，各掌骨近端，約占整個掌骨體的2／5。

方法：用指按法按壓腰椎反射區1～2分鐘，以局部有酸痛感為宜。

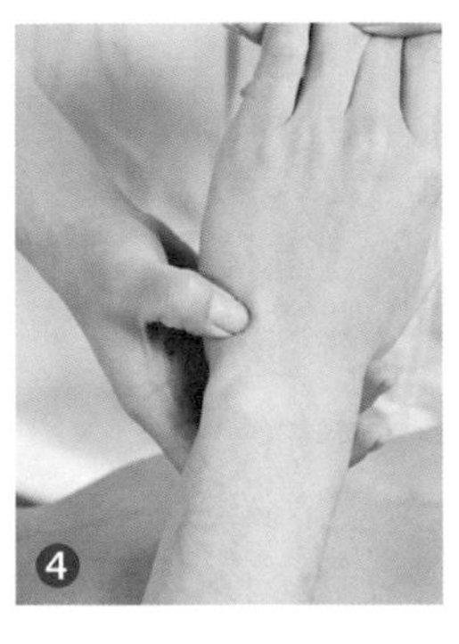

髖關節反射區

位於雙手背側，尺骨和橈骨莖突骨面的周圍。

方法：用掐法掐按髖關節反射區1～2分鐘，以局部有酸痛感為宜。

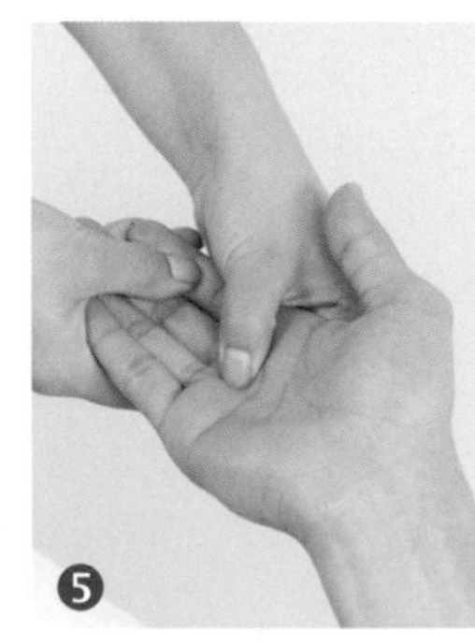

斜方肌反射區

位於手掌正面，在眼、耳反射區下方，呈一條橫帶狀區域。

方法：用指按法按壓斜方肌反射區1～2分鐘，以局部有酸痛感為宜。

足部

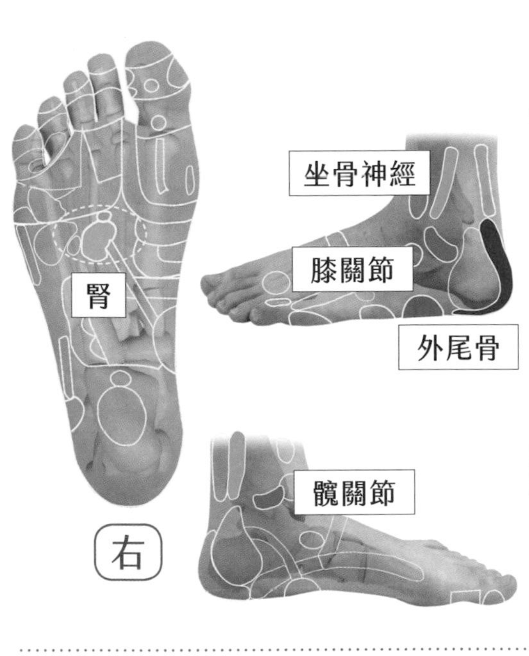

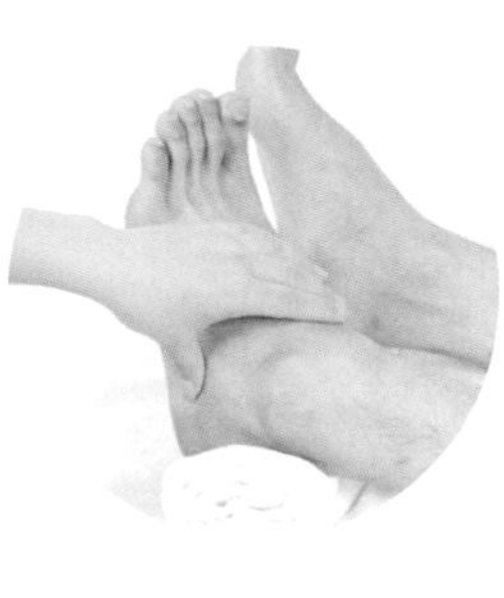

反射區表現

按揉膝關節反射區時，酸痛顯著。

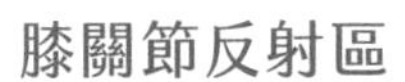

膝關節反射區

位於雙腳外側骰骨與跟骨前緣所形成的凹陷處。

方法：用拇指指腹按壓法按壓膝關節反射區2～5分鐘，以局部酸痛為度。

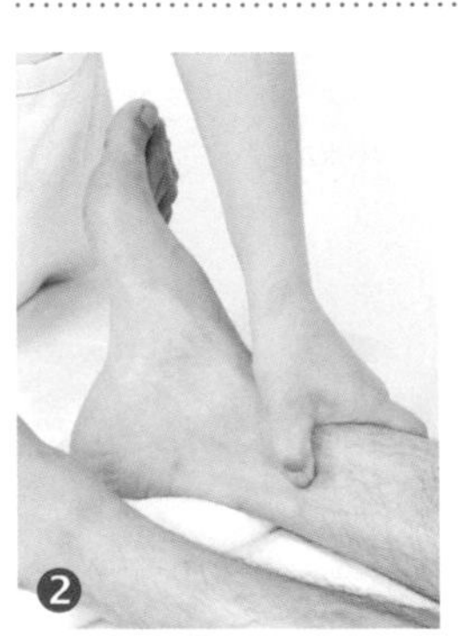

內側坐骨神經反射區

位於內踝關節後上方起，沿脛骨後緣上至脛骨內側下。

方法：用拇指指腹按壓法按壓反射區2～5分鐘。

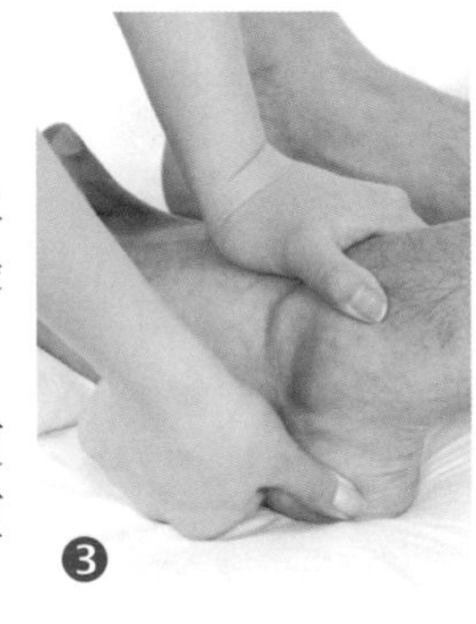

外尾骨反射區

位於雙腳外側，沿跟骨結節向後方外側的帶狀區域。

方法：用拇指指腹按壓法按壓外尾骨反射區2～5分鐘，以局部酸脹為度。

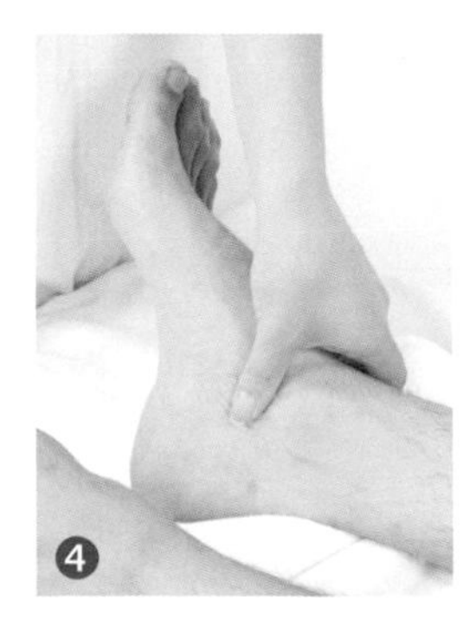

髖關節反射區

位於雙腳內踝下緣及外踝下緣，呈弧形區域。

方法：用拇指指腹推壓法推壓髖關節反射區2～5分鐘，以局部酸痛為宜。

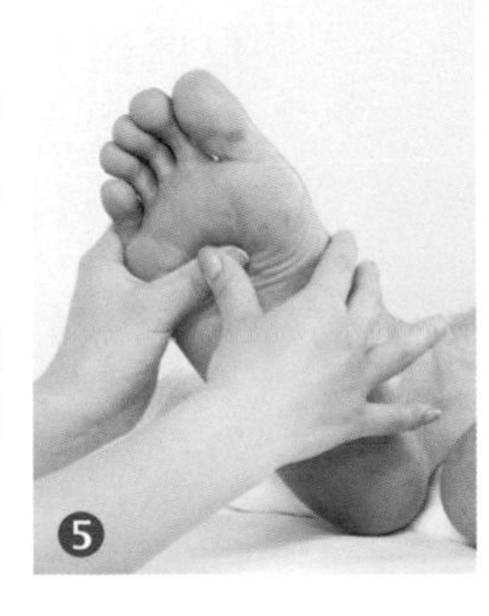

腎反射區

位於雙腳底，第二蹠骨與第三蹠骨體之間，近蹠骨底處，蜷足時中央凹陷處。

方法：用拇指指腹按壓法按壓腎反射區2～5分鐘。

暈車 內耳平衡是關鍵

暈車或者暈船學名均為暈動病，是指汽車、輪船或飛機運動時所產生的顛簸、搖擺或旋轉等任何形式的加速運動，刺激人體的前庭神經而發生的病症。患者初時感覺上腹不適，繼有噁心、面色蒼白、出冷汗，旋即有眩暈、精神抑鬱、唾液分泌增多和嘔吐等。

耳部

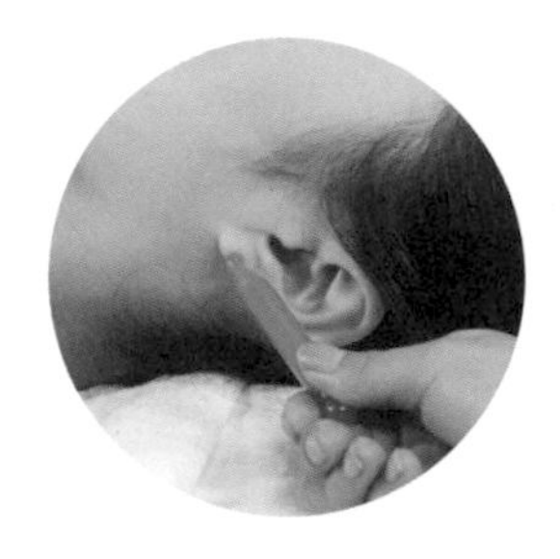

反射區表現

用耳穴探棒或火柴棒探查下列反射區時，壓痛顯著。

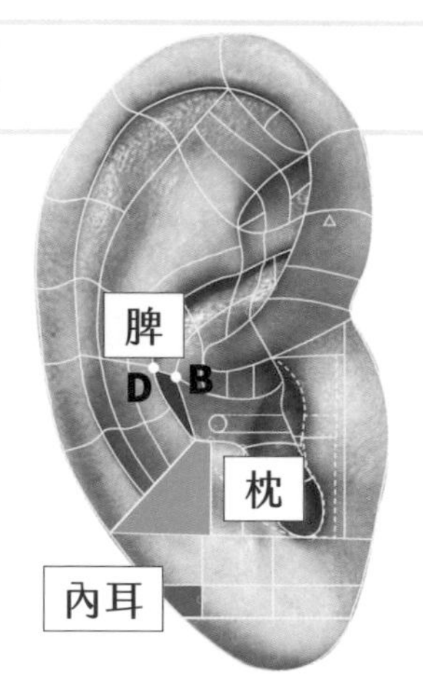

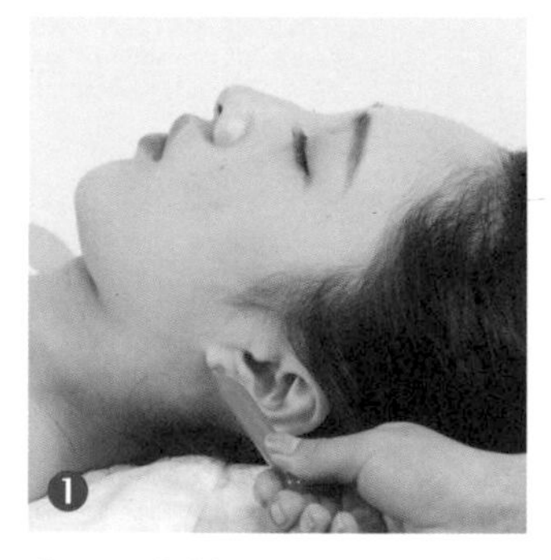

❶

內耳反射區

位於耳垂正面後中部，即耳垂5區。

方法：用切按法切壓反射區1～2分鐘，以按摩部位發紅或有酸脹感為宜。

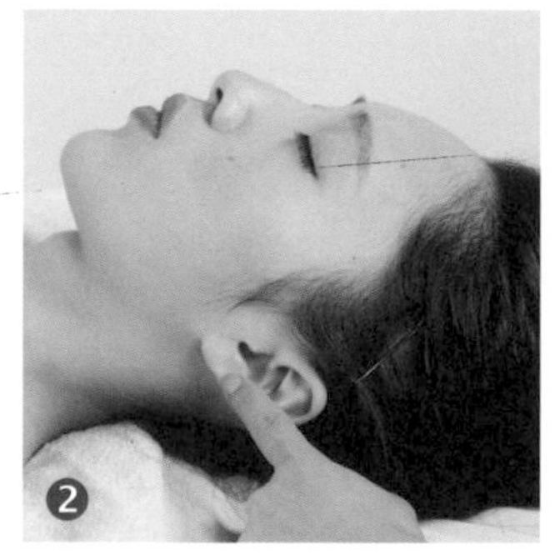

❷

枕反射區

位於對耳屏外側面的後部，即對耳屏3區。

方法：用搓摩法搓摩枕穴1～2分鐘，以按摩部位發紅或有酸脹感為宜。

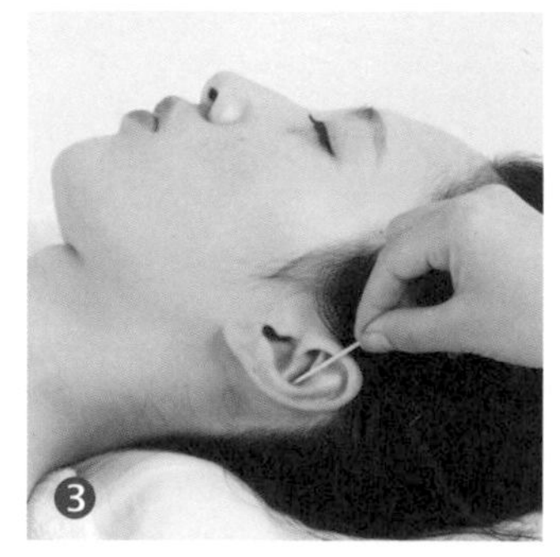

❸

脾反射區

位於BD線下方，耳甲腔的後上部，即耳甲13區。

方法：用切按法切壓脾反射區1～2分鐘，以按摩部位發紅或有酸脹感為宜。

手　部

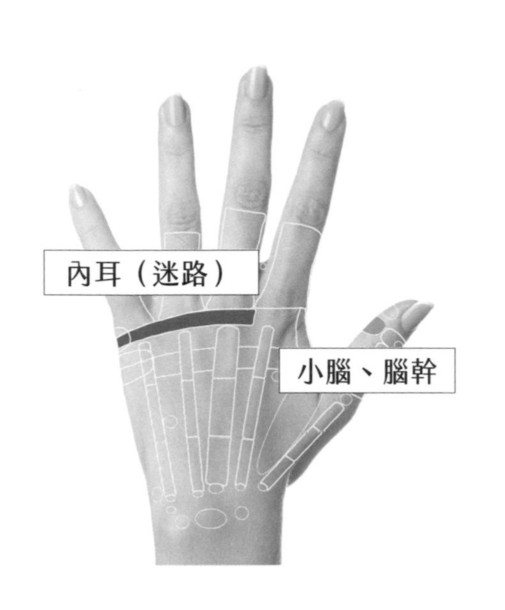

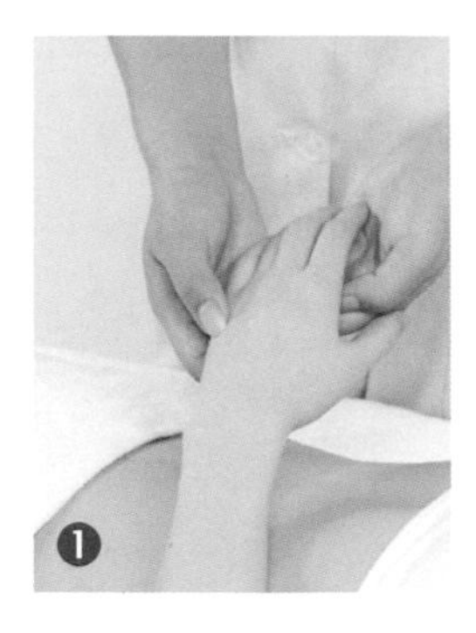

內耳（迷路）反射區

位於雙手背側，第三、第四、第五掌指關節之間。

方法：用指按法按壓內耳（迷路）反射區1～2分鐘。

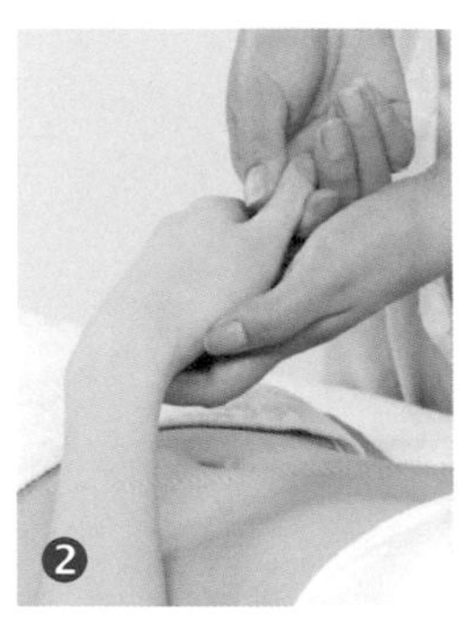

小腦、腦幹反射區

位於雙手掌面，拇指末節指骨近心端1／2尺側緣。

方法：用指揉法揉按小腦、腦幹反射區1～2分鐘。

足　部

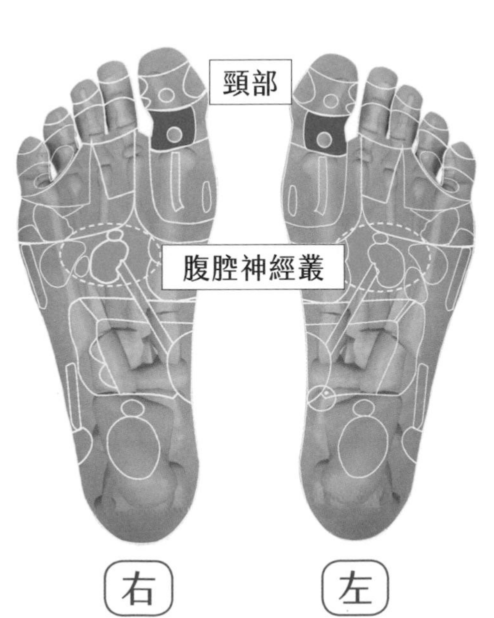

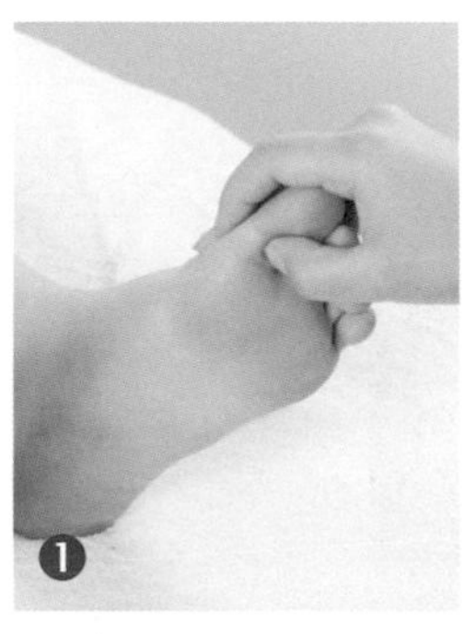

頸部反射區

位於雙腳拇趾根部橫紋處。

方法：用掐法掐按頸部反射區2～5分鐘，以局部有酸痛感為宜。

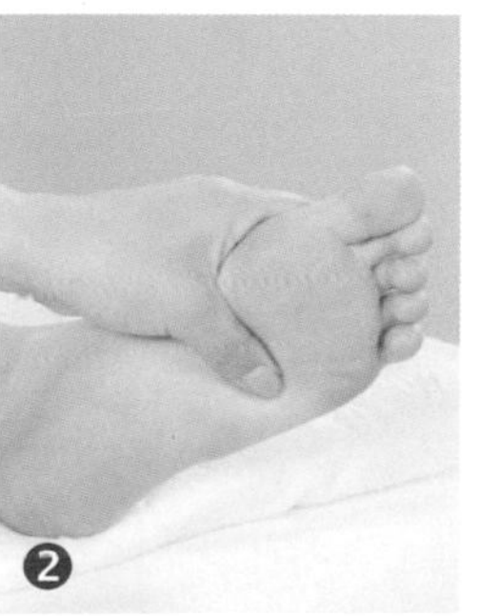

腹腔神經叢反射區

位於雙腳底，第二至第四蹠骨體處的橢圓區域。

方法：用拇指指腹按壓法按壓反射區2～5分鐘。

眼部疾病　滋陰養血補肝腎

長時間的不注意用眼衛生，疏於對眼睛的保護，飲食營養失衡，或者身體某些疾病，都容易引起近視、瞼腺炎（麥粒腫）、青光眼和白內障等眼疾。平時要愛護好眼睛，注意營養均衡，每天做一做眼保健操，能改善眼部血液循環，緩解眼部不適。對耳部、手部和足部相應反射區進行按摩，能夠有效地預防多種眼疾。

耳　部

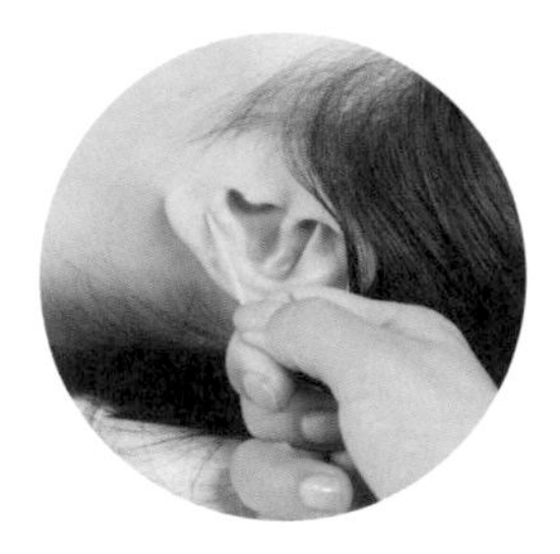

反射區表現

用耳穴探棒或火柴棒探查下列反射區時，壓痛顯著。

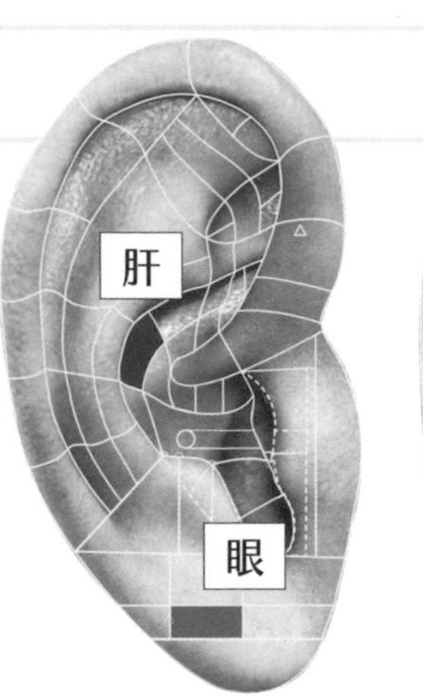

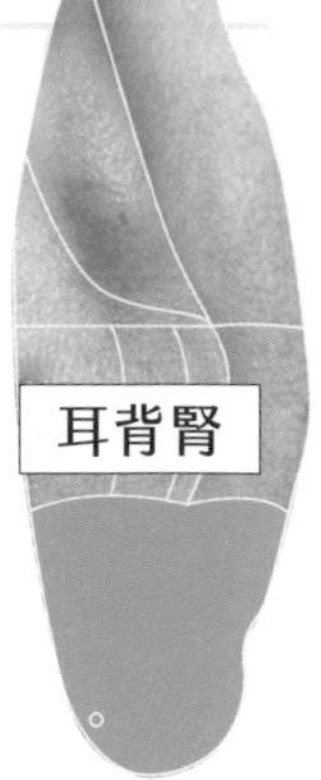

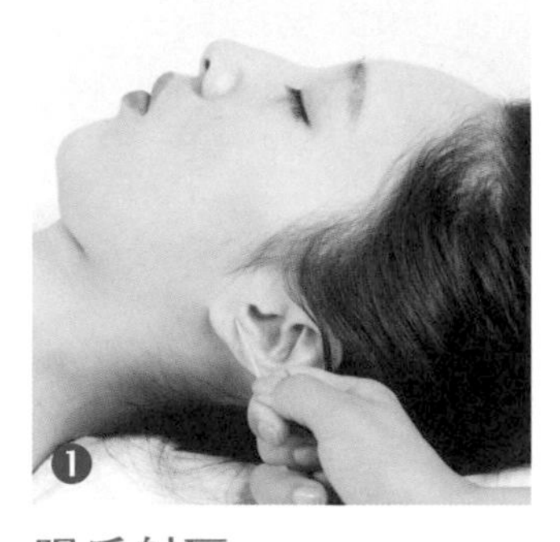

眼反射區

位於耳垂正面中央，即耳垂5區。

方法：用切按法切壓眼反射區1～2分鐘，以按摩部位發紅或有酸脹感為宜。

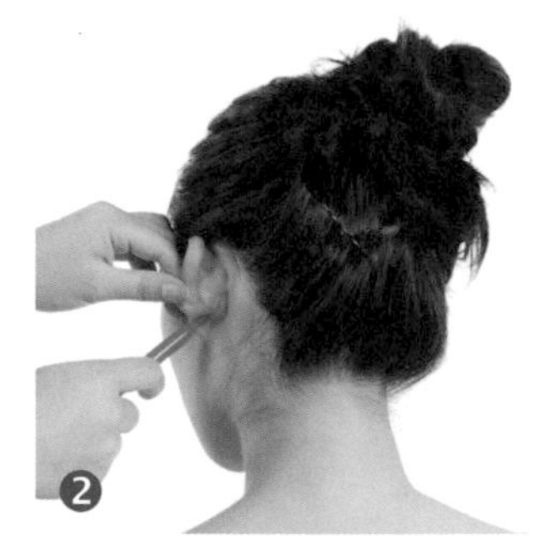

耳背腎反射區

位於耳背下方位置，即耳背5區。

方法：用切按法切按耳背腎反射區1～2分鐘，以局部有酸痛感為宜。

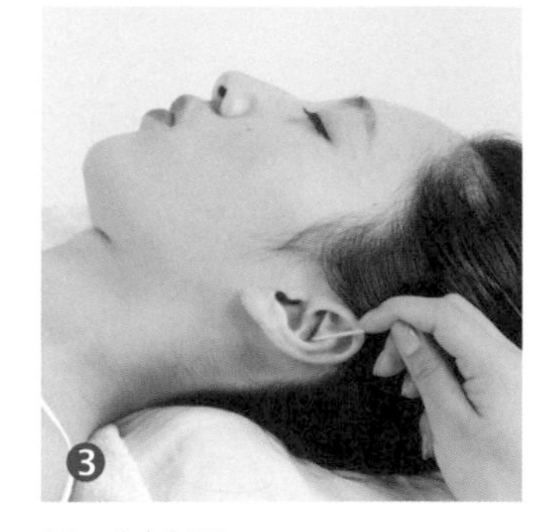

肝反射區

位於耳甲艇的後下方，即耳甲12區。

方法：用指揉法按揉肝反射區1～2分鐘，以按摩部位發紅或有酸脹感為宜。

手　部

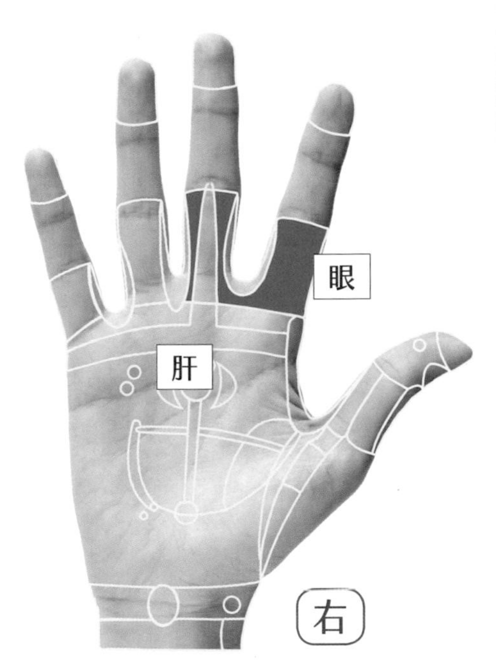

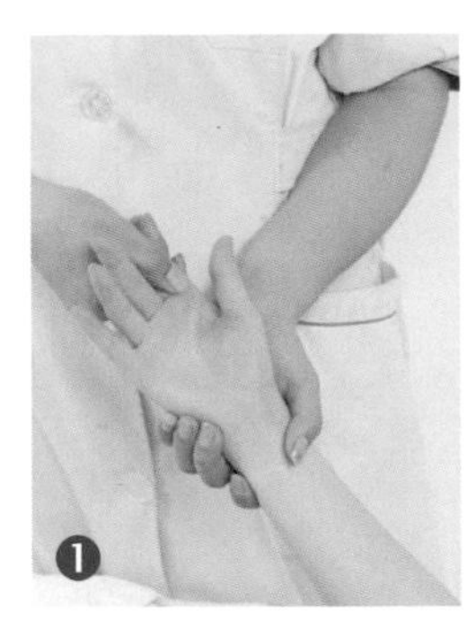

眼反射區

位於雙手手掌和手背第二、第三指指根部。

方法：用指按法按壓眼部反射區1～2分鐘。

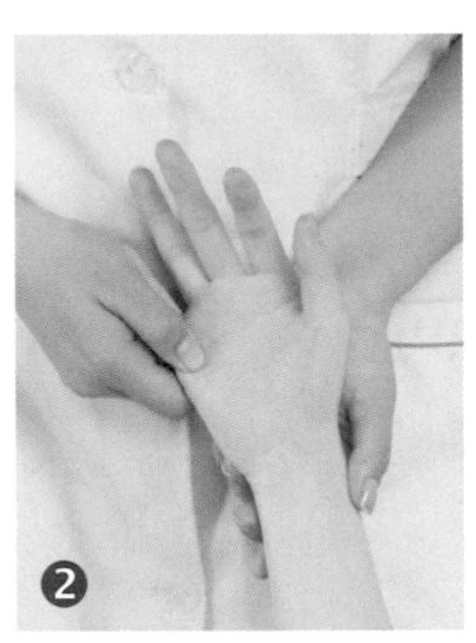

肝反射區

位於右手掌面，第四、第五掌骨體之間近掌骨處。

方法：用指揉法按揉肝臟反射區1～2分鐘。

足　部

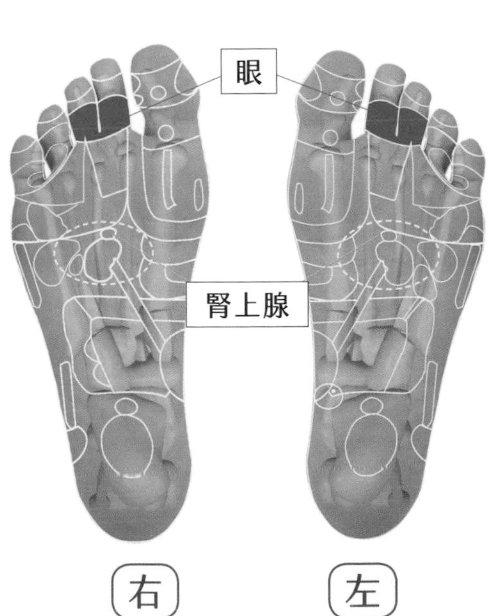

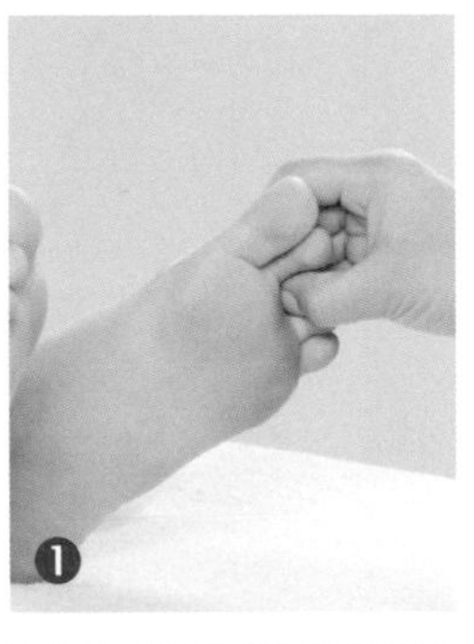

眼反射區

位於雙腳第二趾和第三趾中部與根部，包括腳底和腳背兩處。

方法：用掐法掐按反射區2～5分鐘。

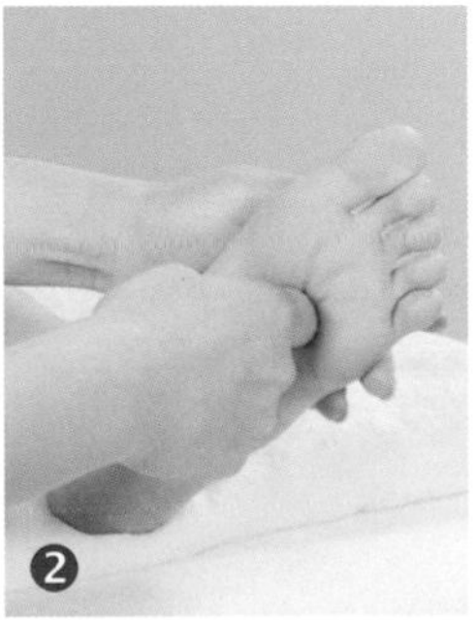

腎上腺反射區

位於雙腳底，第二、三蹠骨體間，腎反射區前端。

方法：用單食指叩拳法頂壓腎上腺反射區2～5分鐘。

牙痛　清熱瀉火解疼痛

牙痛又稱齒痛，是一種常見的口腔科疾病。其主要是由牙齒本身、牙周組織及頜骨的疾病等所引起。臨床主要表現為牙齒疼痛、齲齒、牙齦腫脹、齦肉萎縮、牙齒鬆動、牙齦出血等。遇冷、熱、酸、甜等刺激，則疼痛加重。中醫認為，牙痛是由於外感風邪、胃火熾盛、腎虛火旺、蟲蝕牙齒等原因所致。

耳　部

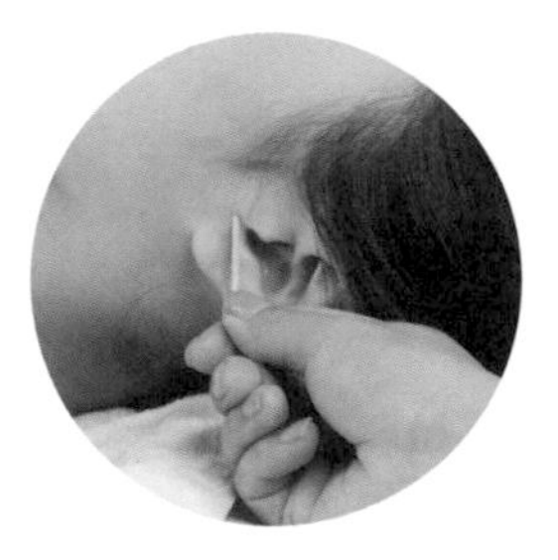

反射區表現

推按牙反射區時，手感如捻發樣，或有顆粒感。

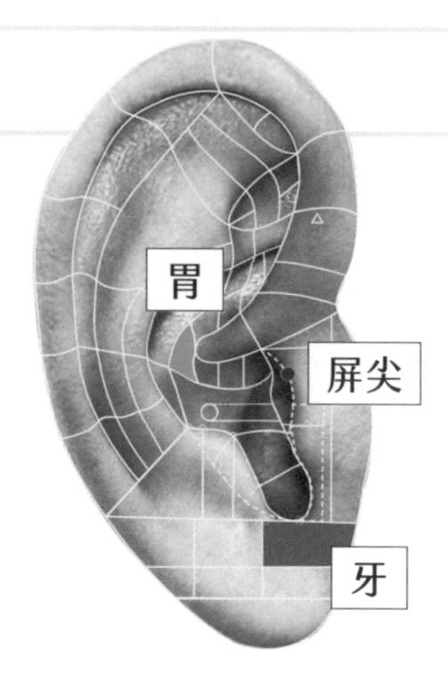

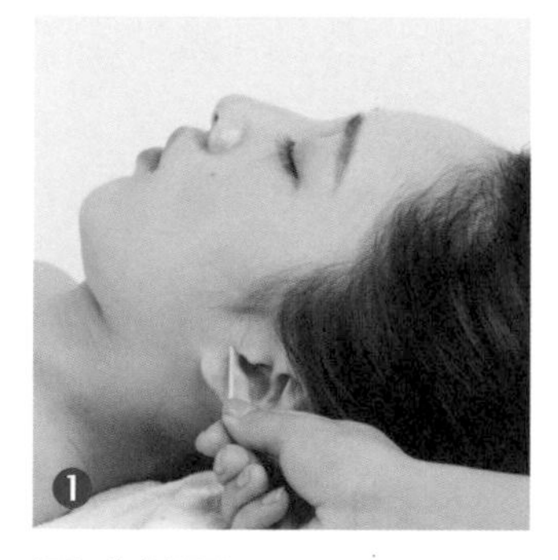

牙反射區

位於耳垂正面前上部，即耳垂1區。

方法：用切按法切壓牙反射區1～2分鐘，以按摩部位發紅或有酸脹感為宜。

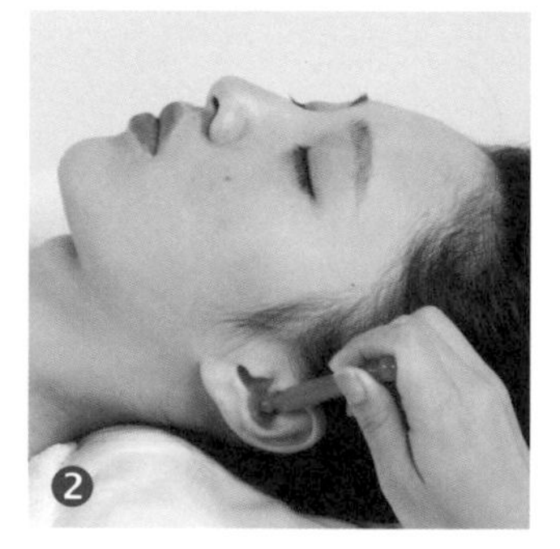

胃反射區

位於耳輪腳與耳甲交界處，即耳甲4區。

方法：用搓摩法搓摩胃反射區1～2分鐘，以按摩部位發紅或有酸脹感為宜。

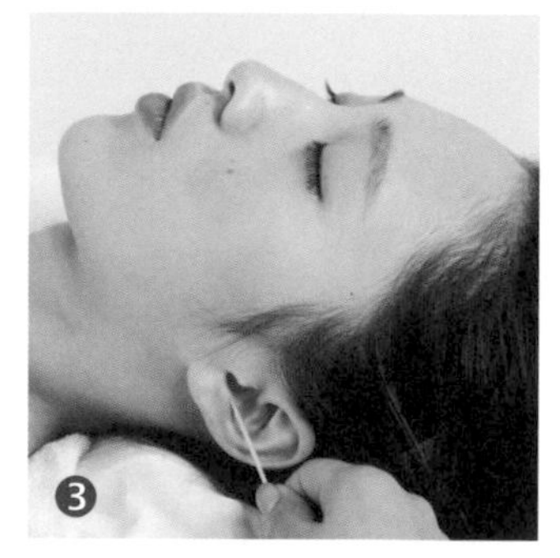

屏尖反射區

位於耳屏游離緣上部尖端，即耳屏1區後緣處。

方法：用切按法切壓屏尖反射區1～2分鐘，以按摩部位酸脹為宜。

手　部

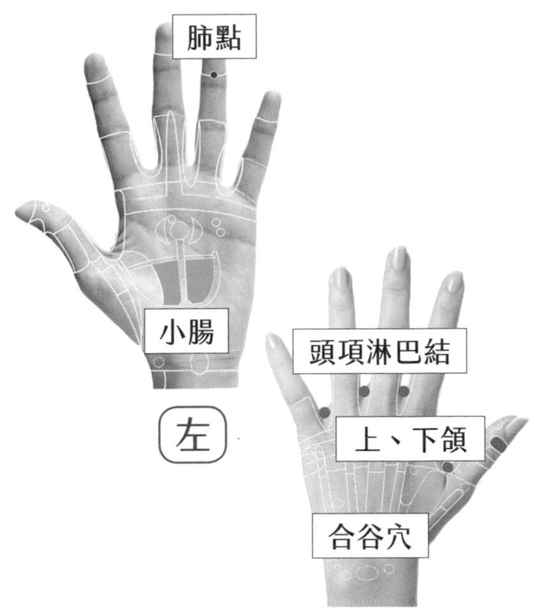

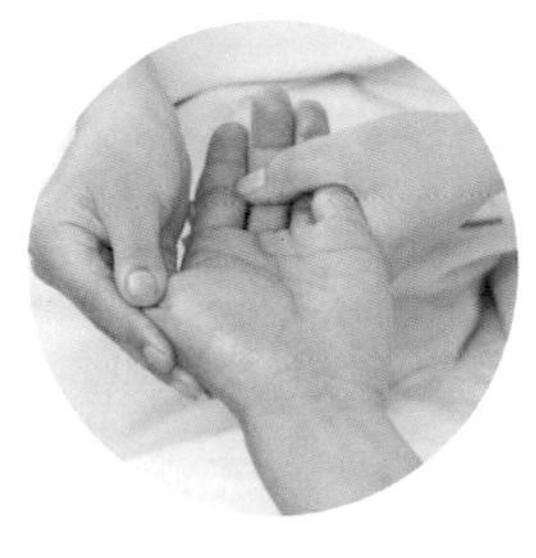

反射區表現

胃反射區潮紅，伴隨一個或數個異常點。

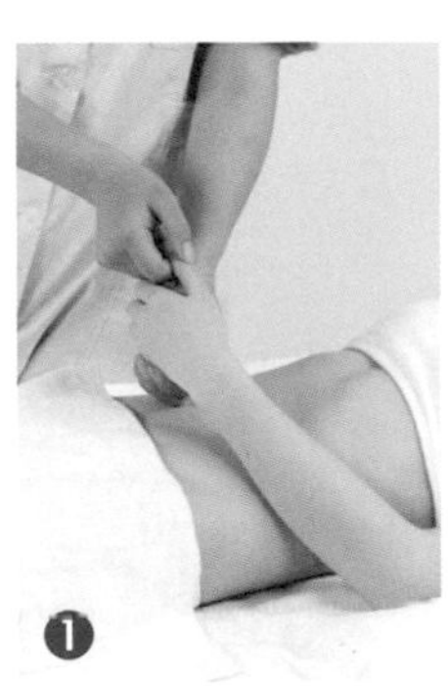

上、下頜反射區

位於雙手拇指指間關節上下最近皺紋間的帶狀區域。橫紋遠側為上頜反射區，近側為下頜反射區。

方法：用指按法按壓反射區1～2分鐘，以局部有酸痛感為宜。

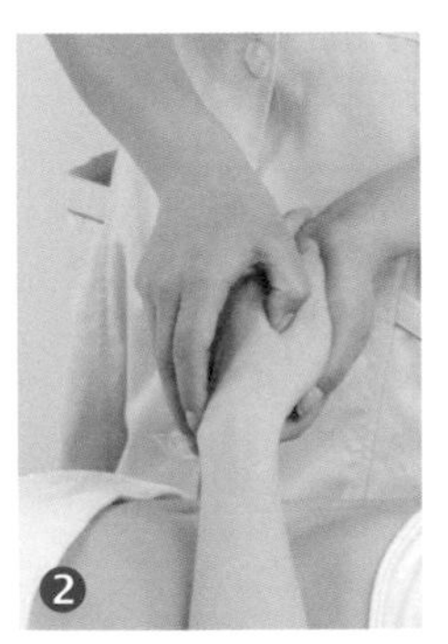

合谷穴

位於手背，第一、二掌骨間，第二掌骨橈側的中點處。

方法：用掐法掐按合谷穴1～2分鐘，以按摩部位有酸痛感為宜。

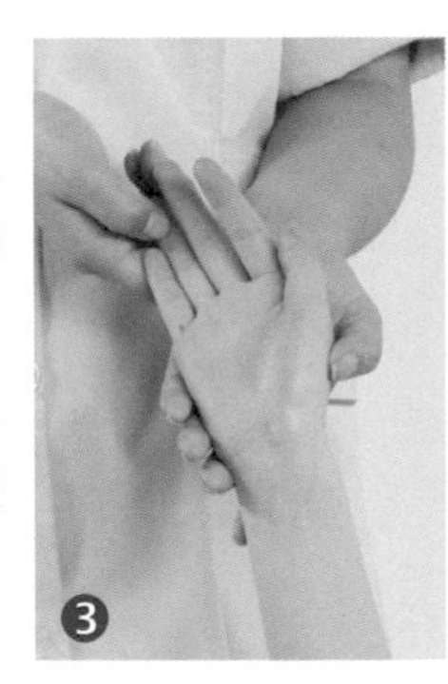

肺點

位於雙手掌面，無名指遠側指間關節橫紋中點。

方法：用掐法掐按肺點1～2分鐘，以按摩部位有酸痛感為宜。

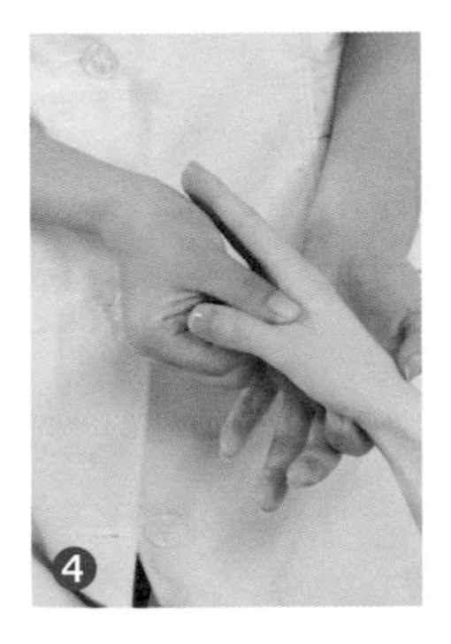

頭項淋巴結反射區

位於各手指間根部凹陷處，手掌和手背側均有分佈。

方法：用指按法按壓頭項淋巴結反射區1～2分鐘，以局部有酸痛感為宜。

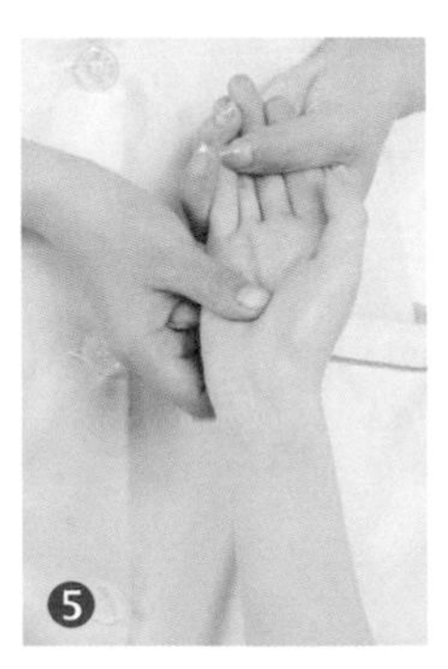

小腸反射區

位於雙手掌心中部的凹陷處，各結腸反射區所包圍的區域。

方法：用指揉法按揉小腸反射區1～2分鐘，以局部有酸痛感為宜。

足　部

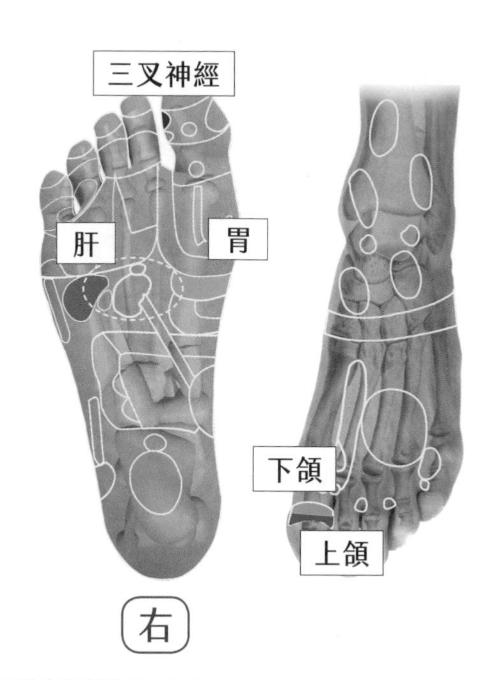

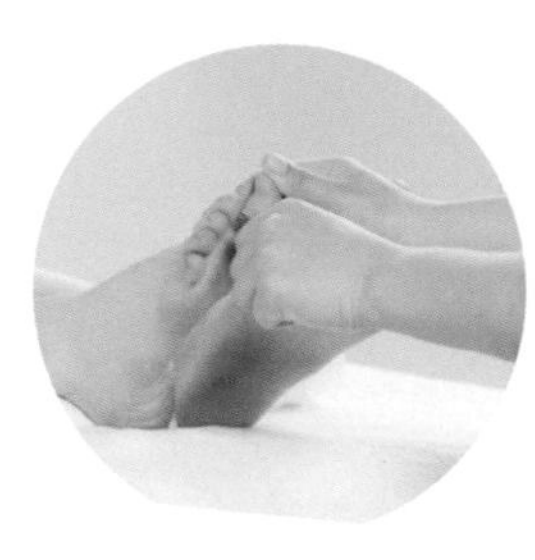

反射區表現

推按三叉神經反射區時，手感如捻發樣，或有顆粒感。

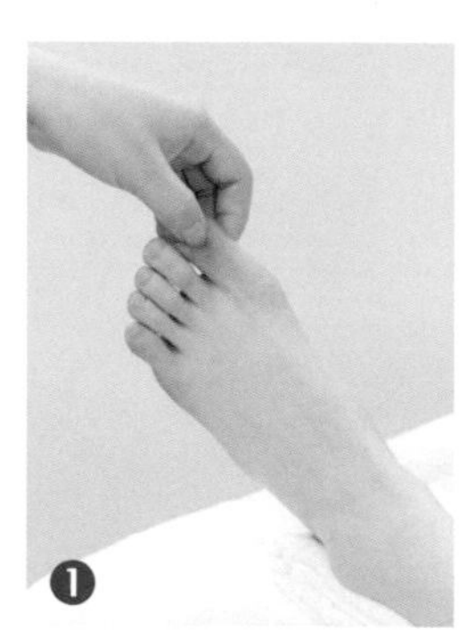

上頜反射區

位於雙腳背拇趾，趾間關節橫紋上的一條橫帶狀區域。

方法：用掐法掐按上頜反射區2～5分鐘，以局部有酸痛為宜。

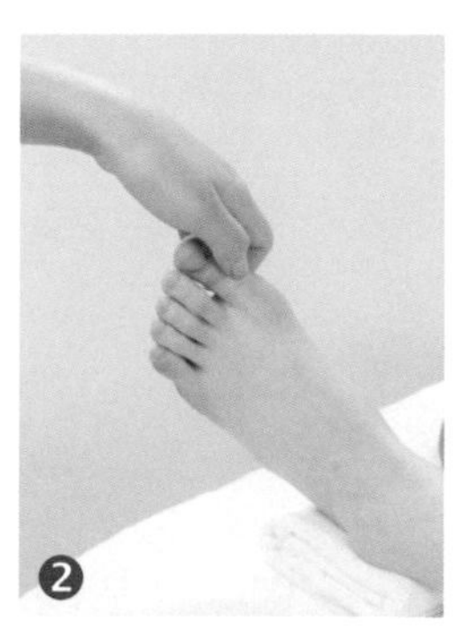

下頜反射區

位於雙腳背拇趾，趾間關節橫紋後方橫帶狀區域。

方法：用掐法掐按下頜反射區2～5分鐘，以局部有酸痛感為宜。

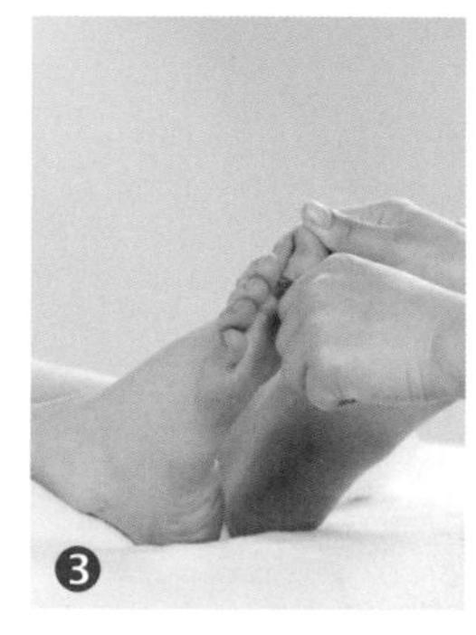

三叉神經反射區

位於雙腳拇趾，近第二趾的外側約45度角，在小腦反射區的前方。

方法：用掐法掐按三叉神經反射區2～5分鐘。

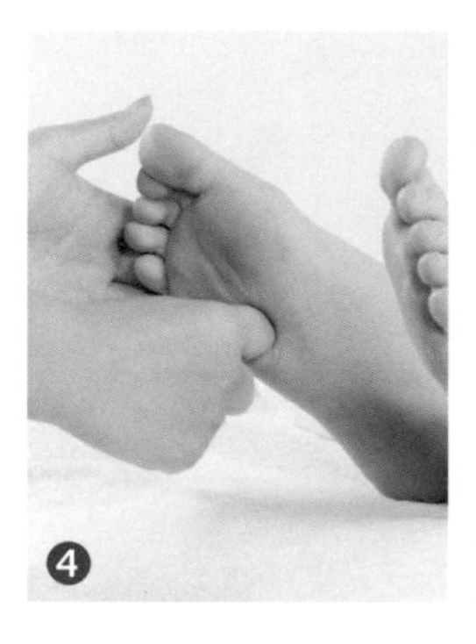

肝反射區

位於右腳底，第四蹠骨與第五蹠骨前段之間。

方法：用單食指叩拳法頂壓肝反射區2～5分鐘，以局部有酸痛感為宜。

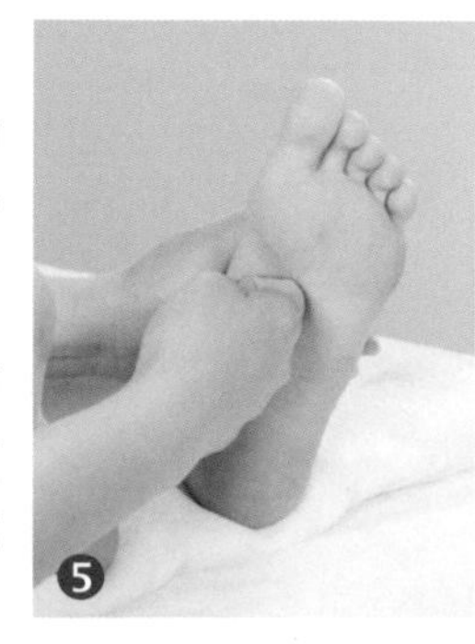

胃反射區

位於雙腳腳底第一蹠骨中部，甲狀腺反射區下約一條橫指寬。

方法：用單食指叩拳法頂壓胃反射區2～5分鐘，以局部有酸痛感為宜。

慢性鼻炎　行氣活血通鼻竅

慢性鼻炎是鼻腔黏膜和黏膜下層的慢性炎症。慢性鼻炎主要病因包括急性鼻炎反覆發作或治療不徹底而演變成慢性鼻炎，鄰近的慢性炎症等長期刺激等。臨床主要表現為鼻塞、鼻涕多等症狀，肥厚性鼻炎可表現為持續性鼻塞，單純性鼻炎為間歇性鼻塞。

耳　部

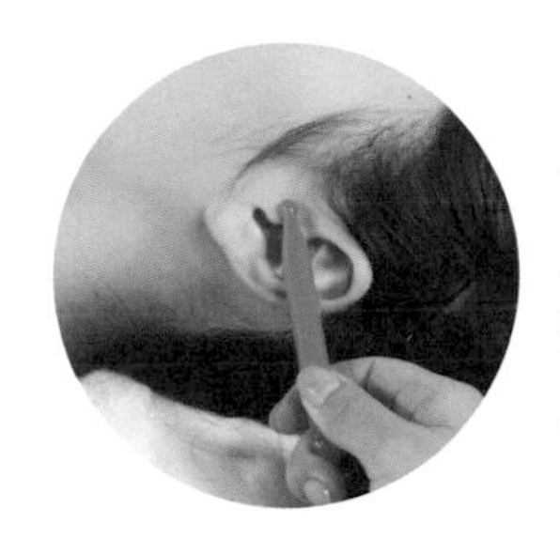

反射區表現

用耳穴探棒或火柴棒探查壓痛點時，外鼻反射區壓痛顯著。

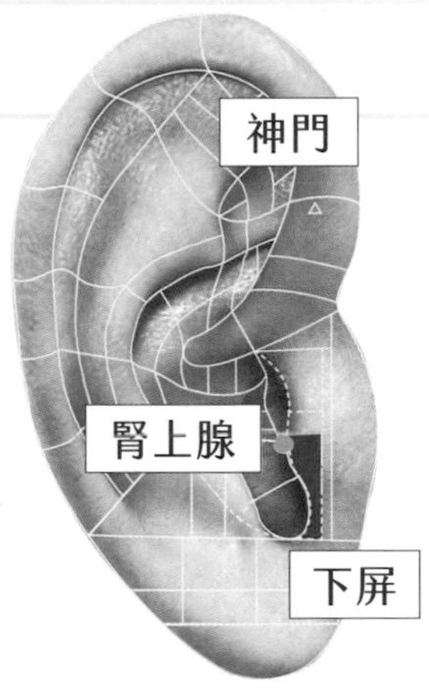

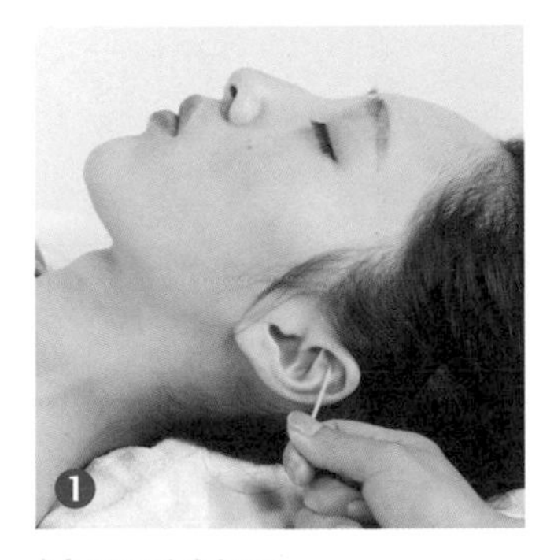

神門反射區

位於三角窩後1／3的上部，即三角窩4區。

方法：用切按法切壓反射區1～2分鐘，以按摩部位發紅或有酸脹感為宜。

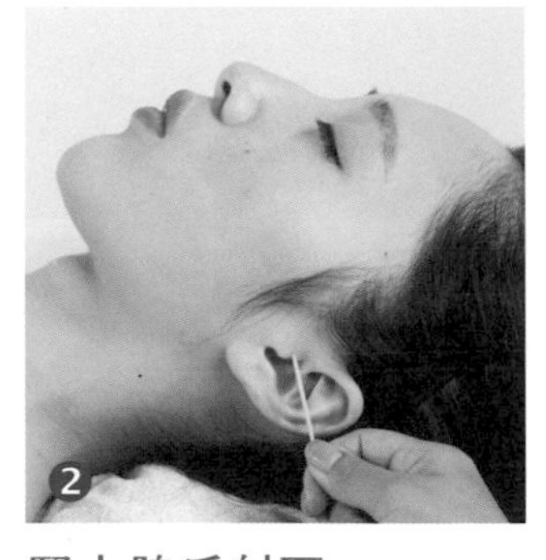

腎上腺反射區

位於耳屏游離緣下部尖端，即耳屏2區後緣處。

方法：用切按法切壓腎上腺反射區1～2分鐘，以局部酸脹為宜。

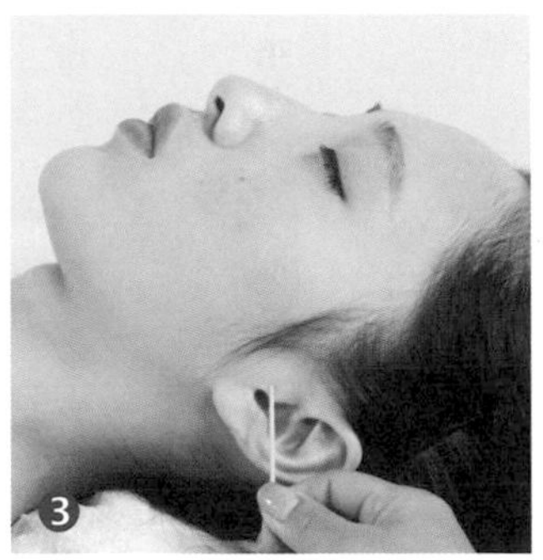

下屏反射區

位於耳屏外側面下1／2處，即耳屏2區。

方法：用切按法切壓反射區1～2分鐘，以按摩部位發紅或有酸脹感為宜。

手　部

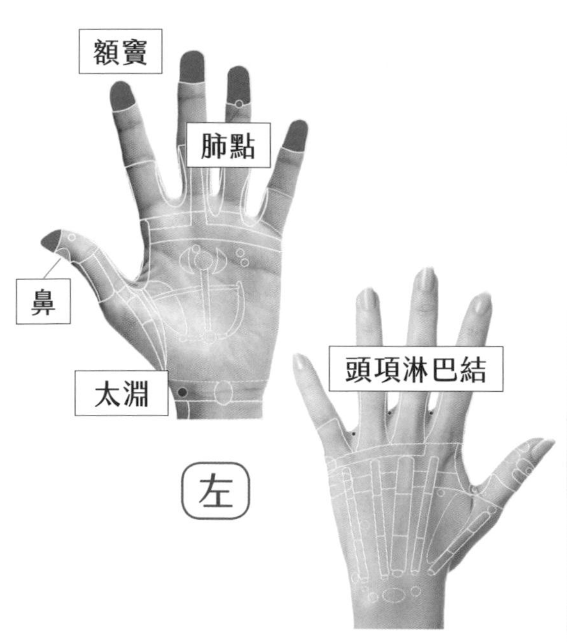

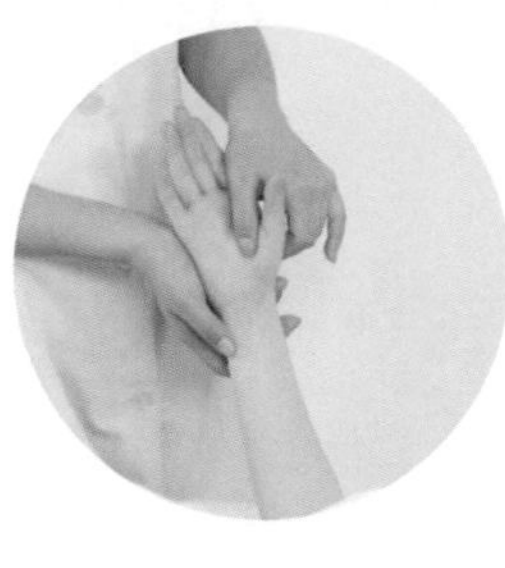

反射區表現

手掌青筋明顯，大魚際肉暗青，鼻反射區有白紅相間異常點。

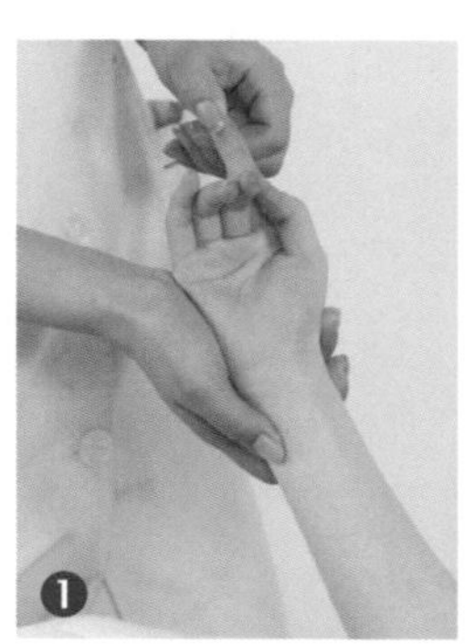

額竇反射區

位於十個手指頂端約1公分範圍內。

方法：用指揉法按揉額竇反射區1～2分鐘，以局部有酸痛感為宜。

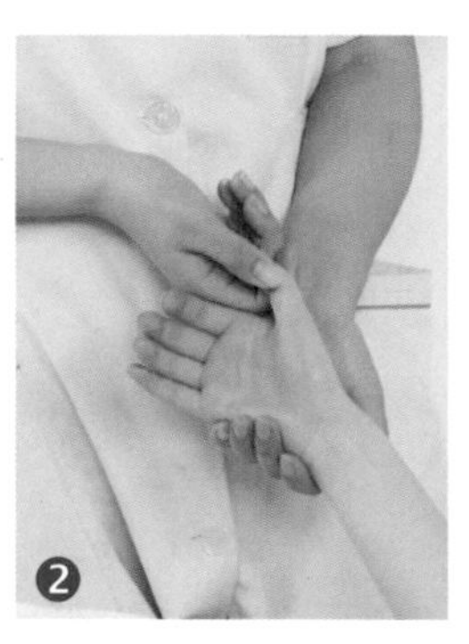

鼻反射區

位於雙手掌面，拇指末節指腹橈側面的中部。

方法：用指按法按壓鼻反射區1～2分鐘，以局部有酸痛感為宜。

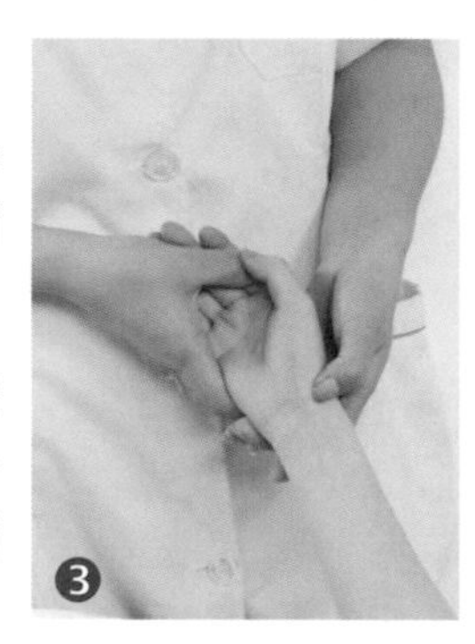

太淵穴

位於手腕掌側橫紋橈側，橈動脈搏動處的點上。

方法：用掐法掐按太淵穴1～2分鐘，以按摩部位有酸痛感為宜。

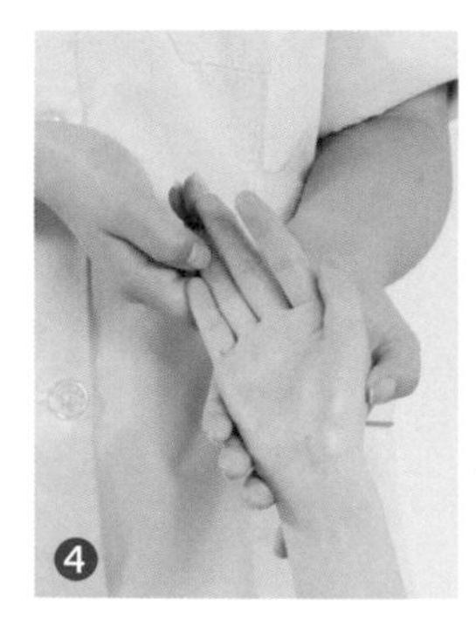

肺點

位於雙手掌面，無名指遠側指間關節橫紋中點。

方法：用掐法掐按肺點1～2分鐘，以按摩部位有酸痛感為宜。

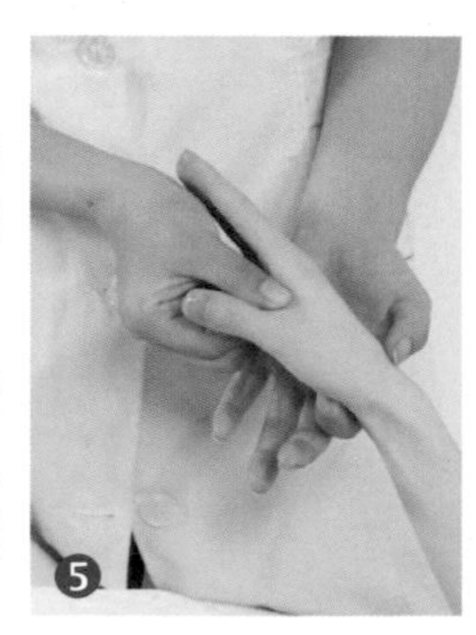

頭項淋巴結反射區

位於各手指間根部凹陷處，手掌和手背側均有分佈。

方法：用指按法按壓頭項淋巴結反射區1～2分鐘，以局部有酸痛感為宜。

足部

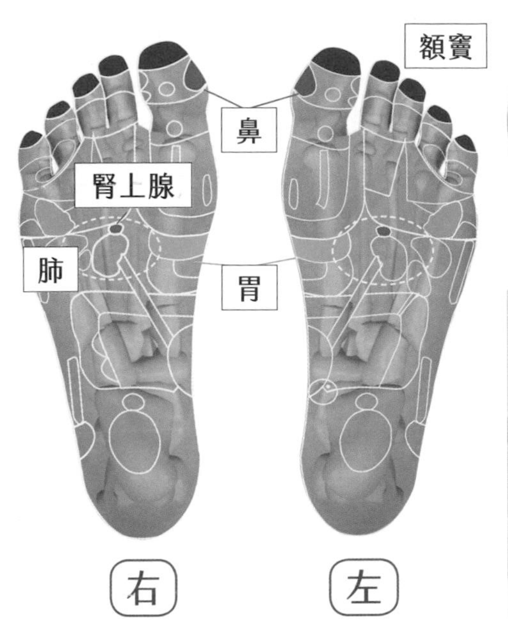

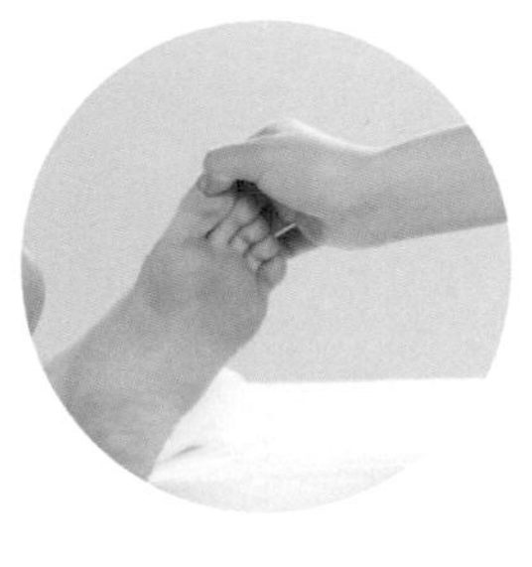

反射區表現

推按鼻反射區時，手感如捻發樣，或有顆粒感。

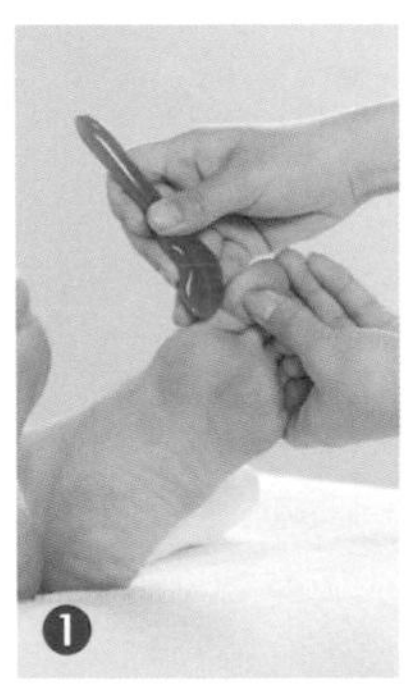

鼻反射區

位於雙腳拇趾，趾腹內側延伸到拇趾指指甲的根部。

方法：用刮壓法刮壓鼻反射區2～5分鐘，以局部有酸痛感為宜。

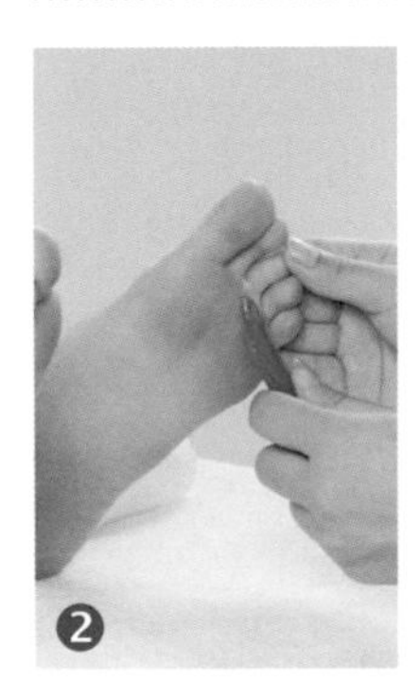

肺反射區

位於自甲狀腺反射區向外到肩反射區處，約一條橫指寬的帶狀區。

方法：用刮壓法刮壓肺反射區2～5分鐘，以局部有酸痛感為宜。

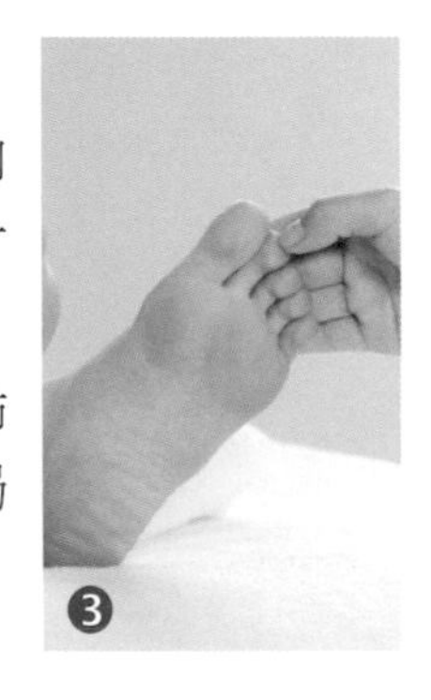

額竇反射區

位於十個腳趾的趾端，約1公分範圍內。

方法：用掐法掐按額竇反射區2～5分鐘，以局部有酸痛感為宜。

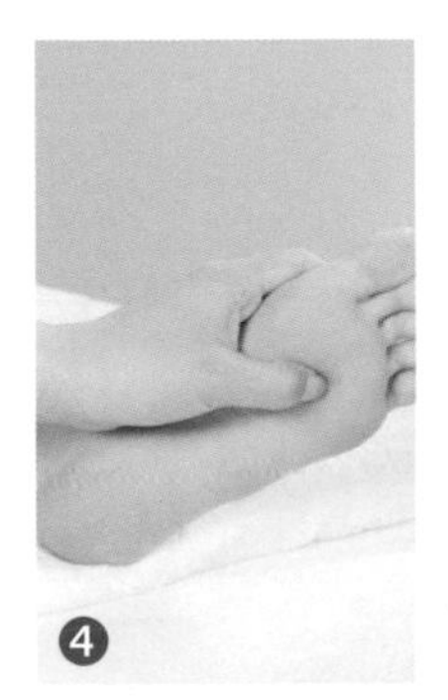

腎上腺反射區

位於雙腳底，第二、三蹠骨體間，腎反射區的前端。

方法：用拇指指腹按壓法按壓腎上腺反射區2～5分鐘，以局部酸脹為度。

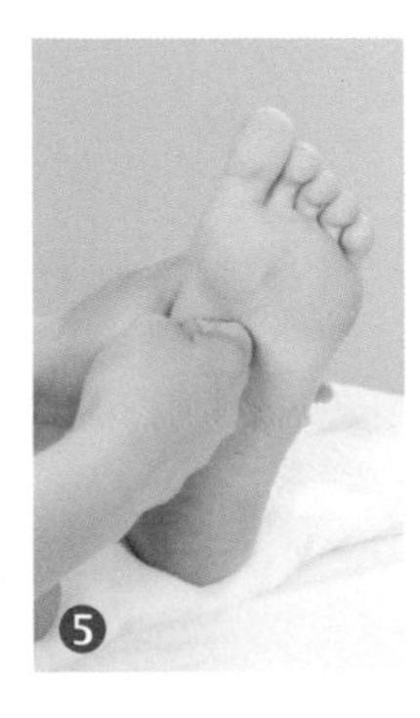

胃反射區

位於雙腳底第一蹠骨中部，甲狀腺反射區下約一條橫指寬。

方法：用單食指叩拳法頂壓胃反射區2～5分鐘，以局部有酸痛感為宜。

慢性咽炎　補虛祛邪消腫痛

慢性咽炎是咽部黏膜及黏膜下組織、淋巴組織的彌漫性慢性炎症，以咽中不適為主症，主要表現為咽部常有異物感或乾燥灼熱感，咽癢欲咳，痰涎黏稠不易咳出，易引起噁心、乾嘔。中醫稱本病為虛火喉痹，中醫認為本病是由於臟腑虛損，虛火上炎生風，熏灼咽喉所致。

耳　部

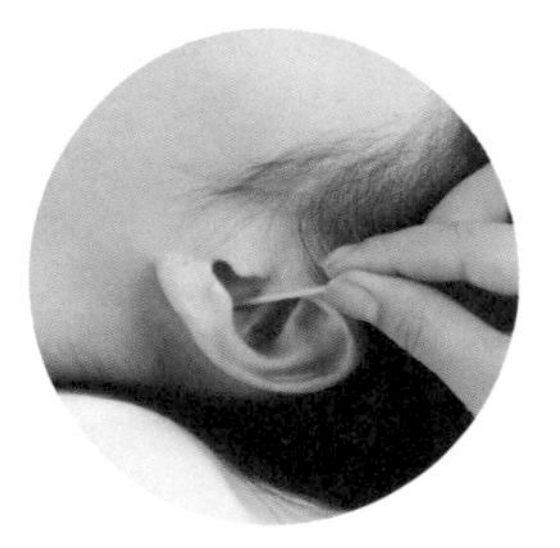

反射區表現

用耳穴探棒或火柴棒探查下列反射區時，壓痛顯著。

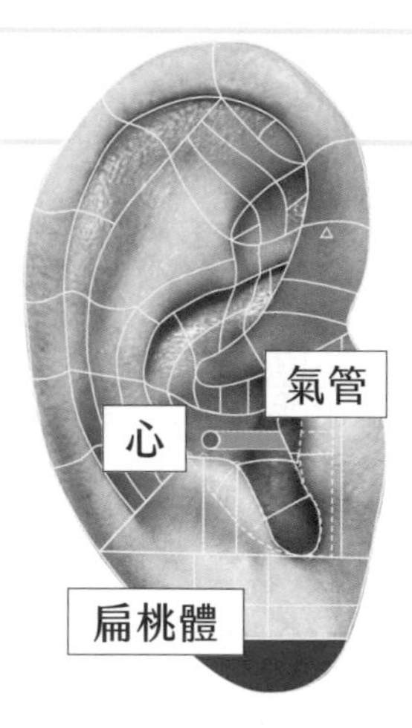

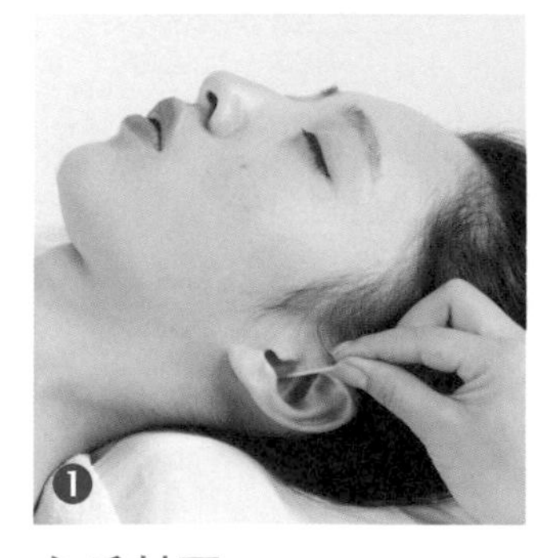

心反射區

位於耳甲腔正中凹陷處，即耳甲15區。

方法：用切按法切壓心反射區1～2分鐘，以按摩部位發紅或有酸脹感為宜。

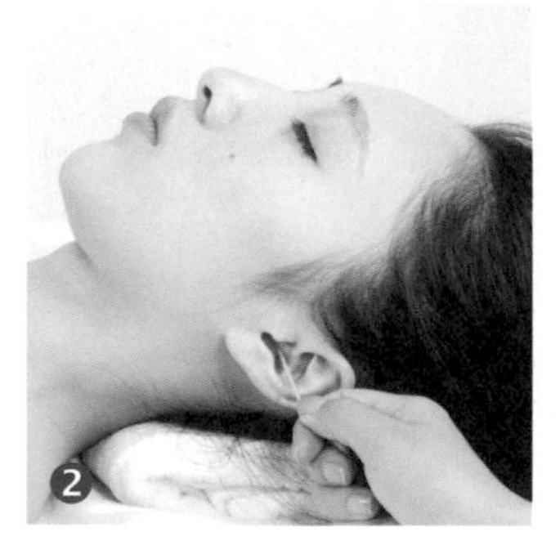

氣管反射區

位於心區與外耳門之間，即耳甲16區。

方法：用切按法切壓反射區1～2分鐘，以按摩部位發紅或有酸脹感為宜。

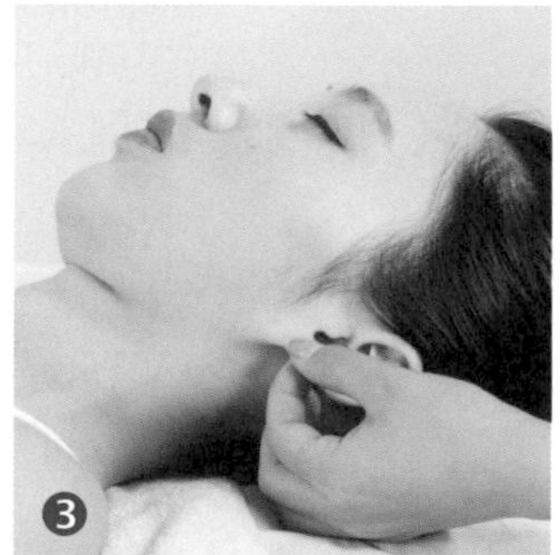

扁桃體反射區

位於耳垂正面下部，即耳垂7、8、9區。

方法：用捏揉法揉動反射區1～2分鐘，以按摩部位發紅或有酸脹感為宜。

手 部

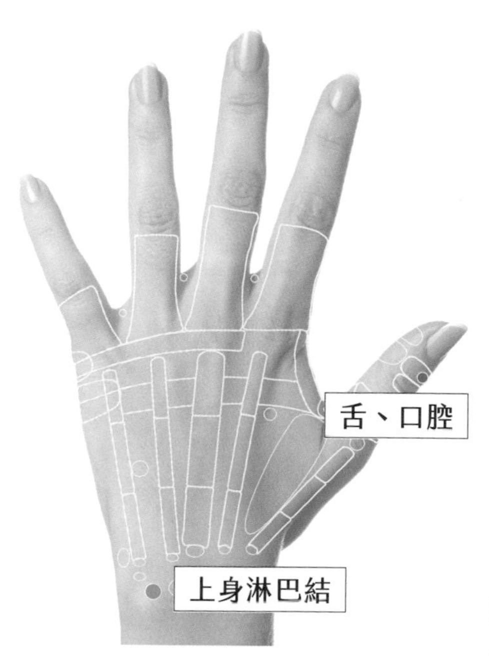

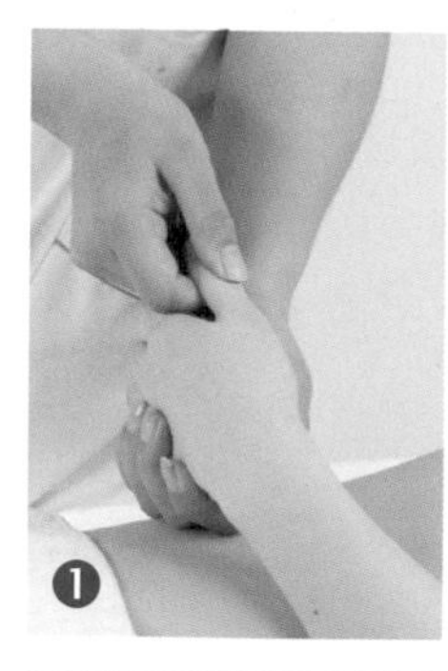

舌、口腔反射區

位於雙手拇指背側，指關節橫紋的中央。

方法：用指按法按壓舌、口腔反射區1～2分鐘。

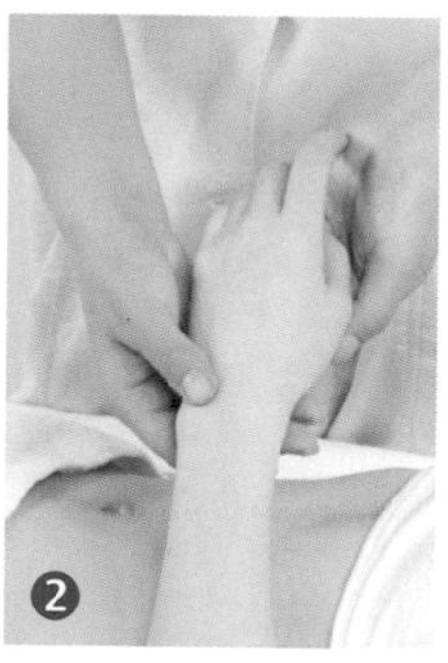

上身淋巴結反射區

位於雙手背部尺側緣，手背腕骨與尺骨之間的凹陷處。

方法：用指揉法按揉上身淋巴結反射區1～2分鐘。

足 部

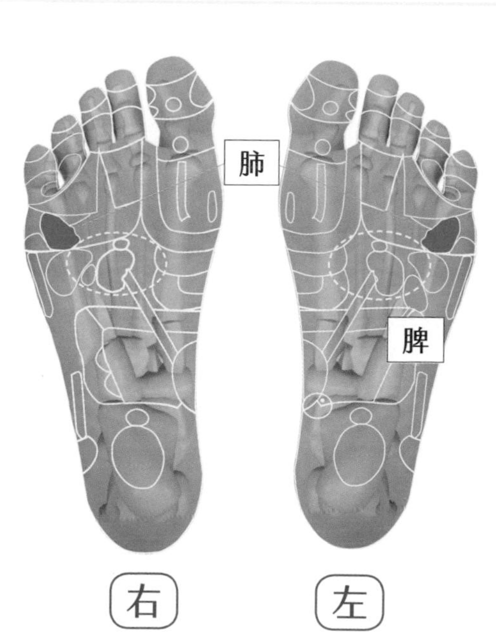

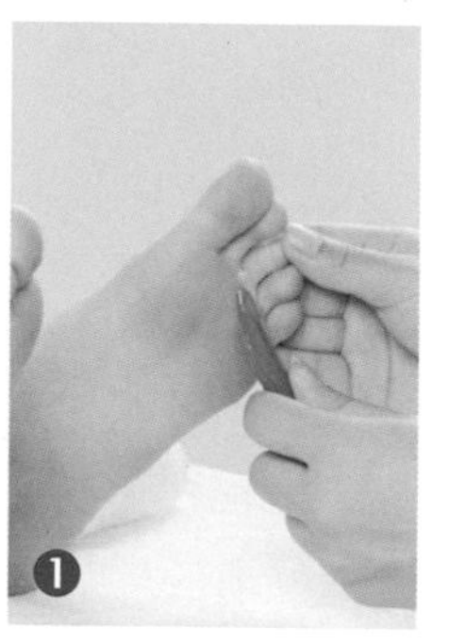

肺反射區

位於自甲狀腺反射區向外到肩反射區處，約一條橫指寬的帶狀區域。

方法：用刮壓法刮壓反射區2～5分鐘。

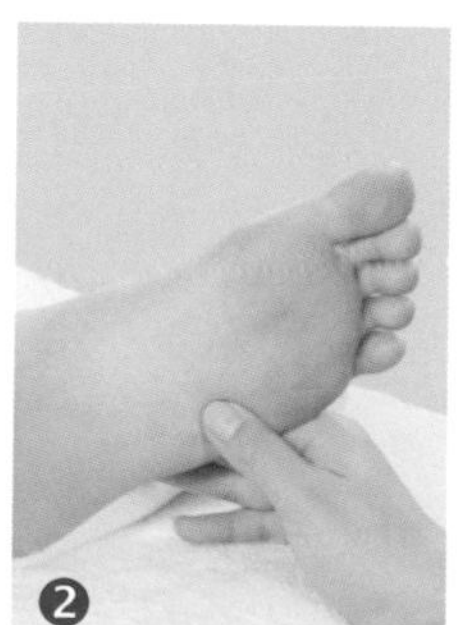

脾反射區

位於左腳底第四、五蹠骨之間，在心反射區下方。

方法：用拇指指腹按壓法按壓脾反射區2～5分鐘。

耳鳴耳聾　補腎行氣通耳竅

耳鳴、耳聾在臨床上常同時並見，而且治療方法大致相同。耳鳴是以耳內鳴響為主症。耳聾是以聽力減退或聽覺喪失為主症。中醫認為，本病多因暴怒、驚恐、肝膽風火上逆，以致少陽之氣閉阻不通所致，或因腎氣虛弱，精血不能上達於耳而成。經常按摩耳部、手部和足部，可起到填補腎精的作用，有利於耳鳴耳聾症狀的改善。

耳　部

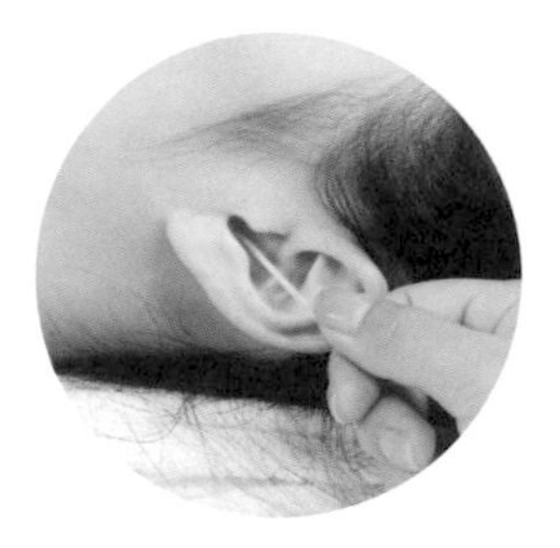

反射區表現

用耳穴探棒或火柴棒探查下列反射區時，壓痛顯著。

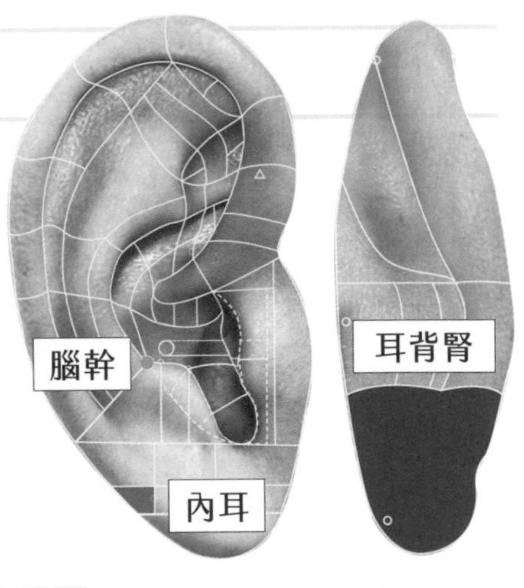

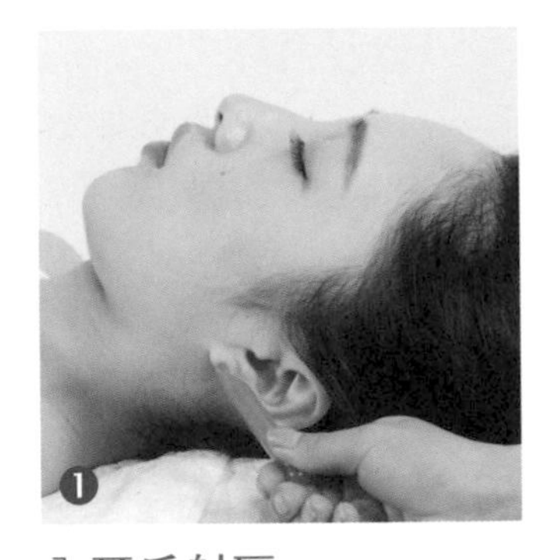

內耳反射區

位於耳垂正面後中部，即耳垂5區。

方法：用切按法切壓反射區1～2分鐘，以按摩部位發紅或有酸脹感為宜。

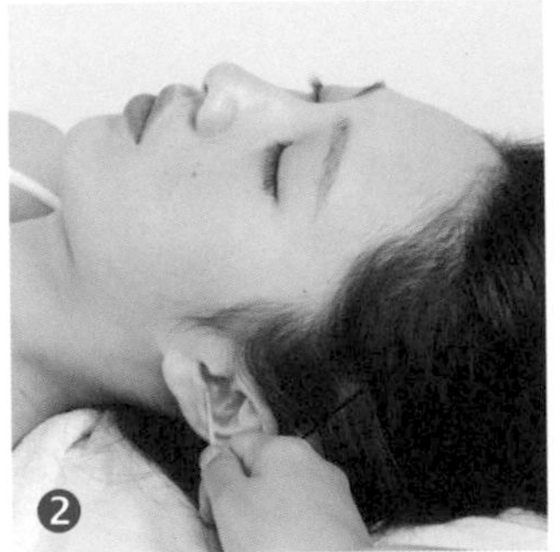

腦幹反射區

位於輪屏切跡處，即對耳屏3、4區之間。

方法：用切按法切壓反射區1～2分鐘，以按摩部位發紅或有酸脹感為宜。

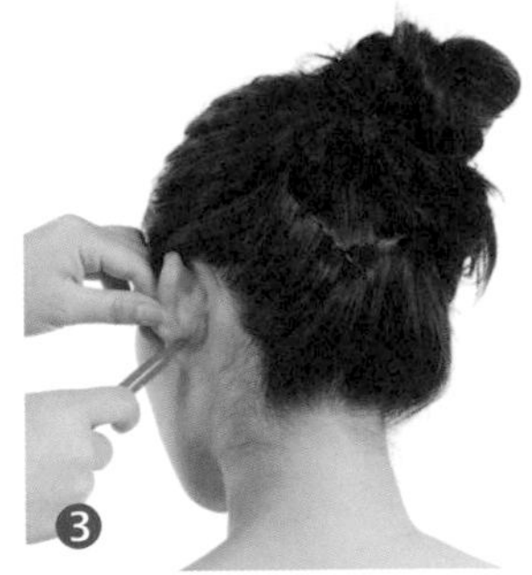

耳背腎反射區

位於耳背下方位置，即耳背5區。

方法：用切按法切壓反射區1～2分鐘，以按摩部位發紅或有酸脹感為宜。

手　部

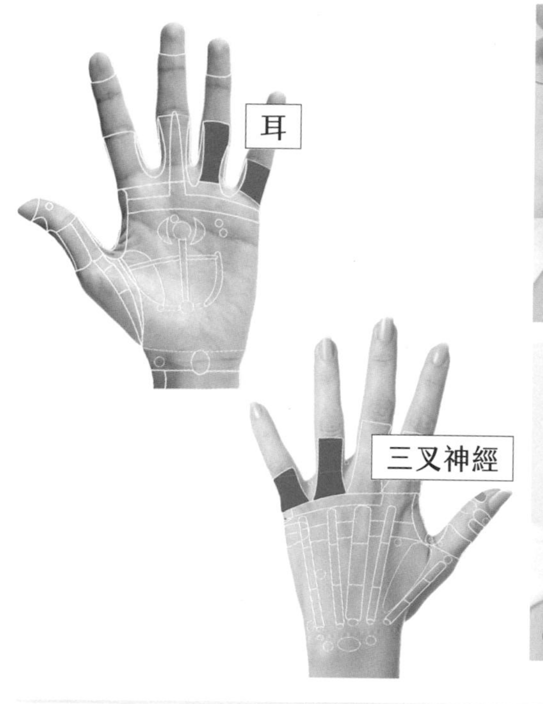

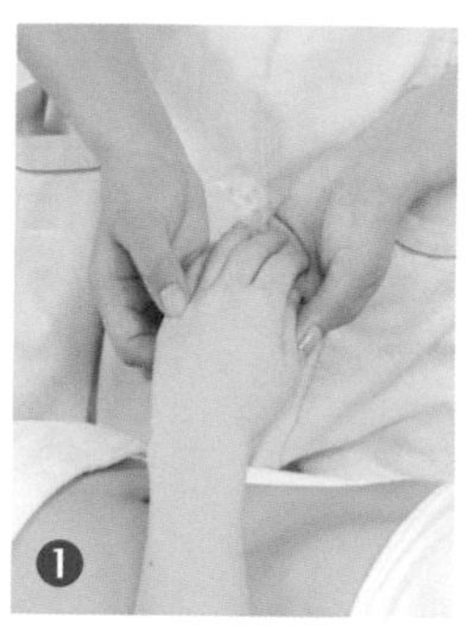

耳反射區

位於雙手手掌和手背第四、第五指指根部。

方法：用指揉法按揉反射區1～2分鐘。

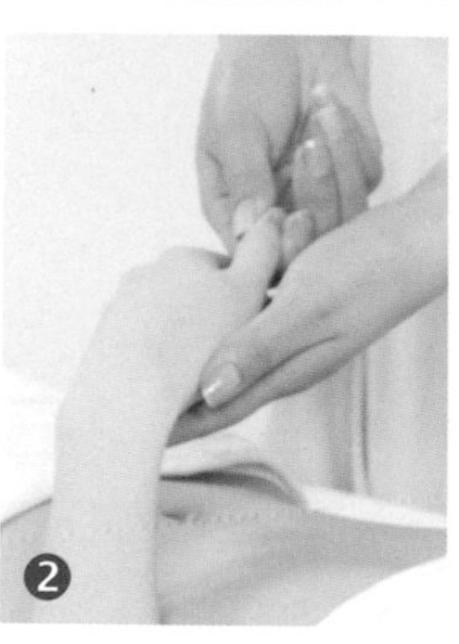

三叉神經反射區

位於雙手掌面，拇指末節指腹遠端1／2尺側緣。

方法：用指揉法按揉三叉神經反射區1～2分鐘。

足　部

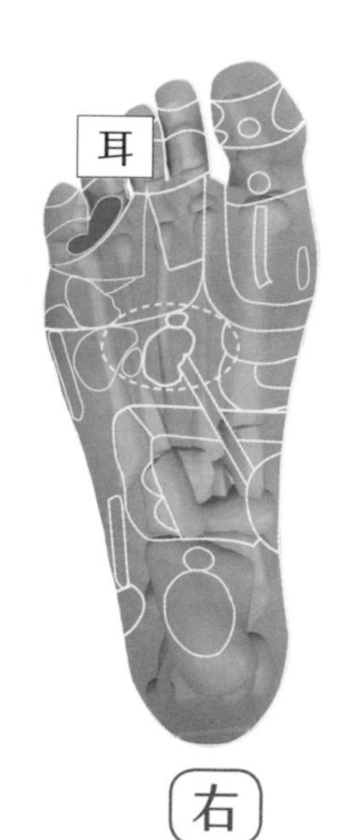

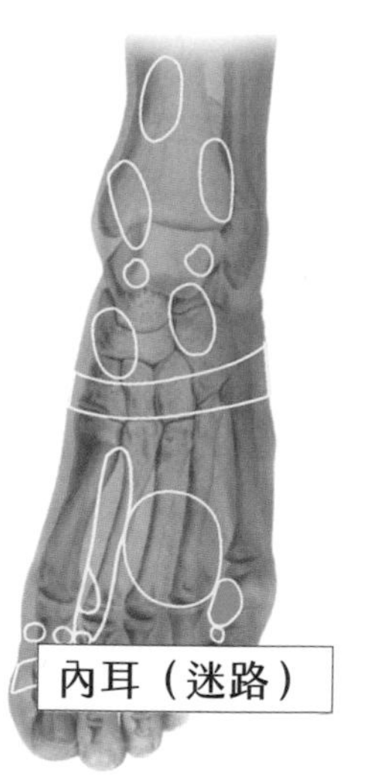

右

耳反射區

位於雙腳第四趾與第五趾中部和根部，包括腳底和腳背兩處。

方法：用掐法掐揉反射區2～5分鐘。

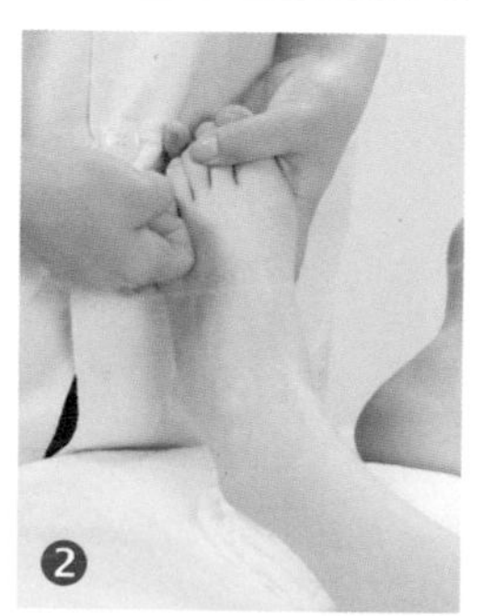

內耳（迷路）反射區

位於雙腳背第四蹠骨和第五蹠骨骨縫的前端。

方法：用單食指叩拳法頂壓反射區2～5分鐘。

口腔潰瘍　疏風清熱斂潰瘍

口腔潰瘍又稱「口瘡」，是因不講究衛生或飲食不當引起舌尖或口腔黏膜發炎、潰爛而導致進食不暢的疾病。常見症狀為在口腔內唇、舌、頰黏膜、齒齦、硬齶等處出現白色或淡黃色大小不等的潰爛點，常伴隨煩躁不安、身體消瘦、發熱等症狀。

耳　部

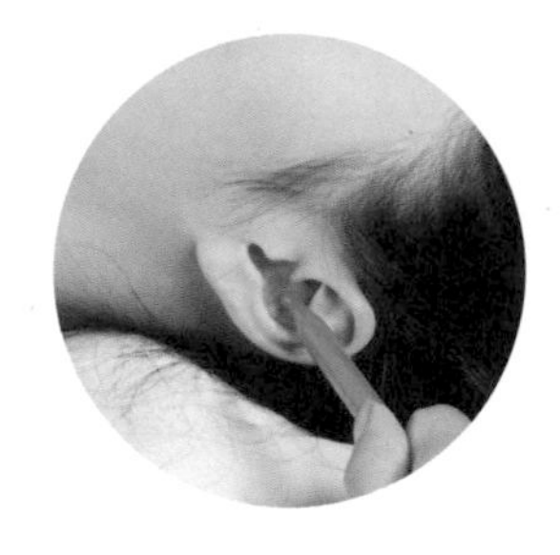

反射區表現

用耳穴探棒或火柴棒探查下列反射區時，壓痛顯著。

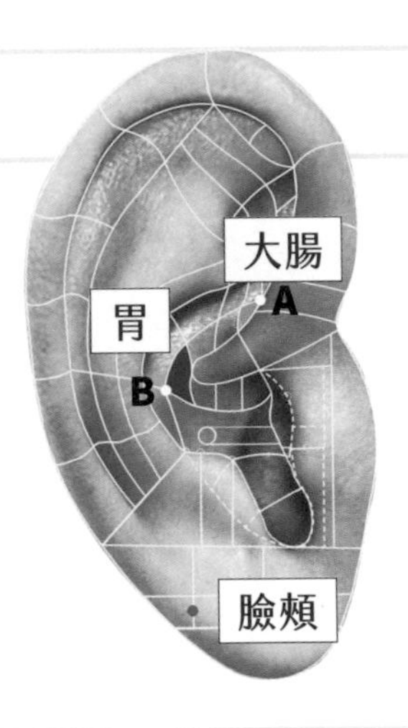

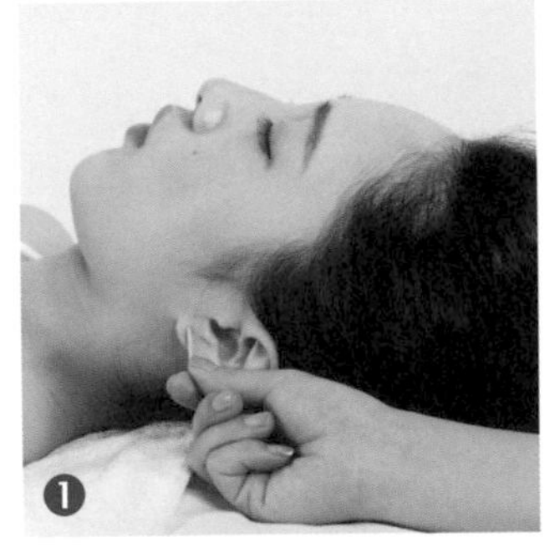

臉頰反射區

位於耳垂正面眼區與內耳區之間，即耳垂5、6區交界處。

方法：用切按法切壓臉頰反射區1～2分鐘，以按摩部位有酸脹感為宜。

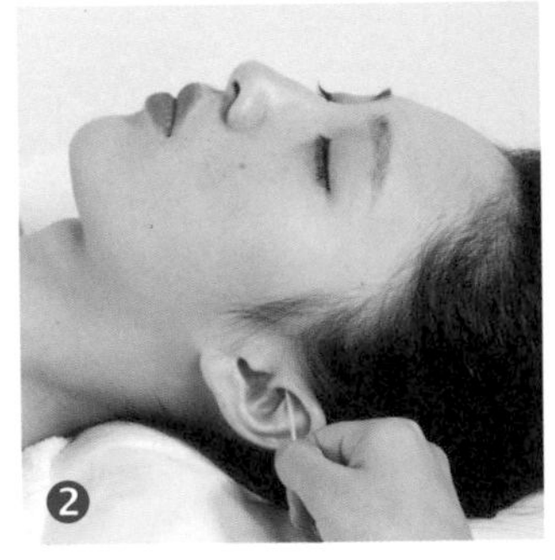

大腸反射區

位於耳輪腳及部分耳輪與AB線之間的前1／3處，即耳甲7區。

方法：用切按法切壓大腸反射區1～2分鐘，以按摩部位有酸脹感為宜。

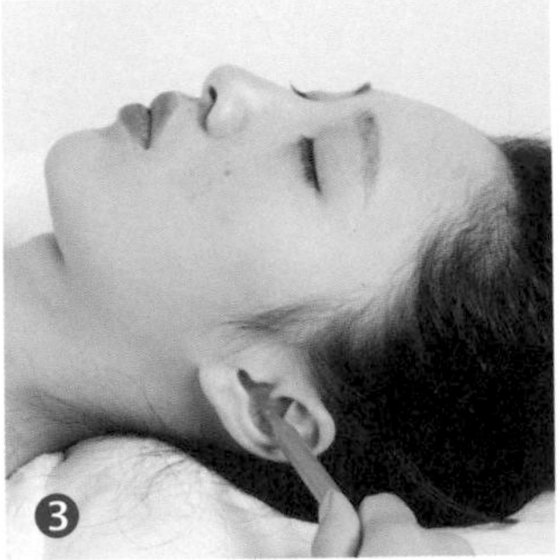

胃反射區

位於耳輪腳與耳甲交界處，即耳甲4區。

方法：用切按法切壓胃反射區1～2分鐘，以按摩部位發紅或有酸脹感為宜。

手　部

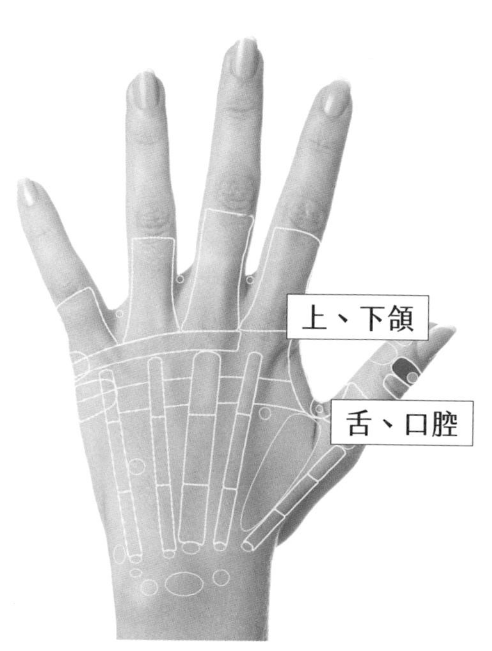

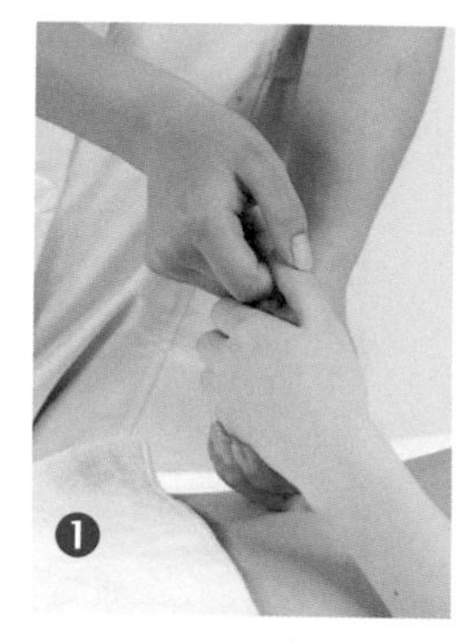

上、下頜反射區

位於拇指指間關節橫紋與上下最近皺紋之間的一條帶狀區域。

方法：用指按法按壓上、下頜反射區1～2分鐘。

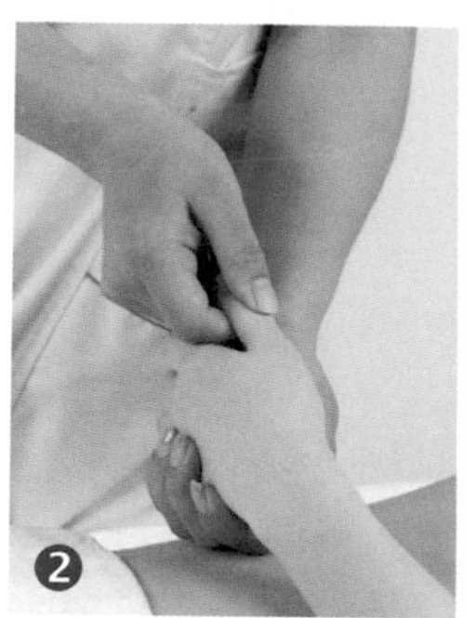

舌、口腔反射區

位於雙手拇指背側，指關節橫紋的中央處。

方法：用指按法按壓舌、口腔反射區1～2分鐘。

足　部

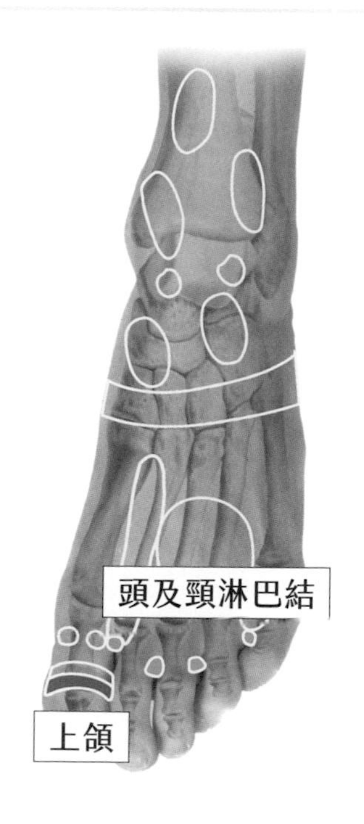

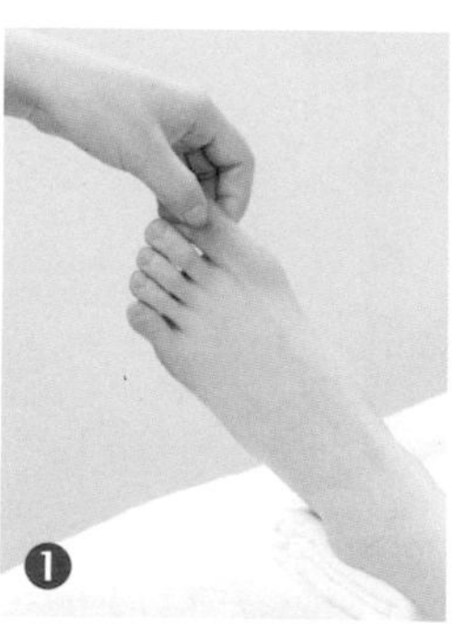

上頜反射區

位於雙腳背拇趾，趾間關節橫紋上方的一條橫帶狀處。

方法：用掐法掐揉反射區2～5分鐘。

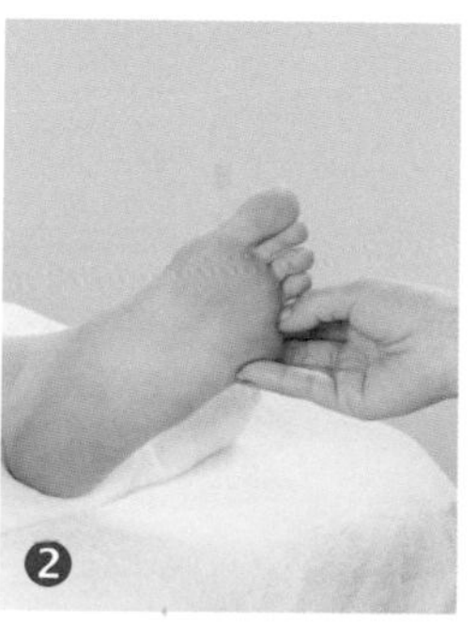

頭及頸淋巴結反射區

位於雙腳各趾間的趾骨根部凹陷處。

方法：用掐法掐按頭及頸淋巴結反射區2～5分鐘，以局部有酸痛感為宜。

調暢情志　疏肝解鬱心情佳

《黃帝內經》指出「人有五臟化五氣，以生喜怒悲憂恐。」就是說，七情六欲，人皆有之，屬於正常的精神活動，但異常的情志活動，七情過極，則可引起很多疾病，小至毛髮，大至全身。因此調暢情志在養生中至關重要。

耳　部

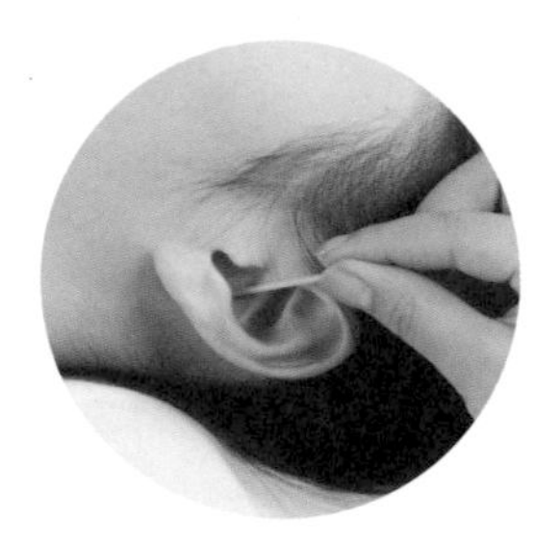

反射區表現

用耳穴探棒或火柴棒探查下列反射區時，壓痛顯著。

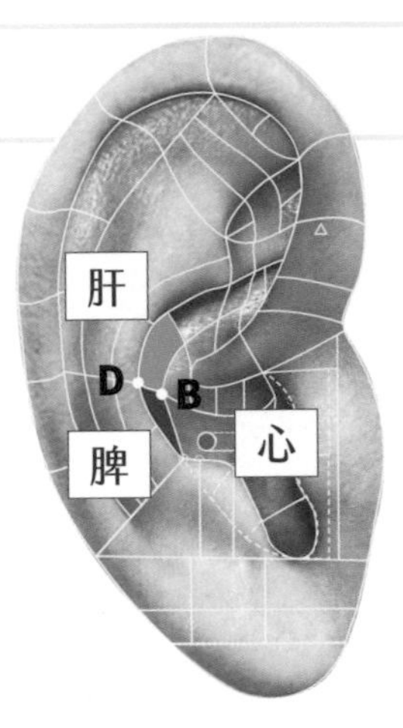

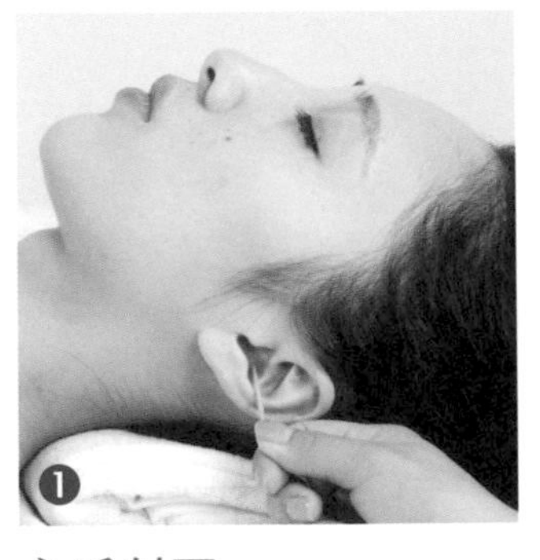

心反射區

位於耳甲腔正中凹陷處，即耳甲15區。

方法：用切按法切壓心反射區1～2分鐘，以按摩部位發紅或有酸脹感為宜。

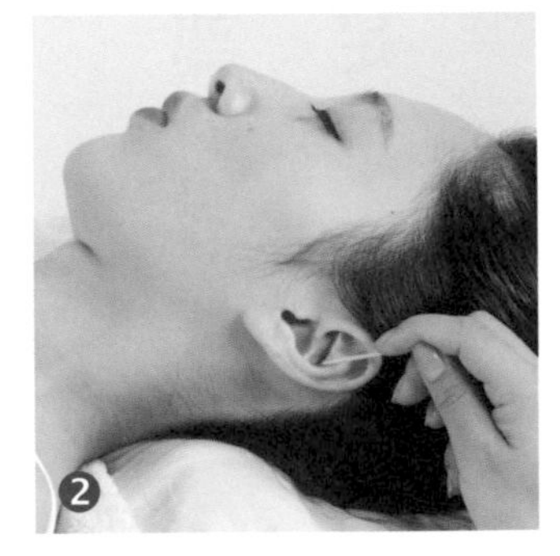

肝反射區

位於耳甲艇的後下方，即耳甲12區。

方法：用切按法切壓肝反射區1～2分鐘，以按摩部位發紅或有酸脹感為宜。

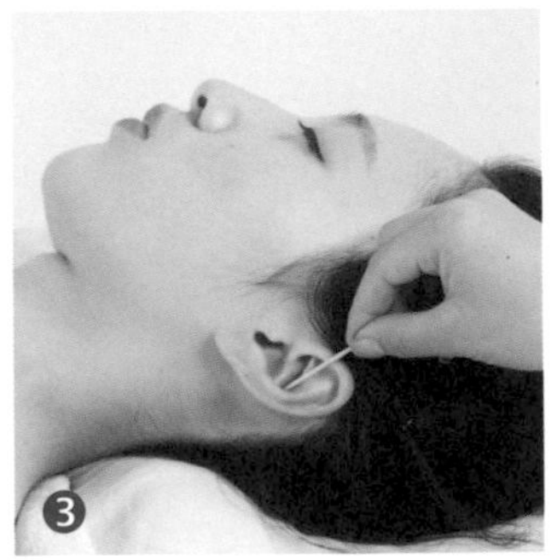

脾反射區

位於BD線下方，耳甲腔的後上部，即耳甲13區。

方法：用切按法切壓脾反射區1～2分鐘，以按摩部位有酸脹感為宜。

手　部

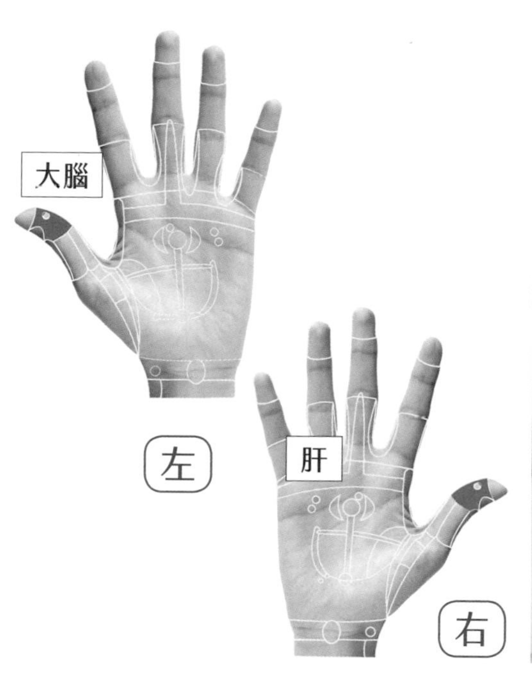

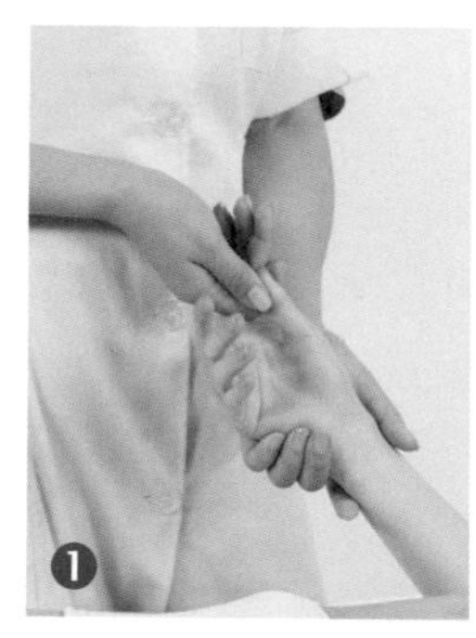

大腦反射區

位於雙手掌面拇指指腹全部。

方法：用指揉法按摩大腦反射區1～2分鐘，以局部有酸痛感為宜。

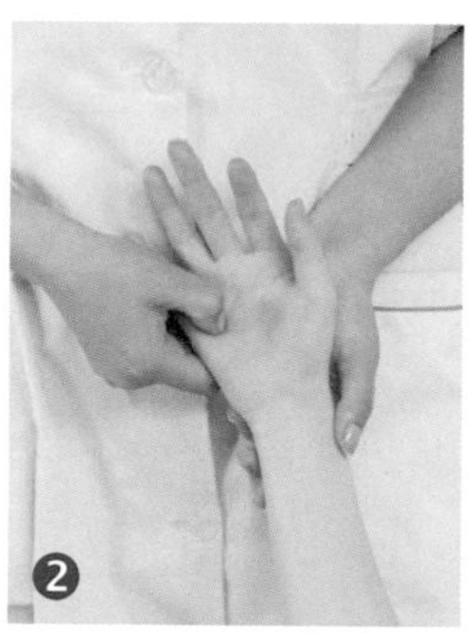

肝反射區

位於右手的掌面，第四、第五掌骨體之間近掌骨處。

方法：用掐法掐按反射區1～2分鐘。

足　部

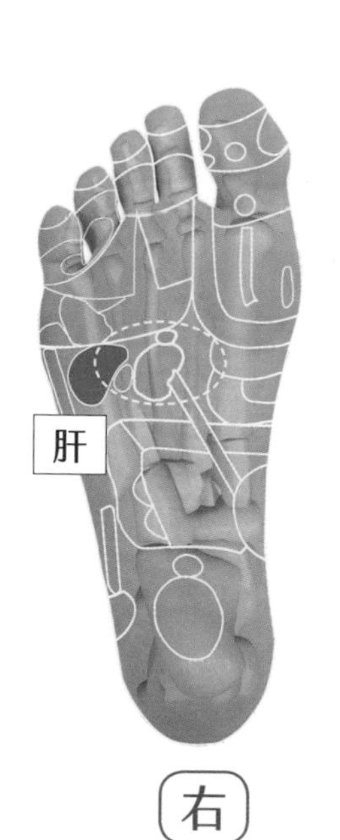

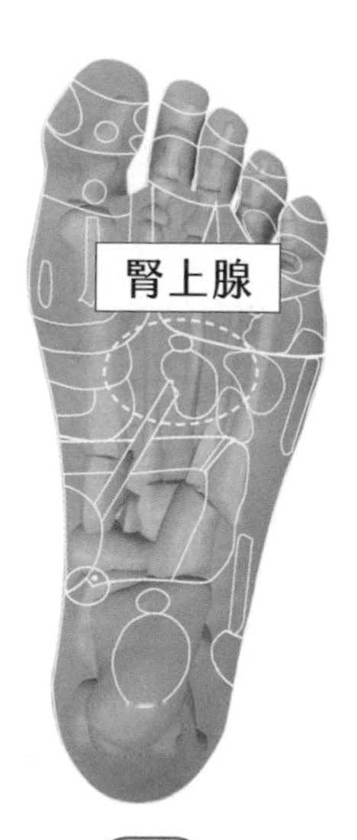

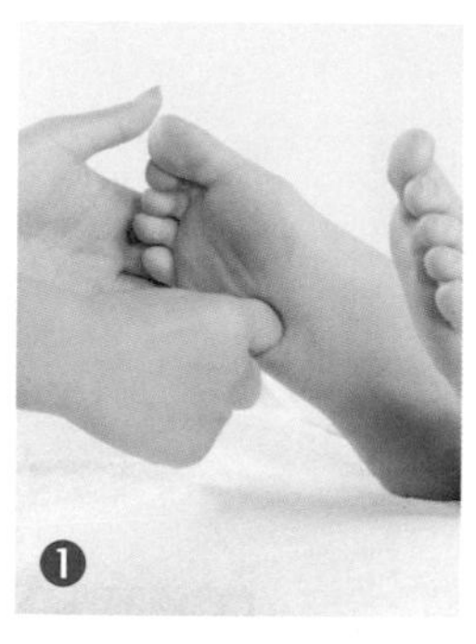

肝反射區

位於右腳底，第四蹠骨與第五蹠骨前段之間。

方法：用單食指叩拳法頂壓肝反射區2～5分鐘。

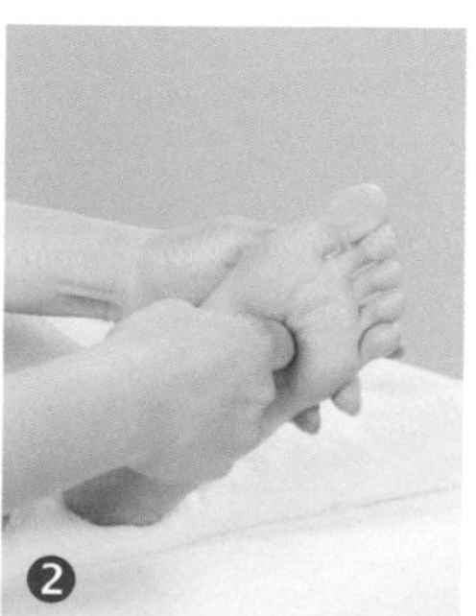

腎上腺反射區

位於雙腳底，第二、三蹠骨體間，腎反射區前端。

方法：用單食指叩拳法頂壓腎上腺反射區2～5分鐘。

保養心肺　養心理肺精神旺

心臟和肺腑是人體的重要器官，前者負責為血液循環提供動力，後者主呼吸。心肺功能失調者主要表現為心動過快或過緩，並且伴隨胸悶、心悸、氣短等症狀。適當的體育鍛煉和生活習慣有利於心肺功能的正常運行，經常按摩反射區可以強心益肺，讓你每天精神飽滿，充滿活力！

耳　部

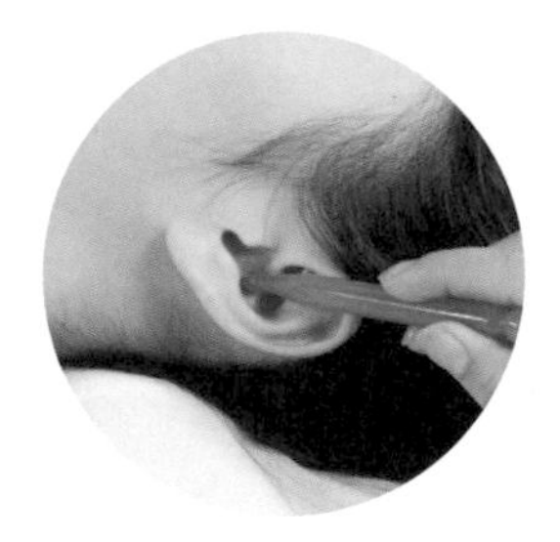

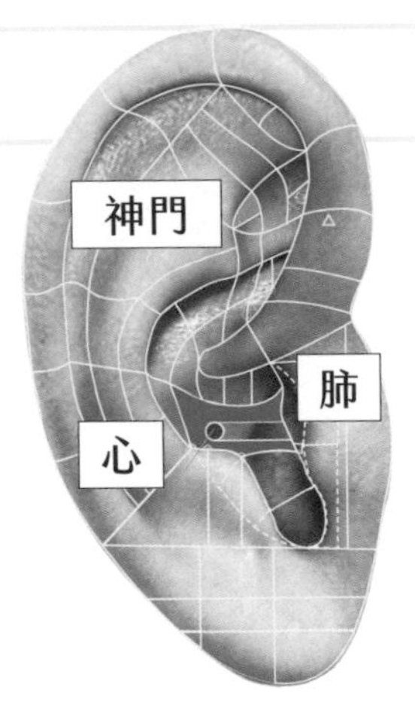

反射區表現

用耳穴探棒或火柴棒探查下列反射區時，壓痛顯著。

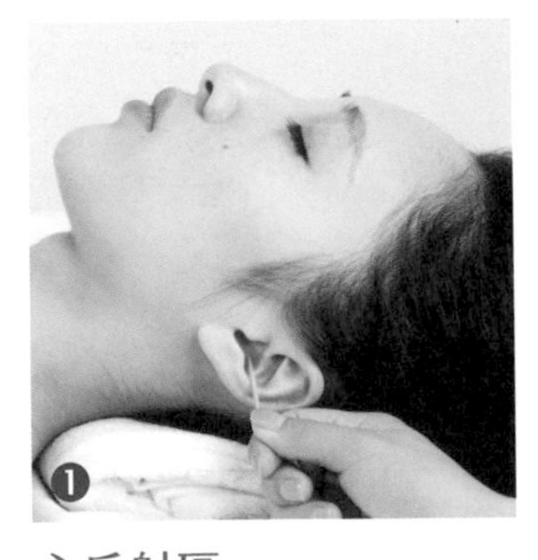

心反射區

位於耳甲腔正中凹陷處，即耳甲15區。

方法：用切按法切壓心反射區1～2分鐘，以按摩部位發紅或有酸脹感為宜。

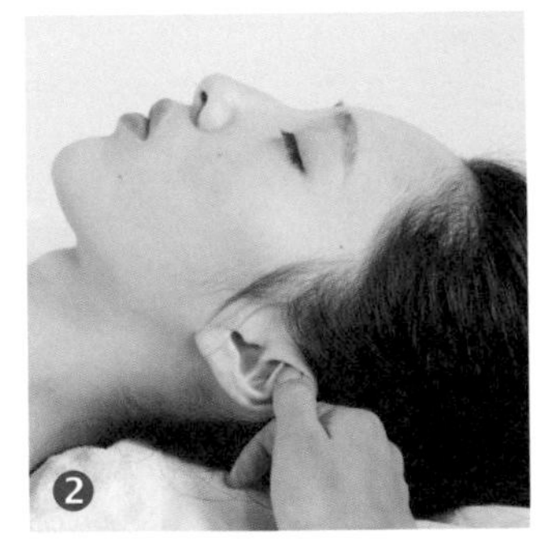

神門反射區

位於三角窩後1／3的上部，即三角窩4區。

方法：用捏揉法揉動反射區1～2分鐘，以按摩部位發紅或有酸脹感為宜。

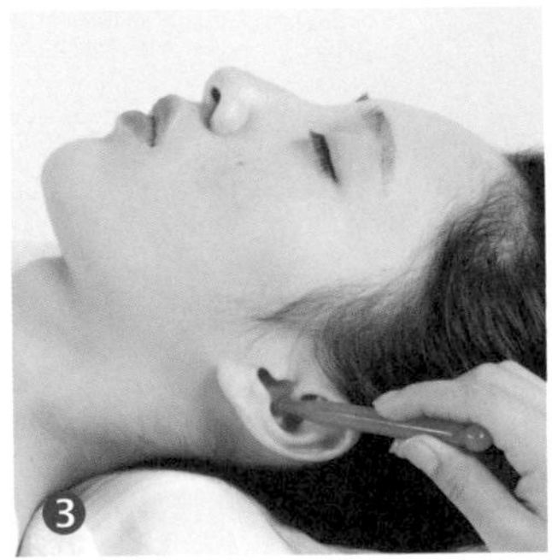

肺反射區

位於心、氣管區周圍處，即耳甲14區。

方法：用切按法切壓肺反射區1～2分鐘，以按摩部位發紅或有酸脹感為宜。

手　部

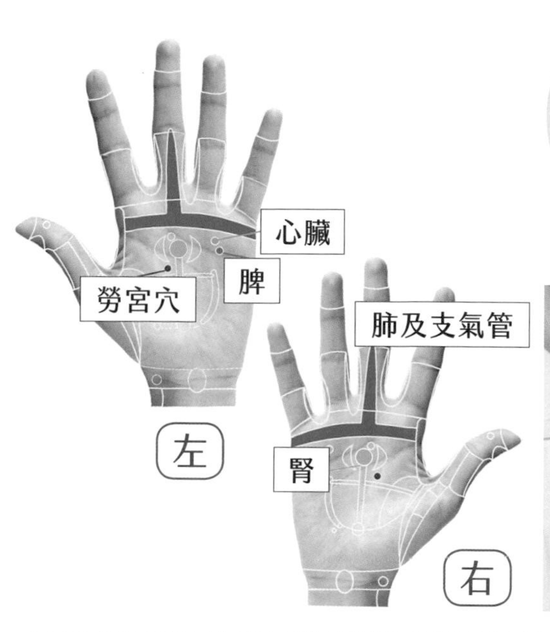

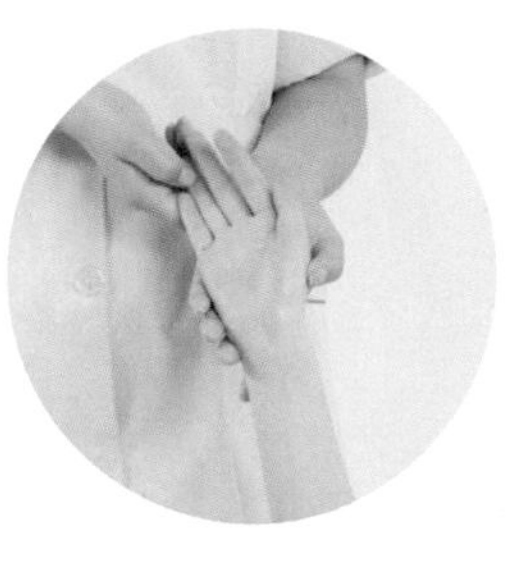

反射區表現

按壓下列反射區時，手感如捻發樣，或有結節感。

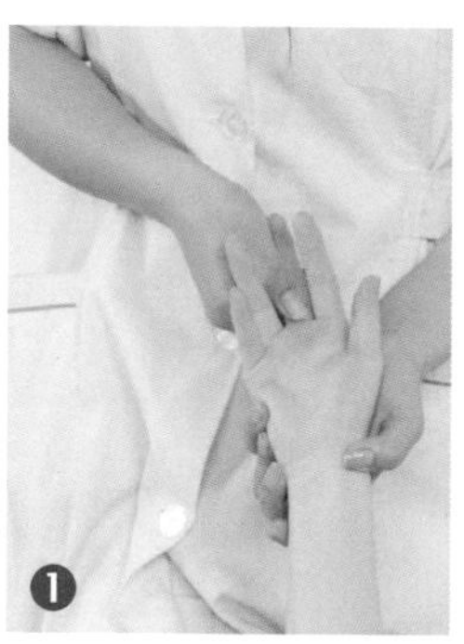

❶

肺及支氣管反射區

位於雙手掌面，橫跨第二、第三、第四、第五掌骨。

方法：用指按法按壓肺、支氣管反射區1～2分鐘，以局部有酸痛感為宜。

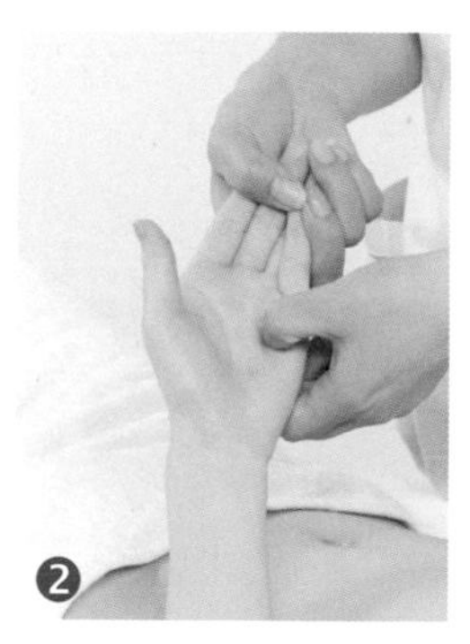

❷

心臟反射區

位於左手尺側，手掌及手背第四、第五掌骨之間，近掌骨處。

方法：用掐法掐按反射區1～2分鐘。

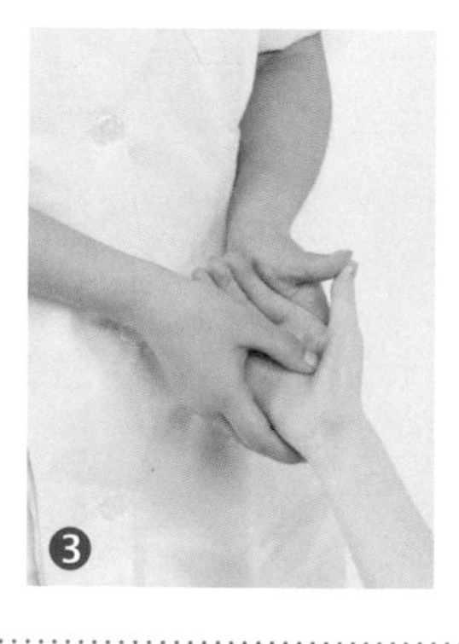

❸

勞宮穴

位於手掌心，第二、三掌骨之間偏於第三掌骨，握拳屈指時中指尖處。

方法：用指按法按壓勞宮穴1～2分鐘。

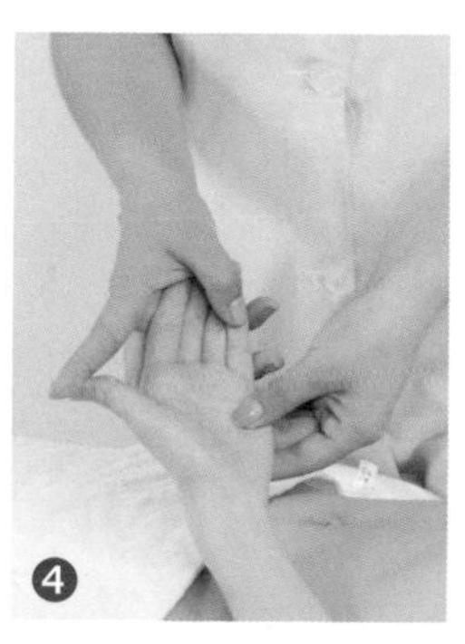

❹

脾反射區

位於左手掌側第四、第五掌骨間中段遠端。

方法：用指揉法按揉脾反射區1～2分鐘，以出現酸脹感為宜。

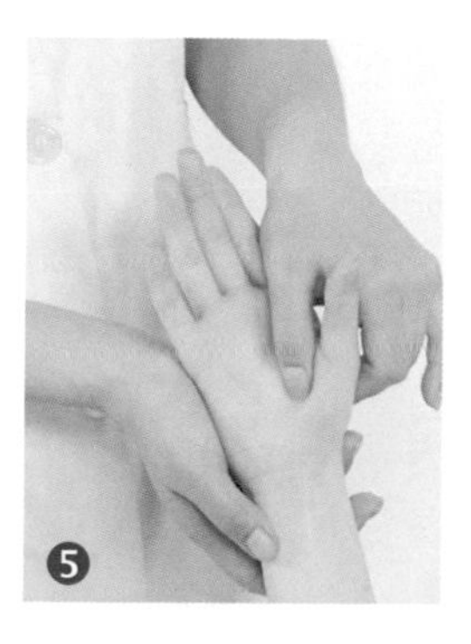

❺

腎反射區

位於雙手中央，第三掌骨中點。

方法：用指揉法按揉腎反射區1～2分鐘，以局部有酸痛感為宜。

足 部

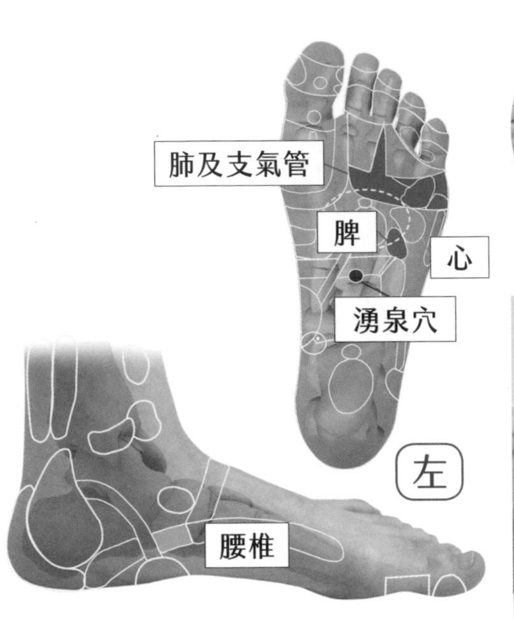

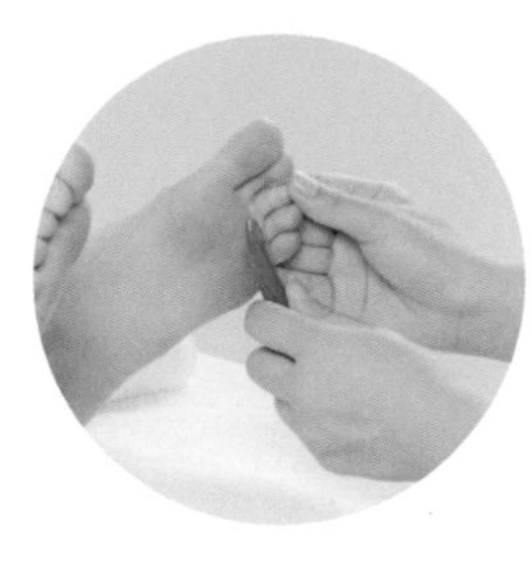

反射區表現

按壓下列反射區時，有酸痛感。

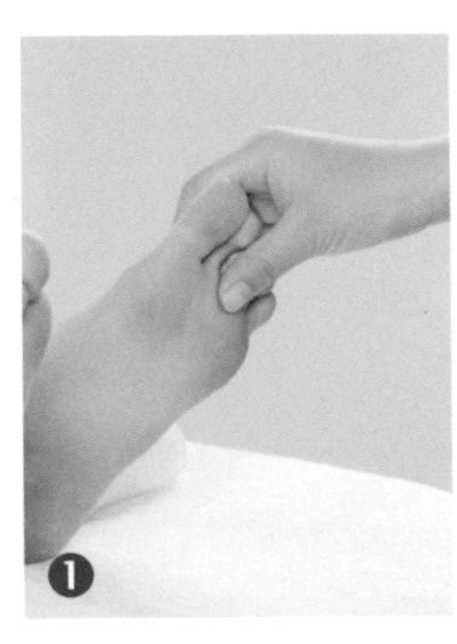
❶

肺及支氣管反射區

位於雙腳斜方肌反射區的近心端。

方法：用拇指指腹按壓法按壓反射區2～5分鐘。

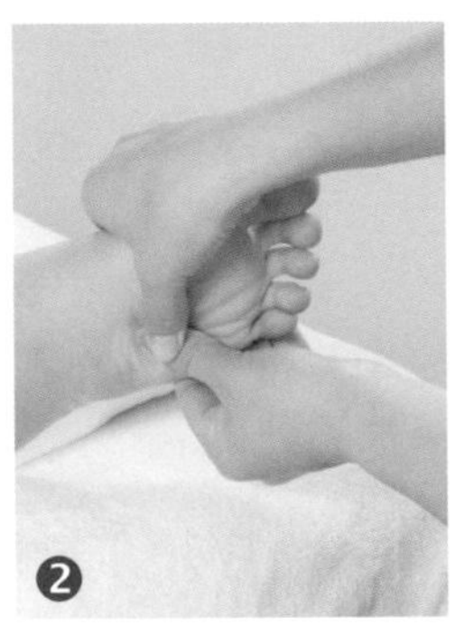
❷

心反射區

位於左腳底第四蹠骨與第五蹠骨前段之間。

方法：用拇指指腹按壓法按壓心反射區2～5分鐘，以局部有酸痛感為宜。

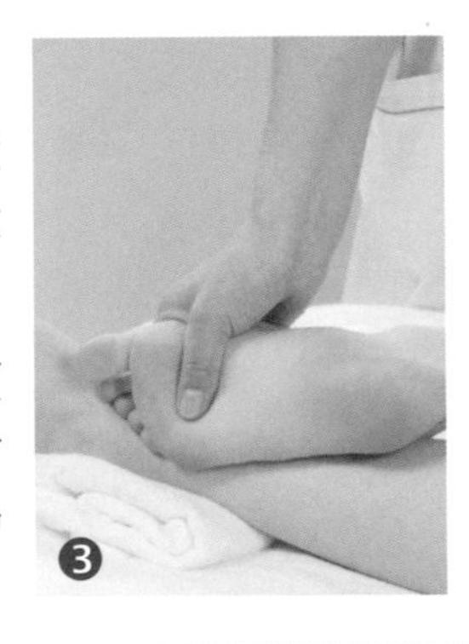
❸

湧泉穴

位於腳底部，蜷足時足前部凹陷處。

方法：用拇指指腹按壓法按壓湧泉穴2～5分鐘，以出現酸痛感為宜。

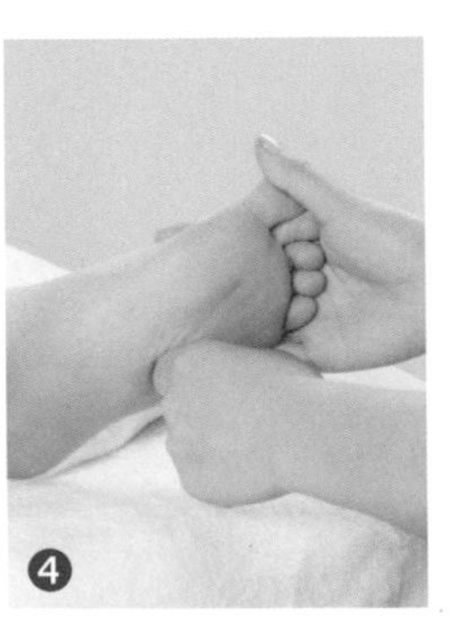
❹

脾反射區

位於左腳底第四、五蹠骨之間，距心反射區下方約一條橫指處。

方法：用單食指叩拳法頂壓脾反射區2～5分鐘。

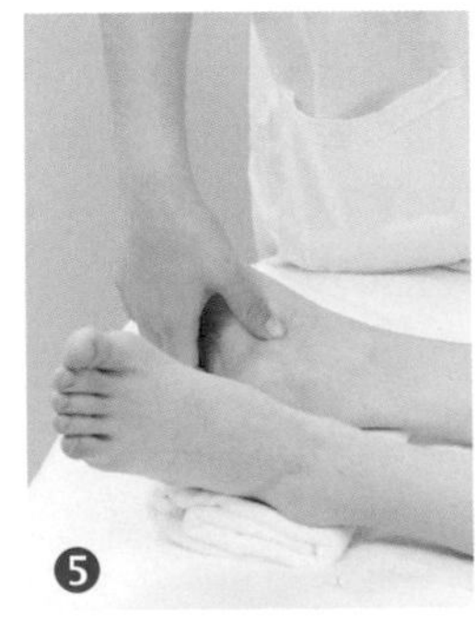
❺

腰椎反射區

位於雙足弓內緣，前接胸椎反射區，後連骶骨反射區。

方法：用拇指指腹推壓法推壓反射區2～5分鐘，以局部有酸痛感為宜。

補脾養胃　後天之本需重視

「脾胃為後天之本，氣血生化之源。」人體生長發育所必需的營養物質全靠脾胃的供給，人的生命活動依賴水穀精氣的不斷充養，不合理的飲食，能傷害脾胃之氣，影響水穀的運化和吸收，從而導致臟腑功能失常引起疾病。按摩耳手足反射區可以幫你降低不良飲食的影響，護養脾胃之元氣。

耳　部

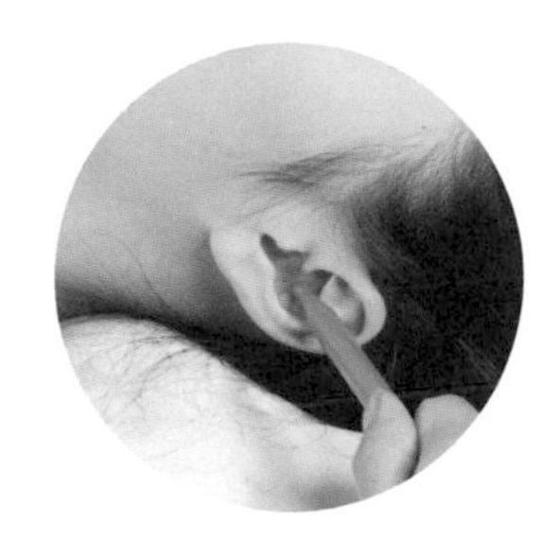

反射區表現

用耳穴探棒或火柴棒探查下列反射區時，壓痛顯著。

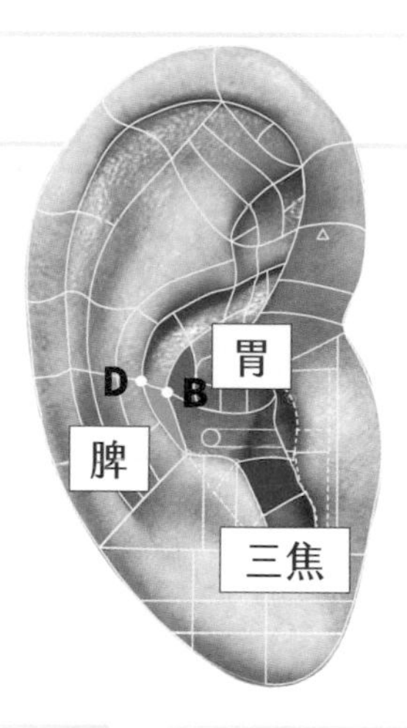

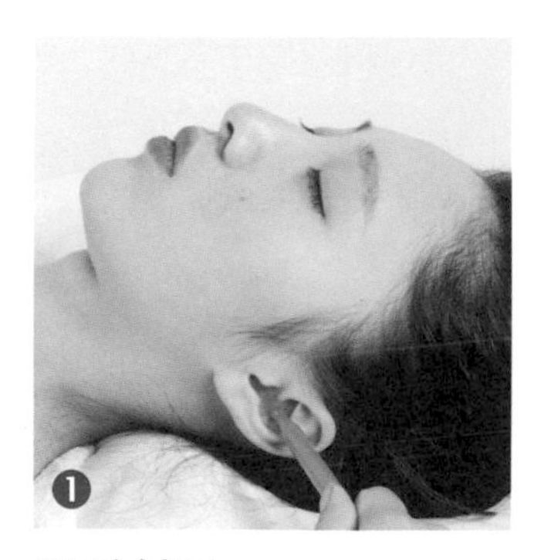

胃反射區

位於耳輪腳與耳甲交界處，即耳甲4區。

方法：用切按法切壓胃反射區1～2分鐘，以按摩部位發紅或有酸脹感為宜。

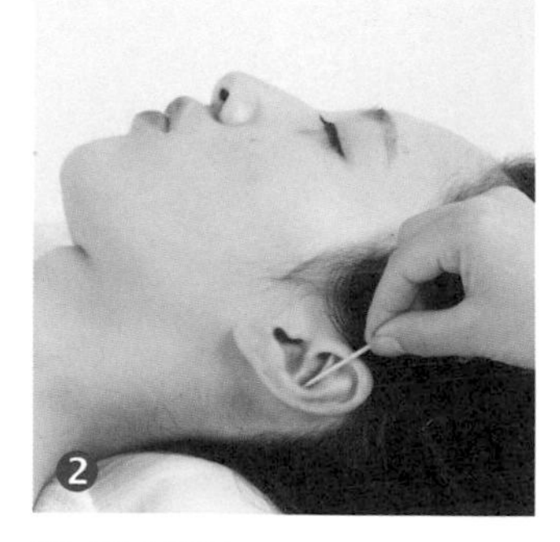

脾反射區

位於BD線下方，耳甲腔的後上部，即耳甲13區。

方法：用切按法切壓脾反射區1～2分鐘，以按摩部位有酸脹感為宜。

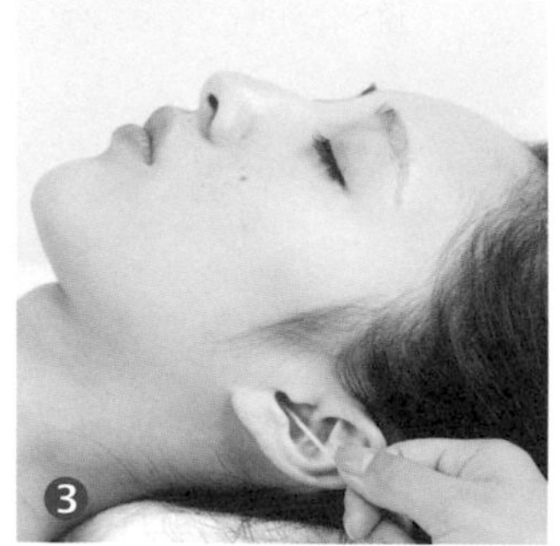

三焦反射區

位於外耳門後下方的位置，肺與內分泌區之間，即耳甲17區。

方法：用切按法切壓三焦經反射區1～2分鐘，以按摩部位有酸脹感為宜。

手　部

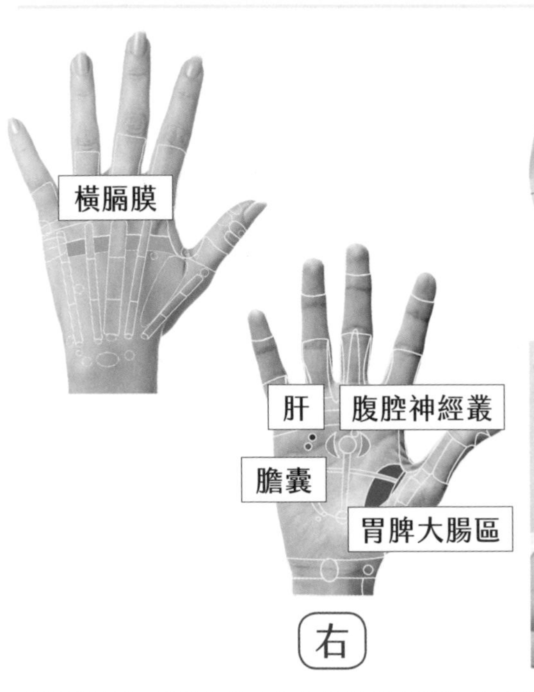

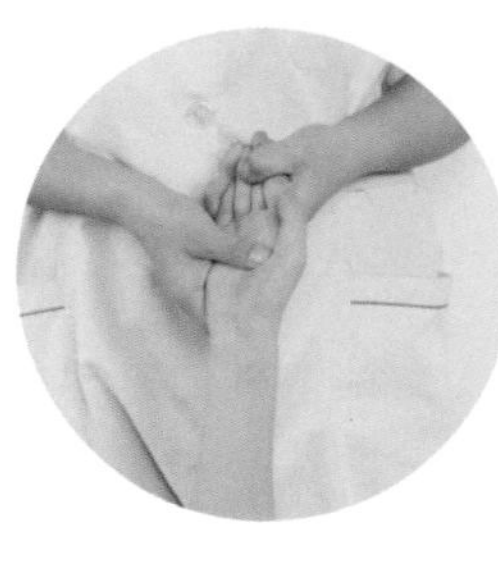

反射區表現

按壓下列反射區時，手感如捻發樣，或有結節感。

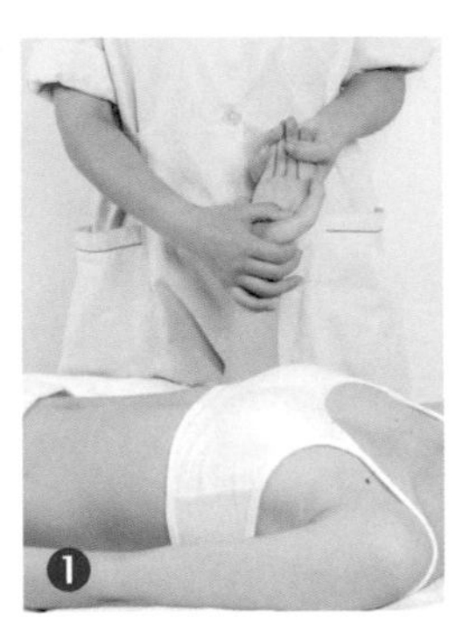

胃脾大腸區反射區

位於手掌面，第一、第二掌骨之間的橢圓形區域。

方法：用指按法按壓胃脾大腸區反射區1～2分鐘，以局部有酸痛感為宜。

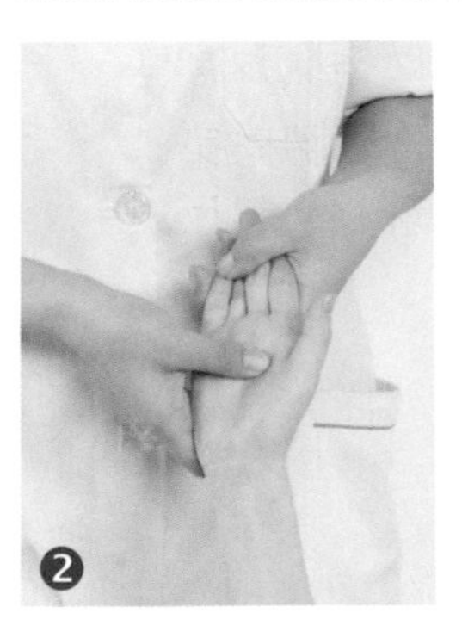

腹腔神經叢反射區

位於雙手掌心第二、三掌骨及第三、四掌骨之間，腎反射區的兩側。

方法：用指揉法按揉腹腔神經叢反射區1～2分鐘。

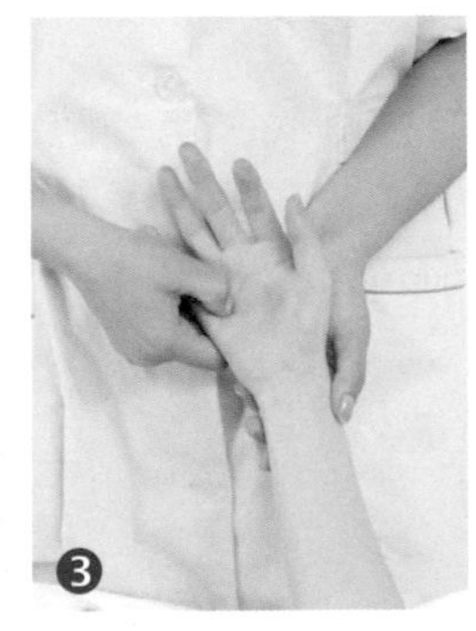

肝反射區

位於右手的掌面，第四、第五掌骨體之間近掌骨處。

方法：用掐按法掐按肝反射區1～2分鐘，以局部有酸痛感為宜。

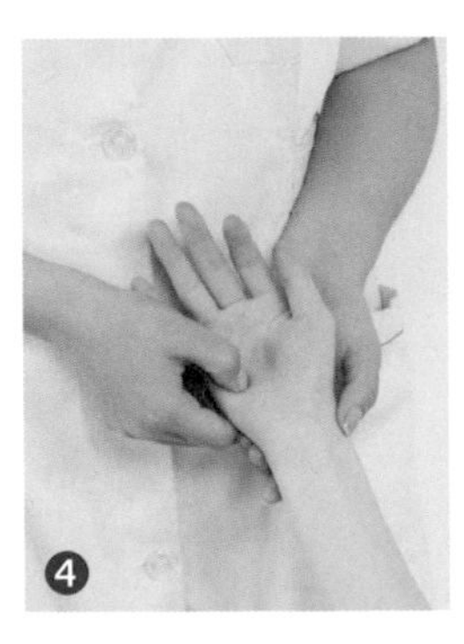

膽囊反射區

位於右手的手掌面及背側，第四、第五掌骨之間。

方法：用掐法掐按膽囊反射區1～2分鐘，以局部有酸痛感為宜。

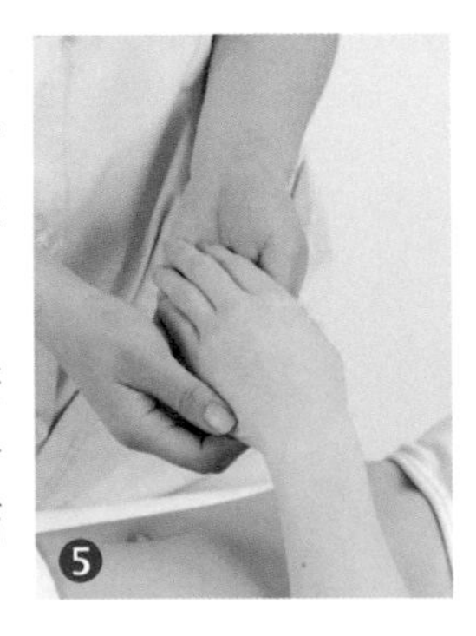

橫膈膜反射區

位於雙手背側，橫跨第二、第三、第四、第五掌骨中點的帶狀區域。

方法：用指按法按壓橫膈膜反射區1～2分鐘。

足部

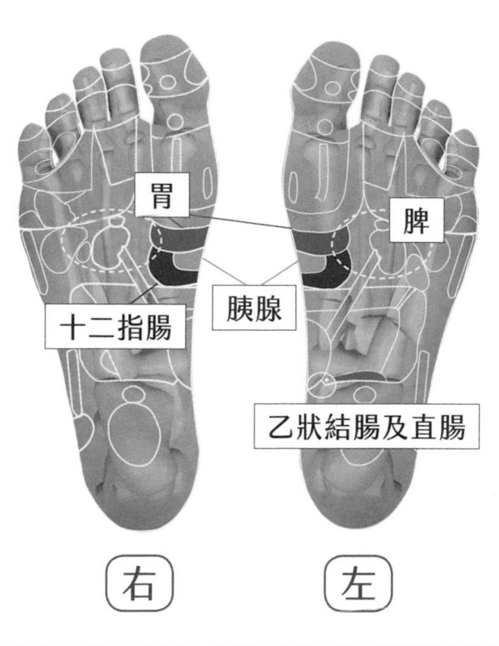

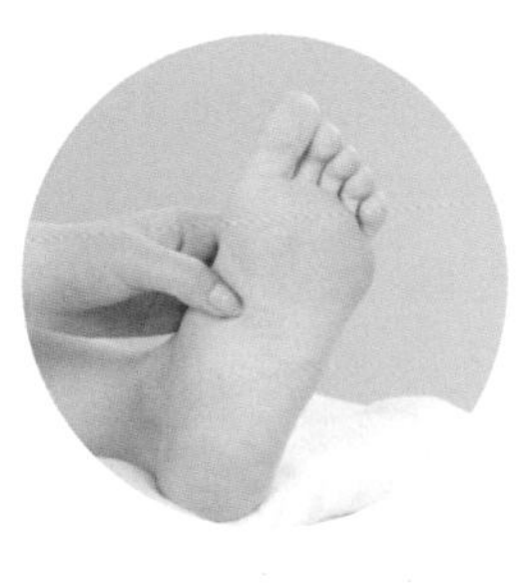

反射區表現

按壓下列反射區時，有酸痛感。

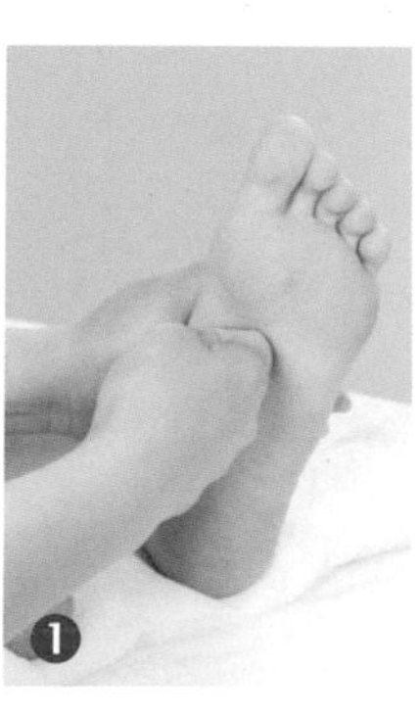

胃反射區

位於雙腳底第一蹠蹠骨中部，甲狀腺反射區下約一條橫指寬。

方法：用單食指叩拳法頂壓胃反射區2～5分鐘，以局部有酸痛感為宜。

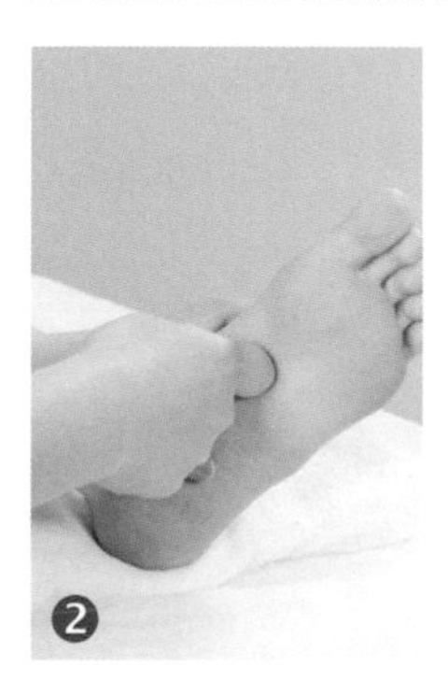

胰腺反射區

位於雙腳底，第一蹠骨體中下段胃反射區，與十二指腸反射區間靠內側。

方法：用單食指叩拳法頂壓胰腺反射區2～5分鐘。

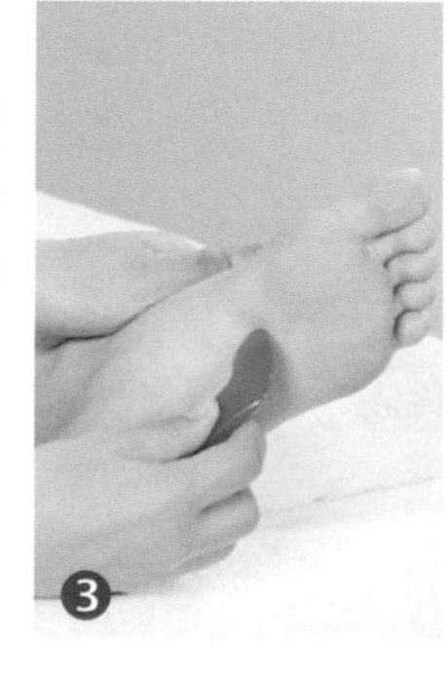

十二指腸反射區

位於雙腳底第一蹠骨底處，胰腺反射區的後外方。

方法：用刮壓法刮壓十二指腸反射區2～5分鐘，以局部有酸痛感為宜。

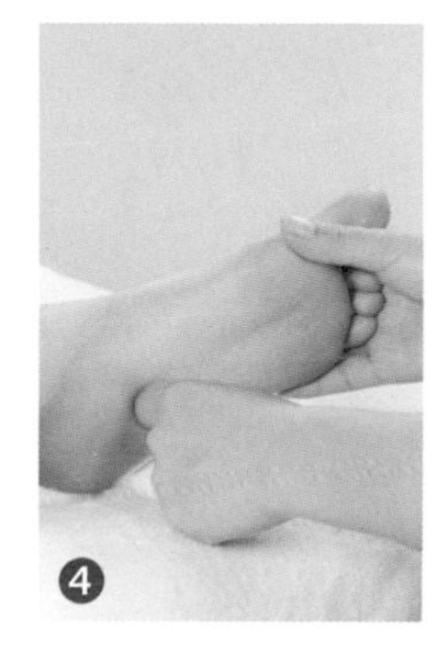

乙狀結腸及直腸反射區

位於左腳底跟骨前緣呈一條橫帶狀區域。

方法：用單食指叩拳法頂壓反射區2～5分鐘，以局部有酸痛感為宜。

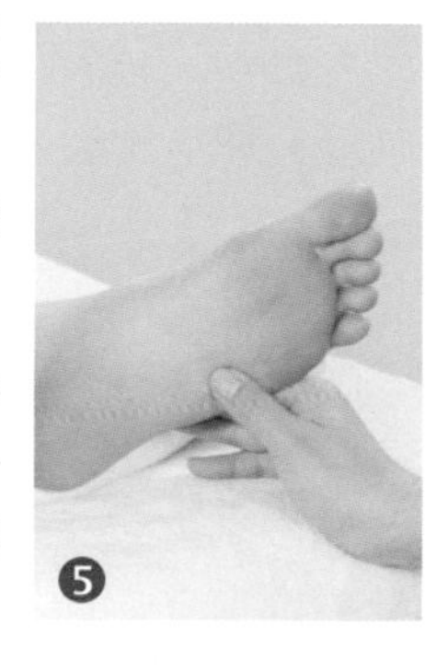

脾反射區

位於左腳底第四、第五蹠骨之間，距心反射區下方約一條橫指處。

方法：用拇指指腹按壓法按壓脾反射區2～5分鐘。

疏肝解鬱　肝氣條達氣血和

肝有疏泄的功能，喜升發舒暢，如因惱怒傷肝，或因其他原因影響氣機升發和疏泄，就會引起肝鬱的病症。其表現主要有兩脅脹滿或竄痛，胸悶不舒，且脅痛常隨情緒變化而增減。平時要注意調整情緒和心理，使體內之氣能夠正常的宣洩。按摩手部、耳部和足部相應的反射區或穴位，可以起到疏肝解鬱的作用。

耳　部

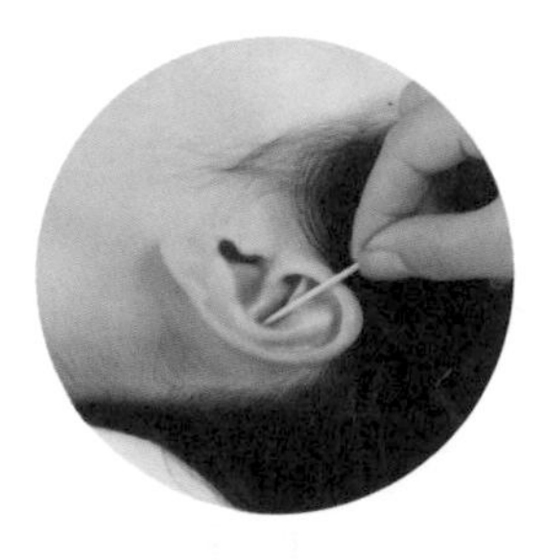

反射區表現

用耳穴探棒或火柴棒探查下列反射區時，壓痛顯著。

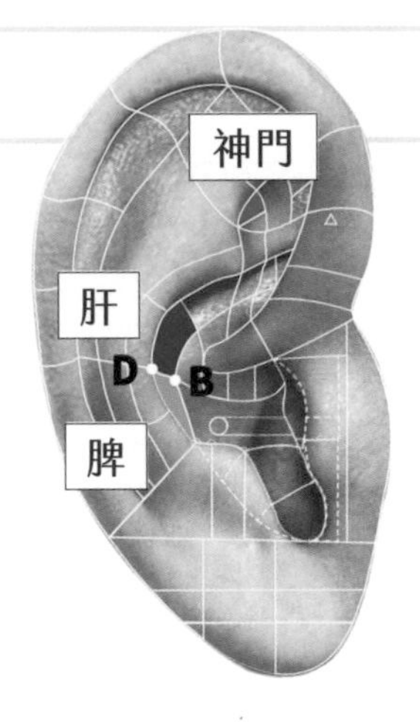

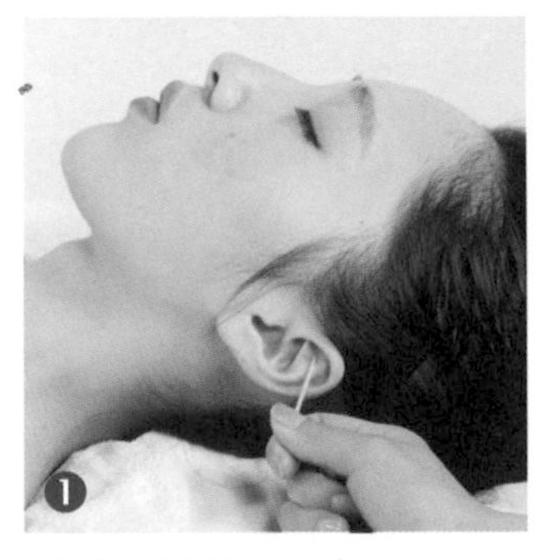

神門反射區

位於三角窩後1／3的上部，即三角窩4區。

方法：用切按法切壓神門穴反射區1～2分鐘，以按摩部位有酸脹感為宜。

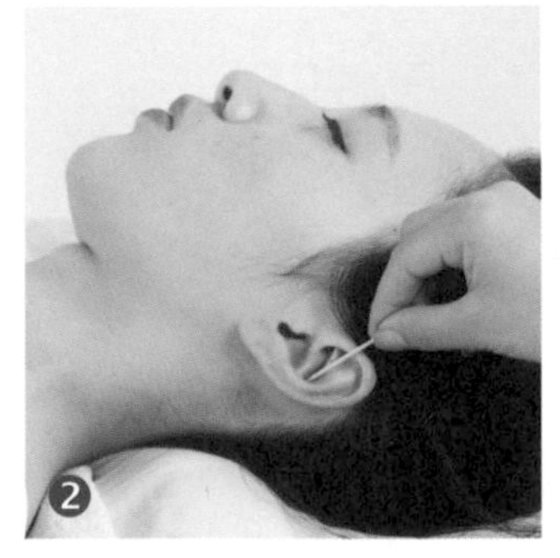

脾反射區

位於BD線下方，耳甲腔的後上部，即耳甲13區。

方法：用切按法切壓脾反射區1～2分鐘，以按摩部位有酸脹感為宜。

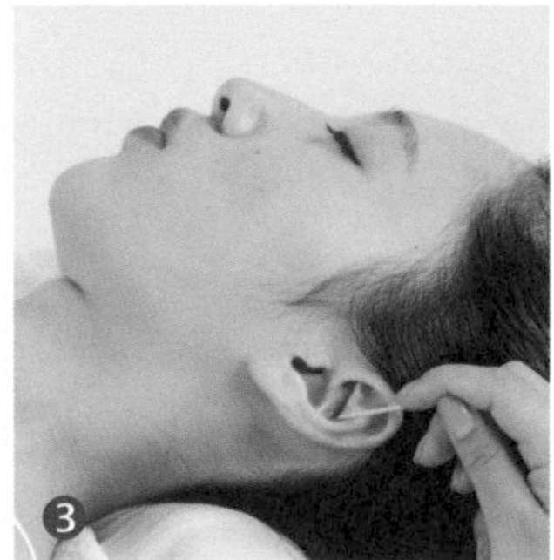

肝反射區

位於耳甲艇的後下方，即耳甲12區。

方法：用切按法切壓肝反射區1～2分鐘，以按摩部位發紅或有酸脹感為宜。

手　部

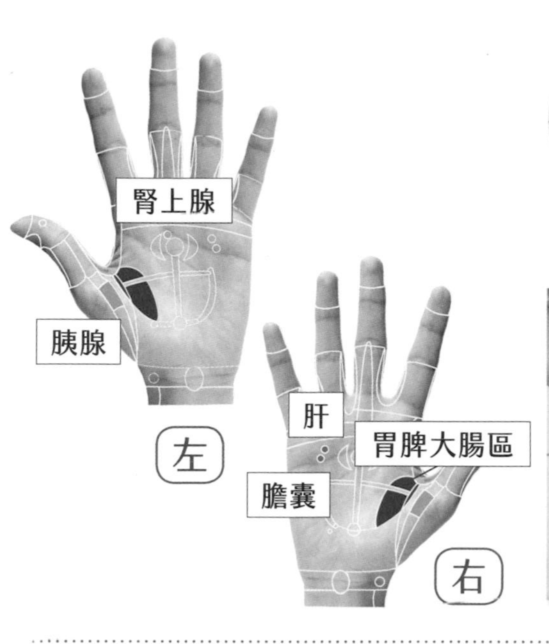

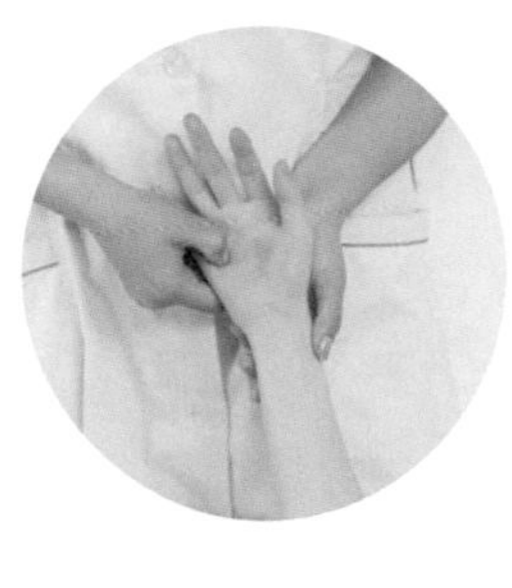

反射區表現

按壓下列反射區時，手感如捻發樣，或有結節感。

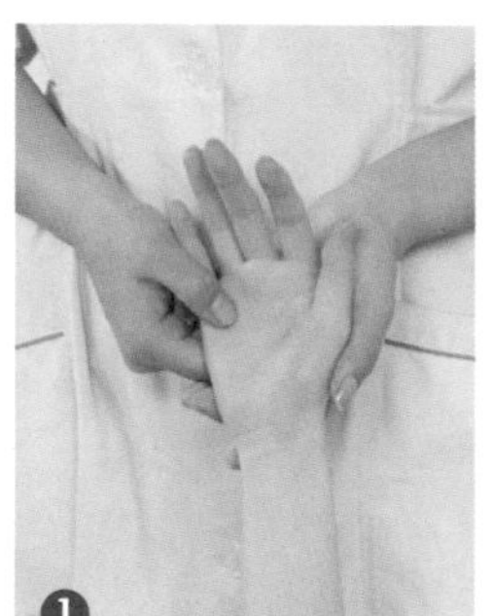

肝反射區

位於右手的掌面，第四、第五掌骨體之間近掌骨處。

方法：用指按法按壓肝反射區1～2分鐘，以局部有酸痛感為宜。

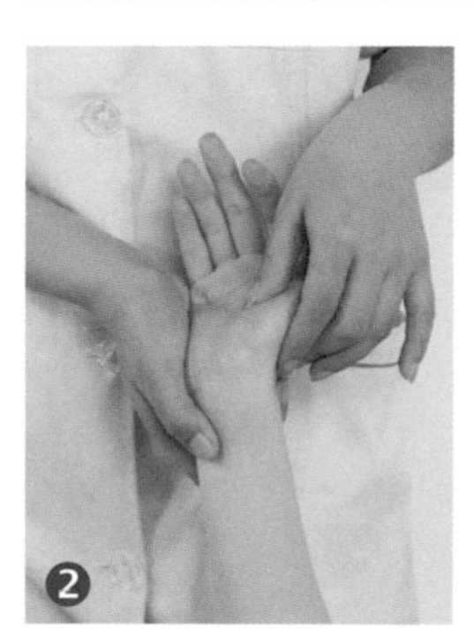

胰腺反射區

位於雙手胃反射區與十二指腸反射區之間，第一掌骨體中部的區域。

方法：用指按法按壓胰腺反射區1～2分鐘。

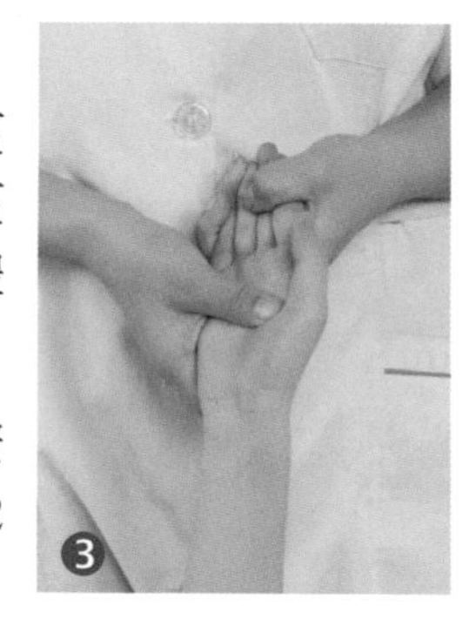

胃脾大腸區反射區

位於手掌面，第一、第二掌骨之間的橢圓形區域。

方法：用指揉法按揉胃脾大腸區反射區1～2分鐘，以局部有酸痛感為宜。

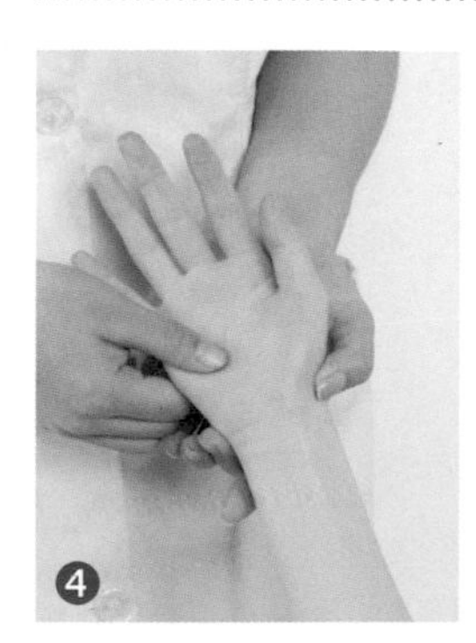

膽囊反射區

位於右手的手掌面及背側，第四、第五掌骨之間。

方法：用指揉法按揉膽囊反射區1～2分鐘，以局部有酸痛感為宜。

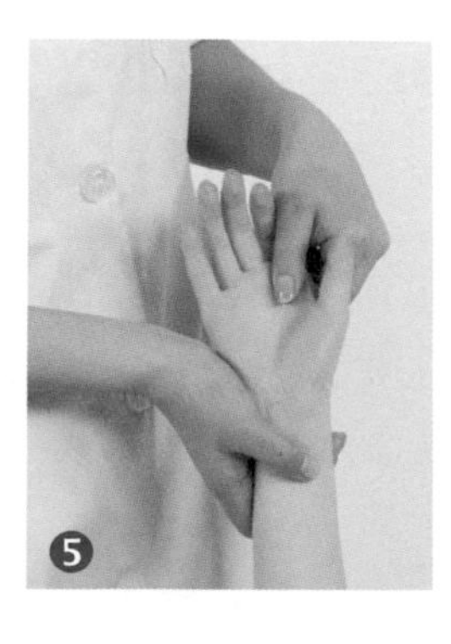

腎上腺反射區

位於雙手掌面第二、三掌骨之間，距離第二、三掌骨1.5～2公分處。

方法：用指揉法按揉腎上腺反射區1～2分鐘。

足部

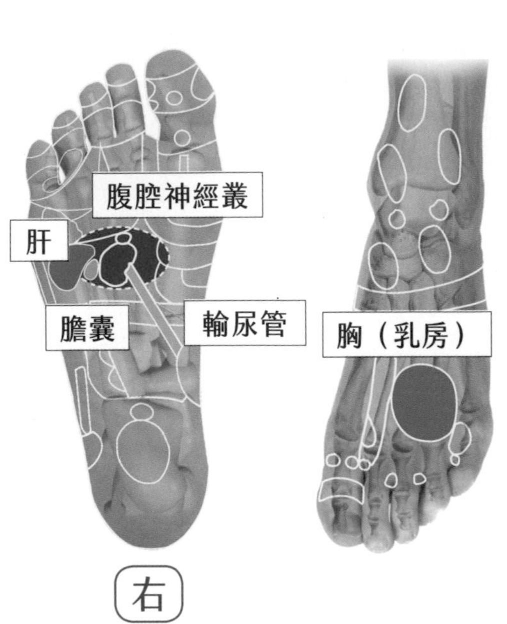

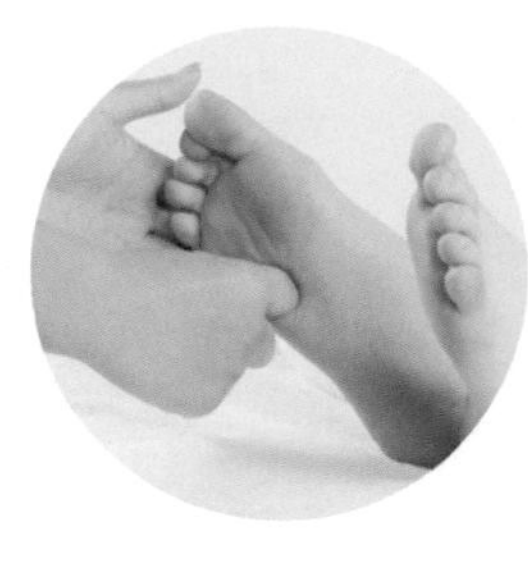

反射區表現

按壓下列反射區時，有酸痛感。

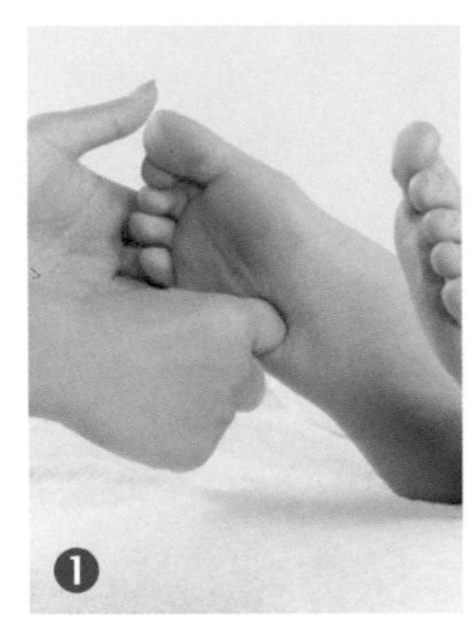

肝反射區

位於右腳底，第四蹠骨與第五蹠骨前段之間。

方法：用單食指叩拳法頂壓肝反射區2～5分鐘，以局部有酸痛感為宜。

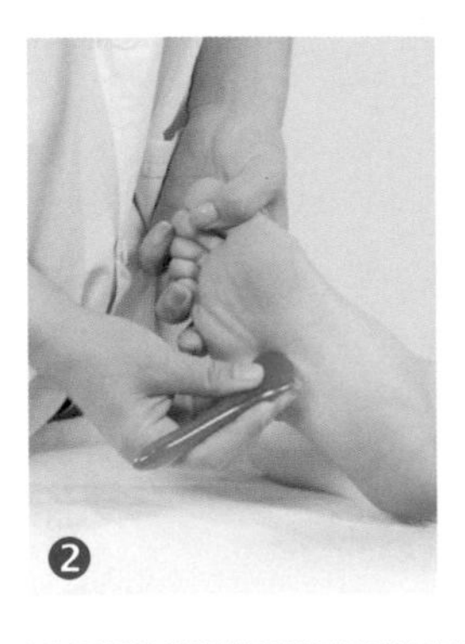

膽囊反射區

位於右腳底第三、第四蹠骨中段之間，位於肝反射區的內下方。

方法：用刮壓法刮壓膽囊反射區2～5分鐘。

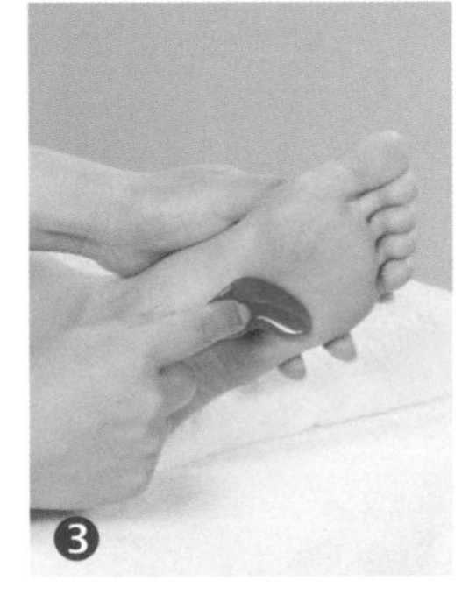

腹腔神經叢反射區

位於雙腳底，第二至四蹠骨體處，分佈於腎反射區周圍的橢圓區域。

方法：用單食指刮壓法刮壓反射區2～5分鐘。

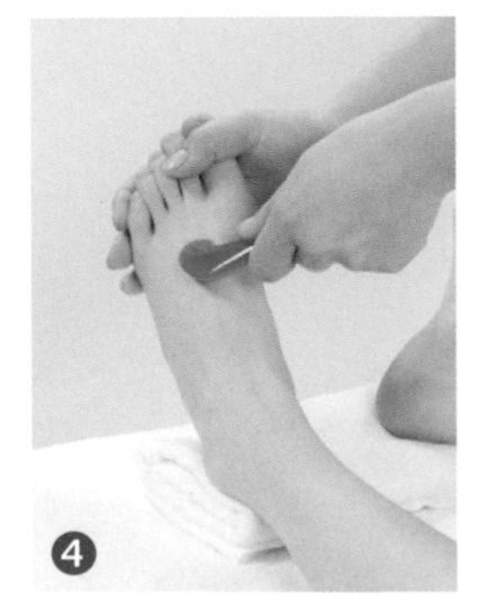

胸（乳房）反射區

位於雙腳背第二、三、四蹠骨所形成的帶狀區域。

方法：用刮壓法刮壓胸（乳房）反射區2～5分鐘，以局部有酸痛感為宜。

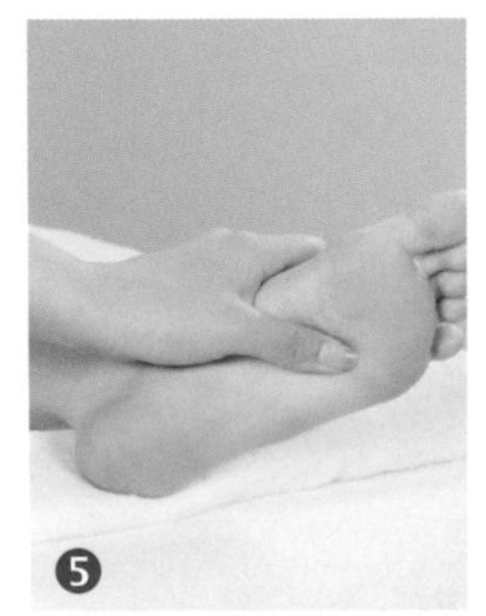

輸尿管反射區

位於雙腳底自腎臟反射區，斜向內後方至足舟狀骨內下方的區域。

方法：用拇指指腹推壓法推按輸尿管反射區2～5分鐘，以局部酸脹為度。

補腎強腰　益腎填精壽命長

　　腎是人體重要的器官，它屬於泌尿系統的一部分，負責過濾血液中的雜質、維持體液和電解質的平衡。中醫認為腎藏先天之精，主生殖，為人體生命之本源。經常進行手耳足按摩可以補腎納氣。此外，腰為腎之府，常做腰部按摩，可防治因腎虧所致的腰肌勞損、腰酸背痛等症。

耳　部

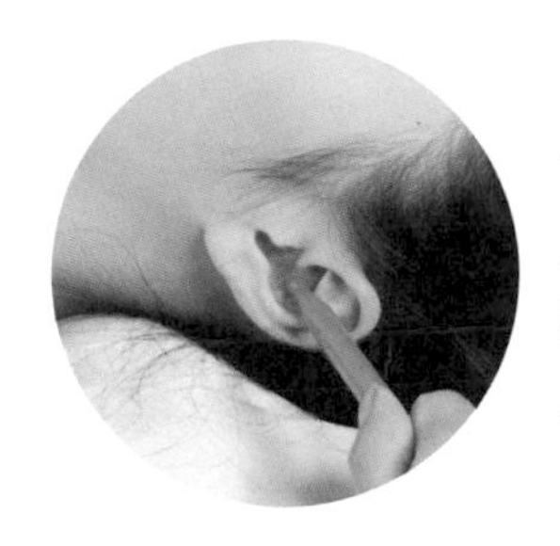

反射區表現

用耳穴探棒或火柴棒探查下列反射區時，壓痛顯著。

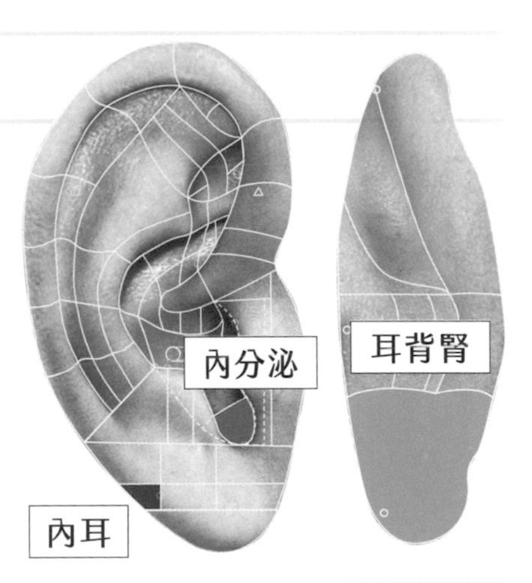

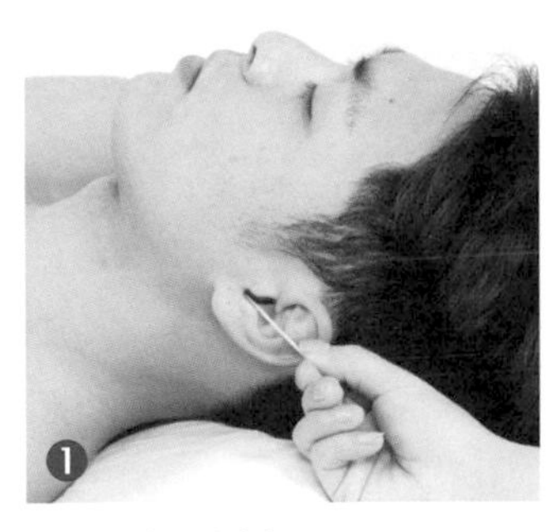

內分泌反射區

位於屏間切跡內，耳甲腔的底部，即耳甲18區。

方法：用切按法切壓內分泌反射區1～2分鐘，以按摩部位有酸脹感為宜。

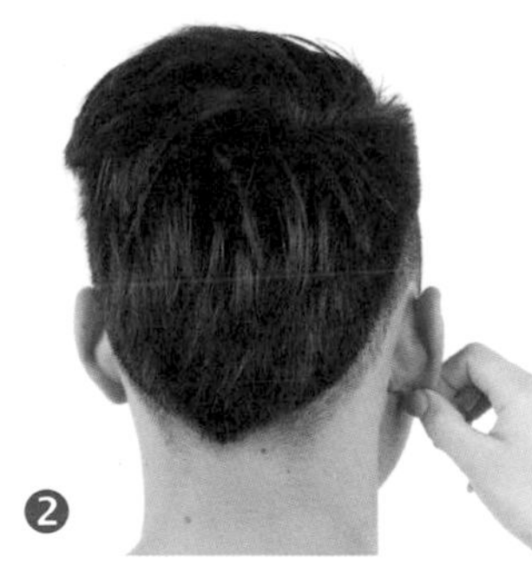

耳背腎反射區

位於耳背下方位置，即耳背5區。

方法：用捏揉法揉動反射區1～2分鐘，以按摩部位發紅或有酸脹感為宜。

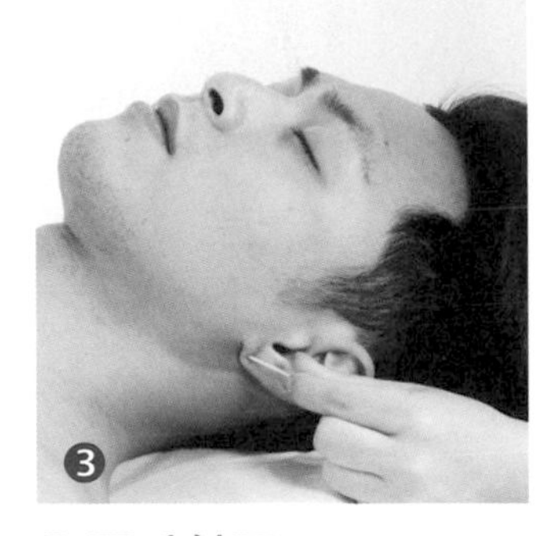

內耳反射區

位於耳垂正面後中部，即耳垂5區

方法：用切按法切壓反射區1～2分鐘，以按摩部位發紅或有酸脹感為宜。

手　部

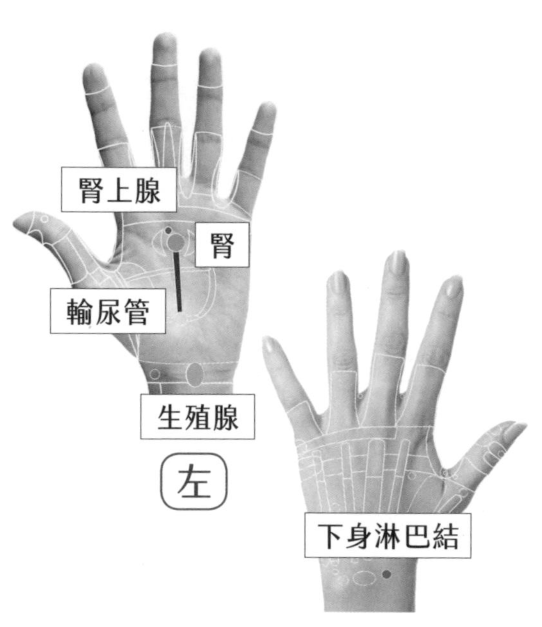

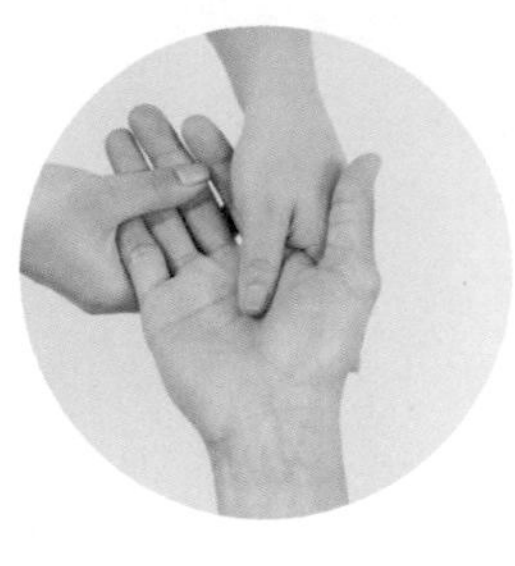

反射區表現

按壓下列反射區時，手感如捻發樣，或有結節感。

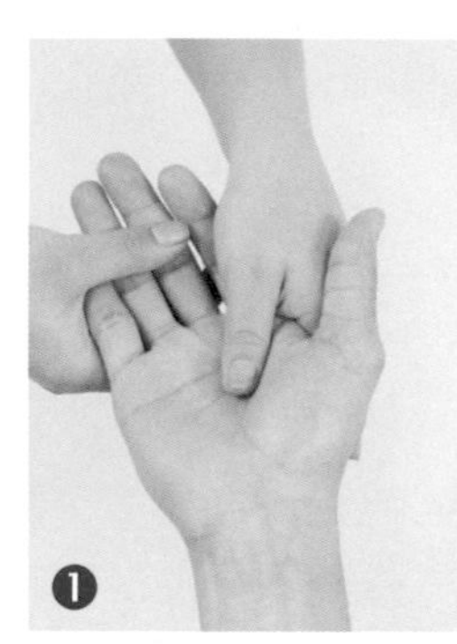

腎上腺反射區

位於雙手掌面第二、三掌骨之間，距離第二、三掌骨1.5～2公分處。

方法：用指揉法按揉腎上腺反射區1～2分鐘。

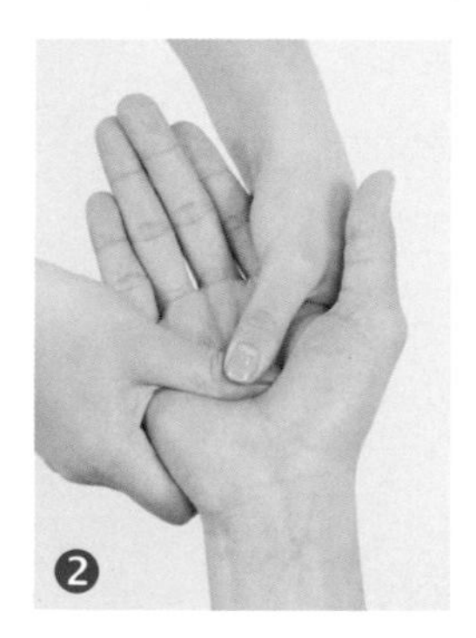

腎反射區

位於雙手中央處，第三掌骨中點。

方法：用指按法按揉腎反射區1～2分鐘，以局部有酸痛感為宜。

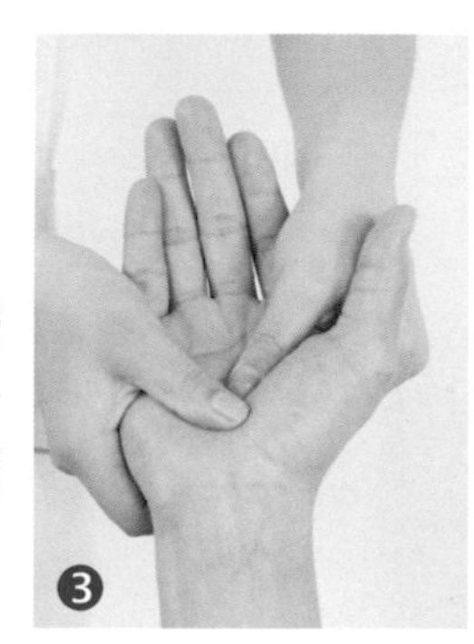

輸尿管反射區

位於雙掌中部，腎反射區與膀胱反射區間的帶狀區域。

方法：用指按法按壓反射區1～2分鐘，以局部有酸痛感為宜。

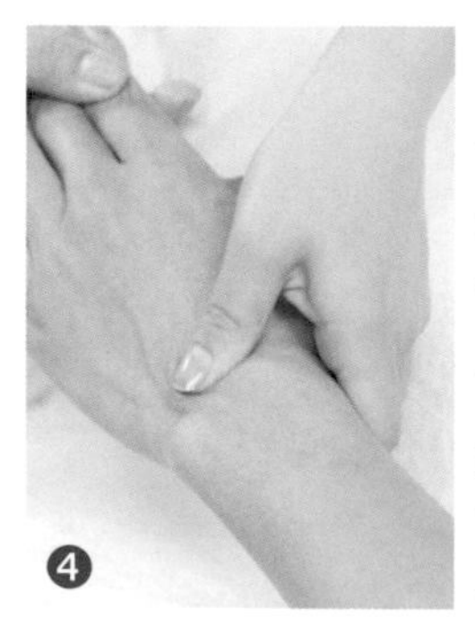

下身淋巴結反射區

位於雙手背部橈側緣，手背腕骨與橈骨之間的凹陷處。

方法：用指揉法按揉下身淋巴結反射區1～2分鐘，以局部有酸痛感為宜。

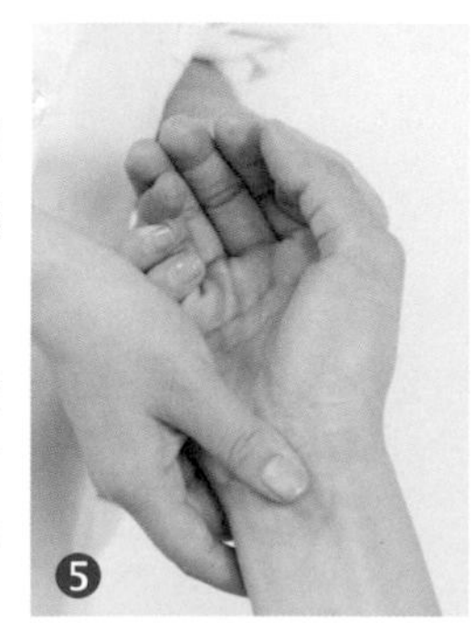

生殖腺反射區

位於雙手掌腕橫紋中點處。

方法：用指揉法按揉生殖腺反射區1～2分鐘，以局部有酸痛感為宜。

足部

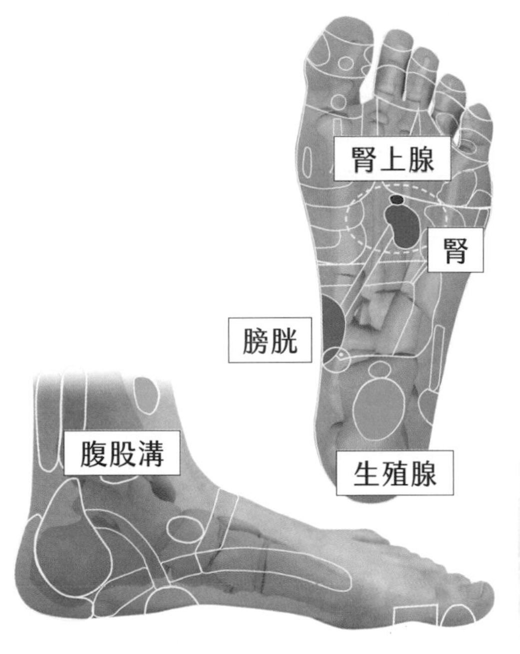

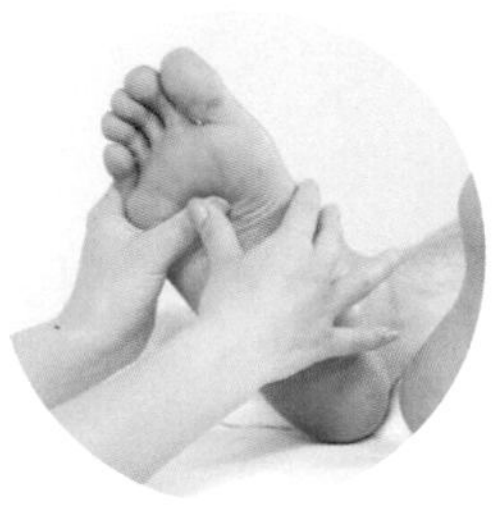

反射區表現

按壓下列反射區時，有酸痛感。

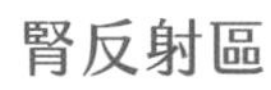

腎反射區

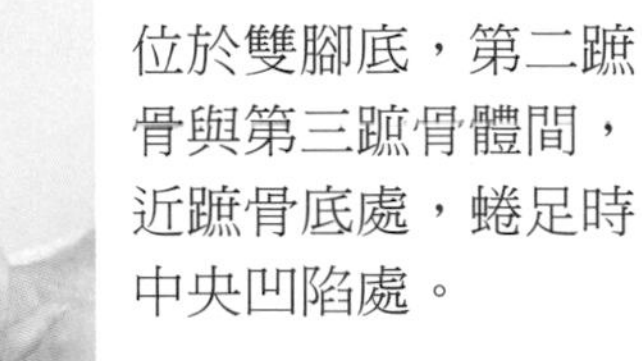

位於雙腳底，第二蹠骨與第三蹠骨體間，近蹠骨底處，蜷足時中央凹陷處。

方法：用拇指指腹推壓法推壓腎反射區2～5分鐘。

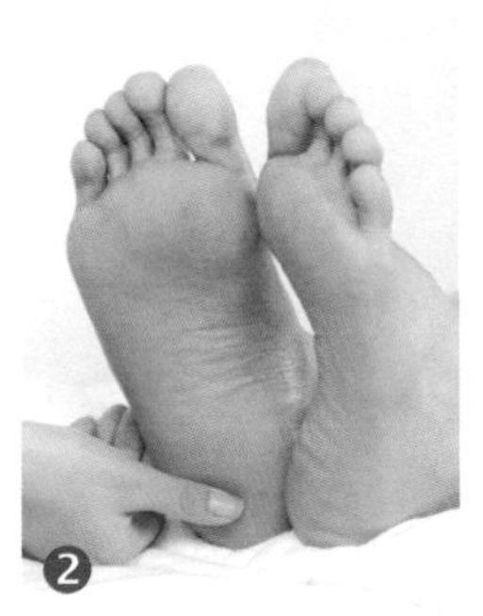

生殖腺反射區

位於雙腳底跟骨中央處。

方法：用拇指指腹推壓法推壓生殖腺反射區2～5分鐘，以按摩部位有酸痛感為宜。

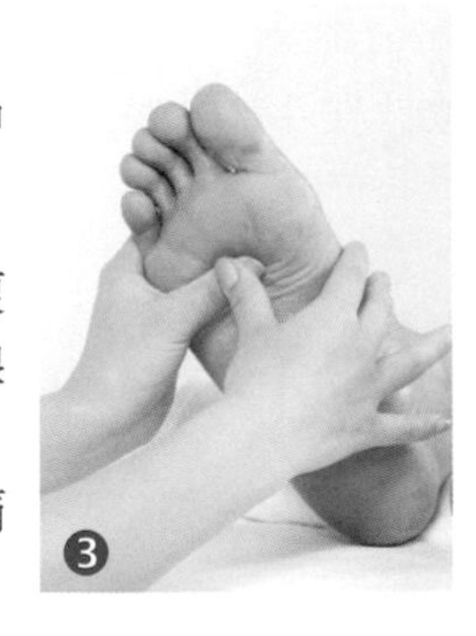

腎上腺反射區

位於雙腳底，第二、三蹠骨體之間，腎反射區前端。

方法：用拇指指腹按壓法按壓反射區2～5分鐘，以局部有酸痛感為宜。

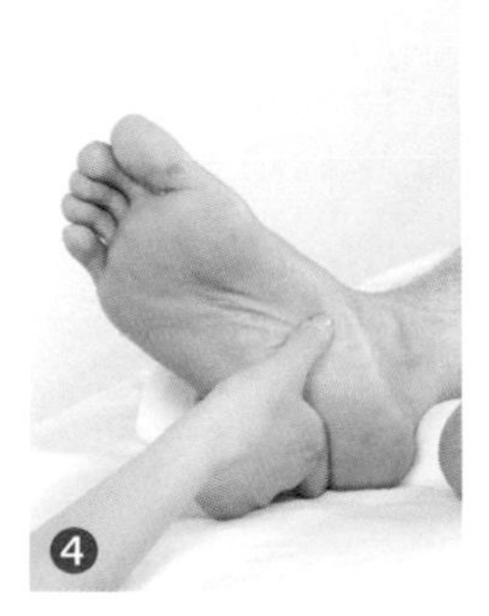

膀胱反射區

位於雙腳掌底面與腳掌內側交界處，腳跟前方。

方法：用拇指指腹按壓法按壓膀胱反射區2～5分鐘，以局部有酸痛感為宜。

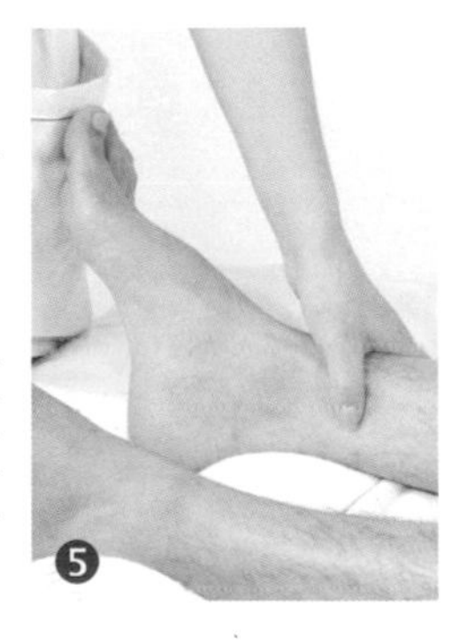

腹股溝反射區

位於雙腳內踝尖上方二橫指脛骨內側凹陷的區域。

方法：用拇指指腹按壓法按壓腹股溝反射區2～5分鐘，以局部有酸痛感為宜。

祛斑美顏　靚麗永駐皮膚好

由於工作壓力大，經常熬夜，飲食不規律，加上環境的污染，紫外線的強烈照射，致使肌膚新陳代謝能力下降，很多女性朋友的皮膚出現難看的色斑，如果長時間得不到保養改善，就會出現毛孔粗大、膚色暗沉等現象。按摩耳部、手部和足部反射區，可以促進微循環及新陳代謝，減緩衰老。

耳部

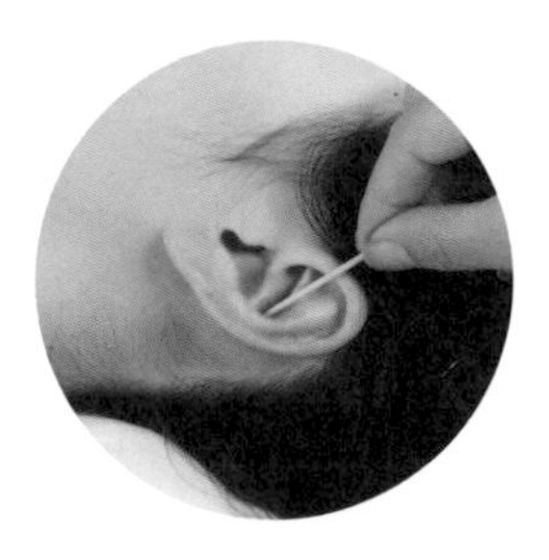

反射區表現

用耳穴探棒或火柴棒探查下列反射區時，壓痛顯著。

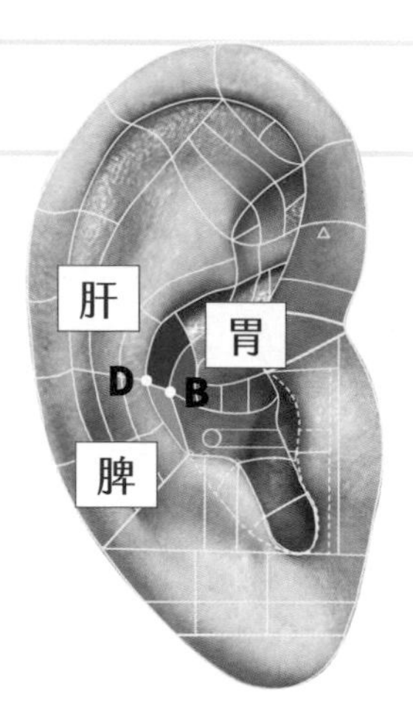

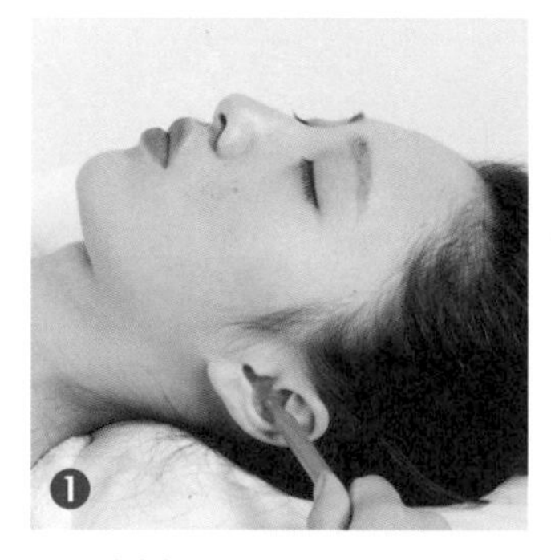

胃反射區

位於耳輪腳與耳甲交界處，即耳甲4區。

方法：用切按法切壓胃反射區1～2分鐘，以局部發紅或有酸脹感為宜。

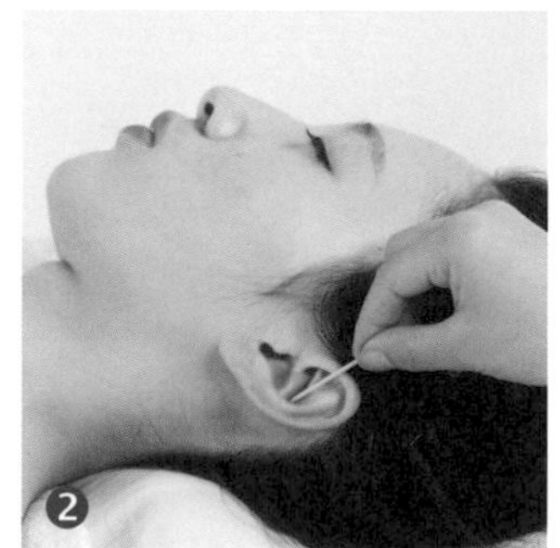

脾反射區

位於BD線下方，耳甲腔的後上部，即耳甲13區。

方法：用搓摩法搓摩脾反射區1～2分鐘，以局部發紅或有酸脹感為宜。

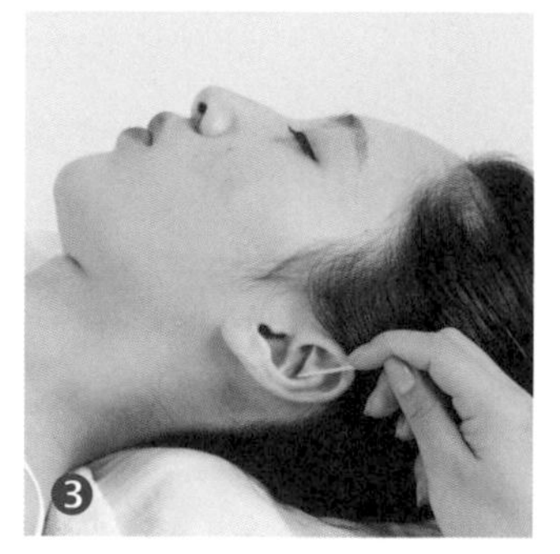

肝反射區

位於耳甲艇的後下部，即耳甲12區。

方法：用切按法切壓肝反射區1～2分鐘，以局部發紅或有酸脹感為宜。

手　部

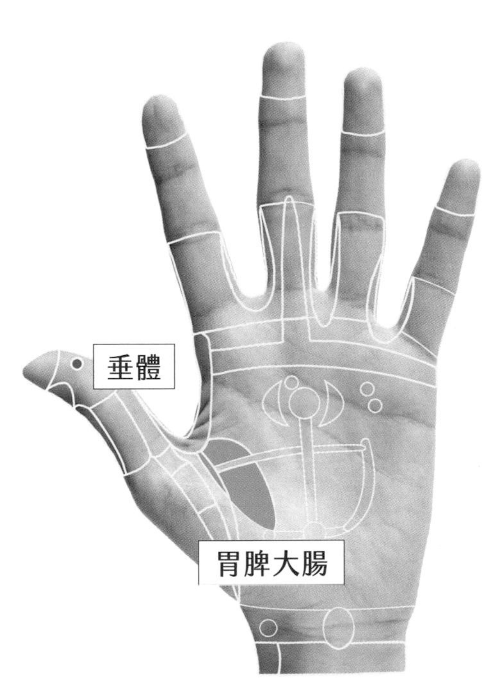

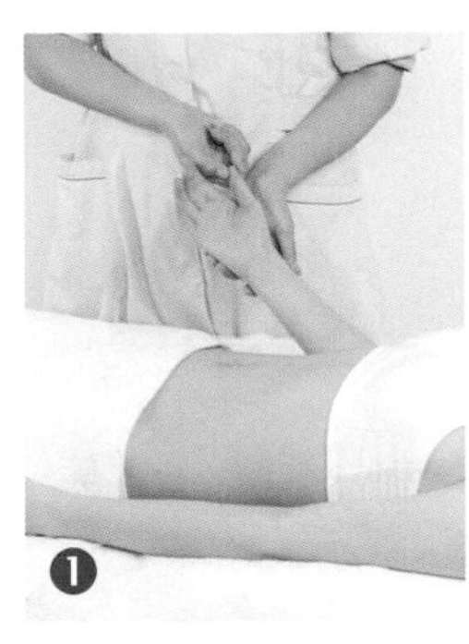

垂體反射區

位於雙手拇指指腹中央，位於大腦反射區深處。

方法：用掐法掐按垂體反射區1～2分鐘，以局部有酸痛感為宜。

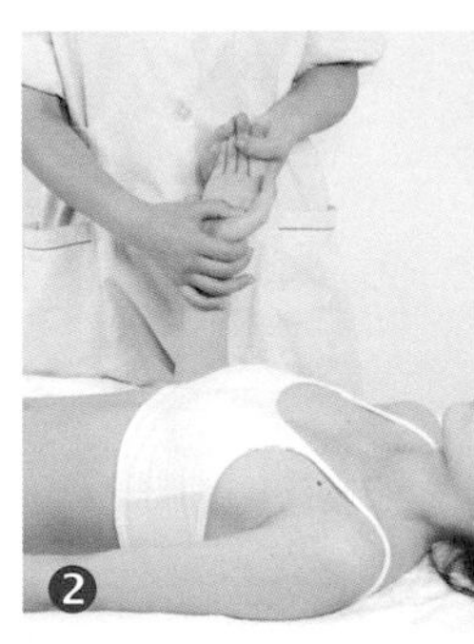

胃脾大腸區

位於手掌面，第一、第二掌骨之間的橢圓形區域。

方法：用指揉法按揉胃脾大腸區反射區1～2分鐘，以局部有酸痛感為宜。

足　部

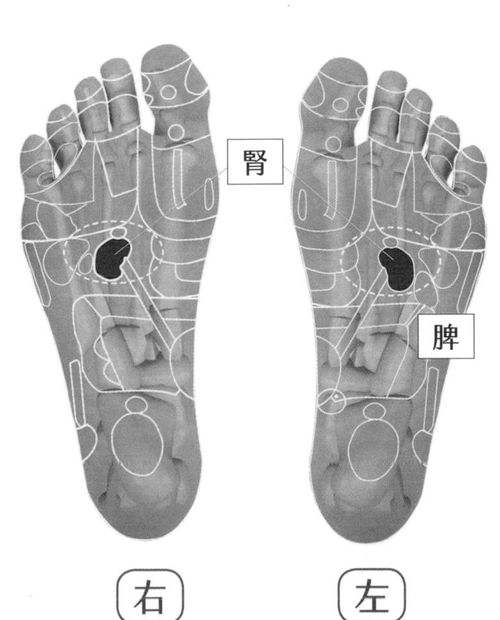

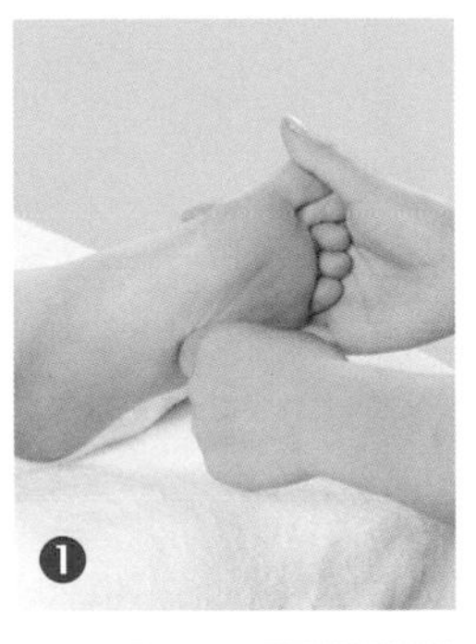

脾反射區

位於右手的掌面，第四、第五掌骨體之間近掌骨處。

方法：用單食指叩拳法頂壓脾反射區2～5分鐘。

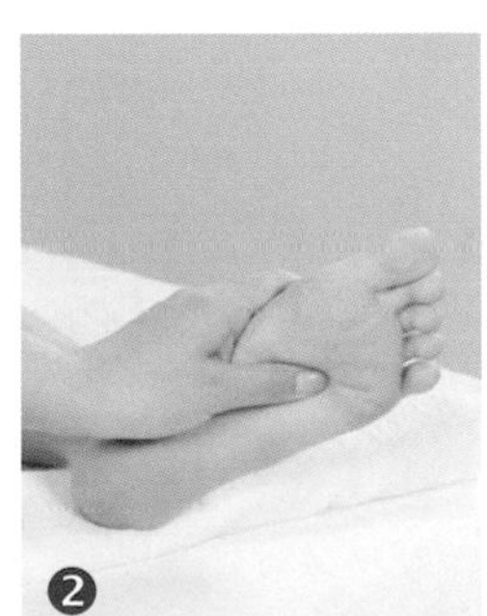

腎反射區

位於腳底第二蹠骨與第三蹠骨體之間，蜷足時中央凹陷處。

方法：用掐法掐按腎反射區2～5分鐘，以酸痛為宜。

排毒通便　美容養顏就靠它

體內毒素的累積可以干預正常生理活動並影響機體功能。人體透過腸道、肺、腎、肝以及皮膚排出體內代謝產生的毒素。按摩耳部、耳手和足部反射區，可以加快血液循環，促進人體自身排毒系統功能的運行，使人體內外環境達到協調統一。

耳　部

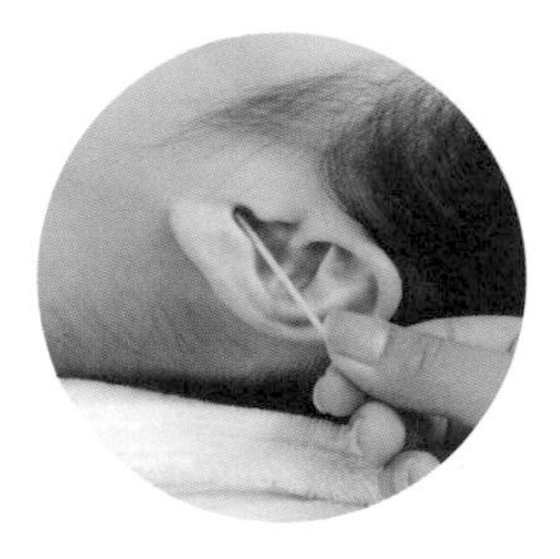

反射區表現

用耳穴探棒或火柴棒探查下列反射區時，壓痛顯著。

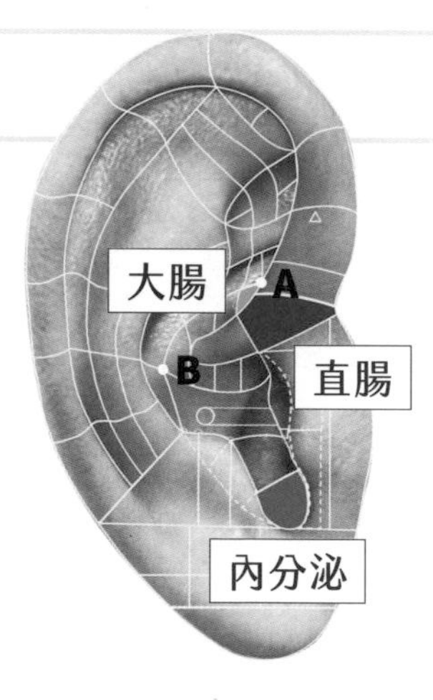

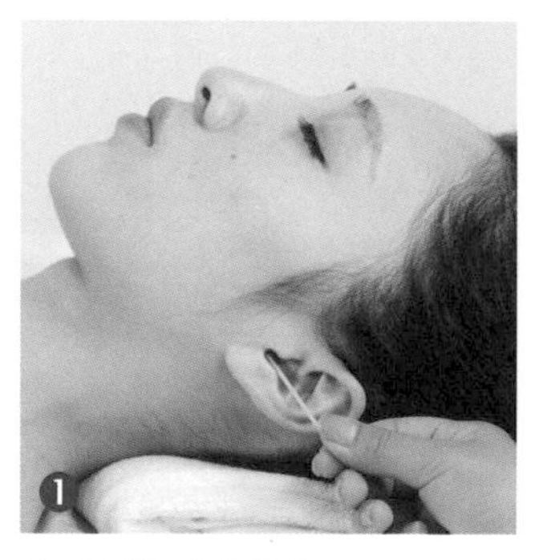

內分泌反射區

位於屏間切跡內，耳甲腔的底部，即耳甲18區。

方法：用切按法切壓內分泌反射區1～2分鐘，以按摩部位有酸脹感為宜。

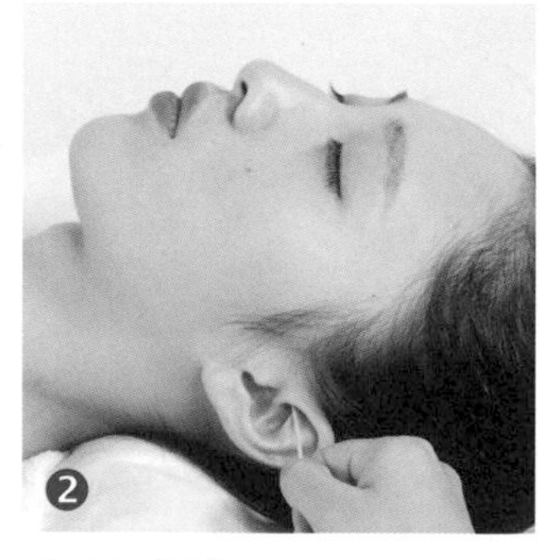

大腸反射區

位於耳輪腳及部分耳輪與AB線之間的前1／3處，即耳甲7區。

方法：用切按法切壓大腸反射區1～2分鐘，以按摩部位有酸脹感為宜。

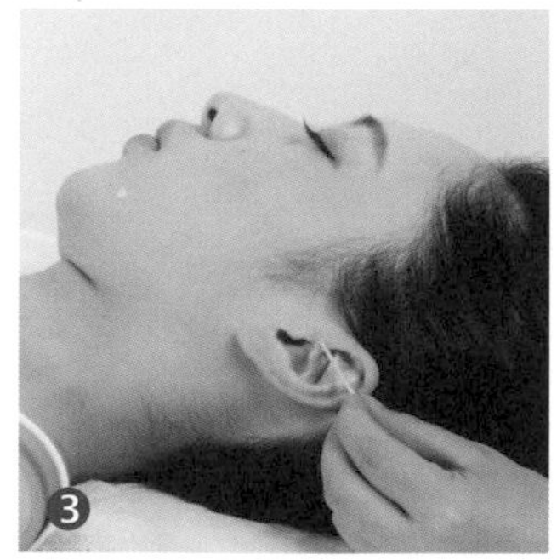

直腸反射區

位於耳輪腳棘前上方的耳輪處，即耳輪2區。

方法：用切按法切壓直腸反射區1～2分鐘，以按摩部位有酸脹感為宜。

手 部

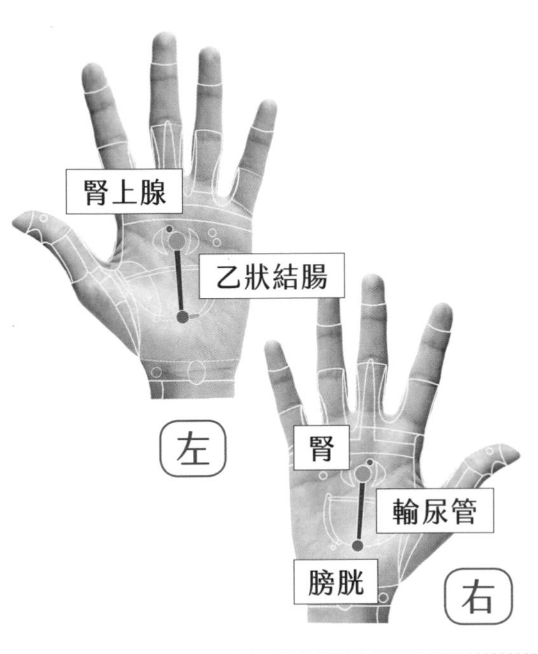

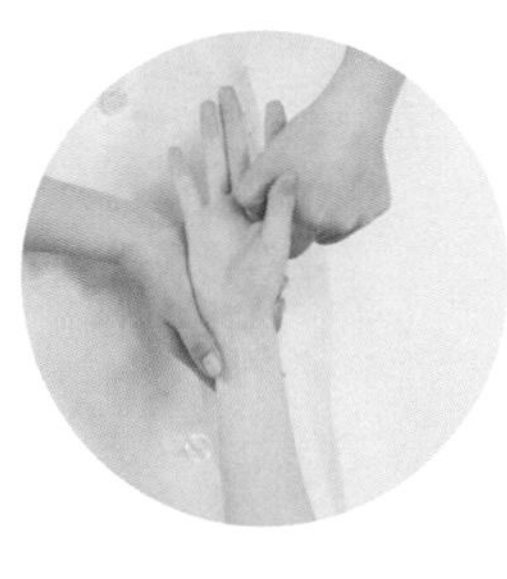

反射區表現

按壓下列反射區時，手感如捻發樣，或有結節感。

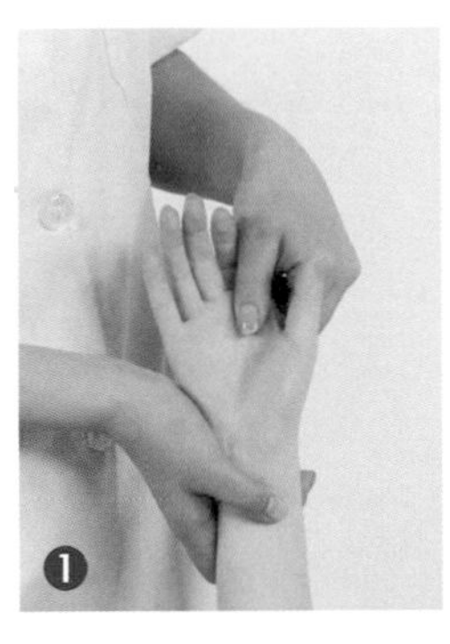

腎上腺反射區

位於雙手掌面第二、三掌骨之間，距離第二、三掌骨1.5～2公分處。

方法：用指按法按壓腎上腺反射區1～2分鐘。

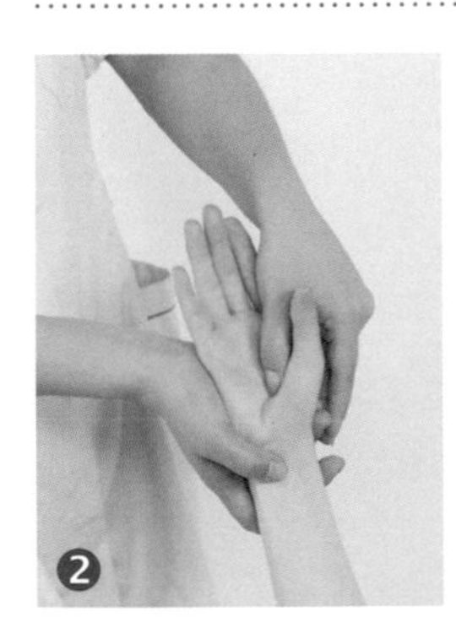

腎反射區

位於雙手中央處，第三掌骨中點。

方法：用指按法按壓腎反射區1～2分鐘，以局部有酸痛感為宜。

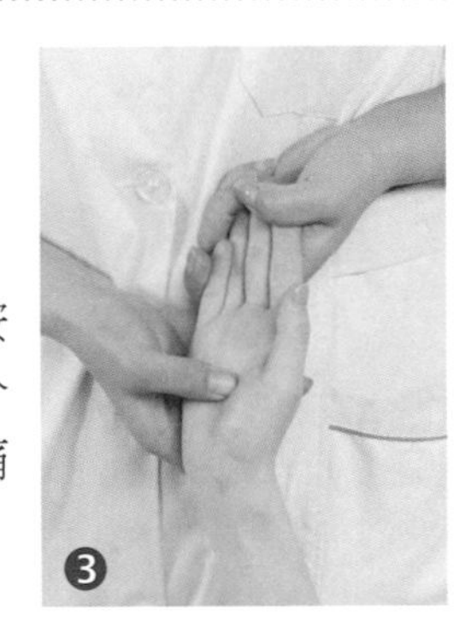

輸尿管反射區

位於雙掌中部，腎反射區與膀胱反射區間的帶狀區域。

方法：用指按法按壓反射區1～2分鐘，以局部有酸痛感為宜。

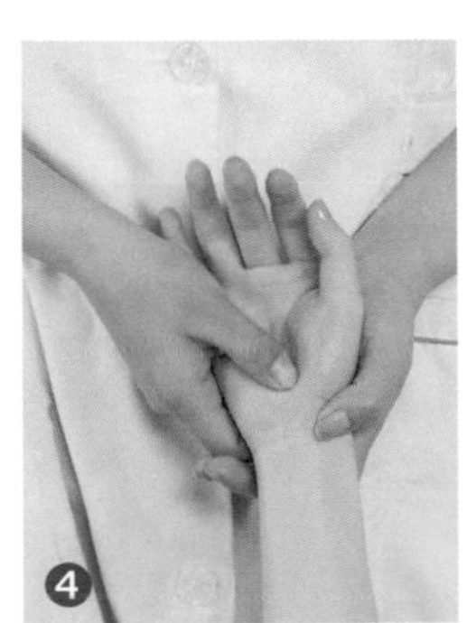

膀胱反射區

位於手掌下方，大小魚際交接處的凹陷中，其下為頭狀骨骨面。

方法：用指揉法按揉膀胱反射區1～2分鐘。

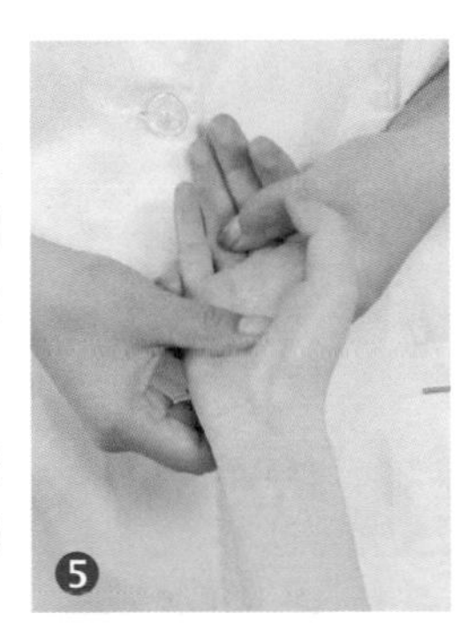

乙狀結腸反射區

位於左手掌側，第五掌骨底與鉤骨交界處帶狀區域。

方法：用指按法按壓乙狀結腸反射區1～2分鐘，以出現酸脹感為宜。

足 部

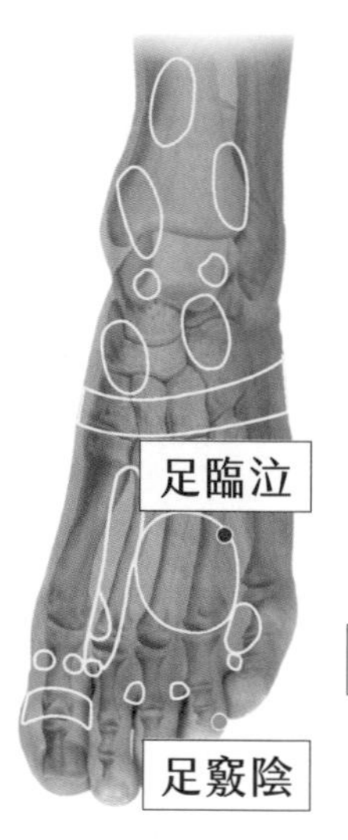

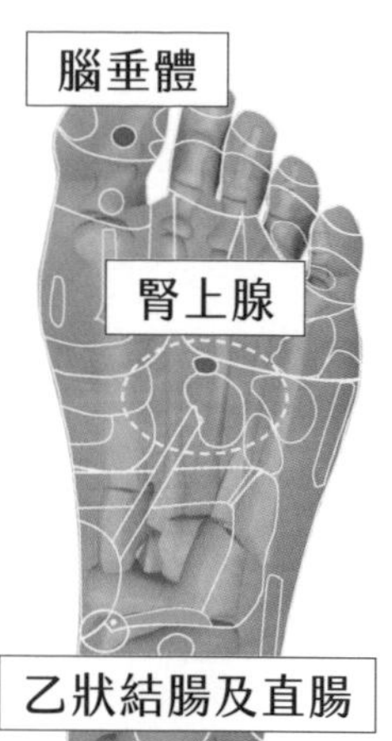

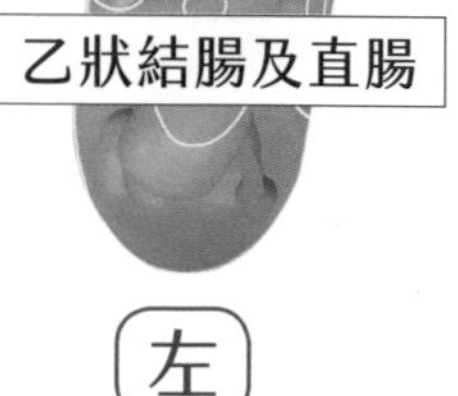

左

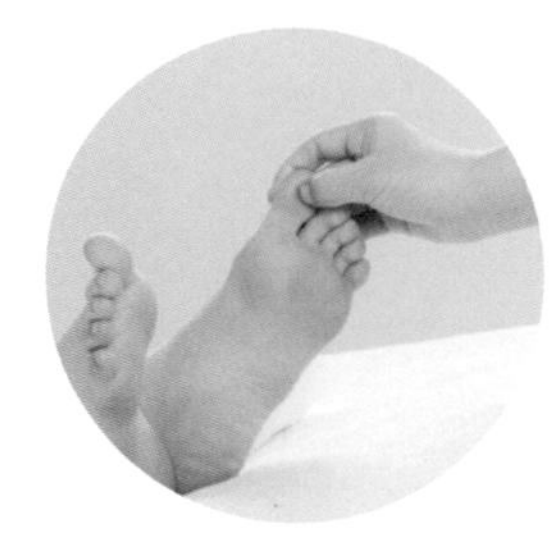

反射區表現

按壓下列反射區時，有酸痛感。

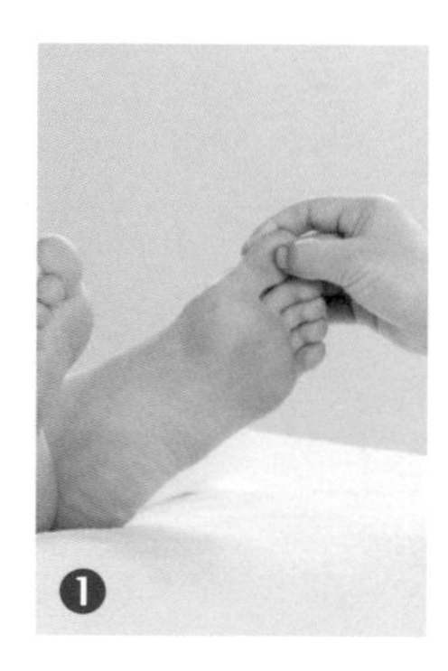

❶

腦垂體反射區

位於雙拇趾趾腹中央隆起部位，位於腦反射區深處。

方法：用掐法掐按腦垂體反射區2～5分鐘，以局部有酸痛感為宜。

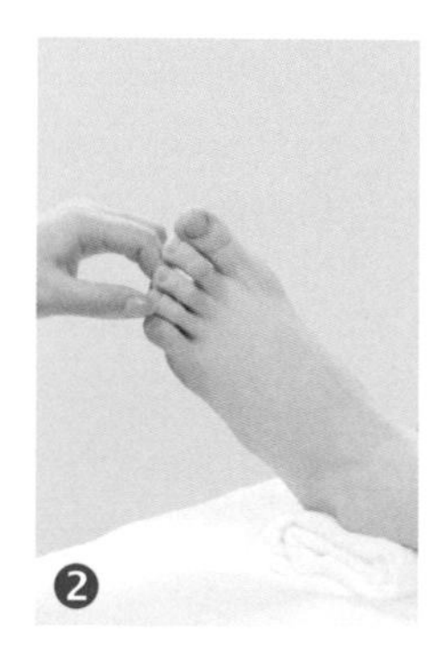

❷

足竅陰穴

位於足第四趾末節外側，距指甲角0.1寸（指寸）。

方法：用掐法掐按足竅陰穴2～5分鐘，以出現酸痛感為宜。

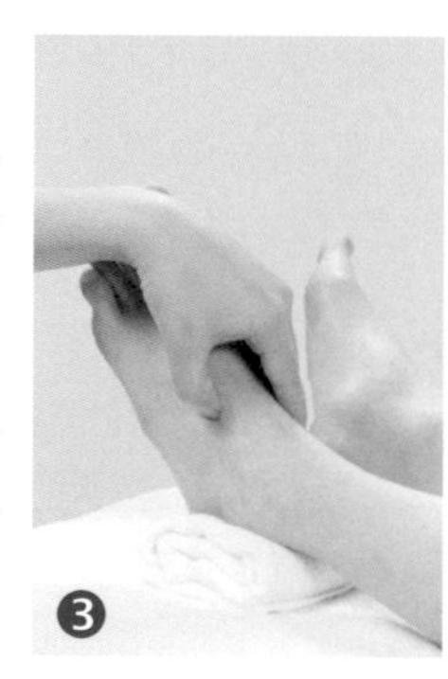

❸

足臨泣穴

位於腳背外側，當足第四趾本節的後方，小趾伸肌腱的外側凹陷處。

方法：用掐法壓按足臨泣穴2～5分鐘。

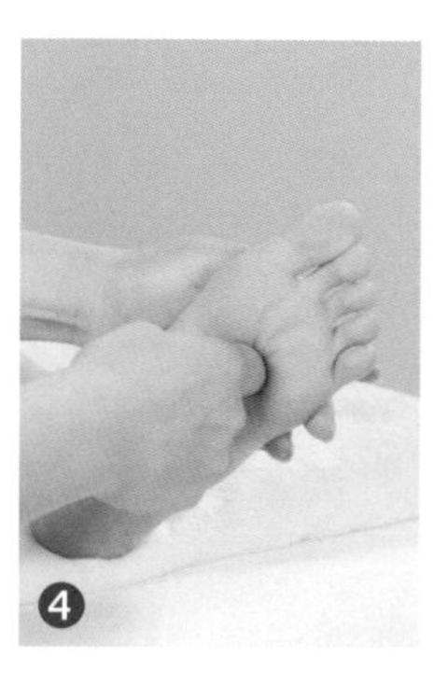

❹

腎上腺反射區

位於雙腳底，第二、三蹠骨體間，距離蹠骨頭近心端一拇指寬處，腎反射區前端。

方法：用單食指叩拳法頂壓腎上腺反射區2～5分鐘，以局部有酸痛感為宜。

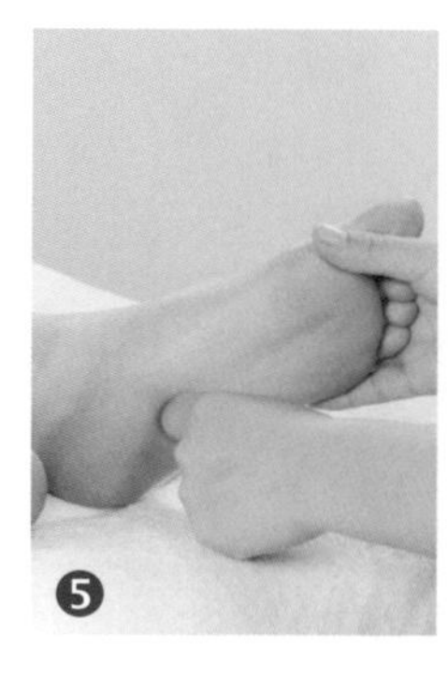

❺

乙狀結腸及直腸反射區

位於左腳底跟骨前緣呈一條橫帶狀區域。

方法：用單食指叩拳法頂壓反射區2～5分鐘，以局部有酸痛感為宜。

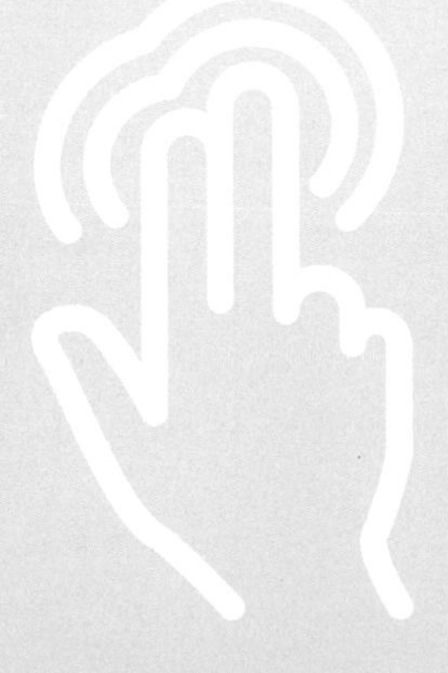

耳・手・足 反射區對症按摩大全：

136個耳、手、足部反射區 x 57種常見疾病對症按摩 x 7種健康養生按摩方（二版）

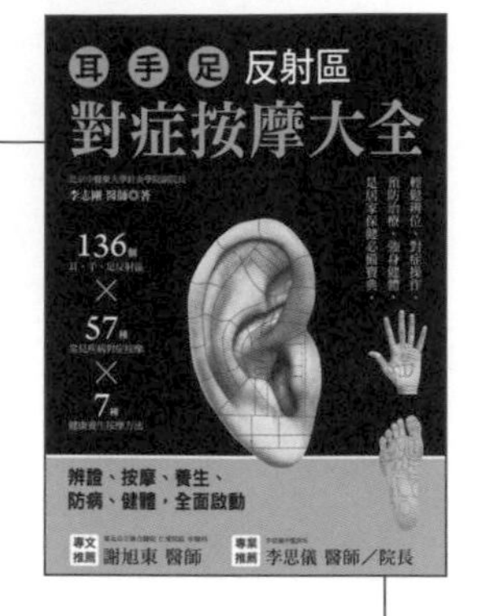

作　　者　李志剛

發 行 人　林敬彬
主　　編　楊安瑜
編　　輯　林子揚、李睿薇
內頁編排　方皓承
封面設計　陳語萱
編輯協力　陳于雯、高家宏

出　　版　大都會文化事業有限公司
發　　行　大都會文化事業有限公司
11051台北市信義區基隆路一段432號4樓之9
讀者服務專線：（02）27235216
讀者服務傳真：（02）27235220
電子郵件信箱：metro@ms21.hinet.net
網　　　址：www.metrobook.com.tw

郵政劃撥　14050529 大都會文化事業有限公司
出版日期　2022年09月二版一刷
定　　價　420元
I S B N　978-626-96370-1-0
書　　號　Health+187

國家圖書館出版品預行編目（CIP）資料

耳.手.足反射區對症按摩大全：
136個耳、手、足部反射區×57種常見疾病對症按摩×7種健康養生按摩方 / 李志剛著.
-- 二版. -- 臺北市：大都會文化, 2022.09
256面；17×23公分
ISBN 978-626-96370-1-0 (平裝)

1. 按摩 2. 穴位療法
413.92　　111012947

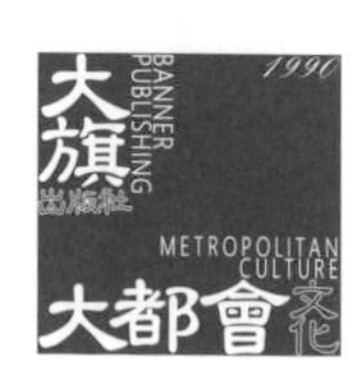

大都會文化　讀者服務卡

書名：**耳・手・足 反射區對症按摩大全**

謝謝您選擇了這本書！期待您的支持與建議，讓我們能有更多聯繫與互動的機會。

A. 您在何時購得本書：______年______月______日

B. 您在何處購得本書：____________書店，位於___________（市、縣）

C. 您從哪裡得知本書的消息：

1. □書店　2. □報章雜誌　3. □電臺活動　4. □網路資訊

5. □書籤宣傳品等　6. □親友介紹　7. □書評　8. □其他

D. 您購買本書的動機：（可複選）

1. □對主題或內容感興趣　2. □工作需要　3. □生活需要

4. □自我進修　5. □內容為流行熱門話題　6. □其他

E. 您最喜歡本書的：（可複選）

1. □內容題材　2. □字體大小　3. □翻譯文筆　4. □封面　5. □編排方式　6. □其他

F. 您認為本書的封面：1. □非常出色　2. □普通　3. □毫不起眼　4. □其他

G. 您認為本書的編排：1. □非常出色　2. □普通　3. □毫不起眼　4. □其他

H. 您通常以哪些方式購書：（可複選）

1. □逛書店　2. □書展　3. □劃撥郵購　4. □團體訂購　5. □網路購書　6. □其他

I. 您希望我們出版哪類書籍：（可複選）

1. □旅遊　2. □流行文化　3. □生活休閒　4. □美容保養　5. □散文小品

6. □科學新知　7. □藝術音樂　8. □致富理財　9. □工商企管　10. □科幻推理

11. □史地類　12. □勵志傳記　13. □電影小說　14. □語言學習（____ 語）

15. □幽默諧趣　16. □其他

J. 您對本書（系）的建議：

____

K. 您對本出版社的建議：

____

讀者小檔案

姓名：______________ 性別：□男　□女　生日：____年____月____日

年齡：□ 20 歲以下 □ 21～30 歲 □ 31～40 歲 □ 41～50 歲 □ 51 歲以上

職業：1. □學生 2. □軍公教 3. □大眾傳播 4. □服務業 5. □金融業 6. □製造業

7. □資訊業 8. □自由業 9. □家管 10. □退休 11. □其他

學歷：□國小或以下 □國中 □高中／高職 □大學／大專 □研究所以上

通訊地址：______________________________________

電話：（H）______________（O）______________ 傳真：______________

行動電話：______________ E-Mail：______________________

◎謝謝您購買本書，歡迎您上大都會文化網站（www.metrobook.com.tw）登錄會員，或至Facebook（www.facebook.com/metrobook2）為我們按個讚，您將不定期收到最新的圖書訊息與電子報。

耳 手 足 反射區

對症按摩大全

北區郵政管理局
登記證北臺字第 9125 號
免貼郵票

大都會文化事業有限公司

讀者服務部 收

11051 臺北市基隆路一段 432 號 4 樓之 9

寄回這張服務卡〔免貼郵票〕
您可以：
◎不定期收到最新出版訊息
◎參加各項回饋優惠活動

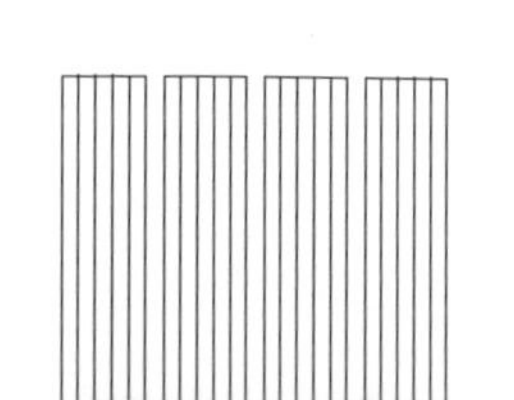

98-04-43-04 郵政劃撥儲金存款單

1	4	0	5	0	5	2	9	金額 新台幣（小寫）	億	仟萬	佰萬	拾萬	萬	仟	佰	拾	元

通訊欄（限與本次存款有關事項）

我要購買以下書籍

書名	單價	數量	合計

購書金額未滿1000元，另加收100元國內掛號郵資或貨運專送運費。

總計數量及金額：共＿＿本，合計＿＿元

收款戶名：大都會文化事業有限公司

寄款人 □他人存款 □本戶存款

姓名：

地址：□□□-□□

電話：

主管：

經辦局收款戳

虛線內備供機器印錄用請勿填寫

◎寄款人請注意背面說明
◎本收據由電腦印錄請勿填寫

郵政劃撥儲金存款收據

收款帳號戶名

存款金額

電腦紀錄

經辦局收款戳

郵政劃撥存款收據注意事項

一、本收據請妥為保管，以便日後查考。

二、如欲查詢存款入帳詳情時，請檢附本收據及已填妥之查詢函向任一郵局辦理

三、本收據各項金額、數字係機器印製，如非機器列印或經塗改或無收款郵局收訖章者無效。

大都會文化、大旗出版社讀者請注意

一、帳號、戶名及寄款人姓名地址各欄請詳細填明，以免誤寄；抵付票據之存款，務請於交換前一天存入。

二、本存款單金額之幣別為新台幣，每筆存款至少須在新台幣十五元以上，且限填至元位為止。

三、倘金額塗改時請更換存款單重新填寫。

四、本存款單不得黏貼或附寄任何文件。

五、本存款金額業經電腦登帳後，不得申請撤回。

六、本存款單備供電腦影像處理，請以正楷工整書寫並請勿摺疊。帳戶如需自印存款單，各欄文字及規格必須與本單完全相符；如有不符，各局應婉請寄款人更換郵局印製之存款單填寫，以利處理。

七、本存款單帳號與金額欄請以阿拉伯數字書寫。

八、帳戶本人在「付款局」所在直轄市或縣(市)以外之行政區域存款，需由帳戶內扣收手續費。

如果您在存款上有任何問題，歡迎您來電洽詢
讀者服務專線：(02)2723-5216(代表線)
為您服務時間：09：00～18：00(週一至週五)
大都會文化事業有限公司　讀者服務部

交易代號：0501、0502 現金存款　0503票據存款　2212 劃撥票據託收

大都會文化
METROPOLITAN CULTURE

大都會文化
METROPOLITAN CULTURE